목회자를 위한

정신의학

박영남 저

圖書出版 하나醫學社

본 저술은 2004년도 계명대학교 비사연구비 지원으로 이루어졌습니다.

머리말

지난 수년간 신학대학원에서 정신의학을 강의하면서 신학생을 위한 적절한 정신의학 전문 교재가 필요하다고 생각하였습니다. 국내에도 우수한 정신의학 교재가 출판되었으나 이들 교재는 의과대학생과 정신과 전공자를 위하여 의학적 관점에서 저술되어 의학교육을 받지 않은 목회자들에게는 적절하지 않다고 평가되었습니다. 의학의 기본지식을 갖지 않은 목회자들을 위한 정신의학 전문 교재가 필요하다고 생각되어 본서를 저술하게 되었습니다. 그러나 본서는 목회자 뿐 아니라 의학적 배경을 갖지 않은 임상심리가, 사회사업가 그리고 정신장애에 관심을 가진 일반인에게 정신장애를 이해하는데 도움이 될 것으로 기대합니다.

저자는 기독교인으로 그리고 정신과 전문의로 정신장애 환자를 진료하면서 기독교인들과 목회자들 가운데 정신장애에 대하여 잘못된 견해를 가진 것을 자주 볼 수 있었습니다. 오늘날 정신장애는 적절한 치료를 받으면 회복할 수 있음에도 불구하고 정신장애에 대한 편견으로 적절한 치료 기회를 놓치는 것이 안타까웠습니다. 정신장애를 죄의 문제로 인식하고 의학적 치료를 거부하고 신앙과 기도로 치료하여야 한다고 주장하는가 하면, 또 다른 경우는 정신장애를 신비한 영적 체험으로 잘못 인식하여 치료를 받지 않는 경우도 있었습니다. 정신장애를 바로 이해하면 이러한 잘못을 회피하고 적절한 치료를 받을 수 있으리라 생각합니다.

우리나라에서 2001년 조사한 정신장애 역학조사에 의하면 한 해 동안 전 인구의 8.5%가 정신장애로 진단되는 것으로 추정되었습니다. 이들 정신장애로 추정되는 사람들 가운데 50% 정도는 적절한 치료를 받으면 회복되어 정상 생활을 할 수 있음에도 불구하고 정신장애로 추정되는 사람들 중 20% 정도만 치료받으며 나머지 사람들은 치료받지 않는 것으로 추정됩니다. 정신장애를 예방하는 것이 가장 바람직하지만 불행히도 이미 발병한 사람은 조기에 치료받는 것이 중요합니다. 목회자는 성도들의 영적 지도자로서 삶의 여러 가지 문제에 대하여 상담자로 역할이 중요합니다. 그러나 오늘날 전문화된 사회에서 목회자가 성도들의 모든 문제를 해결할 수 없을 것입니다. 목회자는 스스로 해결할 수 없는 문제들은 다른 전문가에게 의뢰하는 것이 필요합니다. 그러므로 목회자들이 정신장애의 본질과 특성 그리고 치료에 대한 바른 지식을 갖고 있으면 상담과 치료가 필요한 분들에게 적절한 상담을 제공할 수 있을 뿐 아니라 자신들이 상담할 수 없는 이들이 적절한 치료를 받을 수 있도록 인도할 수 있을 것입니다. 본서가 목회자들이 정신장애를 이해하는 길잡이가 되기를 바랍니다.

본서는 기본적으로 정신장애는 치료받아야 할 질병으로 기술하였습니다. 개별 정신장애를 기술하면서 기본적 개념, 원인, 증상과 진단, 그리고 치료와 예후의 순으로 정리하였습니다. 그리고 저자는 정신장애를 기독교 관점에서 정리하고자 일반 정신의학 교과서에서 취급하지 않는 것을 몇 가지 포함하였습니다. 첫째, 성서에 나타난 정신에 대한 이해를 소개하였습니다. 둘째, 인간 행동에 대한 정신분석 이론과 인지행동 이론에 대한 기독교적 비판을 소개하였습니다. 셋째, 귀신들림의 특징과 정신장애와 감별을 검토하였습니다. 넷째, 기독교와 정신치료의 관계를 검토하였습니다. 그러나 정신장애에 대한 기독교적 이해와 치료를 종합하기에는 저자의 능력에 한계가 있었습니다. 저자의 부족함을 절감하며 깊이 있는 논의는 다음 기회로 넘겨야 하였습니다. 정신장애에 대한 기독교적 이해와 치료를 정립하기 위하여 기독교를 신앙하는 신학자, 정신의학자, 임상심리학자 및 관련 전문가들이 관심을 갖고 대화를 나누는 것이 필요하다고 생각됩니다. 앞으로 이러한 학제간 대화가 활성화되기를 기대합니다. 그리고 부족한 부분은 넓게 양해하여 주시기 바랍니다.

본서를 저술할 수 있도록 비사저술연구비를 지원하여 주신 계명대학교 원고를 검토하여 주신 정신과학교실 동료 교수님들 그리고 수익을 고려하지 않고 선뜻 출판을 맡아 주신 하나의학사에 깊이 감사드립니다. 그리고 본서를 출판하는 기쁨을 사랑하는 아내 우정애 권사와 함께 나누고 싶습니다. 이 모든 것을 인도하여 주신 하나님의 은혜에 감사드리며 모든 영광을 하나님께 돌립니다.

2008년 6월

박 영 남

C·O·N·T·E·N·T·S

C·O·N·T·E·N·T·S

목회자를 위한
정 신 의 학

제1장

인간 행동의 이해 I : 정신, 신체 그리고 영

1. 정신이란?

일반적으로 정신과 마음은 같은 의미로 사용된다. 영어의 psyche, mind, soul은 각각 정신, 마음, 영으로 번역되어 같은 의미로 사용되지만 조금 차이가 있다. Mind는 지능과 의식을 집단적으로 지칭하며 사고, 지각, 감정, 그리고 의지의 결합으로 나타난다. Psyche는 숨을 뜻하는 것으로 신체에 대비하는 부분으로 죽음에 임하여 육신을 떠나는 것으로 알려졌다. Soul은 고대 희랍어에서 psyche와 동일한 뜻으로 사용되었으며 인간에서 신체와 결합하여 자신을 인지할 수 있도록 하는 것으로 알려져 있다. 오랫동안 정신은 인간의 본질로 철학과 신학의 영역으로 간주되었으나 최근 뇌 연구는 지각, 사고, 감정, 행동과 같은 정신의 기능은 뇌의 기능을 반영하는 것으로 밝혀지고 있다.

Hippocrates는 인간은 혈액, 담액, 흑담액, 점액의 네 가지 체액으로 구성되었으며 체액의 특성에 따라 다혈질(sanguine), 담즙질(choleric), 우울질(melancholic), 점액질(phlegmatic)의 네 가지 성격 유형을 나타낸다고 하였다. Plato는 영을 인간의 핵심으로 간주하고 이성(logos, reason, superego), 감정(thymos, emotion, ego), 욕망(pathos, appetite, id)의 세 가지 요소로 나누었으며 이들 세 요소는 균형을 이루어 안정된 상태를 유지한다고 하였다. 이성은 마음의 균형을 최적의 상태로 유지하여 안정되고 행복한 삶을 살 수 있도록 하며, 감정은 행동하게 하는 동인으로 적절하게 통제되지 않을 때 사회에 심각한 피해를 초래하며, 욕망은 인간의 가장 기본적인 신체적 욕구를 만족하기 위하여 모든 종류의 쾌락과 탐닉을 추구한다. Plato는 인간사회에서 상위층, 중간층, 하위층의 세 계층으로 구성된 것에 비유하여 인간의 마음을 이성(logos), 감정(thymos), 욕망(eros)의 세 요소로 구분하였다. 그는 인생을 이성이라는 마부가 감정과 욕망의 두 마리의 말이 이끄는 마차를 조정하는 것에 비유하였다. 마부가 두 마리 말을 잘 조련하여야 마차를 달리게 할 수 있는 것 같이 이성이 감정과 욕망을 조정하여야 인간은 바른 삶을 살 수 있다는 것이다. Plato의 이성, 감정, 욕망의 모형을 본받아 Freud는 이드(id), 자아(ego), 초자아(superego) 인격의 모형을 제시하였다.

정신에 대한 철학적 및 심리학적 이론은 크게 두 가지로 나누어진다. 하나는 Plato로부터 시작된 정신의 실체론이다. 이 견해는 정신은 단일 실체이며 뇌로부터 기인하지만 뇌와는 독립되어 자율적으로 기능하는 것으로 인식한다. 정신은 신체와 독립된 것으로 영의 발현으로 간주하며 신체가 죽은 후 창조주에게 돌아간다고 하였다. 반면에 정신의 기능론은 정신을 인간이 의식하는 지각, 사고, 감정, 행동과 같은 여러 가지 기능의 집합체에 대한 명칭으로 본다. 기능주의자들은 일반적으로 정신이라 칭하는 속성들은 뇌의 기능에 의하여 나타나며 뇌를 떠나 자율적으로 존재하거나 죽은 후에 존재할 수 없다고 한다. 단지 정신은 의식의 주관적 발현으로 인간의 뇌가 그 존재를 스스로 인지하게 하는 능력이다. 그러므로 정신은 의식적 뇌가 그 작업을 이해하는 방법이다. 반면에 영(soul)은 살아있는 생명체에게 생명을 있게 하며 자기를 인지하게 하는 힘과 같은 것으로 생명체의 핵심 요체와 합일되어 있으며 감각의 근원이다. 그리고 영은 불멸하는 것으로 간주되었다.

정신은 기능적으로 신체에 대비하는 인간의 기능 영역으로 지각, 기억, 학습, 사고, 행동 등 다양한 기능을 포함한다. 인간은 다양한 외적 자극에 끊임없이 노출되어 있으며 또한 신체의 내적 상태도 변화한다. 신체의 감각기관은 이들 내적 및 외적 자극을 지각하여 전달하며 취합한 정보를 분석하여 적절한 행동으로 대응하는 것이 생존의 과정이다. 지각기능은 일차적으로 신체 감각기관의 기능에 의하여 이루어지며 현실을 정확하게 지각하는 것이 중요하다. 정확한 지각을 위하여 건강한 감각기관이 필요하다. 외부와 내부로부터 자극을 지각하여 필요한 것을 취사선택하며 이들 정보를 조직화하는 것은 학습으로 이루어진다. 학습은 경험을 통하여 행동의 변화를 일으키는 과정으로 조건화 과정으로 이루어진다. 사고는 정보를 평가하여 어떻게 대응하는가를 결정하는 것으로 인간에서 가장 발달된 정신 영역이다. 사고는 현재의 상황을 분석하고, 이전의 경험을 회상하고, 미래의 상황을 예측하여, 대응할 행동을 결정하는 일련의 과정을 포함한다. 또한 내적 및 외적 자극은 다양한 정서적 반응을 유발하며 정서적 반응은 자극의 종류, 강도 및 의미에 의하여 영향을 받는다. 정서적 기능은 자신의 내적 경험을 인지하고 표현하는 능력이다. 건강한 상태에서는 상당한 스트레스 상황에서도 다양한 감정을 경험하고 적절하게 표현하며 동시에 다른 사람의 감정을 정확하게 이해하고 공감할 수 있다. 정신의 다른 영역은 인간의 내적 경험과 외부 대상과의 관계이다. 자기를 관찰하고 자존감, 안녕감, 그리고 활력을 유지하며, 삶의 기준과 이상을 설정하며, 심리적 방어기제를 형성하는 것이 포함된다. 건강한 상태는 자존감, 안녕감, 그리고 활력이 넘쳐 상당한 스트레스 상황에서도 유지되는 것이다. 대상관계 기능은 다른 사람을 돌보며 공감하며 친밀한 관계를 유지하는 능력으로 정서적으로 다양하고 깊이 있게 친밀한 관계를 유지하는 것이 건강하다. 심리적 방어기제는 인간으로 하여금 주어진 상황에서 적응하여 만족을 얻고 심리적으로 자기를 보호하기 위하여 개발된 것이다.

우리는 편의상 정신과 신체를 나누어 생각한다. 그러나 정신과 신체가 독립적인 실체인가 혹은 동일한 현상인가에 대한 논의가 오랫동안 계속되어 왔다. 비록 정신과 신체의 실체에 대한 논란은 계속되지만 정신과 신체를 나누어 생각하는 것이 편리한 점이 있다. 정신은 비물질적으로 계량화하기가 어려우나 신체는 지각하고 계량화할 수 있다. 그러므로 정신을 신체와 같은 차원에서 과학적으로 연구하는 것에는 한계가 있다. 그러나 정신과 신체는 밀접한 상호관계를 갖고 있다. 정신 상태는 신체 기능에 영향을 미치고 신체 상태는 정신 기능에 영향을 미친다. 기분이 좋지 않을 때 소화가 잘 되지 않으며 마음이 불안할 때 심장 박동이 증가된다. 역으로 몸이 불편할 때 기분이 좋지 않고 짜증이 나고 적당한 운동으로 신체가 활성화되면 기분이 좋아진다. 정신적 질병은 심리적 요소를 갖고 있어 우울장애나 불안장애 같은 정신장애에서 심계항진, 식욕부진, 불면증과 같은 신체 증상을 동반하고 있으며 신체 질병 또한 우울증이나 불안증과 같은 심리적 증상을 동반한다.

2. 성경에 나타난 정신

성경은 태초에 하나님께서 말씀으로 천지만물을 창조하셨으며, 흙으로 사람의 형상을 지으시고 생기를 불어 넣으심으로 인간이 생령이 되었다고 한다. 성경에는 인간을 영(spirit), 혼(soul), 마음(heart), 마음(mind), 육(body)으로 기술하고 있다.

Spirit는 히브리어 rûah를 번역한 것이며 일반적으로 바람, 신체 호흡, 하나님의 영, 하등 피조물에서 생명의 힘을 의미하며 구약에 378회 사용되었으며, 전인, 생명의 활력, 내적 생명으로 지능, 영적 이해, 지혜, 의지, 감정에 대하여 사용되었다. 신약에서 rûah는 그리스어 pneuma로 번역되어 바울 서신에 146회 사용되었으며 사람 혹은 사람의 대명사, 신체로부터 발산되는 비물질적 생명의 힘을 의미하며 사람이 죽은 후에 떠나는 것으로 사용되었다. Pneuma는 성령이 강림하면 일차적으로 하나님과 영적 세계와 교류하는 실체이며, 육체를 뜻하는 sarx와 대비하여 사용되었다.

Soul은 구약에서 히브리어 nepeš를, 그리고 신약에서 그리스어 psyche를 번역한 것이다. 구약에 nepeš는 755번, 신약에서 psyche는 110번 사용되었다. Nepeš의 일반적 의미는 모든 생명체를 뜻하며, 인간과 관련하여 이 용어는 보다 개인적 의미로 'soul', 'life' 혹은 일인칭 대명사 'I'로 번역되었다. King James 번역본에서 nepeš는 soul(428회), life(119회), person(30회), heart(15회), mind(15회), creature(9회), body(7회)로 번역되었다. Nepeš는 크게 1) 살아있는 존재 혹은 전인적 인간, 2) 생명의 원리 혹은 생명의 힘, 3) 지능, 의지, 그리고 감정의 원천으로 모든 내적 기능의 통합의 세 가지 뜻으로 사용되었다. Psyche는 신약에 110번 사용되었으며, 1) 전인적 인간, 2) 필수적 존재 혹은 개인의 정체성, 3) 신체의 내적 생명으로 지능, 의지, 감정, 도덕, 영적 생활의 원천을 뜻하는 것으로 사용되었다. 그리고 psyche는 죽은 후 하나님께로 돌아가는 것이며, 사도 바울은 성령의 강림을 강조하면서 psyche를 13번 사용하였다.

Heart는 히브리어 lēb과 lēhāb의 번역으로 성경에는 lēb이 598회, lēhāb이 252회 사용되었으며 전인적 인간, 인간의 핵심적 내적 생명, 생명의 원천을 의미하였다. 성경은 heart로부터 좋은 생각과 함께 악한 생각이 나오며 기억, 의지, 하나님에 대한 사랑과 미움, 감정과 열정, 용기, 영적 생명이 생긴다고 하였다. 신약에서 lēb은 그리스어 kardia로 번역되었으며 바울 서신에 52회 사용되었다. Kardia는 인간을 다스리는 센터로, 또는 지적 생명, 기억, 의지, 사랑, 감정, 도덕심, 영적 삶의 원천으로 기술되어 정신생활의 중심으로 생각된다. 이에 반하여 soul은 전인적 실체를 의미하였다.

Mind는 신약에서 인간의 의지적, 합리적, 지적 능력을 뜻하는 nous, 생각이나 지각의 기능을 뜻하는 daianoia, 생각의 의미를 갖고 있는 phronēma를 번역한 것이다. 예수님의 새 계명에서 heart와 soul이 함께 사용되었다.

Body는 히브리어 g^{e}wîyâ와 bâśâr를 번역한 것으로 구약에서 bâśâr는 혈연가족, 인류, 살아있는 존재 등을 의미하며 신약에서는 육체를 의미하였다. 바울 서신에는 육체, 전인, 또는 죄인으로 육체를 뜻하는 것으로 sōma를 사용하였으며 81회 나타난다. 그러나 그리스어 70인역 사본에서는 bâśâr를 그리스어 sarx로 번역하였다. 바울 서신에서 인간의 육체, 피조물로서 인간, 타락한 인간을 뜻하는 것으로 147회 사용되었다.

오늘날 과학적 기준으로 볼 때 성경에서 인간을 기술하는 용어들은 정확하게 구조적으로 혹은 기능적으로 구별하여 사용되지 않았다. 성경에서 사용한 영(spirit)과 혼(soul)은 인간의 내적 측면을, 그리고 육(body)은 인간의 외적 물질적 측면을 말한다는 것이 신학자들의 견해이다. 신학자 McDonald는 "영(spirit)과 혼(soul)은 다른 관점에서 인간의 두 가지 내적 속성을 나타낸다. 영(spirit)은 하나님에게 근원을 두고 있는 생명을 지칭하며 혼(soul)은 인간에 형성된 생명을 지칭한다. 마음(pneuma)은 하나님을 향하는 인간의 비물질적 속성이며 정신(psyche)은 땅으로 향하여 물질을 지각하고 접촉하는 속성이다." 하였다. 성경에 나타난 인간의 기본 구조에 대하여 일원설(monism), 이분설(dualism, dichotism), 삼분설(trichotism) 등의 세 가지 이론이 있다.

3. 일원설

일원설은 인간의 전인적 속성을 강조하며 지금까지 과학적 방법으로 신체와 별도로 존재하는 영을 증명하지 못하였음으로 영의 존재를 인정하지 않는다. 그러므로 인간을 영과 육으로 나눌 수 없다고 한다. 철학적으로 일원론을 물질적 일원론과 정신적 일원론으로 나눈다. 물질적 일원론은 Epicurus, Thomas Bobbs, Ludwig Feuerbach, Karl Marx가 대표적 주장자이다. 그들은 물질만이 진정한 실체이며 정신적 및 영적 활동은 뇌의 소산이라 하였다. 마치 간이 담액을 분비하는 것 같이 뇌는 생각을 분비한다는 것이다. 마르크스주의 변증법적 물질론은 인간이 살고 있는 물질세계만이 유일한 현실이며 정신은 물질의 산물이며 인간은 생각하는 물질의 덩어리라고 하였다. 최근 진화생물학자들은 인간은 DNA로 만들어진 기계라 하였다. 물질적 일원론의 반대되는 입장은 정신적 일원론이며, George Berkeley와 Friedrich Hegel로 대표된다. Berkeley는 사고와 지각만이 현실이며 정신만이 존재한다고 하였다.

일원론자들은 성경에서 육체와 대별하여 영(spirit), 정신(psyche, mind), 혼(soul), 마음(heart)이 빈번하게 사용되었으나 이들은 특별한 기능을 지칭하기보다 인간을 지칭하는 것으로 이해하여야 한다고 주장한다. 또한 성경에 인간을 물질과 비물질의 두 가지 요소 구성되었다는 것은 희랍 철학의 영향이라 한다. Rudolph Bultmann은 "인간은 두 가지 혹은 세 가지 요소로 구성되지 않았다. 정신(psyche)과 영(pneuma)은 동물보다 더 높은 인간의 특별한 능력이나 원칙이 아니다. 인간은 살아있는 통합체이다."라 하며 바울 서신에서 육(soma)은 전체적 인간을 뜻한다고 하였다. 독일 신학자 Wolfhart Pannenberg는 "완전히 다른 현실로서 신체와 영을 분별하는 것은 더 이상 주장할 수 없다. 현대 인류학은 인간은 동물과 같이 통합된 신체적 피조물이며, 인간이 완전히 다른 두 가지 물질로 만들어진 피조물이라는 근거는 없다. 살아 행동하는 것은 신체와 영으로 분리할 수 없다."고 하였다. 복음주의 신학자 Ray Anderson도 "인간의 영은 인간의 몸에 갇혀있는 비물질적 실체가 아니다. 인간의 생명은 신체의 형태로 존재하는 인간의 존재와 함께 동시에 나타나는 것이다. 성경에서 인간의 본성은 인간적이며 파괴되지 않으며 죽음을 이길 수 있는 자연적 능력을 갖고 있는 영을 가졌다는 주장은 타당하지 않다."고 하였다. 물질과 영이 분리되었다고 생각하면 영을 고귀하게 생각하여 물질을 무시하고 남용할 수 있으나 일원론은 영과 육의 전인성을 강조하여 이러한 갈등을 제거함으로 인간의 모형으로 더욱 적절하다고 주장한다.

4. 이분설

교회 역사상 이분설이 주류 기독교적 견해를 대표한다. Aristotle는 인간을 포함한 모든 사물은 형태와 물질의 두 가지 요소로 구성되어 실체를 이룬다는 철학적 이원론의 근거를 마련하였다. 그는 영은 생명의 일차적 원리이며 신체의 형태이며, 형태는 물질을 실체로 조직화하여 목적과 에너지를 준다고 하였다. 영으로부터 모든 속성과 신체 운동과 활동이 일어난다. 그러나 영은 신체의 죽음에서 살아남는 것이 아니라 하였다. 초기 기독교 교부들은 인간은 죽지 않는 영과 죽는 신체로 구성되었으며 죽음으로 인하여 분리되지만 부활의 치유능력으로 다시 재결합한다고 믿었다. 또한 영이 없이는 인간은 인간이 아니며 신체는 영혼을 위하여 존재한다고 하였다. Augustine은 Plato의 영(spirit), 정신(soul)과 육체(body)의 개념을 받아들였으나 죽지 않는 영과 정신을 하나로, 그리고 죽는 육체를 다른 것으로 분리하는 이분설을 확립하였다. 영혼은 육체보다 우수하며 생명을 주고 인도한다고 하였다. Thomas Aquinas는 인간은 영적 실체와 육적 실체로 구성된 복합체라 하였다. 그는 Aristotle의 주장을 따라 영은 육체의 형태이며 생각과 의지와 사랑을 활성화하며 육체는 이러한 조작의 대상을 인식하게 한다고 하였다. 그는 인간의 통합을 강조하여 영은 다양한 기능을 수행하기 위하여 육체 기관을 필요로 한다고 하였다. Martin Luther는 영은 육체와는 다른 실체이나 둘은 친밀하게 결합하고 있으며 영은 신체가 없이 존재할 수 있으나 신체는 영이 없이 존재할 수 없다고 하였다. John Calvin은 인간이 영과 육체로 구성되었다는 것은 의문의 여지가 없다고 하였다. 그는 영은 하나님이 육체에 숨을 넣어 생겼으며 형체가 없으며 죽지 않는 본질이며, 생각, 의지, 감정, 도덕적 의무, 종교적 능력을 활성화하며 이들을 적절하게 통합하는 기능을 한다고 하였다. Rene Descartes는 영은 더 이상 분리할 수 없는 생각의 실체이며 육은 분리할 수 있으며 확장할 수 있다고 하였다. 영과 육은 독립하여 기능하지만 송과체(pineal gland)를 통하여 통합된다고 하였다. 영이 인간의 실체이며 인간은 육체가 없이도 존재하여 영속한다고 하였다. 복음주의자 Carl Henry는 성경은 인간의 심리에 대하여 오늘날 과학적 근거를 제시하지 않았으나 성경에 나타난 인간상은 인간을 영과 육체의 통합된 인격으로 그리고 있으며, 영의 다양한 기능은 한 사람의 정신세계에 통합한다고 하였다. 개혁주의 신학자 John Cooper는 성경에 기술한 인간의 모습은 전인적 이원론(holistic dualism)이 가장 적합하다고 하였다. 그는 비물질만이 중간 상태로 진행할 수 있기 때문에 물질적 육체와 비물질적 영 사이에 목적론적 차이는 필요하다고 하였다. 인간의 본성에 대한 성경의 입장은 종교적, 현상학적 그리고 기능적 통합을 강조하는 점에 있어 전인적이며, 인간은 부활할 때까지 육체 없이 존재한다는 것을 기술하는 점에 있어 이원론적이라 하였다.

5. 삼분설 (trichotomism)

삼분설은 인간은 영, 혼, 육의 세 부분으로 구성되었다고 한다. 초기 기독교는 당시 희랍 철학의 영향을 받아 영의 우월성을 주장한 Plato의 주장에 호응하였다. 삼분설을 주장하는 기독교 신학자들은 인간은 물리적 육체, 합리적 정신 그리고 불멸의 영으로 구성되었으며 영과 정신의 비물질적 요소와 육체의 물질적 요소로 이해하였다. 그리고 육체는 감정과 열정의 근원이며 정신은 합리적 이성과 의지의 근원이고 영은 양심과 직관으로 하나님과 관계를 이루는 기능을 한다. 인간에 대한 삼분설은 성경의 세 가지 측면과 대비하여 인간의 육체적 속성은 성경의 문자적 혹은 역사적 측면과, 정신적 속성은 도덕적 측면과, 그리고 영적 속성은 영적 및 신비적 측면과 상응한다고 주장한다. 삼분설을 이론적으로 정교화한 사람은 독일 루터교 신학자 Franz Delitzsch이다. 그는 데살로니가전서 5장 23절 말씀 "너희 온 영(spirit)과 혼(soul)과 몸(body)이 우리 주 예수 그리스도 강림하실 때에 흠 없이 보전되기를"과 히브리서 4장 12절 말씀 "혼(soul)과 영(spirit)과 관절과 골수를 찔러 쪼개기까지 하며"에 근거하여 몸은 물질적 속성이며 영(spirit)과 혼(soul)은 비물질적 속성으로 이들은 서로 구별되는 것이라 하였다. 육체는 흙으로부터 만들어진 물질적 속성이며 영은 하나님이 불어 넣은 호흡으로 생명의 중심이며 혼은 영이 밖으로 내쉬는 호흡으로 영으로부터 파생하였으나 영과는 확연하게 분별된다고 하였다. 영은 성부 하나님의 형상이며 혼은 이 형상의 복사이다. Delitzsch는 영과 혼의 기능에 대하여 영은 하나님을 수용하는 기관으로 의지, 사고, 경험의 세 가지 기능을 갖고 있으며, 혼은 지각, 표상, 기억, 상상, 이해, 욕망, 느낌의 기능을 한다고 하였다. Watchman Nee는 영과 혼과 육의 삼분설을 주장하며, 영은 인간의 가장 중심으로 양심(conscience), 직관(intuition), 그리고 관계(communion)의 기능을 갖고 있으며, 혼은 합리적 사고, 의지 그리고 감정과 같은 기능으로 타락하여 육체에 의하여 조정 받으며 오직 양심, 직관, 교제와 같은 영의 기능을 통하여 하나님을 알 수 있으며 하나님과 관계를 갖고 인간에서 하나님의 영이 거하는 곳이라 하였다. 중생으로 영이 새롭게 되어야 하나님의 영이 인간의 영에 거하며 영과 혼을 분별하는 것이 영적 성장에 핵심이라 하였다. 삼분설을 주장하는 기독교 신학자들은 성경적 근거로 살전5:23과 히4:12을 제시하지만, 이분설을 주장하는 신학자들은 바울 사도가 다른 서신(롬8:10, 고전5:5, 7:34, 고후7:1, 엡2:3, 골2:5)에서 기술한 말씀은 이분설로 이해하는 것이 합당하다고 반박한다.

6. 통합적 견해

오늘날 신경과학은 인간의 정신, 즉 지각하고 생각하고 느끼고 행동하는 것이 뇌에 의하여 이루어지고 있음을 알게 되었다. 또한 인간의 정신과 육체는 분리되어 개별적으로 기능하는 것이 아니라 서로 밀접한 관계가 있으며, 정신은 육체에 영향을 미치고 육체는 정신에 영향을 미친다. 인간의 정신과 육체의 기능에 대하여 많이 밝혀졌으나 아직 인간의 영적 차원과 그 기능에 대하여 아는 것이 매우 제한적이다. 인간에서 영적 차원이 있다는 것은 성령체험, 무속인의 경험, 귀신들림과 같은 것으로부터 추정할 수 있다. 성령을 체험한 사람은 현실을 초월하는 현상을 경험하며, 무속인도 귀신의 능력으로 현실을 초월하는 현상을 경험하며, 귀신들림은 정신병 상태와는 다른 비정상적 상태이다. 이러한 사실은 영적 실체가 존재할 가능성을 추정하게 한다. 또한 성경은 "너희 속에 하나님의 영이 거하시면 너희가 육신에 있지 아니하고 영에 있나니(롬8:9)"라 하며 그리스도인은 그리스도의 영을 가진 사람이라 하였다. 이러한 사실은 인간은 기능적으로 육체적, 정신적 그리고 영적 존재임을 나타낸다. 일원론자는 인간은 한 가지 요소로 구성되었다고 하며 이분론자는 영과 육의 두 가지 요소로 구성되었다고 하며, 삼분론자는 영과 혼과 육의 세 가지 요소로 구성되었다고 한다. 그러나 지금까지 육체와 정신과 영이 하나인지 혹은 개별적인 존재인지를 증명할 과학적 방법이 없어 논란이 계속되고 있다.

인간의 구성을 구조적으로 나누기보다 기능적으로 통합하여 보는 것이 필요하다. 인간은 하나님의 형상을 본받아 지적으로 사고하고 행동하는 존재이며, 영, 혼, 육의 부분적으로 나누어 기능하는 존재가 아니라 전인적으로 그리고 통합적으로 기능하는 존재로 이해하는 것이 중요하다. 비물질적 영과 혼은 선이고 물질적 육은 악하다는 이분법적으로 분류할 수 없다. 인간은 외적 육과 내적 영과 혼이 하나로 통합된 복합적 존재이며 이 둘은 분리될 수 없으며 하나가 다른 것으로 결코 환원될 수 없다. 비물질적 영과 혼과 물질적 육은 사람 안에서 통합되어 비물질적 영과 혼은 육에 거하며 육을 기구로 사용하여 활동한다. 영과 혼은 생각하고 계획하여 육으로 하여금 그 목적하는 것을 외부에서 성취하도록 한다. 동시에 영과 혼과 육은 각각 다른 영역에서 상호 교류하여 영향을 미친다. 영과 혼은 육에 영향을 미치고 육은 영과 혼에 영향을 미친다. 그러나 이러한 상호 작용이 어떻게 이루어지는가에 대하여 아직 분명히 규명되지 않았다. 인간이 인간을 이해하는 것은 마치 장님이 코끼리를 인지하는 것과 같아 인간의 다양한 차원을 인지하는데 한계가 있다. 인간은 육체적 차원과 함께 정신적 및 영적 차원을 가진 존재이다. 단지 이들 차원이 어떻게 통합하여 전인적 존재로 존재하는가에 대하여 충분히 이해하지 못한다. James Dunn은 인간이 가진 다양한 차원을 다음과 같이 요약하였다.

"바울 사도의 인간에 대한 개념은 몇 가지 차원에서 기능하는 존재로서 인간이다. 육체를 입은 존재로서 우리는 선택이 아니라 존재 그 자체의 차원에서 관계를 열망하며 또한 관계를 맺을 수 있는 능력을 가진 사회적 존재이다. 육체는 우리들이 연약하며 결점이 있는 인간으로 죽음을 피할 수 없으며 욕망과 필요를 만족시키기를 추구하며 욕망과 필요에 의하여 조정 받는다는 것을 증언한다. 동시에 합리적 존재로서 우리는 가장 깊은 생각을 사색할 수 있다. 경험하는 존재로서 우리는 가장 깊은 감정을 경험하며 높은 동기를 갖고 지속할 수 있다. 우리는 신비로운 생명을 선물로 받아 활동하는 살아있는 존재이며 우주 안과 밖에서 가장 깊은 현실을 직접 접촉하는 존재로서 차원도 있다. 바울 사도도 '내가 주께 감사하옴은 나를 지으심이 신묘막측함이라(시139:14).' 라는 시편 기자의 고백을 감사하며 인정하였을 것이다."

제2장

인간 행동의 이해 II : 정신분석

Freud와 정신분석

1. Sigmund Freud

Sigmund Freud는 1856년 5월 6일 현재 체코슬로바키아의 프라이버그에서 유대인 가정에서 태어나 4세에 가족이 오스트리아 빈으로 이주하여 성장하였다. 그는 의과대학을 졸업하고 신경학을 전공하여 신경생리학에 근거한 심리학 이론을 확립하고자 하였다. 그러나 경제적 사정으로 연구를 계속하지 못하고 1882년 개업하게 되었다. 1885년 장학금으로 프랑스 파리 Salpetriere 병원에서 19주간 공부하면서 당시 프랑스 신경학계의 대가인 Jean-Martin Charcot가 히스테리 환자에게 최면술을 시술하는 것을 관찰하고 크게 감명을 받았다. 이후 Nancy에서 Ambroise-Auguste Liebault와 Hyppolyte Bernheim로부터 무의식으로부터 힘이 인간의 동기와 행위에 강력하게 영향을 미친다는 것을 배웠다. 비엔나로 돌아와서 최면술을 시술하면서 Josef Breuer와 교류하였다. 암시요법의 한계를 인식하고 억압된 감정을 토로하는 감정정화(catharsis)가 효과가 있음을 알았다. Breuer와 함께 Anna O라는 여자 환자의 치료 사례를 정리하여 '히스테리의 연구(Studies of Hysteria)'라는 단행본을 발표하여 학계의 관심을 받게 되었다. Freud는 최면술을 이용하여 무의식을 이해하고 히스테리 환자를 치료하였으나 최면술의 한계를 경험하고 이를 극복하기 위하여 자유연상 기법을 개발하여 정신분석의 기초로 삼았다. Freud는 자신의 꿈을 분석하여 꿈이 무의식을 이해하는 첩경인 것을 알게 되어 정신분석의 주요 기법으로 사용하였다. Freud는 자신의 꿈을 분석하여 자신이 아동기에 아버지에 대한 적대감과 어머니에 대한 성적 감정을 가졌다는 것을 알았으며 또한 이러한 경험이 많은 환자들도 경험하고 있음을 알고 성격발달 이론을 형성하였다. 이후 Freud는 자유연상과 꿈의 분석을 통하여 무의식의 존재와 영향을 규명하였으며 나아가서 인간 마음의 지형학적 이론, 본능이론, 정신성 발달단계 이론, 정신기구의 구조적 이론, 방어기전, 불안 이론을 단계적으로 정립하여 정신분석학의 기본을 확립하였다. 초기에는 많은 사람들이 Freud의 이론에 관심을 갖고 함께 공부하였으나 그는 자신과 의견을 달리하는 사람을 용납하지 못하여 Carl Jung, Alfred Adler와 결별하였으며 이들은 독립적으로 학파를 이루었다. 그는 아주 창조적이며 생산적으로 활동하여 그의 집필은 사후에 24권의 전집으로 출간되었다. 그는 탁월한 창작 활동으로 1930년 Goethe상을 수상하였다. 그는 중년기부터 다양한 정신신체 장애로 고통을 받았으며 죽음에 대한 공포와 불안을 심하게 경험하였다. 그는 69세에 구강암으로 진단되어 33번이나 수술을 받았으며, 1939년 9월 23일 영국에서 사망하였다.

2. 기본가설

정신분석은 Freud가 신경증을 치료하는 기법으로 개발하였으나 점차 인간의 정신을 탐구하는 방법으로 발전하였다. 20세기 후반에 이르러 인간 정신에 대한 포괄적 이론으로 문학, 예술, 사회 현상 등 문화 전반에 지대한 영향을 미친 지적 운동으로 발전하였다. 정신분석은 Freud와 그 후계자들에 의하여 이론과 기법이 계속하여 발전되고 정교화 되어 가면서 여러 학파로 나누어졌으나 인간 정신의 역동적 이해를 핵심으로 한다는 것에 공통점을 갖고 있다. 정신분석은 인간의 정신기능을 구조적, 지형적, 인과적, 경제적 관점에서 역동적으로 이해한다. 구조적 관점이란 정신기능은 구조적으로 이드, 자아, 초자아로 구성되었다는 것이며, 지형적 관점이란 정신기능은 의식하는 의식 부분과 의식하지 못하는 무의식 부분으로 구성되었다는 것이며, 인과적 관점이란 정신기능은 무작위로 일어나는 것이 아니라 원인에 의하여 결과가 나타난다는 것이며, 경제적 관점이란 정신적 에너지는 생성, 방출, 그리고 변형 과정에서 경제적 효율성을 지향한다는 것이다

Freud는 인간의 정신세계를 크게 의식과 무의식으로 나누었으며, 정신적 에너지의 원천인 본능적 욕구(instinctual drive)를 적절하게 조절하여 정신적 평형을 유지한다는 기계론적 이론을 제안하였다. Freud의 정신분석은 본능적 욕구와 그 파생물들이 어떻게 표현되며 만족을 추구하는가에 초점을 맞추었다. 그러나 그의 후계자들 Anna Freud 등은 본능적 욕구를 조절하는 자아의 기능에 더욱 관심을 갖고 자아심리학으로 발전시켰다. 또한 Melanie

Klein 등은 대상관계 형성의 중요성을 인식하고 대상관계 이론을 발전시켰으며, Heinz Kohut는 자기의 발달과정에 대한 이론을 확립하여 자기심리학으로 발전시켰다. Karen Honey, Erik Erickson, Harry Stack Sullivan 등은 인간 정신의 형성에 본능적 욕구와 함께 사회문화적 영향의 중요성을 강조하는 독자적으로 이론을 정립하였다. 사회문화적 요인의 중요성을 강조한 이론을 신프로이트학파(neo-Freudian school)라고 한다. 이 장에서는 정통 정신분석의 기본개념을 개관하고 나아가서 대상관계이론, 자기심리학 이론, 그리고 다른 정신분석 이론가들의 이론을 개관한다.

Freud가 개발한 정신분석은 실험적으로 과학적으로 검증하는데 한계가 있다. Freud가 개발한 정신분석이론의 핵심은 무의식의 존재와 정신결정론에 대한 가설에 근거하고 있으며 이 두 가설은 서로 밀접하게 연관되어 있다. 인간의 정신은 의식적으로 인지하는 부분인 의식과 함께 의식적으로 인지하지 못하는 무의식이 존재하며 의식적으로 인지하지 못하는 무의식도 인간의 행동에 영향을 미친다. 무의식의 존재를 인정하는 것은 경험과 통제를 중시하는 경험주의 사고에 대한 도전이었다. 아직 무의식의 존재를 직접 관찰할 수 있는 방법은 없으나 간접적으로 꿈, 일상생활에서 실언, 정신분석에서 인간은 자기가 의식하지 못하는 마음의 부분이 있음을 확인 할 수 있다. 무의식의 현상은 의식의 통제가 약화되거나 제거되었을 때 나타난다. 정신분석은 피분석자로 하여금 의식의 통제를 벗어나게 하여 무의식의 생각과 감정을 표현하게 하는 탁월한 기법이다. 정신결정론은 인간의 정신적 활동은 우연히 산발적으로 나타나는 것이 아니라 선행하는 원인이 존재하며 선행 원인이 결과를 결정한다는 것이다. 이러한 현상은 병적 상태 뿐 아니라 정상 상태에서도 일어난다. 그러므로 일상적으로 경험하는 모든 일에 대하여 "왜 일어났는가? 그 원인은 무엇인가?"를 물어 경험을 이해하고 대응할 수 있다. 일상생활에서 사람들은 경험한 일에 대하여 그 원인을 알지 못하는 경우가 많으나 탐구하여 보면 무의식의 갈등과 불안의 원인이 숨겨져 있거나 왜곡되어 나타난다. 이러한 현상은 정신병리 상태에서 더욱 현저하다. 신경증 증상은, 비록 환자는 증상이 생소하고 그 원인을 알지 못할지라도, 무의식의 갈등이 방어기제를 통하여 자신이 수용할 수 있는 현상으로 왜곡되어 나타난 것이다.

Freud의 정신분석 이론은 위의 두 가지 기본 가설에 근거하여 이해하여야 하며 나아가서 인간 정신의 지형학적 모형 이론, 본능이론, 정신성 발달단계 이론, 정신기구의 구조적 이론, 불안이론이 정신분석의 중요한 개념이다.

3. 정신의 구조

1) 지형학적 모형

Freud는 꿈의 해석에서 인간 정신의 구조를 편의상 산, 강, 평야 등으로 지형을 구분하는 것과 같이 인식하여 의식, 전의식, 그리고 무의식으로 나누었다. 의식은 개인이 일상적으로 의식하는 마음의 부분으로 자신이 그 내용을 알고 있으며 말과 행동으로 표현한다. 개인이 의식하지 못하는 마음의 부분은 편의상 전의식(preconscious)과 무의식(unconscious)으로 나눈다. 전의식은 일상적으로 의식하지 못하지만 집중하면 의식할 수 있는 있는 마음의 부분으로 한편으로는 의식과 접하고 다른 편으로는 무의식과 경계하고 있다. 예를 들어 친구의 이름을 즉각 기억하지 못하여도 집중하면 기억하는 경우가 있다. 전의식은 수용할 수 없는 무의식의 소망과 욕구를 차단하여 의식화되는 것을 막는 역할을 한다.

그러나 무의식은 의식적으로 집중하여도 의식하지 못하며 간접적으로 추론할 수 있는 마음의 부분으로 의식의 통제를 제거하거나 완화시키면 나타날 수 있다. 무의식이 정신 현상을 이해하는데 중요한 것은 무의식에서 일어나는 정신 현상이 의식에 영향을 미친다는 것이다. 예를 들어 동생이 출생하면 형은 시기하여 공격적으로 행동하는 것을 보지만 또 다른 경우에는 오히려 지나치게 동생을 보호하는 행동을 보이는 경우가 있다. 이 두 가지 행동은 표면적으로는 다른지만 내면적으로 시기로 인하여 나타나는 행동이다. 무의식은 다음과 같은 특징을 갖고 있다. 1) 무의식은 본능과 연관이 있으며 본능의 표상이며 파생물이다. 2) 무의식의 내용은 충족되지 않은 욕구이며 이들 충족되지 않은 욕구는 신경증 증상을 형성한다. 3) 무의식은 일차적 사고를 특징으로 한다. 일차적 사고는 쾌락원칙에 따르며 비논리적이다. 4) 무의식의 기억은 언어적 상징으로부터 단절되었다. 5) 무의식의 내용은 전의식을 경유하여 의식된다.

2) 구조적 모형

Freud는 초기 정신의 지형학적 모형을 제안하였으나 이 모형이 정신 기구를 설명하는데 한계가 있음을 인식하고 1923년 저서 '자아와 이드(The Ego and the Id)' 에서 정신을 이드, 자아, 초자아의 세 가지로 구성된 구조적 모형을 제안하였다. 이드는 조직화되지 않은 본능 욕구의 저장고이며 정신적 에너지원으로 기능한다. 이드의 활동 양식은 일차적 사고와 쾌락원칙에 의하여 운영된다. 일차적 사고는 대상을 향한 정신적 에너지의 투자가 급격하게 변동함으로 압축(condensation)과 전치(displacement)와 같은 방어기제가 나타나며 비논리적이고 이해되지 않는다. 쾌락원칙은 본능의 충동을 연기하거나 통제하지 못하며 즉각적인 만족을 추구하는 것을 특징으로 한다. 이드는 무의식에 속하지만 동일하지는 않다. 자아의 일부분과 초자아의 일부분도 무의식에 속한다.

자아는 이드의 충동과 초자아의 통제에 대하여 수동적으로 대응하지만 정신기능을 조정하는 기구이다. 자아는 정신의 집행 기구로 기능하여 지각, 기억, 운동, 현실검증, 방어기제, 통합기능 등을 관장하여 현실을 파악하고 이드를 조정하여 적절한 만족을 얻도록 기능하며, 나아가서 현실과 이드를 조정하며 쾌락원칙을 현실원칙으로 조정하는 역할을 한다. 자아는 부분적으로 무의식 전의식 그리고 의식 영역에 속한다. 자아의 주요기능은 (1) 본능 충동의 조절과 통제, (2) 결과의 예측과 판단력, (3) 현실검증, (4) 대상관계 형성, (5) 통합기능, (6) 자율적 기능, (7) 방어기제이다. 자아의 기능 중 지각, 운동, 기억, 학습, 언어 등 같은 기능은 갈등에 의하여 영향을 받지 않기 때문에 자율적 자아 기능(autonomous ego function)라고 부른다.

초자아는 사회적 가치와 도덕적 기준으로 자아를 조정하는 역할을 한다. Freud는 동성의 부모와 동일화하여 오이디푸스 콤플렉스(Oedipus complex)를 해결하면서 부모의 가치를 내재화하여 초자아가 형성된다고 하였다. 초자아는 사회적 가치와 도덕과 함께 자기의 이상을 반영하는 자아이상(ego-ideal)을 포함한다.

3) 본능이론

Freud는 정신분석 이론을 가능한 생리학적으로 설명하기 위하여 정신 기능을 뇌의 현상으로 이론화하려고 하였다. 본능은 Freud가 독일어 'trieb' 로 표현한 것을 영어로 instinct 혹은 drive로 번역되었으며 이를 우리말로 번역한 것이다. Freud는 "본능은 유기체 내부로부터 생성되어 정신에 이르며, 정신이 신체와 연결되어 있음으로 인하여 감당하여야 하는 부담의 정도이며, 자극의 정신적 표상이며, 정신과 신체의 경계상의 개념이다."라고 하였다. 그의 정의는 상당히 모호하지만 근본적으로 생물학적 현상이 정신적 현상으로 변화되는 경계상의 현상으로 이해하였다. 그는 본능을 리비도(libido), 삶과 죽음 본능(life and death instincts), 자아본능(ego instinct), 그리고 공격성(aggression)으로 분류하였다. 리비도는 성본능이 표상화된 것으로 쾌락을 추구하며, 정신성 발달 단계에서 쾌락을 경험하는 신체부위가 단계적으로 바뀌게 되며, 궁극적으로 성기관이 쾌락의 중요한 기관으로 자리 잡게 된다.

4. 방어기제

방어기제(defense mechanism)는 자아의 핵심 기능 중 하나이며 끊임없이 만족을 추구하는 이드의 욕구를 현실과 조정하여 만족하게 하는 기능을 한다. 방어기제는 1) 무의식적 현상이며, 2) 본능을 관리하고, 3) 다른 방어기제와 구별되는 특성이 있으며, 4) 역동적이며 가역적이고, 5) 적응적이거나 병적일 수 있다는 것을 특징으로 한다. 그러나 방어기제의 종류에 대하여는 전문가들 사이에 의견에 차이가 있다.

정신성발달 성장 단계마다 자아는 여러 가지 다른 방법으로 대응하며 각 단계마다 특이한 방어기제가 나타난다. 예를 들어 함입과 투사는 대상을 수용하는 것이 중요한 과제인 구강기에 나타나며, 반동형성은 항문기 충동에 대응하여 나타난다. 성장과정에 보다 성숙한 억제와 지식화 같은 기제는 미숙한 기제를 대처한다. 개인의 성격에 중요한 특성으로 나타나는 방어기제는 고통스럽고 정서적으로 불편감을 유발하는 대상이나 상황에 대한 대응방법으로 나타난다. 정신적 안녕을 보존하기 위하여 건강하고 적응적인 방어기제가 중요하다. 반대로 병적 상태는 미숙하고 비적응적 방어기제가 지나치게 발달한 상태이다. 강박장애나 히스테리에서 유아기 불안이 극복되지 않고 성인이 되어서도 지속되어 이에 대응하기 위하여 특정 방어기제가 지나치게 과대하게 확장되는 것을 볼 수 있다. 예를 들어 강박장애에서 반동형성, 취소, 격리, 지식화의 방어기제를, 히스테리에서 전환, 해리의 방어기제가 중요하다. Vaillant는 방어기제가 현실적응 측면에서 얼마나 성숙한 대응 방법이냐에 따라 미숙한 방어기제, 신경증적 방어기제 그리고 성숙한 방어기제로 분류하였다.

1) 미숙한 방어기제

(1) **부정(denial)** : 고통을 회피하기 위하여 고통을 일으키는 현실을 지각하거나 경험하지 않게 하는 것으로 심리적으로 외부 현실이 소멸되는 결과가 나타난다. 예; 항암치료를 받으면서도 자신이 암이라는 것을 알려고 하지 않는다.

(2) **투사(projection)** : 수용할 수 없는 내적 충동을 마치 외부의 현상으로 지각하는 것으로 망상이나 환각과 같이 정신병적 상태에서 나타나는 주된 방어기제이다.

(3) **왜곡(distortion)** : 내적 필요에 의하여 외부 현실을 바꾸는 정신병적 상태에 나타나는 방어기제이다.

(4) **행동화(acting out)** : 이드의 욕구와 충동에 동반하는 감정을 회피하기 위하여 행동으로 표현하는 것으로 무의식의 공상을 행동으로 경험하여 만족을 얻는 것이다.

(5) **차단**(blocking) : 일시적으로 생각을 막음으로 생각에 동반하는 감정을 경험하지 않도록 하는 방어기제이다.

(7) **건강염려**(hypochondriasis) : 퇴행의 방법으로 신체 증상을 지나치게 과장하는 것으로 사별, 고독, 수용할 수 없는 공격성 등이 신체 증상으로 전환된다. 건강염려는 자아 이질적 대상과 정서를 함입함으로 책임과 죄책감을 회피할 수 있다.

(8) **함입**(introjection) : 대상의 특성을 내재화하는 것으로 자아 발달에 중요한 역할을 하지만, 방어기제로 사용되면 대상과 주체 사이에 경계를 분별하지 못하게 하여 대상의 상실이나 분리와 관련된 정서를 회피하게 한다.

(9) **퇴행**(regression) : 현재 상황에서 경험하는 긴장과 갈등을 회피하기 위하여 이전에 만족을 얻었던 발달 단계로 뒤돌아가는 현상이다. 퇴행은 일상에서 정상적 나타나는 현상으로 긴장으로부터 이완하고 에너지를 재충전하는 역할하며, 특히 창조 활동에서 필수적 과정으로 간주된다.

(10) **수동적 공격성**(passive aggressive behavior) : 대상에 대한 공격성을 수동적이며 간접적으로 나타내는 것이다. 수동적 공격성 행동은 실패, 꾸물거림, 자학적 행동, 수동성 등으로 나타난다.

(11) **신체화**(somatization) : 정신적 욕구와 충동이 신체증상으로 바뀌어 나타나는 것이다. 정신적 인식과 표현이 충분히 발달하지 않았던 초기 발달 단계에서 신체적 경험을 통하여 사고와 감정이 발달하게 되며 성장 후에 다시 갈등에 직면할 때 이전의 발달단계로 퇴행하여 나타난다.

2) 신경증 방어기제

(1) **통제**(controlling) : 심내적 갈등을 해소하고 불안을 완화시키기 위하여 환경이나 상황을 관리하고 조절하는 것이다.

(2) **전치**(displacement) : 대상이나 생각과 관련된 욕구나 감정을 방출하기 위하여 원래의 대상으로부터 다른 대상으로 옮기는 것이다. 전치는 원래의 대상으로부터 상징적 대표성이 훨씬 약한 대상으로 옮겨 나타난다. 예를 들면 아버지에 대한 무서움이 말에 대한 무서움으로 나타난다.

(3) **대치**(substitute) : 대상으로부터 만족을 얻지 못할 때 대상과 유사한 다른 대상으로부터 만족을 얻는 것이다. 예를 들어 실연한 사람이 사랑하였던 사람과 유사한 점을 공유한 다른 사람을 사랑하는 것이다. 예; 꿩 대신 닭이다.

(3) **외재화**(externalization) : 자신의 욕구, 갈등, 감정, 태도 혹은 성격이 외부 세계나 대상에서 지각하는 것으로 투사의 일반적 형태이다.

(4) **금지**(inhibition) : 본능과 자아와 초자아 사이에 나타나는 불안을 완화시키기 위하여 자아기능을 의식적으로 제한하고 포기하는 것이다.

(5) **지식화**(intellectualization) : 정서적 경험을 회피하기 위하여 지나치게 지식을 사용하는 것이다. 내적 감정을 나타내지 않기 위하여 외부 현실에 지나치게 관심을 갖거나 사람과 친밀한 관계를 회피하기 위하여 무생물에 지나치게 관심을 갖거나, 혹은 전체적인 것을 회피하기 위하여 세부 사항에 지나치게 관심을 갖는 것으로 나타난다.

(6) **격리**(isolation) : 대상이나 상황과 관련된 사고와 감정이 서로 나누어지는 것으로 사회적 격리는 대상관계의 문제를 나타낸다.

(7) **합리화**(rationalization) : 의식적으로 받아들일 수 없는 행동, 신념, 혹은 태도를 합리적으로 설명하여 정당화하는 것이다.

(8) **해리**(dissociation) : 정서적 고통을 회피하기 위하여 자신의 성격이나 정체를 일시적으로 조정하는 것으로 둔주, 이중인격 등으로 나타난다.

(9) **반동형성**(reaction formation) : 수용할 수 없는 충동이 정반대되는 것으로 나타나는 것이다. 예; 미운 놈 떡 하나 더 준다.

(10) **억제**(repression) : 무의식적으로 생각이나 감정을 의식으로부터 추방하는 것으로 의식적으로 억누르는 억압과는 차이가 있다.

(11) **성욕화**(sexualization) : 이전에 성적으로 의미가 없는 대상이나 기능을 성적으로 관련짓는 것으로 금지된 성욕을 제지하기 위한 것이다.

(12) **취소**(undoing) : 무의식적 욕구나 충동으로 인하여 나타날 피해를 원상으로 회복하고자 하는 행위이다. 예; 오염되었을까 불안하여 강박적으로 손 씻는 행위.

(13) **분리**(splitting) : 자아나 대상을 좋은 것과 나쁜 것으로 나누는 것으로 경계성 인격장애에서 흔히 나타난다.

(14) **자신에게 향함**(turning against self) : 대상에 대한 공격성을 자신에게 향하여 나타나는 것으로 우울증에서 흔히 나타난다.

(15) **보상**(compensation) : 욕구의 불만을 다른 것으로 채우는 것이다. 예; 작은 고추가 맵다.

3) 성숙한 방어기제

(1) 이타심(altruism) : 자신을 희생하여 다른 사람을 돕는 행위로 만족을 얻는 것이다.

(2) 예상(anticipation) : 장래에 대한 고통을 예상하고 계획하는 것이다.

(3) 금욕주의(asceticism) : 특정한 행동에 대한 도덕적 가치를 주고 일상에서 즐거움을 제거하는 행위이다.

(4) 유모어(humor) : 다른 사람에게 구체적으로 피해를 줄 때 경험하는 불편함을 경험하지 않으면서 감정을 표현하는 행위이다.

(5) 승화(sublimation) : 사회적으로 수용할 수 없는 대상이나 목적에 대한 충동을 만족시키기 위하여 사회적으로 수용할 수 있는 것으로 바꾸어 만족을 얻는 것이다.

(6) 억압(suppression) : 의식적으로 용납할 수 없는 충동이나 갈등과 그에 동반한 감정을 의식적으로 억누르는 것으로 불편감은 경험하지만 갈등을 최소화할 수 있다.

5. 정신성발달 단계

Freud는 인간은 출생 후 영아기부터 리비도에 의하여 영향을 받아 쾌락을 추구한다고 하였다. 인간이 경험하는 쾌락은 일차적으로 신체 부위의 자극으로부터 경험하며 점차적으로 다른 사람이나 대상과 관계를 통하여 이루어진다. 영아로부터 성인에 이르면서 쾌락을 경험하는 신체부위는 구강, 항문, 성기관으로 점차 바뀌며 동시에 대상도 어머니나 돌보는 이로부터 가족원, 친구, 이성으로 애착관계가 바뀐다. Freud는 인간이 성장하면서 경험하는 쾌락 대상의 변환 과정을 정신성발달 단계로 이론화하여 구강기, 항문기, 남근기, 잠복기, 청소년기로 구분하였다. 각 시기마다 해결해야 할 과제와 적절하게 해결하지 못하였을 때 여러 가지 병적 상태를 유발하게 된다.

1) 구강기

구강기(oral stage)는 섭식을 통하여 신체적 욕구가 충족되는 시기로 구강과 주변 부위가 주 쾌락원이 되며 대략 출생에서 생후 18개월까지의 시기를 말한다. 영아는 배고프면 깨어 보채고 배부르면 편히 잔다. 유아의 불편은 일차적으로 수유를 통하여 완화되며 이것이 반복되면서 입, 입술, 혀의 구강 부위가 만족을 주고 긴장을 완화시키는 신체부위로 정착한다. 이 시기는 배고픔과 이에 동반하는 불편함이 즉각적으로 해소되는 경험을 통하여 자신의 필요가 항상 채워질 수 있다는 신뢰감을 형성하게 된다. 이 시기는 즉각적 욕구 충족에 지나치게 탐닉하거나 박탈당하지 않고 적절하게 조정되어 만족을 경험함으로 성공적으로 해결한다. 이 시기의 과제를 성공적으로 해결하면 대상에 지나치게 의존하지 않고 주고-받는 관계를 형성하는 능력을 얻게 된다. 그렇지 못할 때 자신의 자존감을 유지하기 위하여 지나치게 타인에 의존하거나 혹은 과식, 과음 등 섭식 행동에 장애 성향을 보이는 소위 구강형 성격을 나타낸다.

2) 항문기

항문기(anal stage)는 근육 기능이 성숙하면서 배설 기능이 주요한 쾌락이 되는 시기로 대략 생후 18개월에서 36개월까지의 시기를 말한다. 이 시기의 유아는 활발하게 활동하며 스스로 행동하려고 하지만 아직 스스로 충분히 절제하지 못하여 부모는 안전을 위하여 통제함으로 갈등을 경험한다. 또한 대변을 스스로 가리기 시작하면서 대변 가리기를 성공적으로 하지 못할 때 자율성에 손상을 입고 자신에 대하여 회의를 경험한다. 이러한 갈등을 성공적으로 해결하면서 자율성의 기초가 형성되며 독립적이며 주도적으로 기능할 수 있는 능력을 얻게 된다. 부모가 일관되게 자율적이고 독립적 행동을 훈련시키지 못하였을 때 지나치게 질서와 정리에 집착하거나, 고집이 세고, 절약하고 아끼는 것을 특징으로 하는 항문기 성향이 형성된다.

3) 남근기

남근기(phallic stage)는 생후 3세에서 6세까지의 시기로 아동은 성기 자극을 통하여 쾌락을 경험한다. 그러나 이 시기에 경험하는 성기 자극에 의한 쾌락은 자기 자극에 의하여 이루어져 이성과 관계를 통하여 경험하는 성인에서 성적 쾌락과 차이가 있다. 남아나 여아 모두에서 남근은 주요 관심이 된다. 남아는 자기의 남근을 거세당하는 것을 두려워하며 불안해하고, 여아는 남근을 갖지 못하여 남아를 시기하며 부러워한다. 남아는 이성의 부모에 대한 사랑과 애착을 그리고 동성의 부모에 대한 경쟁심을 경험하는 오이디푸스 콤플렉스(Oedipus complex)를 경험하며 여아는 이성의 부모에 대한 애착과 사랑으로 부러움과 이를 해결하여 줄 것을 기대하는 엘렉트라 콤플렉스(Electra complex)를 경험한다. 이 갈등은 동성의 부모와 동일화하여 해결한다. 이 시기의 과제를 적절하게 해결함으로 성주체성을 확립하고 내적 욕구를 조절하여 건설적으로 활용할 수 있는 방어기전이 형성된다. 그렇지 못할 때 여러 가지 신경증 장애를 유발하는 요인이 된다.

4) 잠복기

잠복기(latency stage)는 남근기 갈등을 성공적으로 해결하여 리비도 충동이 상대적으로 활발하지 않은 상태로 생후 5~6세에서 사춘기가 시작하는 11~13세까지 시기를 말한다. 이 시기는 자아가 성숙하고 초자아가 형성되면서 이드의 충동을 조절하는 능력이 향상된다. 내적 에너지를 승화하여 활발하게 활동하며 환경을 탐구하고 학습하는 능력이 왕성한 시기이다. 대상관계에서 이성의 친구에 대한 관심은 낮으나 동성의 친구와 친밀한 관계를 이루어 간다. 잠복기에 내적 충동을 승화하여 충분히 조절하지 못하면 새로운 경험을 통합하여 학습하는데 장애가 있으며 지나치게 통제하게 되면 성격 형성이 너무 빨리 닫혀 충분히 발달하지 못하여 유아기 강박적 성향이 강하게 지배한다.

5) 청소년기

사춘기가 되면 성 호르몬의 영향으로 신체적 변화가 나타나며 성적 충동을 강하게 경험하며 이러한 변화에 대응하면서 성격 구조가 유아기로 퇴행하는 시기이며 11~13세에서 청년기가 시작되는 20세까지 시기를 말한다. 이 시기는 지금까지의 의존적 관계였던 부모로부터 분리하고 독립하며 자아 정체성을 확립하며 사회적 가치를 통합하여 성숙한 성인으로서 대인관계와 직업적 기능에서 역할을 수행하는 것이다. 이 시기에 과제를 성공적으로 해결하지 못할 때 다양한 성격상의 결함으로 병적 상태를 유발한다.

6. 정신병리

1) 불안이론

불안이론은 정신분석에서 정신병리를 이해하는 가장 기본적 개념이다. Freud는 초기에 불안이 리비도가 방출되지 않고 쌓여 나타나는 현상으로 보았다. 생리적으로 성적 충동이 발산되지 않고 쌓이면 리비도가 증가되어 불안을 경험하지만 정상 상태에서 성교로 이 리비도가 방출함으로 불안이 완화된다고 하였다. 그러나 리비도가 방출되지 못하고 쌓이면 긴장이 고조되어 불안을 경험하며 Freud는 이런 현상을 진성 노이로제(actual neurosis)라 칭하였으며, 불안신경증, 신경쇠약, 건강염려증은 리비도 방출이 저지되어 불안으로 나타나는 현상이라 하였다. 그리고 히스테리, 공포증, 강박신경증 등은 심적 불안에 대응하는 방어기제로 나타나는 것으로 신경성 노이로제(psychoneurosis)로 구별하였다. 그러나 Freud의 초기 불안이론은 현실의 위험과 관련된 불안을 설명할 수 없었다.

Freud는 1926년 발표한 논문 '금지, 증상 그리고 불안(Inhibition, symptoms, and anxiety)'에서 불안은 현실적 위험뿐 아니라 신경증적 위험에 대한 반응이라는 새로운 이론을 제안하였다. 그는 불안의 원인으로 감당할 수 없는 본능적 충동을 자아의 방어기제로 충분히 제어하지 못하여 자아의 방벽을 뚫고 나타나는 것과 현실의 위험 그 자체보다 위험을 예상함으로 나타나는 것으로 나누었다. 위험을 예상하고 나타나는 불안은 위험에 대응하기 위한 방어기제를 활성화시키는 신호 역할을 함으로 신호불안(signal anxiety)이라 하였다. 불안에 대한 새로운 이론에 의하면 신경증 증상은 자아의 성숙한 방어기제가 부분적으로 실패하여 병적 방어기제를 사용하여 나타나는 현상이다. 예를 들어 공포증은 내적 불안이 외부 대상에 상징적으로 외재화되어 나타나는 증상이다. 이후 Freud의 정신분석 이론은 신호불안과 신경성 노이로제에 초점을 맞추었다.

2) 증상형성

정신분석은 인간의 정신기능은 최대의 만족을 얻기 위하여 이드, 자아, 초자아의 정신기구들 사이에 어떻게 평형을 유지하는가에 관한 이론이다. 정신기구들은 끊임없이 평형을 유지하고자 하지만 때로는 평형을 유지하기 위하여 사용하는 방어기전은 오히려 심적 불안정을 증가시키며 정신적 및 신체적 불편을 증가시키는 결과를 초래하며 임상적으로 정신장애로 나타난다. 정신분석 견지에서 정신병리 현상은 심적 갈등으로 인한 불안을 완화시키기 위하여 정신기구들 사이에 타협이 이루어지며 타협은 이전에 정신적 발달과정에 고착된 단계로 퇴행하여 나타나는 현상이다.

정신분석 견지에서 이드, 자아, 초자아들 사이에 갈등은 계속되며 자아가 내적 욕구를 충족시키는 과정에 자아와 환경 사이에도 갈등이 있다. 갈등은 인간이 살아가면서 끊임없이 경험하며 모든 갈등이 병적인 것은 아니다. 오히려 어떤 갈등은 정신적 성숙을 촉진하는 역할을 하는 반면에 또 다른 갈등은 성장을 지연시킬 수 있다. 갈등의 특성과 그 정도는 사람들 사이에 차이가 있을 뿐 아니라 인간에서 생의 주기에 따라 차이가 있다. 정신병리 현상은 갈등의 특성과 그 정도와 관계있을 뿐 아니라 개인이 갈등에 어떻게 대응하는가에 의하여 결정된다. 갈등을 경험하고 대응하는 과정에 정서적으로 불안정을 경험하는 것은 누구에게나 나타날 수 있는 보편적 현상이다. 갈등으로 인한 정서적 반응이나 행동이 개인의 일상생활에 지장을 주거나 사회적으로 수용될 수 없는 행동일 때 병적으로 규정한다. 갈등을 대응함에 있어 갈등의 본질을 의식하지 못하고 비현실적으로 쾌락원칙에 따라 대응하면 신경증 증상으로 나타나지만 갈등의 본질을 이해하고 현실원칙에 따라 대응하는 것은 건전하고 성숙한 대응이다.

정신적 성장은 단계적으로 순서에 따라 진행되어 각 단계에 특정한 욕구를 충족시켜 욕구의 불만족으로 인한 갈등이 남지 않는다. 그러나 어떤 이유에서든 한 단계에서 지나치게 탐닉하였던 혹은 지나치게 박탈을 경험하면 그 단계에 나타나는 욕구가 증가되며 그로 인한 갈등이 증가되어 지속적으로 성장하지 못하고 그 단계에 고정된다. 고정되면 욕구와 함께 이에 대응하는 방어기전도 고정되어 성장한 후에도 잔유 욕구로 인한 갈등이 반복하여 나타난다.

개인이 의식하지 못하는 정신적 요인 혹은 힘에 의하여 정신기구들 사이에 역동적 불균형이 나타나며 이로 인한 정신적 기능의 장애와 왜곡을 임상적으로 증상이라 한다. 개체는 충족되지 않은 이드의 욕구나 초자아의 처벌에 대하여 신호불안을 경험하며 자아는 다양한 방어기제를 동원하여 신호불안을 완화시키며 정신적 평형을 유지한다. 정신기구들 사이의 평형은 이드의 욕구가 증가되거나, 자아의 통제 기능이 저하되거나, 초자아 기능이 강화되거나 혹은 환경의 변화에 의하여 깨어진다. 신호불안은 이드의 욕구의 특성과 초자아의 규제에 따라 그 나타나는 양상이 결정된다. 예를 들어 이드의 욕구가 초자아의 금지와 상충될 때 신호불안은 죄책감으로 나타나며 자아 이상에 미치지 못할 때 수치감으로 나타난다. 정신적 평형 상태가 깨어질 때 억압된 불안을 경험하며 자아는 새로운 방어기제를 동원하여 평형을 유지하려 한다.

7. 치료기법

Freud는 초기에 신경증 치료를 위하여 최면술을 시술하면서 최면술로 히스테리 환자가 이전에 경험한 외상을 회상하고 감정적으로 재경험하면 증상이 호전되는 것을 관찰하고 억압된 갈등을 회상하는 것이 치료에 효과 있다고 생각하였다. 그러나 최면술로 일시적으로 호전되었던 증상이 다시 재발하는 것을 경험하면서 무의식의 욕구와 갈등을 이해할 수 있는 새로운 치료기법을 개발하였다. 환자로 하여금 지난날의 경험을 회상하도록 앞머리에 손을 대어 누르고 환자로 하여금 회상하도록 하는 집중기법을 사용하였다. 그러나 집중기법을 시술하면서 한 환자로부터 "너무 압박하니 회상하기가 힘들다."는 이야기를 듣고 환자로 하여금 스스로 이야기하게 하는 자유연상(free association)을 시도하여 효과를 보았다. 이후 이 자유연상이 정신분석의 주된 기법으로 자리 잡게 되었다.

정신분석은 피분석자로 하여금 자신의 무의식의 욕구와 갈등을 이해시키기 위하여 분석

환경을 조성한다. 분석가는 자유연상과 꿈의 분석을 피분석자의 무의식에 접근하는 가장 효과적인 방법으로 사용하며, 피분석자가 유아기 갈등을 충분히 재현하여 정서적으로 재경험할 수 있도록 전이신경증(transference neurosis)을 조성한다. 전이신경증은 피분석자가 분석 상황에서 일시적으로 퇴행하여 분석가와 유아기 경험을 재경험하므로 유아기 갈등과 소망이 분석 상황에 재현되게 한다. 전이신경증을 분석하여 피분석자의 유아기 욕구와 갈등을 이해할 수 있다. 그러나 피분석자는 자신의 무의식의 소망과 갈등이 의식화되는 것을 원하지 않는 면이 있으며 이를 저항이라고 한다. 분석가는 피분석자의 자유연상으로부터 자료와 저항을 적절한 시점에 피분석자가 이해할 수 있도록 해석하여 통찰을 갖도록 하며 나아가서 일상에서 경험이 무의식의 욕구와 갈등과 어떻게 연관이 있는가를 이해하고 경험하게 한다. 이런 과정을 반복하여 피분석자가 자신의 무의식의 갈등으로부터 자유로워지고 안정적으로 생활할 수 있으면 치료를 종결한다.

8. 기독교 관점에서 비판

Freud는 하나님을 믿지 않았으며 기독교에 대하여 적대적이었다. 그는 종교는 인간이 위협적인 현실에 직면하여 고립과 파멸과 무의미로부터 자신을 보호하기 위하여 만들어낸 환상적 보호막에 불과하다고 하였다. Freud의 정신분석은 무의식의 존재와 심리적 결정론의 두 가지 기본적 전제를 갖고 있다. 모든 정신 현상은 원인에 의하여 결정된다는 것은 하나님의 초월적 주권을 인정하는 기독교 신앙과 맞지 않다. 정신분석은 자기중심적 심리체계이며 다른 사람과 관계는 개인의 본능적 욕구를 충족시키는 점에 중요하다. 그리고 건강한 사람은 자기를 이해하고 독립하여 스스로 생활하는 사람으로 본다. 결과적으로 인간관계에서 확실한 윤리적 가치를 제시하지 않았다. 성경에서 인간은 혼자 사는 것이 아니라 하나님과 관계 안에서 그리고 다른 사람과 관계를 갖고 살아가는 관계의 존재이다. 또한 인간은 결코 스스로 모든 것을 할 수 없으며 하나님에게 전적으로 의존하는 존재이다. 그리고 모든 사람은 예수 그리스도 안에서 지체로서 의미 있는 관계를 갖고 있다.

John Calvin은 진정한 진리의 지혜는 자신에 대한 이해와 하나님에 대한 이해로 이루어지며 이 둘은 서로 밀접하게 연결되어 어느 것이 먼저이며 다른 것의 기원이 되는지를 분별하는 것이 쉽지 않다고 하였다. 인간이 자신을 이해하고자 하는 열망은 창조주 하나님을 이해하고자 하는 열망과 균형을 이루는 것이 중요하다. 정신분석은 인간을 이해하는 모형을 제공하였으나 인간에 대한 균형 있는 관점을 제공하지 못한다. 기독교는 궁극적으로 구원을 목표로 하며 구원이 자기를 이해함으로 얻어지는 것이 아니라 하나님의 은혜임을 믿는다. 그러므로 정신분석에서 목표로 하는 자기 이해를 통한 성숙함에 이르는 것이 인간의 궁극적 목표가 될 수 없으며 인간의 한계와 하나님을 더 잘 알 수 있는 한 과정으로 받아들여야 할 것이다.

Freud 이후 정신분석

1. 대상관계 이론

Freud는 인간은 본능적 욕구에 의하여 나타나는 내적 긴장을 완화시키기 위하여 행동한다고 보았으며, 그의 정신분석 이론은 본능과 본능을 관리하는 자아기능에 초점을 맞추어 대상관계는 이차적으로 간주하였다 그러나 그는 대상관계의 중요성을 인식하여 자아는 대상과 동일화를 통하여 이루어진다고 하여 대상관계이론의 기초를 놓았다. 대상관계이론은 대인관계를 내재화함으로 심리적 구조로 전환시키는 내적 대상에 관한 이론으로 모든 본능적 욕구는 대상관계를 통하여 나타남으로 대상관계를 추구하는 것이 본능적 욕구를 이해하는 것보다 더욱 중요하거나 최소한 동등하게 간주한다. 예를 들어 유아기 수유과정에서 유아가 배고파 울 때 자신은 욕심으로 가득한 불만덩어리로 그리고 엄마는 자기에게 무관심하여 자신의 욕구를 충족시켜주지 않고 갈등하게 하는 대상으로 경험하며, 엄마가 수유로 아기의 욕구가 충족되면 아기-엄마관계는 안락한 것으로 경험하는 것이 자기-대상관계의 원형으로 자리 잡는다. 대략 16개월경 유아는 지각과 인지 기능이 충분하게 발달하여 두 가지 상반되는 경험과 그에 동반하는 감정을 내재화하며, 자기-대상관계는 항상 그에 상응하는 감정 상태를 동반한다. 자기와 대상의 내재화된 표상은 하나의 단위로 경험하며 유아의 경험은 현실 뿐 아니라 환상에 의하여 결정된다.

대상관계 이론에서 동기는 정통 정신분석 이론과 차이가 있다. 유아에서 자기-대상 단위가 형성되는 것은 함입과 동일화의 두 가지 방어기제에 의하여 일어난다. 함입은 대상을 취하여 자기와 화합하지 않은 이물로 존재하는 상태로 대상이 편안하지 않은 동반자 혹은 자기를 비판하는 비판자로 존재한다. 반면에 동일화는 대상을 모형으로 대상을 본받아 자기가 변형되는 것이다. 자아 심리학에서는 갈등은 본능과 대응하는 자아 사이에 나타는 것으로 심내적 과정으로 이해하지만 대상관계 이론에서 갈등은 상이한 자기-대상 단위 사이에 부조화와 대립으로 나타나는 것이다. 대상관계 이론은 영국에서 Melanie Klein, WRD Fairbairn, D W Winnicott 미국에서 Edith Jacobson, Otto Kernberg 등에 의하여 확립되었다.

1) Melanie Klein

Klein은 소아를 분석하면서 소아는 무의식의 공상으로 심한 불안을 경험하는 것을 관찰하였다. 유아가 경험하는 불안은 자기의 공격성과 적대감을 엄마에게 투사한 것이다. 이 불안이 현저하게 나타나는 생후 6개월까지를 편집-분열 자세(paranoid-schizoid position)라 하였다. 이 시기에 유아는 아기-엄마 관계에서 모든 것을 좋은 것과 나쁜 것으로 분리하여 경험하며, 외부 대상이 공상에 의하여 왜곡되어 내부 대상과 외부 대상을 분리하지 못한다. 자기와 대상을 좋은 것과 나쁜 것으로 분리하는 방어기제는 좋은 사람과의 경험이 나쁜 공격적 경험에 의하여 파괴되는 것을 보호하는 기능을 한다. 유아는 성장하면서 나쁜 엄마와 좋은 엄마가 한 사람의 다른 측면이라는 것을 인식하면서 자신의 공격의 대상이었던 엄마를 해치지 않았는가를 걱정하며 불안해하는 시기를 맞는다. 이 변화는 생후 6~12개월 사이에 나타나며 이 시기를 우울 자세(depressive position)라 한다. 우울 자세에서 유아의 관심은 내부에 있으며 자신이 파괴한 좋은 대상을 회복하는 것이다. Klein 이론은 유아에서 Klein이 제시한 것과 같이 인지적 능력이 있는가에 대하여 비판을 받으나 심한 정신병적 상태에 대한 정신분석적 이해와 치료에 유익한 기초를 제공하였다.

2) WRD Fairbairn

Fairbairn은 유아기 공상으로 말미암아 대상관계가 왜곡된다는 Klein의 견해와는 달리 엄마가 유아의 필요를 충족시키지 못할 때 대상관계에 문제가 생긴다고 하였다. 유아는 태생적으로 엄마로부터 사랑받고 수용 받고자 하는 필요를 갖고 있으며 그 필요가 충족될 때 유아는 인간으로서 권리를 갖고 있음을 확인한다. Klein은 유아에서 공상은 가장 일찍 나타나는 기본적인 정신 활동이라고 하였으나, Fairbairn은 인간에서 인정받고자하는 욕구가 일차적이며 충동과 그에 관련된 생리적 욕구는 이차적이라고 하며, 공상은 현실을 대치하는 활동이라고 하였다. 성장하면서 유아가 경험하는 안녕은 엄마가 유아의 행동을 수용하고 돌보아주는 것을 경험하면서 얻게 되는 것이다. 현실에서 만족하지 못할 때 불안을 경험하게 된다. 이 불안은 분리라는 방어기제로 대응하게 되며 나중에 분열 상태로 발달하게 된다고 하였다.

3) D W Winnicott

Winnicott는 유아 성장과정에 환경의 중요성을 강조하였다. 그는 유아가 독립된 개체로 성장하기 위하여 엄마는 '수용하는 환경(holding environment)'을 만들어 주는 것이 필요하다고 하였다. 유아가 세상으로 나와서 자기 밖의 세상을 경험하고 자신의 필요가 공감적으로 충족되는 것을 경험하는데 엄마의 역할이 중요하다. 엄마는 수용하는 환경을 제공하여 유아가 타고난 자기를 구현할 수 있는 관계를 형성할 수 있게 하여 유아에게 최상의 안녕과 일관성을 제공한다. Winnicott는 엄마가 제공하는 이러한 양육환경을 '충분한 돌봄(good enough mothering)'이라 하였다. Winnicott는 또한 '과도기 대상(transitional object)'에 대한 개념을 확립하였다. 유아가 엄마에게 밀착되어 떨어지는 것을 두려워할 때 엄마의 체취가 담긴 대상에 애착하여 엄마와 분리를 쉽게 감당할 수 있게 되며 이러한 대상을 과도기 대상이라 하였다. 과도기 대상은 엄마에게 느꼈던 안락함을 느끼도록 착각을 갖게 하여 엄마로부터 분리되었을 때 불안을 완화시킨다. 이러한 경험은 성장 후 자기 내부 경험과 외부 경험의 경계상의 경험으로 변형되어 예술적 창작에 역동적으로 기여한다고 하였다. Winnicott는 유아는 엄마가 제공하는 수용하는 환경에서 충분한 돌봄을 경험하면서 내제한 진정한 자기가 나타나게 되며 엄마가 지나치게 엄마의 생각과 태도를 강조하면 유아는 진정한 자기를 보호하기 위하여 엄마의 요구에 따라 순종하는 가식의 자기(false self)를 형성하게 된다. 진정한 자기와 가식의 자기 사이의 갈등으로 여러 가지 정신병리가 형성된다. 치료는 유아기에 잃어버린 수용하는 환경에서 충분한 돌봄을 제공하여 대상관계를 새롭게 하는 것이다.

4) Edith Jacobson

Jacobson은 정신분석의 구조적 모형과 대상관계이론은 서로 상충되는 것이 아니며 자아는 자기상(self image)과 대상상(object image) 사이의 상호보완 관계를 유지하고자 한다고 하였다. 자아는 성장하면서 초기에 경험한 쾌락과 불쾌의 경험을 자기와 대상의 원시적 부분상(partial object)과 통합하며 이후 경험은 만족과 불만족으로 분리하게 된다. 만2세경 유아는 사랑의 대상으로 부터 구체적 특성을 분별하고 사랑의 대상과 같이 되고자 하는 바람이 나타나게 되며 적절한 조건에서 점차적으로 대상과 동일화가 이루어진다. 동성의 부모와 경쟁심 그리고 동료와 경쟁심은 동일화를 통하여 자아의 성숙과 자아 이상의 형성을 촉진한다.

5) Otto Kernberg

Kernberg는 경계성 인격장애의 정신분석적 정신치료 과정에서 대상관계 이론을 적립하였다. 그는 정통 구조적 이론을 받아들였으나 이드는 자기상과 대상상 그리고 이들에 동반하는 정동 상태로 구성되었으며 이드 욕구는 대인관계 경험이 내재화되는 상황에서 발현된다고 하였다. 자기와 대상의 좋은 점과 나쁜 점의 표상화는 리비도와 공격성과 결합되어 나타난다. 대상관계는 정신구조의 구성 요소를 형성할 뿐 아니라 욕구의 구성 요소가 되어 대인관계에서 좋은 경험과 나쁜 경험은 리비도와 공격성의 욕구로 나타난다고 하였다. 자아는 이러한 내적 욕구에 일차적으로 분리로 대응하여 좋은 자기와 대상 그리고 나쁜 자기와 대상으로 나누지게 되지만 건전하게 진행되면 점차적으로 통합의 과정을 통하여 유아기 성격발달이 진행된다고 하였다. 그러나 병적이고 미숙한 투사적 동일화가 분리와 함께 경계성 인격장애에서 주된 방어기제라 하였다.

분리는 유아기에 공통적으로 나타나는 미숙한 방어기제이며 서로 융합할 수 없고 모순되는 자기표상, 대상표상 그리고 감정을 서로 나누어 분리하는 것이다. 분리는 유아기 좋은 엄마상과 나쁜 엄마상이 서로 나누어져 나쁜 엄마상이 좋은 엄마상을 파괴하지 않도록 하는 기능을 하며, 유아가 나쁜 엄마로부터 경험하는 불안을 극복하게 하여 성장하는데 기여하는 중요한 방어기제이다. 분리는 경험을 체계화하는 기본적 모형으로 즐거움과 불편함을 분리하고 좋은 경험과 나쁜 경험을 분리하고 사랑과 미움을 분리하여 유아는 자신의 경험을 체계화하여 습득한다. 분리는 투사적 동일화와 함께 작용한다. 투사적 동일화는 투사와 동일화가 동시에 일어나는 것으로 1) 환자는 자기 표상이나 대상 표상을 무의식적으로 면담자에게 투사한다. 2) 면담자는 무의식적으로 투사 받은 것과 동일화하여 환자의 행동에 반응하여 환자가 투사한 것과 동일하게 느끼고 행동한다. 다시 말하여 환자의 행동이 면담자가 의식하지 못하고 있던 자신의 일부분을 활성화시킨 것이다. 그러므로 면담자도 자기의 감정과 행동이 자신의 것으로 경험하지 못하고 마치 다른 외부의 힘에 의하여 강요되었다고 경험한다. Kernberg는 분리와 투사적 동일화의 방어기제를 경계성 인격장애 진단의 도구로 사용하는 면담기법을 발전시켰다. 경계성 인격장애는 분리와 투사적 동일화와 함께 원시적 이상화(primitive idealization)와 격하(devaluation)를 통하여 열등감, 무가치감, 대상에 대한 시기와 질투를 방어한다.

6) Margaret S. Mahler

Mahler는 생후 첫 3년간 유아-엄마의 관계를 관찰하여 유아가 엄마로부터 분리하여 개별화하는 과정을 연구하였다. 이 과정은 자폐기(autistic phase), 공생기(symbiotic phase) 그리고 분리-개별화기(separation individuation phase)의 3단계로 진행된다. 자폐기는 생후 첫 2개월간에 진행되며 이 시기에 유아는 외부 대상과의 관계보다 내부 신체적 안정에 따라 반응한다. 신체적으로 편안하고 배부르면 편히 자고 불편하고 배고프면 깨어 운다. 공생기는 유아가 미소 반응를 보이면서 시작되어 분리불안이 나타나는 시점까지로 생후 2개월에서 6개월 사이가 해당된다. 이 시기에 유아는 외부로부터 자기의 욕구가 충족되는 것을 인지하여 유아와 엄마 사이에 미분화된 공생관계가 이루어진다. 분리-개별화기는 생후 6개월에서 36개월까지에 이르며 엄마로부터 분리하여 개체로서 독립을 이룩하는 시기를 칭하며 3개의 하위기로 나눈다. 첫째 하위기는 분화기(differentiation subphase))이며 6개월에서 10개월에 이른다. 유아는 엄마와 분화된 개체라는 것을 인지하며 유아는 엄마와 분리시 과도기 대상에 집착을 보인다. 둘째 하위기는 연습기(practicing subphase)로 10개월에서 16개월에 이루어지며 영아는 신체운동기능이 발달하면서 새로이 얻은 자율성을 활발하게 연습하는 기간이다. 영아는 걸으면서 주위를 활발하게 탐구하며 주기적으로 엄마에게 찾아와서 신체적 접촉을 통하여 안전감을 얻고 에너지를 재충전하게 된다. 셋째 하위기는 화해기(rapprochement subphase)로 16개월에서 24개월에 이루어지며 엄마와의 분리에 심한 불안을 나타내며 항상 엄마가 함께 있는지를 확인하며 자신이 새로이 경험한 것을 나누고자 하는 시기이다. 화해기는 대상표상과 자기표상이 분리시키고 대상에 대한 분노와 사랑을 분리하여 대상관계를 형성하는데 아주 중요하다. 넷째 하위기는 대상의 항상성(object constancy)을 이룩하는 시기로 24개월에서 36개월에 이루어진다. 대상의 항상성은 자기와 대상의 좋은 표상과 나쁜 표상이 통합되어 엄마를 내재화하여 내적 편안을 얻어 이루어진다.

2. 자기심리학

1) Heinz Kohut

자기심리학 이론을 정립한 Kohut는 정통 정신분석가였으나 심한 정신병리 환자를 치료함에 있어 구조적 이론의 한계를 인식하여 자기(self)에 관심을 갖게 되었다. 자기심리학은 정신분석 전통에서 시작되었으나 정신분석과 달리 인간은 자존감과 안녕을 유지하기 위하여 외부 환경으로부터 특별한 반응을 필요로 한다고 한다. 대상관계 이론은 내재화된 자기표상과 대상표상의 관계를 중요하게 간주하지만 자기심리학은 자존감과 자기통일성(self cohesion)을 갖는 것을 중요하게 여긴다. 자기의 성장 과정에서 억압된 갈등보다 영아의 필요가 더 중요하며, 무의식의 갈등보다 자아의 결핍이 중요하다고 하였다. 그러므로 정신분석은 정신적 구조를 구성하고 자기 결핍을 보수하는 것을 중요하게 간주하였다.

Kohut는 자기가 생존하고 번성은 대상을 경험하는 상황에서 일어나며 이 대상을 자기대상(self object)이라 하였다. 자기대상은 자기의 안녕(well being)을 위하여 필요한 내재화된 심내적 대상이다. 그는 두 가지 자기대상, 이상화 자기대상(idealized self object)과 반사 자기대상(mirroring self object)이 두 가지 자기, 과대 자기(grandiose self)와 이상화 이마고(idealized imago)로 성장한다고 하였다. 영아는 성장하면서 엄마로부터 공감적 반응을 통하여 반사상(mirror image)을 얻어 자존감과 자기에 대한 가치가 유지되며 공감적 반응을 얻지 못할 때 자기의 통일성과 자기에 대한 가치를 유지하지 못하며 붕괴된다. 자기의 붕괴는 그 정도에 따라 경한 불안으로부터 심한 공황과 정신적 와해를 경험한다. 엄마로부터 공감을 얻지 못한 영아는 성장과정이 중단되고 일생동안 다른 사람으로부터 자기의 반사상을 추구하며 이 단계에서 중단되어 과대 노출 자기(grandiose-exhibitionistic self)로 나타난다. 영아는 성장과정에 자기의 욕구가 충족되는 경험을 통하여 이상적 부모상(idealized parental imago)을 형성하며 이러한 이상적 부모상을 내재화하지 못하면 자기발달이 저지되어 병적으로 된다고 하였다. 이상화 자기대상을 통하여 자기는 존경심, 활력, 강인함을 얻게 된다. 예를 들어 우수한 학생이 스승을 존경하면서 자신의 잠재력을 발휘할 수 있다. 반사 자기대상을 통하여 자신에 대한 자신감을 얻게 되는 것이다. 성숙한 사람은 자신에 대한 신뢰와 함께 자기의 가치와 의미를 찾기 위하여 그리고 안정과 위로를 얻기 위하여 다른 대상을 의지할 수 있다. 성장과정에 자기대상의 역할을 하는 사람과 기관은 더욱 다양하고 복잡해진다. 영아에게는 엄마가 유일한 자기대상이지만 성인이 되어서는 임상적으로 성장이 중단된 과대 노출 자기는 반사전이(mirror transference)로, 그리고 이상적 부모상의 형성이 중단되어 이상화 전이(idealizing transference)로 나타난다. 자기가 충분하게 성장하지 못하여 연약하고 붕괴되면 우울증, 건강염려증, 인격와해 등 정신장애와 심한 분노발작으로 살인과 같은 범죄로 나타날 수 있다.

2) 영아관찰 연구

Daniel Stern은 영아 연구를 통하여 영아에서 자기 형성은 돌보는 이로부터 공감적 반응에 의하여 이루어진다는 Kohut의 전제를 지지한다고 하였다. Stern은 영아 관찰시 출산 직후 자폐적으로 세상으로 격리되는 것이 아니라 적극적으로 환경과 교류하고 있으며 돌보는 엄마를 지각하는 현실에 대한 숙련된 관찰자라고 하였다. 나아가서 엄마나 돌보는 사람으로부터 확인 반응은 영아로 하여금 자기에 대한 인식(sense of self)을 개발하는데 필수적이라고 하였다. Stern은 영아에서 명확히 구별되며 상호 협동적으로 작동하는 다섯 가지 자기 인식을 기술하였다. 영아에서 처음으로 나타나는 자기 인식은 생후 2개월경이며 이것은 주로 생리적 필요에 따른 신체적 자기이다. 둘째는 영아에서 핵심이 되는 자기 인식으로 2개월에서 6개월 사이에 나타나며 주로 대인관계에 따른 자기 인식이다. 셋째는 7개월에서 9개월 사이에 나타나는 주관적 자기 인식으로 엄마와 영아 사이에 심리적 교감으로 이루어진다. 넷째 자기 인식은 15개월에서 18개월 사이에 나타나는 언어적 자기 인식으로 언어와 교류능력의 습득과 관계가 있다. 다섯째 자기 인식은 3세에서 5세 사이에 이루어지며 기술적 자기 인식으로 스스로 언어로 자기를 표현하는 것이다. 이 다섯 단계의 자기 인식은 연령적으로 단계적으로 나타나지만 각각의 단계는 독립적으로 이루어지는 것이라고 하였다. 그는 Mahler가 기술한 엄마와 공생적 합병(symbiotic merger)은 상당히 성숙하여 추상적 사고가 가능한 시기에 나타난다고 하였다.

Jung과 분석심리학

1. Carl Gustav Jung

Jung은 1875년 7월 26일 스위스 Kesswil에서 출생하였으나 Basel에서 성장하였다. 그의 아버지는 스위스 개혁교회 목사님이었다. 그는 Basel대학에 입학하여 철학을 공부하고자 하였으나 자연과학에 관심을 가져 의학을 전공하였다. 의과대학을 졸업하고 Zurich에 Burghözli 정신병원에서 정신과 의사로 시작하였으며, Eugen Bleuler를 만나 그의 조수로 일하였다. Freud가 1900년 꿈의 해석을 발표하였을 때 그의 이론에 매료되어 Freud와 교류하며 친분을 쌓아 Freud가 자신의 후계자로 지목하였다. Freud의 후원으로 1910년 창설된 국제정신분석학회 회장으로 선출되었으나 그와 의견 차이로 1914년 Freud와 결별하게 된다. 그는 일생동안 인간의 본성을 탐구하여 인간은 개인의 경험과 함께 지난날 종족의 유산을 무의식에 갖고 있으며 이를 통하여 야망과 목적을 추구하는 삶을 살아간다고 하였다. 그의 이론은 Freud 이론에 비교하여 심리학과 정신의학에서 크게 영향을 미치지 못하였으나 종교, 철학, 문학 등 20세기 문화에 상당한 영향을 미쳤다. 그는 1961년 6월 6일 Zurich

에서 죽었으며, 사후 그의 저술은 20권의 전집으로 출판되었다. Jung의 심리학을 분석심리학으로 부른다.

2. 기본 전제

Jung은 인간 행동에서 무의식의 중요성에 대하여 Freud와 인식을 같이 하였으나 무의식에 대한 견해 차이로 Freud와 결별하였다. Freud는 무의식이 개인의 성장 과정에서 경험에 의하여 결정된다고 하였으나 Jung은 무의식을 개인의 성장 과정에 결정되는 개인 무의식(personal unconsciousness)과 종족 집단을 통하여 전하여 오는 집단 무의식(collective unconsciousness)으로 나누었다. 집단 무의식은 인류의 모든 경험이 깊이 숨겨져 있는 지혜의 보고이며 잠재적으로 인격 형성의 지침이 될 수 있으나 의식적으로 접근하지 못한다. 또한 집단 무의식은 인간 행동의 에너지를 제공하며 개인 경험의 위상을 형성한다고 하였다. Jung의 분석적 접근은 과학적 객관성이 결여되었다고 정통 정신분석가로부터 비판을 받으나, 인간의 경험을 초월하는 종교적 신비와 일맥상통한다. Jung 분석심리학에서 인간은 스스로 자기 길을 찾아가는 존재가 아니라 개인을 초월하는 무의식의 힘에 의하여 행동하는 것이다. 그러나 Jung 분석심리학에서 인간 행동은 과거의 무의식과 함께 개인의 장래에 대한 희망에 의하여 이루어짐으로 인간에 대하여 낙관적 견해를 갖고 있다. Jung은 Freud 정신분석의 정신병리에 대한 인과론적 접근에 비판적이었으며 정신 현상에 대하여 목적론적으로 접근하였다. 정신병리에도 개인의 삶을 통하여 나타내고자 하는 목적과 의미가 있다는 것이다.

3. 인간 이해

Jung 분석심리학에서 인격 이론은 잘 분화되었으나 상호 작용하는 구조들, 즉 자아, 개인 무의식과 콤플렉스, 집단 무의식과 원형(archetype), 페르조나(persona), 아니마(anima)와 아니무스(animus) 그리고 그림자(shadow)의 일련의 개념으로 설명한다.

자아(ego)는 마음의 의식적 부분이며 의식의 중심으로 지각, 사고, 기억, 감정으로 구성된 콤플렉스(complex)이다. Jung 분석심리학에서 자아는 Freud의 자아와 그 기능은 동일하며 의식을 통제하고 내면 세계와 외부 세계를 연결하는 기능을 한다.

Jung 분석심리학에서 무의식은 의식에 대비되는 심성의 한 부분이다. 무의식은 개인이 경험하는 의식에 대한 보상 기능과 창조적 잠재력을 갖고 있다. 무의식은 크게 개인 무의식과 집단 무의식으로 나눈다. 개인 무의식은 개인이 출생하여 성장하면서 경험한 것으로 여러 가지 이유로 의식으로부터 억압된 것이며 언제든지 의식으로 나타날 수 있다. 집단 무의식은 태초로부터 인간의 경험을 통하여 축적되어 인간 누구에게나 보편적으로 존재하는 것으로 출생하면서부터 갖고 있는 것으로 개인의 경험에서 유래한 것이 아니다.

원형은 무의식의 구성 요소이며 감정 요소를 포함하는 보편적 사고 형태(idea)이다. 이 사고 형태를 통하여 각성 상태에서 의식하는 것은 이에 상응하는 형상으로 나타난다. 예를 들어 어머니의 원형은 아기로 하여금 실재 존재하는 어머니로부터 어머니 상을 갖도록 한다. 다시 말하여 아기가 경험하는 어머니 상은 아기 무의식에 침적되어 있는 어머니의 원형과 실재 어머니의 특성에 의하여 결정된다. 원형은 수많은 세대를 살아오면서 이루어짐으로 같은 시대에 같은 지역에 살고 있는 사람은 동일한 원형을 갖는다. 무의식에 많은 원형이 존재하며 이들 사이에 서로 상통하며 통합되는 과정이 일어난다.

콤플렉스는 무의식의 관념이 특수한 감정을 가진 사건이나 경험과 연관하여 기억, 생각, 감정의 조직화된 집합체로 형성된 것을 칭한다. 콤플렉스는 원형을 중심으로 형성되지만 외부 세계에 의하여 영향을 받는다. 예를 들어 어머니 콤플렉스는 개인이 가진 어머니 원형과 현실의 경험으로부터 어머니에 대한 생각과 감정과 기억의 집합체로서 어머니 상을 형성하여 감정적으로 경험하고 반응하는 것이다. 콤플렉스는 정신 에너지를 부여받아 강한 콤플렉스는 강한 감정과 행동을 유발한다. 어떤 콤플렉스는 보다 성숙하여 의식에 있으며 자아 동질성이며 다른 것은 미분화되어 무의식에 있어 자아 이질성으로 외부로 투사된다.

페르조나는 연극에서 배우들이 쓰는 가면으로 자신의 본 모습을 숨기고 연극에서 역할을 하는데 이용되는 것에서 유래하였다. Jung은 인간이 사회생활을 하면서 여러 가지 역할을 배우고 수행하는 행동양식을 페르조나라 하며 원형으로부터 생성된다고 하였다. 페르조나는 진정한 자기가 아니며 상황에 적응하기 위한 가상의 자기이다. 자아가 지나치게 페르조나와 동일화하면 개인은 자기 역할에 충실할 수 있으나 진정한 감정을 체험하지 못하고 자기로부터 소외되고 내면세계와 관계를 상실한다.

아니마는 남성의 무의식에 있는 여성적 요소를 칭하며 아니무스는 여성의 무의식에 있는 남성적 요소를 말한다. 아니마와 아니무스는 이성을 이해하고 이성의 요구에 반응하도록 하는데 긍정적으로 작용한다. 그림자(shadow)는 인간이 가진 동물적 성향으로 무의식에 억압된 부분을 칭하며 그것이 무의식의 어느 부분에 속하는가에 따라 개인적 그림자와 집단적 그림자로 분류한다. 그림자는 자아의 미숙하고 열등한 면으로 의식으로부터 숨겨져 있다가 외부로 투사되어 나타난다. 자신의 그림자를 의식으로 불러옴으로 의식 세계가 넓혀진다.

Jung은 자아는 의식의 중심이며 자기(self)는 의식과 무의식 즉 전 인격의 중심으로 생각하였으나 나중에 전체를 추구하는 원형을 발견한 후 자기를 통합을 추구하는 인격의 중심으로 보았다. 자기 원형은 인생의 목표를 추구하는 원동력 특히 종교를 통한 완전함을 추구하는 원동력이며 이를 통하여 무의식을 의식화하여 자기실현을 이루어간다. 자기가 나타나기 위하여 인격의 모든 구성 요소가 완전하게 성숙하여 개별화하는 것이 필요하여 중년기가 되어야 자기실현을 이룩할 수 있다. 인생의 중년기에 이르면 인격의 중심이 의식의 자아로부터 의식과 무의식의 중간, 즉 자기로 옮겨가 자기실현이 일어난다.

4. 인격 유형

Jung에 의하면 사람은 사물을 대하는 전반적 태도에 의하여 외향성(extrovert)과 내향성(introvert)의 두 가지 대립하는 태도를 갖고 있으며, 이 두 가지 태도 중 우세한 것이 의식에서 경험되며 다른 것은 무의식에 존재한다. 외향성은 자아가 외부 대상과 관계를 지향하여 정신에너지가 외부세계로 향하는 반면 내향성에서는 자아가 자신의 무의식으로 지향하여 정신에너지가 내부로 향한다. 이와 함께 정신 기능을 사고, 감정, 감각, 직관의 네 가지 기본적 기능으로 분류한다. 사고는 관념적이고 지적이며 세상과 자신을 이해하는 것이다. 감정은 사물을 긍정과 부정으로 평가하여 주관적으로 사랑, 기쁨, 슬픔, 고통, 분노, 공포를 경험하는 것이다. 감각은 현실을 있는 그대로 사실로 지각하는 것이다. 직관은 사실과 감정과 관념을 넘어 무의식의 내용을 지각하는 것이다. 예를 들어 금강산을 관광할 때 사고 기능이 우세한 사람은 금강산에 대한 여러 가지 정보를 이해하는 것에 초점을 두고, 감정 기능이 우세하면 그 아름다움에 매료되어 감탄하며, 지각 기능이 우세하면 사진을 찍는 것 같이 사실을 파악하는 것에 흥미를 가지며, 직관 기능이 우세하면 자연을 창조한 조물주의 신비한 의도를 깨닫는 것에 관심을 가질 것이다. 사고와 감정은 이성과 추상과 판단과 일반화를 이용함으로 합리적으로 기능하며, 이에 반하여 감각과 직관은 구체성, 특수성, 우연성에 근거함으로 비합리적으로 기능한다. 사람은 네 가지 기능을 갖고 있으나 항상 같은 정도로 성숙한 것은 아니며 이들 하나는 더욱 분화하여 주도적인 반면에 다른 세 가지는 보조적으로 기능한다. 그러나 자기실현이 이루어지면 이들 네 가지 기능은 통합되어 마치 원의 중심은 원주의 어디로부터 동등한 거리에 있는 것 같이 동등한 정도로 기능한다. 또한 인격은 서로 대립하는 구조로 이루어져 대립하는 태도와 기능은 서로 보상한다. 예를 들어 한 사람이 의식에서 외향성이면 그의 무의식은 내향성으로 보상하는 현상이 있으며 사고와 감정 기능이 우세하면 무의식에서 감각과 직관 기능으로 보상한다.

5. 정신병리

자아 콤플렉스와 일치하지 않는 다른 콤플렉스는 불안으로 경험하며, 자아 콤플렉스와 일치하지 않는 콤플렉스가 분리되어 무의식으로 옮겨감으로 불안이 완화된다. 심내적으로 자아와 콤플렉스는 그에 대응하는 그림자와 함께 존재하여 통합되지 않으면 병적 현상을 경험한다. 심내적으로 경험하는 불안은 일상생활에서 투사되어 나타난다. 외향성 태도는 히스테리성 장애와 반사회적 행동으로 나타나며 내향성 태도는 불안, 우울, 강박으로 나타나는 경향이 강하다. Jung은 Freud와 달리 정신병리를 건강하고자 하는 개인의 시도로 보았으나 증상 형성에 대한 정신역동적 구성에는 양자 사이에 유사한 면이 있다.

6. 정신치료

Jung 분석심리학은 무의식을 이해하고 통합하여 의식화함으로 건강하고 성숙한 자아로 성장하는 것을 치료의 목표로 한다. Jung 자신은 특별한 치료 방법을 제안하지 않았으며, 그의 후계자들은 각자 다양한 방법으로 치료를 시도하였다. Jung 분석가들은 분석가와 피분석가사이의 인간관계를 중요시하여 이 관계를 통하여 치료받는 사람뿐 아니라 분석가도 성장한다는 것을 강조한다. 무의식을 의식화함으로서 의식으로 올라오는 상징의 의미를 이해하는 것은 원형이 가진 창조적이고 성장 지향적 힘을 발현시키는 효과가 있다. 인간은 자신에게 있는 이중성과 양극성과 부조화를 이해함으로 이들을 통합하여 보다 완전하고 전체적 삶을 살 수 있다. Jung 분석심리학에서 분석 작업은 상당한 지적 능력을 가진 사람이 감당할 수 있으며 중년기에 자기실현을 통하여 성숙한 인간으로 성장한다는 기본적 전제는 자기실현의 문제를 고민하는 중년기에 적절한 치료이다. 그러나 심한 정신병리에 적용하는데 한계가 있다.

7. 기독교 관점에서 비판

Freud는 종교에 대하여 부정적 견해를 갖고 있는데 비하여 Jung은 인간은 영적 존재이며 영적 치료의 중요성을 인정하였다. Jung은 Freud의 인간에 대한 기계론적이고 결정론적 관점보다 개인의 특성과 가치를 높게 인정하였다. 기독교 치료자들은 인간의 영적 측면을 인정하는 Jung의 분석심리학에 친근감을 갖는다. 그러나 바로 Jung 분석심리학이 종교의 중요성을 인정하고 인간의 영적 요구를 인정하는 점이 종교를 심리학으로 변모시킬 위험을 내포하고 있다는 비판을 받는다. Jung은 다양한 종교적 상징은 심리적 투사이며 신비한 무의식을 이해하는 통로로 인식하였다. Jung은 종교적 체험을 심리학적으로 설명하지만 그는 절대자 하나님을 인정하지 않으며, 예수 그리스도를 구주로 영접하지 않았고 부활의 능력도 믿지 않았다. 하나님이 인간을 사랑하여 그들의 죄를 사하시기 위하여 그 아들 예수 그리스도가 십자가에서 죽으시고 죽은 후 부활하여 영생을 약속하였다는 것을 원형의 상징으로 보았다. 그리고 이 모든 사실을 역사적 현실이 아니라 인간의 필요에 의하여 투사한 심리적 현실로 인식하였다. 그는 세상의 모든 종교들은 부분적으로 공통성은 갖고 있으며 모든 종교는 심리적 투사라 하며 기독교의 독창성을 인정하지 않았다. Jung 분석심리학의 자기실현은 하나님의 존재와 능력을 인정하고 받아들이지 않으며 집단무의식으로 나타나는 상징을 이해하여 진정한 자기를 이해하고자 한다. 자기실현은 지극히 개인적 체험으로 개인주의적 경향이 강한 점도 기독교의 공동체 인식과 상이하다.

Adler와 개인심리학

1. Alfred Adler

Adler는 1870년 2월 7일 Vienna에서 출생하였다. 그는 1895년 Vienna 의과대학을 졸업하였으며 처음에는 안과를 전공하였으나 나중에 정신과로 바꾸었다. 그는 Freud의 꿈의 분석을 읽고 크게 감명 받아 서로 교류하였으며, Vienna 정신분석학회 창립회원으로 참가하여 회장을 역임하였다. 그러나 그는 Freud의 본능에 의한 성격이론에 이의를 제기하고 1911년 Freud와 결별하였다. 그는 독자적으로 인격형성에 사회적 요인의 중요성을 인식하고 자신의 이론을 개인심리학(Individual psychology)으로 발전시켰다. 그는 성장 과정의 환경의 중요성을 강조하며 Vienna 교육청과 협조하여 최초의 아동지도 클리닉을 설립하였다. 그는 1935년 미국으로 이주하여 미국 아들러 심리학회(American Society of Adlerian Psychology)와 분석연구소를 설립하여 그의 이론을 정교화하며 독자적 분석학파를 이루었다. 그는 생애동안 왕성한 저술 활동을 하여 많은 논문과 책을 저술하였다. 그는 1937년 5월 28일 Scotland, Aberdeen에서 강의 중 사망하였다.

2. 기본전제

Adler는 Freud의 인간 심리에 대한 역동적 이해를 수용하였으나 인간에 대한 결정론적 견해를 받아들이지 않았다. 그는 Freud의 심리구조에 대한 이드, 자아, 초자아로 분리하는 것을 받아들이지 않았으며 인간에 대한 전인적 접근을 강조하였다. 이것이 Adler 심리학을 개인심리학이라 부르게 하였다. 그는 인간은 자신이 열등한 존재임을 인식하고 우월하고자 노력하며, 자신이 이루고자 하는 궁극적 목적을 이루기 위하여 살아가는 존재로 보았다. 그러나 인간이 추구하는 궁극적 목적이 개인의 삶을 이끌어가지만, 이 목적은 궁극적으로 이룰 수 없는 이상이며 공상의 산물이라 믿었다. 그는 주관적 세계에 뿌리를 둔 인간의 자유의지를 존중하였으며 Marx의 영향을 받아 사회적 이상을 추구하는 개인의 사회적 관심의 중요성을 강조하였다. 인간이 일상생활의 요구를 감당하지 못하고 의미 있는 것을 성취하지 못하면 열등감은 더욱 깊어지는 악순환이 이어지며 이 악순환을 끊어 목적을 향하여 살아가도록 하는 것이 치료의 목적이다.

3. 인간이해

1) 목적 지향적 행동

Adler는 인간의 모든 행동은 목적이 있다고 하였다. 인간은 자신의 삶의 목적을 스스로 설정하고 선택하며, 모든 행동은 이 목적을 추구하기 위하여 이루어진다는 것이다. 인간은 자신이 깨달은 목적에 의하여 생각하고 느끼고 행동하는 것이다. 그리고 개인이 지각한 삶의 목적은 현실보다 순전히 상상에 의하여 결정된다는 것이다. 예를 들어 "모든 사람은 태어나면서 동등하다.", "정직이 최상의 무기이다.", "목적이 결과를 정당화 한다." 등과 같은 개념은 흔히 이야기하지만 현실에 증명하는 것이 불가능하다. 그러나 개인은 이러한 상상의 개념들을 현실에 효과적으로 적응하는 방법으로 사용된다. Adler는 Freud가 주장한 유아기 경험이 장래 행동을 결정한다는 심리적 결정론을 받아들이지 않았다. 그는 과거의 경험보다 오히려 장래에 대한 소망과 기대가 인간 행동을 결정하는 중요한 동기라고 주장하였다. 개인이 장래에 이루고자 하는 목적은 운명적으로 결정되는 것이 아니라 지금 현재에서 주관적인 생각과 욕구에 인하여 결정되며 개인의 행동에 영향을 미친다. 예를 들어 선한 사람은 천국에 가고 악한 사람은 지옥에 간다고 믿는 사람은 이 신념이 그의 행동에 중요한 영향을 미친다는 것이다. Adler에게 이 상상의 목적은 심리적 사건을 일으키는 주관적 경험이다. 최종 목적은 실현되기 불가능한 상상일 수 있으나 인간으로 하여금 추구하게 하고 그 행위를 설명하는 측면에서 진정한 현실이다.

2) 우월감 추구

Adler는 인간이 추구하고 인격의 일관성과 통합성을 제공하는 궁극적 목표를 향한 행동에서 성적 욕구보다 공격성이 더욱 중요하다고 생각하고, 이를 '권력에의 의지(will to power)' 로 개념화하였다. 그는 권력을 남성적인 것으로 그리고 유약함을 여성적인 것과 동일하게 인식하였다. 남자나 여자가 열등하다고 인식할 때 나타나는 보상 행동을 '남성 항의(masculine protest)' 라 하였다. 그러나 후에 그는 권력에 의지를 우월감의 추구로 대치하였다. 그가 말하는 우월감은 사회적 명성이나 지도력을 획득하는 것이 아니라 Jung이 말한 자기실현을 추구하여 노력하는 것을 뜻한다. 그는 "나는 모든 심리적 현상에서 우월감 추구를 볼 수 있게 되었다. 그것은 신체적 성장과 평행하며 생명의 내적 필요이다. 그것은 삶의 문제를 해결하는 근본이며 우리가 문제에 대응하는 방법으로 나타난다. 우리의 모든 기능은 그것이 나가는 방향을 따라간다. 그것은 정복하고 안정을 추구하며 좋은 방향으로나 나쁜 방향으로 증가한다."고 하였다. 우월감 추구의 힘은 생명 그 자체이며 출생시 타고 난다. 우월감 추구는 출생에서 사망까지 인생의 한 단계에서 다음 단계로 성장하게 하는 힘이다. 우월감 추구는 사람마다 다양한 방법으로 나타나며, 개인은 각자 성취하여 완벽하기 위하여 구체적 방법을 갖고 있다. 예를 들어 신경증에서는 자존감 추구, 권력, 자기 과시를 추구하지만 정상인은 일차적으로 사회적 목표를 추구한다.

3) 열등감과 보상

Adler는 의사로 일하면서 사람이 병이 날 때 왜 어떤 사람은 심장병 다른 사람은 위장병으로 앓는가에 깊은 관심을 가졌다. 그는 그 원인은 태어나면서 유전적으로 혹은 발육하면서 특정 장기가 열등하기 때문이라고 주장하였다. 그리고 특정 장기에 결함이 있는 사람은 다른 것으로 보상하는 것을 관찰하고 '장기열등성(organ inferiority)' 을 주장하였다. 그는 장기열등성을 심리적 그리고 사회적 상황에서 신체적 결함이나 불구로 인하여 경험하는 열등감으로 그리고 나중에는 개인이 삶의 모든 영역에서 경험하는 전반적 열등감으로 확장하였다. 그는 열등감 자체는 비정상적이 아니며 인간이 완전하게 되고자 하며 삶의 상황을 향상시키고자 하는 힘이라 주장하였다. 열등감은 정상적 발달 과정에서 성장을 향한 힘의 근원이지만 비정상적 상황에서 열등감이나 그에 대한 보상으로 우월감이 지나치게 과장되어 나타난다.

4) 사회적 관심

Adler가 초기에 인간의 공격성, 권력 지향적 본성, 여성적 연약함에 대한 보상으로 남성항의 행동에 대한 이론을 제안하였을 때 인간의 사회적 동기를 무시하고 자기애 욕구를 강조한다는 비판을 받았다. Adler는 사회정의와 민주주의의 지지자였으며, 그는 사회적 관계, 대인관계, 그리고 집단과 동일화와 공감 등 사회적 요인을 포함하여 이론을 확장하게 된다. 그에게서 사회적 관심은 궁극적으로 개인이 사회를 완전하게 이루기 위하여 공헌하는 것이다. 그는 "사회적 관심은 인간이 개인으로 갖고 있는 모든 연약함에 대한 진정하고 필요불가결한 보상이다."고 하였다. 인간은 태어나면서부터 유아-엄마 사이에 밀접한 관계를 이루며 이후 성장 과정에 다양한 대인관계를 통하여 우월성을 추구하는 방법을 습득한다. 우월성 추구는 사회화로 전환하며, 공공의 이익을 위하여 일하는 것이 개인의 연약함을 보상하며, 완전한 이상적 사회는 개인의 야망을 대치한다. Adler는 인간은 본성으로 사회적 동물이며 사회적 관심은 타고난다고 하였다. 그러나 이러한 인간의 본성은 자연적으로 열매를 맺지 못하고 적절한 지도와 양육이 필요하다고 하며 그는 소아지도 클리닉, 학교 환경 향상, 유아교육을 위한 사회 계몽 운동에 헌신하였다.

5) 생활양식

생활양식(life style)이란 개인의 인격이 기능하는 원칙의 체계를 말하며 Adler가 주장한 성격 형성에 중요한 근간이다. 이것은 개인의 특성을 설명하며 동일한 생활양식을 가진 두 사람은 없다. 모든 사람은 우월성 추구라는 동일한 목적을 갖고 있으나 그 목표를 이루는 구체적 방법은 사람마다 다르다. 어떤 사람은 지적 우월성을 추구하는가 하면 다른 사람은 운동으로 육체적 완전함을 추구한다. 지적 우월성을 추구하는 사람은 비활동적이며 책 읽고 사고하며 토론하며 지식을 습득하도록 생활을 조정할 것이다. 그러나 운동을 좋아하는 사람은 활동적이며 적절한 영양을 섭취하여 신체를 만드는 것에 집중한다. 그러므로 각자 지각하고 생각하고 행동하는 것이 생활양식으로 나타난다. Adler는 개인의 생활양식은 기본적으로 출생 후 첫 6개월에 결정되지만, 성장과정에 경험하는 생활사건이 중요하다고 하였다.

생활사건은 그 자체보다 그것을 어떻게 해석하는가가 중요하다. 생활양식에 영향을 미치는 요인으로 개인이 지각하는 구체적 열등감, 그에 대한 보상적 우월감 그리고 개인의 성장 환경 특히 형제서열이 중요하다고 하였다.

6) 창조적 자기

Adler는 개인은 창조적 힘을 갖고 있다는 것을 인지하고 그의 인격이론에서 다른 개념을 그 아래에 두었다. 우리는 그것의 실체를 보기보다 그것으로 인한 영향을 볼 수 있다. 이것은 개인에게 가하여진 자극과 개인이 그 자극에 대응하여 반응하는 것 사이에 중재하는 것이다. 창조적 자기(creative self)는 유전과 환경이라는 물질로부터 만들어지며, 개인이 개인되게 하는 요인이다. 그는 유전적 특성은 인간에게 일정한 능력을 갖게 하며, 환경으로부터 인상을 얻는다고 하였다. 개인이 가진 능력과 환경으로부터 받은 인상과 그리고 이들을 경험하는 방법이 모여 인격 형성의 벽돌이 된다. 다시 말하여 외부 세계와 관계를 이룩하는 삶에 대한 태도가 이루어진다는 것이다. 창조적 자기는 세상의 사실에 작용하는 효모이며 이들 사실을 주관적이며 역동적이며 개인적 특성을 가진 인격으로 변화시킨다. 창조적 자기는 삶에 의미와 목표를 갖게 하며 그 목표를 성취할 수 있는 방법을 찾을 수 있게 한다. 창조적 자기는 인간의 삶의 원칙이며 이전에 영혼의 개념과 유사하다.

Adler는 Freud의 물질론적 이론에 대비되는 인간적 인격이론을 주장하였다. 그는 인간에게 이타성, 인도주의, 협동성, 창조성 그리고 독창성의 중요성을 인정하여 인간의 존엄성을 회복하였으며 또한 인간의 만족한 삶에 대한 희망을 주었다. 인간은 운명의 희생물이 아니라 자기 운명의 주인인 것을 알게 하였다.

7) 출생순위

Adler는 형제간 출생 순위에 따라 인격 특성에 차이가 있음을 관찰하였다. 출생 순위는 아이들이 가족 집단에서 경험과 나아가서 성장 과정에 세상과 상호작용하는 방식을 통하여 생활양식을 형성하는데 중요한 영향을 미친다. 맏이는 둘째 아이가 출산할 때까지 부모의 많은 관심과 사랑을 받으며 자라다가 둘째가 출생하면서 갑자기 독점적 위치에서 쫓겨나 부모를 공유하여야 한다. 이 상황에서 맏이는 다양한 방법으로 자기를 보호하는 행동을 취할 수 있다. 맏이가 이 상황에 잘 적응할 수 있도록 부모는 둘째를 출산하기 전에 맏이를 준비시키는 것이 필요하다. 부모가 적절하게 준비시키면 맏이는 책임감이 있고 보호하는 사람으로 성장한다. 둘째와 중간의 아이는 양가감정을 갖는다. 둘째는 끊임없이 첫째를 능가하고

자 하며 때로는 반항적이지만 첫째나 막내보다 잘 적응하는 편이다. 중간의 아이는 충분히 사랑을 받지 못하여 불공평하게 느낀다. 막내는 가족의 어린애로 자라면서 부모의 사랑과 보호로 응석받이로 자라 버릇이 없으며 타인에게 의존적이다. 독자는 부모의 사랑을 독점하면서 의존성이 강하며, 항상 관심의 중심에서 자라 다른 사람과 협동하거나 나누는 것을 배우지 못한다.

8) 아동기 경험

Adler는 생활양식은 유아에서 성인에 이르기 까지 점진적으로 형성되지만 아동기에 적절한 발육을 함양시키는 것의 중요성을 강조하였다. 선천적으로 신체적 혹은 정신적 결함으로 열등감을 갖는 경우, 응석받이로 버릇없이 자란 경우 그리고 자라면서 방치되거나 학대받은 경우에 아동은 세상에 대하여 잘못된 인식을 갖게 되며 병적 생활양식을 형성하게 된다. 신체적 및 정신적 장애가 있는 아이들은 삶의 필요한 과제를 충분히 습득하고 수행하지 못함으로 심한 열등감을 경험함으로 부모의 사랑과 격려로 열등감을 극복하고 보상할 수 있는 방법을 찾는 것이 중요하다. 역사상 많은 위대한 사람들 중에는 신체적 결함을 적절하게 보상하여 우월성을 성취하였다. 아이들의 요구대로 들어주어 응석받이로 양육하는 것은 사회적 기능을 개발하는데 장애가 되며 이들은 성장 후 사회적 책임을 감당하지 못하고 사회가 그들의 요구를 들어줄 것을 요구함으로 사회에 잠재적 부담이 된다. 아동기에 필요한 사랑을 받지 못하고 방치되거나 학대받으며 자란 아동은 불만을 억압하지만 자라면서 반항적이며 심한 적개심으로 보복하고자 하여 잠재적으로 사회에 심각한 위험이 된다.

4. 정신병리

Adler 개인심리학에서 인생의 단계마다 수행하여야 할 과제는 모든 사람이 적응하여야 할 문제를 제기하며 이 문제는 병적이 아니고 정상이다. 사람이 잘 기능하면 다른 사람의 안녕에 대한 관심이나 다른 사람과 공감하고 동일화하는 것으로 나타나는 사회적 관심을 갖는다. Adler는 사회적 관심과 흥미는 인간이 추구하여야 할 최고의 가치로 간주한다. 건강하다는 것은 모든 문제를 잘 해결하는 것을 뜻하지 않는다. Adler는 "잘 사는 것은 불완전하게 되는 용기"라고 하였다. 건강한 사람은 삶을 직면하고 불완전한 생활양식으로 그 과제를 성취하기 위하여 최선을 다하는 용기를 갖고 성장한다.

그러나 인간이 열등감을 극복하지 못하고 삶의 과제를 직면할 수 있는 용기를 잃고 낙담하는 것은 비정상적 대응으로 교정이 필요하다. 인간이 생활의 요구를 감당하지 못하고 의미 있는 것을 성취하지 못하면 열등감은 더욱 깊어지는 악순환이 이어진다. 이런 상황에 처한 사람은 자신의 체면을 유지하기 위하여 다른 것에 집중하여 회피하고자 하며 이것은 여러 가지 정신병리 증상으로 나타난다.

5. 치료과정

Adler의 개인심리학에서 치료의 목표는 개인이 사회에서 소속감과 관심을 갖고 적응하는 것을 돕는 것이다. 개인심리학에서 치료자는 내담자를 병을 치료받아야 하는 환자가 아니라 자신의 삶의 목표를 잃고 상심한 사람으로 본다. 내담자가 경험하는 증상은 내담자가 자신의 문제를 해결하는 하나의 방법으로 인식한다. Mosak는 개인심리학의 상담 목표를 1) 사회적 관심의 함양, 2) 내담자의 열등감과 상심을 극복, 3) 내담자의 생활 목표와 방법의 조정, 4) 내담자의 동기오류의 교정, 5) 내담자로 하여금 다른 사람과 동등함을 인식, 6) 내담자의 사회적 기여로 요약하였다. 치료자와 내담자는 신뢰할 수 있는 관계를 형성하여 내담자로 하여금 자신의 생활양식을 이해하고 잘못된 것을 찾아 바꾸도록 한다. 그러므로 치료과정은 내담자가 필요한 정보를 제공하고 교육하고 지도하며 격려하는 것이다. 격려는 내담자의 신념을 바꾸는 가장 강력한 수단이며, 용기는 비록 두려울지라도 사회적 이익에 일치하도록 행동하는 것이다. 치료자는 내담자의 성장과정의 가족구성, 아동기 기억, 신념, 태도, 편견, 지난날의 성공과 실패를 통하여 내담자의 생활의 목표와 양식과 기능 상태를 포괄적으로 평가한다.

사람은 자신의 오류를 인식하지 못할 뿐 아니라 변화에 두려움을 느낀다. 그러므로 생활양식이 역기능적이라 할지라도 그것은 안정시키는 역할을 함으로 쉽게 변화하지 않고 변화에 저항한다. 치료자는 내담자와 함께 Adler 개인심리학에서 개인적 논리라고 하는 내담자의 행동의 근거가 되는 자기, 타인, 그리고 생활 철학과 양식에 대한 개인적 생각을 탐구한다. 내담자의 문제는 개인적 논리에 근거한 이념이 사회생활과 일치하지 않는 것이며, 치료는 이 오류를 교정하여 새로운 생활양식을 학습하도록 격려하는 과정이다. 개인심리학에서 상담은 1) 적절한 치료관계의 형성, 2) 내담자의 심리역동의 탐구, 3) 자기이해의 증진, 4) 새로운 생활양식의 선택과 교육의 네 단계로 진행한다. 치료자는 특정한 기법에 얽매이지 않고 개인심리학의 기본적 개념에 일치되는 한 자유롭게 내담자에게 적합한 기법을 사용한다.

6. 기독교 관점에서 비판

Adler 개인심리학은 Freud의 정신분석보다 기독교와 비교적 잘 조화한다는 것이 일반적 견해이다. Adler는 기독교를 믿었으나 그의 기독교관은 신화적 요소를 제거하는 자유주의적 신학과 가까웠으며 복음주의적 신앙과는 거리가 있었다. 그는 하나님을 실존하는 존재자가 아니라 완전함, 위대함, 탁월함을 형상화한 것으로 인간의 심리를 투사한 것으로 간주하였다. 그는 인간을 전인적 존재로 인식하였으며 이는 기독교 관점과 일치한다. Adler 치료자는 종교가 개인의 자기중심적 집착을 벗어버리게 하고 사회적 안녕에 기여하게 하는 점에 있어 인간의 정신 건강을 증진한다고 믿는다. 목회자와 동일한 목적을 지향하며 연대감을 갖고 있다. Adler는 인간에 대한 기계론적 환원주의를 배격하고 개인의 선택과 책임을 강조하였으며, 인간의 성장 과정은 사회적 이익과 합당한 목표를 선택하는 과정으로 보았다. 동시에 개인의 책임을 강조하는 것과 개인의 행동에 대한 비판을 균형 맞추려 하였다고 평가받는다. Adler는 인간을 목적 지향적으로 보았으며 상대적 관점에서 인간의 행동을 평가한다. 개인마다 자신의 삶을 이끌어가는 상상의 목적을 갖고 있으며 개인이 추구하는 것이 얼마나 사회적 이익을 추구하는 가에 그 가치를 평가받는다는 것이다. 기독교에서 인간은 하나님의 말씀에 순종하여 하나님의 영광을 높이며 살라는 것은 표면적으로 목적 지향적이다. 그러나 기독교는 모든 사람이 추구하는 진리는 공통적이며 개인이 가진 가치와 신념은 이 절대적 기준에 의하여 평가한다는 것이다.

Carl Rogers와 인간중심치료

1. Carl Rogers

Rogers는 1902년 1월 8일 미국 Chicago 근교 Oak Park에서 출생하였다. 그의 부모님은 헌신적 기독교인이었으며 유년기에 엄한 기독교 교육을 받아 독립적인 사람으로 성장하였다. Columbia대학교 사범대학에서 박사학위를 취득하고 아동발달에 관심을 갖고 아동학대예방 협회에서 일하였다. 이후 Ohio주립대학교, Chicago대학교, Wisconsin대학교에서 심리학 교수로 재직하면서 그의 주요 이론을 저술하였다. 나중에 California, La Jolla로 옮겨 인간연구센터(Center for Studies of Person)를 설립하여 임상상담과 전문가 교육에 전

심하였다. 그는 1947년 미국심리학회 회장으로 선출되었으며 미국휴머니즘 협회로부터 1961년 휴머니스트로 선출되었다. 그는 생의 마지막 10년을 그의 이론을 사회적 갈등 해소에 적용하기 위하여 세계 분쟁 지역을 여행하며 북아이랜드에서 가톨릭과 개신교, 남아연방에서 흑인과 백인사이의 갈등을 중재하고자 하였다. 이런 업적으로 Nobel 평화상 후보로 추천되기도 하였다. 그는 인본주의적 상담을 주장하였으며 인간중심치료의 이론을 개발하였다. 그의 이론은 상담뿐 아니라 교육과 인간개발에 응용되어 상당한 영향을 미쳤다고 평가받는다. 그는 20세기 영향력 있는 심리학자들 중 한 사람으로 추앙받는다.

2. 기본전제

Rogers는 정신분석의 결정론적 인간관과 행동치료의 기계론적 인간관에 한계를 느끼고 현대 휴머니즘에 근거하여 그의 이론을 구성하였다. 그는 근본적으로 현상학에 근거한 휴머니즘 인간관을 갖고 있었으며 개인의 경험에 대하여 깊은 존중심을 갖고 있었다. 인간이 생각하고 행동하는 것은 자신과 외부 환경에 대하여 어떻게 인식하는가를 나타내며 외부 환경은 개인의 경험을 통하여 이해할 수 있다는 것이다. 그는 인간의 경험에 절대적 권위를 주장하여 “나는 내 자신이 되는 과정에 진리와 접근하였는가를 알기 위하여 내가 경험하는 것을 끊임없이 돌아보아야 하였다. 성경이나 예언, Freud나 연구나, 하나님이나 사람에 의하여 계시되는 어떤 것도 나의 직접 경험을 선행할 수 없다.”고 하였다.

그의 치료는 개인의 가치를 가장 우선으로 하여 인간중심치료(person-centered therapy)라 한다. 인간중심치료에서 인간에 대하여 높게 평가하는 가치는 다음과 같다. 1) 인간을 이해하기 위하여 그 구성 요소로 분해하여 나누기보다 전인적으로 탐구한다. 2) 내담자가 그들의 경험을 이야기하는 것이 치료자가 직접 관찰하는 것보다 더 중요하다. 3) 내담자와 치료자는 자기실현의 과정에 함께 참여함으로 서로의 의식에 들어가서 다른 사람의 경험을 경험할 수 있어야 한다. 4) 인간에 대한 통찰과 이해를 얻기 위하여 직관과 공감은 아주 중요한 방법이다. 5) 인간의 이상, 꿈, 목적을 아는 것은 생물학적, 환경적 혹은 역사적 사실을 아는 것보다 더 많은 것을 말하여 준다. 6) 인간을 연구함에 있어 선택, 창조, 자기실현, 가치 등을 강조하여야 한다. 7) 인간은 단순히 사건에 반응하는 것이 아니라 자유롭게 그리고 책임 있게 선택하여 행동할 수 있는 잠재력을 갖고 있다.

3. 인간이해

Rogers는 인간은 한 가지 동인 즉 자기실현(self actualization)을 향하여 행동한다고 한다. 인간이 자신의 능력을 최대한 실현하는 것은 타고난 천성이며, 자기실현을 통하여 자신의 안녕을 항진시키고 유지한다. 자기실현은 잠재적 능력을 실현하는 것이며 자기실현을 완전히 이룬 사람은 자유롭게 다른 사람을 사랑할 수 있으며, 지나친 자기애는 자기실현을 이루지 못한 상태에 나타나는 것이다.

자기실현을 위한 인격은 어떻게 형성되는가? 인간은 자기실현을 향한 잠재력을 갖고 태어나지만 유기체적으로 결함이 없어도 자기실현을 향하여 건강하게 성장하기 위하여 부모로부터 존중을 받고 사랑받는 것이 필요하다. 부모가 아기를 무조건 존중하고 사랑하면 아기는 자신의 내부에서 자연스럽게 솟아나는 자기경험(self experience)을 경험할 수 있다. 자기경험을 통하여 자기의식이 나타나며 자기개념(self concept)이 형성된다. 인간은 다른 사람이 자기를 보고 기대하는 것에 의하지 않고 자기경험에 의하여 자기를 정의하며, 나아가서 자기가 되고자 하는 열망을 갖게 되고, 자기가 되고자하는 이상적 자기는 자기가 경험하면서 이룩한 자기개념과 일치하는 것을 경험한다. 자기개념은 성장하면서 개인의 가치체계를 형성하고 이끌어간다. 건강한 사람은 자기가 되고자 하는 이상과 실재로 경험하는 자기가 일치하는 상태이다.

Rogers는 건강한 사람이 가진 특성을 다음과 같이 열거하였다. 1) 그들은 방어적으로 멀어지며 개방적으로 경험을 수용한다. 2) 그들은 자기개념을 왜곡하지 않으며 확장하여 자연스럽고 흥미롭고 유연하게 매 순간순간 실존적 삶을 산다. 3) 그들은 순간 순간 적절하게 행동하는 자신의 판단과 능력을 신뢰하고 기존의 사회적 규범을 의존하지 않았다. 4) 그들은 자신의 행동을 자유롭게 선택한다. 5) 그들은 전통을 따라야 한다는 의무를 느끼지 않음으로 창조적이다. 6) 그들은 자신의 요구에 대하여 개방적이며 균형을 맞춤으로 신뢰할 수 있다. 7) 그들은 더욱 풍성한 삶을 살 수 있다.

4. 정신병리

인간중심치료는 인간이 경험하는 문제들은 자기이상과 자기현실 사이의 불일치, 즉 자기가 분리되어 나누어진 상태에 근원이 있다고 본다. 자기내 불일치는 불안을 유발하며 이를 극복하기 위하여 다른 잘못된 선택을 하는 악순환으로 악화된다. 자기내 불일치는 다른 사람으로부터 인정받기 위하여 진정한 자기를 포기하여 진정한 삶을 살지 못하게 한다. 모든 경험을 개방적으로 받아들이지 못하며 자기개념을 보호하기 위하여 방어적으로 부정과 왜곡의 방어기전을 사용한다. 이들은 현실을 자기개념에 맞도록 왜곡하며 현실의 위협을 부정하고 왜곡한다. 이러한 방어적 행동은 현실의 위협을 인지하는 것은 피할 수 있으나 위협 그 자체를 감소시키지 못한다. 자기내 불일치가 적절하게 조절되지 않으면 신경증으로 발전하여 기능적 장해가 나타난다. 더욱 심하여질 때 인격이 와해되며 현실을 평가하는 능력에 장해가 나타난다.

5. 치료과정

Rogers는 치료자의 이론이나 기법보다 치료자의 자세와 태도가 중요하다고 하였다. 내담자를 1) 진실한 마음으로 2) 무조건적으로 존중하고 받아들이며 3) 공감적으로 이해하는 것이 치료자의 기본자세라 한다. 치료자는 내담자를 진실한 마음으로 받아주는 것이 중요하다. 치료자의 진실한 태도는 내담자로 하여금 치료에 성실하게 임하여 상호 신뢰와 의존의 관계를 이루어 내담자가 거부하거나 왜곡하였던 부분을 인식할 수 있도록 할 수 있다. 치료자는 내담자와 경험하며 느끼는 것을 있는 그대로 표현할 수 있어야 한다. 치료자의 진실한 자세는 내담자에게 본이 되어 내담자로 하여금 자신의 경험을 있는 그대로 받아들일 수 있도록 한다. 치료자가 완전하게 자기실현을 이루어야 치료할 수 있다는 것은 아니다. 치료자도 내담자와 함께 자기실현을 이루는 과정에 있으며 자기실현을 향하여 함께 나아가는 것이다. 물론 치료자의 자기실현이 치료 과정의 중심이 되지 않도록 하여야 할 것이다. 치료자는 내담자를 인간으로서 깊은 관심을 갖고 존중하며 판단하지 않고 수용하여야 한다. 내담자는 조건적 사랑으로부터 자유롭게 되어야 자신을 사랑할 수 있다. 치료자는 내담자에게 무조건적이고 긍정적 관심으로 진정한 양육 자세를 갖는다. 공감적 이해는 치료과정에 순간 순간 내담자의 감정에 민감한 것을 말한다. 그러나 치료자는 내담자가 고통을 이야기할 때 그 감정에 빠져들지 않고 객관적 자세를 취하는 것이 중요하다. 치료자가 내담자의 감정에 빠져들면 그 경험을 객관적으로 이해할 수 없기 때문이다.

Rogers의 치료는 비교적 가벼운 문제에 대하여 효과적으로 적용할 수 있으나 심한 정신장애에서 적용에는 한계가 있다. Rogers의 치료는 정신장애의 치료를 넘어 학교에서 교육과 직장에서 인간관계 훈련에 광범위하게 응용되고 있다.

6. 기독교 관점에서 비판

Rogers의 인간중심치료는 인간을 전인적으로 보며 인간에 대한 깊은 존중심을 갖고 있는 긍정적인 면이 있어 기독교 치료자들이 매력을 갖는다. 그러나 기독교 관점에서 몇 가지 우려되는 점이 있다고 비판받는다. 첫째, 인간이 자신의 운명을 개척할 수 있는 절대적 힘을 갖고 있다고 하는 것이다. 이것은 인간을 중심으로 보는 전형적인 인본주의 관점이다. 이들이 주장하는 경험주의적 개인주의는 자기에 대한 과대한 개념을 갖게 한다. 기독교는 인간을 선과 악을 함께 가진 피조물이며 인간이 자기의 운명을 결정할 수 없다고 한다. 인간이 스스로 자기 운명의 결정자라는 것은 하나님에 대한 반항이며, 자기실현은 궁극적으로 자기를 숭배하고 인간을 숭배하는 우상으로 만든다. 인간은 그 본성이 죄에 의하여 물들었으며 한계를 가진 존재라는 것을 인정하여야 한다. 둘째, 인간은 경험을 통하여 자기를 아는 길 이외에 자기 지식을 초월하여 자기를 아는 길이 있다. Rogers는 자신의 경험을 진리를 아는 유일한 길이라고 하였으며 인간이 스스로 진리를 아는 것에 대하여 낙관적 견해를 가졌으나, 기독교는 성경의 권위와 하나님의 계시를 가장 높고 귀한 것으로 여긴다. 셋째 Rogers는 진정한 자기는 구체적 성향이나 역할을 가진 사람이 아니라 인간이 되기 위하여 끊임없이 변화하는 과정이라 하였다. 인간이 실현할 수 있는 잠재력을 갖고 있다는 것은 기독교 관점에서도 수용할 수 있다. 그러나 기독교 관점에서 인간은 결코 껍질을 벗겨 자기 속에 있는 진정한 자기를 찾을 수 없으며 오직 성령님의 인도하심에 의하여 변화되어 새 사람이 되는 것이다. Rogers가 주장하는 것같이 인간의 속에는 결코 선한 자기가 존재하지 않는다. 넷째, Rogers는 인간은 자기실현을 향한 한 가지 욕구만 있다고 하여 욕구들 사이의 갈등을 있을 수 없으며, 모든 갈등은 외부 현실을 경험함에 있어 자기경험과 자기이상 사이의 불일치에 의한 것이라 하였다. 그러나 기독교에서 인간은 선과 악을 동시에 갖고 있는 갈등하는 존재이다. 다섯째, 인간중심치료에서 이상적이며 건강한 인간은 현재에 살고 과거가 없으며, 자신이 궁극적 진리임으로 권위에 순종할 필요를 느끼지 않으며, 자기 안에 모든 자원을 갖고 있음으로 다른 사람에게 의존하지 않으며, 모든 진리는 경험에 의하여 변화할 수 있음으로 진리에 얽매이지 않는다고 하였다. 이것은 기독교의 인간관과 차이가 있다. 여섯째, 인간중심치료는 인간이 가진 근본적 결점인 죄를 직면하지 않는 점에 문제가 있다. 죄를 무해하고 힘이 없는 것으로 간주하여 대수롭지 않게 취급한다. 인간은 자신의 연약함과 죄의 본성과 끊임없이 자기를 기만하는 속성이 있음을 분명하게 인식하여야 한다. 기독교는 하나님만이 진정한 진리이며 하나님에게 순종하고 의지하여야 의미 있는 삶을 살 수 있으며, 자신의 죄를 회개하고 새 사람이 되는 것이 진정한 자기를 찾는 길이라는 것을 가르친다.

제3장

인간 행동의 이해 III : 학습이론과 인지이론

학습이론

인간은 내적 및 외적 자극에 반응하여 자신의 행동을 수정하고 새로운 행동을 학습하는 능력이 있다. 학습은 인간의 행동과 사고와 감정에 중요한 영향을 미치며, 정신치료의 효과도 궁극적으로 학습을 통하여 새로운 행동을 이루어간다. 인간의 행동을 과학적으로 관찰하고 실험할 수 있는 대상으로 인식하고 행동에 대한 실험적 관찰에 근거한 이론이 제기된 것은 19세기 말부터 시작되었다. Ivan Pavlov는 고전적 조건형성(classical conditioning)을 실험적으로 제안하였으며 그는 이 공로로 1904년 노벨의학상을 수상하였다. 비슷한 시기에 미국에서 Edwin Thorndike는 도구적 조건형성(instrumental conditioning) 이론을 확립하였으며, B.F. Skinner는 이를 정교화 하여 행동치료 이론으로 발전시켰다. John B. Watson은 조건형성 모형을 이용하여 11개월 유아에게 실험적으로 공포증을 유발시켰다. 1960년대에 이르러 학습이론을 임상적으로 적용하는 행동치료가 보다 활발하게 시행되었으며 1970년대에 행동치료자들은 학습이론과 인지이론을 접합하여 인지행동치료로 발전시켰다.

1. 고전적 조건형성

Ivan Pavlov(1849~1936)는 유명한 개의 타액분비에 관한 실험을 통하여 고전적 조건형성 이론을 확립되었다. 그는 통상적으로 개에게 먹이를 주면 생리적으로 침을 흘렸으나 어느 날 먹이가 없는 상황에서 개가 침 흘리는 것을 발견하였다. 그는 개가 성당의 정오 종소리를 듣고 침 흘리는 것을 알게 되었으며 이는 개에게 정오의 종소리와 함께 먹이를 주었던 것과 관계가 있다는 것을 발견하였다. 그는 실험적으로 개에게 종소리와 먹이를 짝지어 종소리를 울리면서 먹이 주는 것을 반복하였더니, 나중에 먹이를 주지 않고 종소리만 울려도 개가 침을 흘리는 것을 관찰하였다. 개에게 먹이는 무조건 침을 흘리게 하는 자극이지만 종소리는 그 자체로서는 침을 흘리게 하는 자극이 아니었으나 먹이와 짝지어 반복적으로 훈련되었을 때 먹이를 주지 않고 종소리만으로도 침 흘리는 반응이 나타났다. 종소리는 먹이와 결합하는 조건에서 침을 흘리게 하는 자극으로 바뀌었다. 여기서 음식은 무조건 자극, 음식을 보고 침이 분비되는 것은 무조건 반응, 그리고 종소리는 조건자극, 종소리를 듣고 침이 분비되는 것은 조건반응이라 한다. 처음 종소리를 울려도 개에게서 침이 분비되지 않았으나 음식을 주면서 종소리를 울리기를 반복하니 중립적인 자극인 종소리가 침을 분비하는 조건자극으로 변화하게 되는 것을 조건형성이라 한다.

고전적 조건형성에 대한 연구는 다음과 같은 특징이 있다. 1) 조건형성 시키려는 조건 자극(예: 종소리)은 무조건 자극과 시간적으로 거의 동시에 혹은 약간 일찍 일어나야 한다. 2) 무조건 자극에 대한 반응이 조건 자극에 대한 반응보다 강하여야 한다. 음식에 대한 개의 반응이 종소리에 대한 반응보다 강하기 때문에 조건화가 일어난다. 개에서 종소리에 대한 놀람 반응이 음식에 대한 반응보다 강하면 침을 분비하는 것보다 놀람 반응이 나타남으로 인하여 침을 분비하는 조건 반응이 나타나지 않는다. 3) 무조건 자극은 조건 반응이 나타날 때까지 일관되게 조건 자극과 결합되어야 한다. 4) 자극과 반응을 반복하여 회수를 더 할수록 조건 반응이 잘 형성된다. 5) 조건형성이 일어난 후에는 조건 자극과 유사한 자극에도 동일한 반응이 나타나며 이를 자극 일반화(stimulus generalization)라 한다. 즉 종소리에 조건화된 개는 종소리와 유사한 다른 소리에도 조건 반응을 나타낸다. 6) 조건 자극과 현저하게 차이가 있는 자극에는 조건반응이 나타나지 않으며 이를 자극 변별(stimulus discrimination)이라고 한다.

Pavlov는 자극 변별 실험을 하면서 개에게 이상 반응을 관찰하였다. 개에게 원과 타원을 감별하여 반응하도록 학습시키면서 타원의 장축과 단축의 비율을 2:1에서 점차 줄여 9:8로 줄였을 때 개는 감별하지 못할 뿐 아니라 이전에 나타내지 않았던 부적응 행동을 보였다. Pavlov는 개의 이상 행동은 개가 원과 타원을 감별하는데 경험하는 갈등으로 말미암아 유발되었다고 설명하고 이를 실험적 신경증(experimental neurosis)이라 하였다. 이후 실험심리학자들은 실험을 더욱 정교화 하여 실험동물에서 여러 가지 정신병리를 발현하는 실험을 하였다. 그러나 아직 동물에서 완전한 정신병리 모형을 찾지 못하고 있다. 고전적 조건형성이 실험동물에서 뿐 아니라 인간에서 나타날 수 있다는 것을 John B. Watson은 11개월 된 남아 Albert에게 실험적으로 공포증을 유발하여 증명하였다. Albert는 털 장난감을 무서워하지 않았으나 그가 털 장난감에 접근할 때마다 실험자는 강한 소음을 내었더니 Albert는 털 장난감을 보면 무서워하는 공포증이 발생하였다. 이런 공포증은 수개월간 계속되었다. 고전적 조건형성 원리는 다양한 불안장애를 치료하는 방법으로 개발되었다.

2. 조작적 조건형성

Edward Thorndike(1874~1949)는 시행착오(trial and error)가 학습의 기본적 과정이라고 하였다. 그는 굶주린 개를 통에 가두고 통에 장치를 만들어 그 장치를 조작하면 문이 열려 밖에 놓인 음식을 먹을 수 있도록 하였으며 동물은 시행착오를 통하여 문을 열고 나오는 것을 관찰하였다. 그는 동물 실험에 근거하여 동물에서 행동의 학습은 그 행동을 성공적으로 수행한 후에 주어지는 보상과 관계가 있으며, 행동으로 얻는 만족이 높을수록 만족을 추구하는 행동(S)과 그에 대한 반응(R) 사이에 연결(S-R)이 강화되어 학습효과가 높게 일어난다고 제안하였다. 그의 학습이론은 처음에는 자극반응 결합이론으로 불렀으나 지금은 조작적 조건형성(operant conditioning) 혹은 도구적 조건형성(instrumental conditioning)으로 부른다. 그는 동물실험으로부터 학습에 관한 연습의 법칙, 효과의 법칙 그리고 준비성의 법칙을 정립하였다. 연습의 법칙은 학습에서 자극과 반응의 결합은 반복회수에 비례하여 강화된다는 것이다. 효과의 법칙은 자극에 의한 반응으로 얻을 수 있는 만족이 자극과 반응의 결합을 강화하며 반대로 자극이 불만족을 유발하면 결합을 약화시킨다는 것이다. 준비성의 법칙은 어떤 행동은 그 행동을 수행할 준비를 갖추었을 때 만족하게 수행된다는 것으로 학습에서 학습자에서 준비의 중요성을 말한다.

B.F. Skinner는 Thorndike의 조작적 조건형성 이론을 계승하여 실험자가 행동을 의도하는 대로 유도할 수 있느냐에 관심을 갖고 이 이론을 더욱 정교화하였다. 여기서 조작적이란 유기체가 자극에 반응하여 방출하는 행동을 뜻한다. 조작적 조건형성은 행동에 대한 강화 자극은 반응에 선행하는 것이 아니라 반응에 뒤따라 나타나는 행동의 결과의 중요성을 강조한다. 조작적 조건형성에서 강조하는 것은 자극과 반응 사이에 인과 관계를 따지는 것이 아니라 반응이 어떻게 강화되는가에 초점을 둔다.

조작적 조건형성으로 구체적 행동을 변화시키기 위하여 실험자는 유기체의 상태, 즉 유기체의 요구와 유기체가 요구에 대응하여 나타내는 반응을 평가하여 이 관계를 강화시킴으로 원하는 조건반응을 일어나게 할 수 있다. 실험동물에서 조작적 조건형성을 일으키게 하기 위하여 보상 계획을 1) 반응과 보상 사이의 시간 간격, 2) 반응과 보상 사이의 규칙성 3) 반응과 보상 사이의 비율, 4) 반응과 보상 사이의 인과관계를 고려하여 반응과 보상을 연계시키는 것이 필요하다. 반응에 대한 보상이 규칙적으로 빨리 나타나면 행동은 강화되며, 반응에 대한 보상이 지연되거나 일정 빈도로 불규칙하게 나타나면 오히려 행동이 강화된다. 또한 보상을 증가시키는 행동은 증가되며 보상을 감소하거나 처벌이 따르면 행동은 감소된다. 보상을 주는 바람직한 행동을 강화시키는 것을 정적 강화(positive reinforcement)라 하고 바람직하지 않은 행동을 소멸시키는 것을 부적 강화(negative reinforcement)라 하며 일반적으로 정적 강화가 학습에 더 효과적이다.

3. 상호억제

Clark Hull은 학습을 신경생리학적으로 접근하여 계량화하여 과학적으로 검증할 수 있는 학습이론을 확립하고자 하였다. 그는 학습과정을 유기체 내적으로 신경자극에 의하여 중계되는 수용체-효과체(S-R)로 구성된 타고난 반응 기구로 보았다. 그는 S-R의 단순한 기계적 결합모형에서 벗어나 자극과 반응 사이에 유기체 변인을 도입하였다. 학습에서 자극 S는 유기체 내부의 효과 기구 s와 운동 기구 r을 통하여 매개되어 외부로 나타나는 최종 반응 R로 이루어지는 S-s-r-R 연결로 이루어진다고 도식화하였다. 학습에서 핵심적 요소는 유기체의 신경계에서 일어나는 s-r 연결이며 이를 강화시킴으로 습관이 형성된다. 형성된 습관에는 위계가 있으며, 학습된 것은 이전(transfer)과 일반화(generalization)가 일어난다. 주어진 자극 S는 습관을 형성하기 위하여 신경에서 목포 반응을 예상하여 선행하는 부분 예상 목표반응(fractional anticipatory goal response) s-r 연결을 형성한다. Thorndike는 만족의 개념으로 효과의 법칙을 개념화하였으나 Hull은 필요의 감소 즉 욕구의 감소로 접근하였다. 그는 신경계에서 동시에 일어나는 자극은 서로 영향을 조절하여 억제하며 감소시키는 효과가 있으며 이러한 현상을 상호억제(reciprocal inhibition)라 하였다. Joseph Wolpe는 상호억제 원리를 신체적 이완상태로 심리적 불안상태를 극복하는데 적용하였다. 심리적으로 불안 상태에서 신체적으로 호흡과 맥박이 빨라지며 근육은 긴장되며 반대로 안정 상태에서는 호흡과 맥박은 늦어지며 근육은 이완된다. 그러므로 심리적 불안 상태와 신체적 이완상태는 서로 공존하지 못하므로 근육을 이완하고 호흡과 맥박을 저하시키어 신체적 이완상태를 유지하면 불안에서 벗어날 수 있다는 것이다.

인지이론

인지(cognition)란 인간에서 지각, 기억, 사고와 관련된 정신적 기능을 지칭하며 인간의 인지적 측면은 개인이 정보를 취득하고 그 정보를 처리하여 행동하는 과정과 관련이 있으며 사고 내용과 사고의 과정은 인간의 사회적 적응에 중요한 역할을 한다. 개인 사이에 사고의 내용과 과정은 차이가 심하여 동일한 정보에 대하여 다르게 이해하고 반응한다. 인지가 인간 이해에서 중요하다는 것은 오랫동안 알려졌으나 1960년대부터 심리학에서 인지혁명이라고 하는 변화가 일어나 인지에 대한 관심이 높아졌다. 여기서는 인지이론에 기여한 학자들의 이론을 개관하고자 한다.

1. Herman Witkin

인지에 관한 초기 연구는 개인 사이에 인지적 차이에 대한 관심으로 시작되었다. Witkin은 개인 사이에 공간에서 신체를 지각하는 것에 차이가 있다는 것을 발견하고 이러한 차이가 인격에 미치는 영향에 대하여 탐구하였다. 그는 피검자에게 복합구조의 도형을 제시하고 도형내의 한 부분을 지각하는 것을 관찰하니 개인 사이에 도형의 한 부분을 지각함에 있어 도형전체에 의하여 영향을 받는 정도에 차이가 있음을 알게 되었다. 그는 이러한 실험 자료에 근거하여 개인이 피드(field)내에서 개체를 지각함에 있어 장이 미치는 영향에 따라 인지유형을 필드의존 인지유형(field dependence cognitive styles)혹은 필드독립 인지유형(field independence cognitive styles)으로 분류하였다. 필드독립 인지유형은 필드내의 부분을 지각할 때 필드와 독립적으로 지각하는 능력이 필드의존 인지유형보다 상대적으로 높다. 필드독립 인지유형은 나무들이 모여 있는 것을 숲으로 볼 수 있다. 개인사이의 지각유형의 차이는 다른 인격 특성으로 나타났다. 필드독립 인지유형은 대응능력이 적극적이며 충동을 유연하게 조절하며 열등감이 낮았다. 인지유형은 대학생들의 전공 선택과 학습능력에 영향을 미쳤으며, 필드독립 인지유형은 분석적 능력이 요구되는 수학, 과학, 공학 분야를 선택하였으며 필드의존 인지유형은 사회과학, 상담, 교사 분야를 선택하였다. 그는 인지유형을 보다 정교화 하여 분석적 대 전체적 유형(analytical vs. global styles)으로 발전시켰다. 분석적 유형은 자극을 배경과 분별하여 지각하며 숨겨진 내용을 파악하는 능력이 우수하며 전체적 유형은 환경을 보다 광범위하고 모호하고 미분화되게 지각한다. 그의 인지유형 분류는 이후 연구에서 일관성 있게 재현되지 않아 계속하여 관심을 받지 못하였다.

2. George Kelly

Kelly는 개인의 경험에서 객관적 진리는 없으며 사건을 해석하고 구성하는 방법이 중요하다고 하며 개인구성이론(personal construct theory)을 제안하였다. 개인은 마치 과학자가 사건을 관찰하여 개념을 구성하며 나아가서 장래를 예측하는 것 같이 사건을 기술하고 설명한다고 하였다. 그는 인격의 핵심 단위를 구조(construct)라 하였으며 이것은 사건을 지각하고 이해하고 해석하는 개인의 특이한 방법을 말한다. 개인은 내부적으로 많은 구조들을 갖고 있으며 개인이 가진 구조들은 개인이 기능하는데 중요한 핵심 구조들(core constructs)과 상대적으로 중요하지 않은 주변 구조들(peripheral constructs)로 분류하였다. 그리고 개개 구조는 사랑과 미움, 적극적과 소극적과 같이 양극으로 형성된다. 개인이 가진 구조는 타인 뿐 아니라 자신에게도 동일하게 적용된다고 하였다. 그는 "사람이 다른 사람을 나쁜 사람이라고 욕할 때 자신도 똑같이 나쁜 사람이 된다."라고 하였다.

그는 개인의 구조체계의 구성과 내용을 평가하기 위하여 역할구성 레퍼토리검사(role construct repertory test)를 만들었다. 이 검사는 피검자가 아는 사람들의 명단(예: 아버지, 어머니, 선생님, 형제, 친구 등)에서 피검자에게 세 사람씩 제시하여 이 세 사람 중 두 사람이 다른 한 사람 사이에 유사점과 차이점을 말하게 하여 피검자의 구조를 파악한다. 예를 들어 두 사람은 외향적이고 셋째 사람은 내향적이라 하면 이 피검자에서 외향성-내향성이 구조로 평가된다. 이런 방법을 계속하여 이 사람이 가진 구조를 평가하는 것이다. 그는 인간은 장래를 예측하기 위하여 내적으로 장래에 일어날 사건들을 활발하게 예상하며, 정서를 인지체계 측면에서 해석한다고 하였다. 불안, 공포, 위협 등은 구조 체계의 변화와 연관된다고 하였다. 예를 들어, 불안은 장래 사건이 구조밖에 있다는 것을 알았을 때 경험하며, 공포는 새로운 구조가 나타날 것을 예상할 때 경험하며, 위협은 인지 구조의 완전한 변화가 예상되어 경험하는 정서라 하였다. Kelly의 이론은 개인 사고의 구조와 내용을 체계적으로 평가하였다는 점에 높이 평가되며 이후 인지이론의 발달에 중요한 영향을 미쳤다. 그러나 그의 개인구성이론에 대하여 후속 연구가 계속되지 않았다.

3. 사회학습이론

Julian Rotter는 행동은 그와 관련된 강화 인자의 가치와 기대의 결합에 의하여 결정된다는 행동의 기대가치모형(expectancy value mode of behavior)을 제안하였다. 개인은 주어진 상황에서 선택할 수 있는 몇 가지 행동 중 한 가지를 선택할 수 있으며 개개의 잠재적 행동은 특정한 결과를 도출하며 그 결과가 갖고 있는 가치에 의하여 그 행동을 강화시킬 수 있다. 동시에 개인은 행동으로 인한 결과에 대한 가치 판단과 함께 기대를 갖고 있으며 이 기대가 행동을 강화시킨다. 그는 강화에 대한 가치와 기대는 개인마다 독특할 뿐 아니라 상황에 따라 특이하지만 개인 마다 모든 상황에 적용되는 일반적 기대가 있다고 하였다. 그가 제안한 일반적 기대 중 통제가 개인의 내적 요인에 의하여 결정 되는가 혹은 외적 요인에 의하여 결정되는가를 평가하는 내적 대 외적 통제(Internal vs. external locus of control)가 많은 연구자들의 관심을 받았다. 내적 통제가 높은 사람은 자신이 결과에 영향을 크게 미친다고 생각하며 사건에 직면하여 자신의 노력이 크게 영향을 미칠 것으로 기대한다. 그러나 외적 통제가 높은 사람은 사건의 결과가 자신의 능력보다 외부의 영향 혹은 행운에 의하여 결정된다고 기대하여 사건에 직면하여 상당한 무력감을 느낀다. Rotter의 이론은 이후 연구자들에게 많은 영향을 미쳤으나 내적 혹은 외적 통제가 그가 제안한 것같이 단순하게 결정되는 것이 아니며 그리고 평가가 어렵다는 점에서 그의 이론은 한계가 있다.

Albert Bandura는 개인은 환경으로부터 독립하여 행동하는 것이 아니라 상호의존적 관계에서 기능하며 환경의 영향은 일차적으로 인지과정을 통하여 일어난다고 하는 사회인지 이론(social cognitive theory)을 제안하였다. 그는 어린이들이 부모와 다른 사람들의 행동을 관찰하고 배우는 본보기(modeling)가 학습에 중요한 역할을 한다는 것을 관찰하고 이 원리를 임상적으로 적용하였다. 그는 실험적으로 어린이들은 공격적 행동을 관찰하고 공격적 행동을 배웠으나 공격적 행동을 실행하는 것은 강화에 의하여 영향을 받는다고 하였다. 또한 그는 어린이는 행동뿐 아니라 감정도 본보기로 학습한다는 것을 관찰하고 이를 대리조건형성(vicarious conditioning)이라고 하였다. 본보기 대상의 선정은 성, 연령, 직업, 외모 등 다양한 요인에 의하여 영향을 받는다. 잘못 학습한 것은 긍정적 본보기를 통하여 교정될 수 있다. 예를 들어 사람들과 어울리는 것을 두려워하는 어린이는 사람들과 잘 어울리는 다른 아이들의 행동을 관찰하고 행동을 교정할 수 있다. 본보기 원리는 음주장애, 흡연, 체중 조절 등에 효과가 있다.

Bandura는 초기에 학습에서 관찰과 본보기의 중요성을 강조하였으나 나중에는 인지적 측면의 중요성을 인정하고 사회적 관찰과 인지적 과정을 통합하였다. 그는 자기효율성(self-efficacy)을 학습에 중요한 개념으로 설정하였다. 그는 자기효율성을 개인이 주어진 상황에서 스스로 지각하는 적응 능력으로 정의하였다. 다른 사람의 행동을 본보고 효과적인 행동을 모방함으로 상황에서 적응 능력을 향상하여 자기 효율성이 향상된다. 자기효율성은 개인이 어떤 상황에 직면하여 개입할 것인가, 얼마나 노력할 것인가, 그 일을 수행하면서 얻을 수 있는 것은 무엇인가를 예측할 수 있게 한다. 사람은 주어진 상황에 대한 자신의 능력에 대한 확신에 따라 생각, 행동, 수행능력, 및 정서적 각성에 차이가 있다. 그는 자기효율성과 함께 행동을 유지하는데 자기조절성(self regulation)의 중요성을 강조하였다. 자기조절성은 즉각적인 보상이 없어도 결과를 예측하고 기대하며 장기적으로 행동을 지속할 수 있게 하도록 스스로 조절하는 능력이다. Bandura의 이론은 정신치료와 건강 증진 분야에서 관심을 받고 있다.

Walter Mischel은 인간은 상황에 따라 특이하게 행동하며, 다양한 상황과 관련된 보상과 요구를 분별하는 지각-인지 기능과 자기 통제 기능이 인격의 이해에서 중요하다고 하였다. 그는 인격을 이해하는데 1) 개인이 자신이나 상황에 대한 정보를 처리하는 특이한 방식, 2) 개인이 주관적으로 선호하는 가치 즉 자기가 이루고자 하는 목표, 3) 개인이 자기 행동으로부터 일어날 결과에 대한 기대, 4) 개인이 상황에서 주어진 정보를 이용하여 성취할 수 있다는 자신감, 5) 개인이 장기 목표를 설정하고 수행할 수 있는 자기 통제력의 다섯 가지 단위의 중요성을 강조하였다. 그리고 이들 단위들은 역동적으로 변화하며 연관되어 작용하여 순간순간의 행동이 결정된다는 것이다. Mischel은 개인 간 행동 특성에 차이가 있다는 것을 인정하였으나 이 차이는 모든 상황에 동일하게 나타나는 것이 아니라 상황에 따라 특이하게 나타난다고 하여 인격의 특성이론(trait theory)과 차이를 보였다. 그는 남자 청소년의 행동을 관찰하여 그들의 행동은 구체적 상황에 따라 일관성 있게 행동하였으나 비슷한 심리적 의미를 갖는 다른 상황에서 행동은 일관성 있게 나타나지 않아 그의 이론을 실험적으로 검증하였다. 예를 들어 친구가 놀리는 상황에서 언어적 공격으로 행동한 경우 그 상황이 어디서 일어나도 동일하게 행동하였으나 심리적으로 유사한 의미를 주는 어른이 꾸짖을 때는 언어적 공격 행동으로 반응하지 않았다.

4. 설명양식이론

인간은 자신이 경험하는 사건을 설명하고 그 의미를 찾고자 한다. 심리학자들은 인간이 자신의 경험을 설명하는 독특한 설명양식을 갖는다는 것과 현실에 대한 경험을 어떻게 설명하는가는 그 경험에 대한 정서적 반응과 함께 장래 행동에 중요한 영향을 미친다는 것을 알게 되었으며 이를 설명양식(explanatory style) 혹은 귀인양식(attributional style)으로 정립하였다.

설명양식 이론에 의하면 개인은 자신의 경험을 세 가지 위상에서 설명한다. 첫째는 상황의 통제에 관한 위상으로 경험하는 사건이 자신에 의하여 내부적으로 통제 되는가 혹은 다른 사람이나 상황에 의하여 외부적으로 결정되는가에 관한 것이다. 통제를 상실하는 것이 자신에 기인한다고 인식하면 자존감 손상을 경험한다. 둘째는 상황이 얼마나 지속되는가에 대한 것으로 일시적인가 혹은 장기간 지속되는 것인가에 대한 위상으로 성공과 실패와 관련하여 경험한다. 긍정적 상황이나 성공이 지속되면 만족, 기쁨과 같은 긍정적 감정을 경험하며, 반대로 부정적인 상황이나 실패가 지속되면 우울과 불안 같은 부정적 감정을 유발할 수 있다. 셋째는 상황이 얼마나 광범위하고 전체적인가 혹은 국소적으로 한정되었는가에 대한 위상으로 실패와 결핍과 같은 부정적 상황을 광범위하게 인식하는 경우 부정적 감정을 경험하며 긍정적 상황이 지속된다고 인식하면 긍정적 감정을 경험한다. 설명양식 이론은 Abramson 등이 우울증의 학습된 무력감 개정 이론의 핵심요소로 제안하면서 설명약식과 우울증의 관계가 더욱 관심을 받게 되었다. 설명양식 이론은 우울증의 발병, 치료, 예방에 중요한 인지적 근거를 제공하였다. 부정적 설명약식을 가진 개인이 스트레스를 직면할 때 무력감과 함께 우울증으로 발전하며, 나아가서 우울증 환자에서 부정적 설명양식을 긍정적으로 바꾸면 우울증이 호전될 뿐 아니라 발병을 예방할 수 있다. 또한 대학생에서 설명양식이 학업성취를 예측할 수 있으며, 보험회사 직원들에서 판매 성적을 예측할 수 있으며, 운동선수에서 성취도를 예측할 수 있으며, 나아가서 정치인들에서 선거 결과를 예측할 수 있다는 연구들이 발표되어 개인의 설명양식에 관한 연구가 많은 관심을 받았다.

5. Albert Ellis

Ellis는 정신분석가로 시작하였으나 정신분석의 한계를 인식하고 스토아 철학의 원리를 도입하여 합리적 정서행동치료(Rational emotive behavior therapy)를 개발하였다. Ellis는 Epictetus의 "사람을 혼란스럽게 하는 것은 사물이 아니라 사물을 보는 견해에 기인한다."를 인용하면서 인지의 중요성을 강조하였다. 그의 이론은 합리적 사고로 정서를 교정하는 치료라 하여 합리적 정서행동치료라 부른다.

그는 인간은 쾌락을 추구하지만 근본적으로 자신의 목표를 성취하도록 하는 합리성을 갖고 있다고 하였다. 인간의 합리성을 개발하면 정서와 행동을 조절할 수 있고 장기적 목표를 이루어갈 수 있다. 인간에서 인지, 감정, 행동이 독립된 기능이 아니라 통합하여 전인적으로 기능하지만 인지적 요인의 중요성을 강조하였다. 그는 인간의 인지, 감정, 행동의 관계를

ABC 이론으로 정립하였다. A는 인지를 활성화하는 사건(activating events), B는 신념(belief)으로 사건을 평가하고 이해하는 사고방식, C는 신념으로 인하여 나타나는 결과(consequence)로서 감정과 행동을 말한다. 인간은 쉽게 비합리적으로 생각하는 경향이 있으며 이러한 경향은 자신의 생각을 절대적 신념으로 믿고 자신과 다른 사람에게 요구함으로 정서적으로 혹은 대인관계에서 어려움을 경험하게 된다. 동시에 인간은 결코 비합리성의 노예가 아니라 합리적으로 사고하고 비합리성을 합리성으로 바꿀 수 있는 능력이 있다는 것이다. 그의 합리적 정서행동치료는 증상의 치료보다 인간의 합리성을 함양하여 장기적이며 지속적인 변화를 추구함으로 보다 선별된 사람에서 적합한 치료로 평가된다.

6. Aron Beck

Beck은 우울증에서 특이한 인지왜곡이 있으며 인지왜곡은 우울증의 발병과 경과에 중요한 영향을 미치며 인지왜곡을 교정하면 우울증이 호전되는 것을 알게 되어 우울증의 인지치료를 개발하였다. 이후 그는 인지치료를 정교화 하여 우울장애 뿐 아니라 불안장애, 인격장애, 물질관련장애, 식사장애등 다른 정신장애 치료에 적용하였다. Beck은 정신분석학, 인지심리학 특히 Albert Ellis의 합리적 정서행동치료에서 이론적 근거를 얻어 그의 인지이론을 완성하였다. Beck의 인지이론은 개인의 감정과 행동은 그가 경험하는 사건을 어떻게 해석하는가에 따라 영향을 받는다는 가설에 근거하고 있다. 사람은 끊임없이 외부로부터 여러 가지 자극을 받으며 선택적으로 그 자극에 반응한다. 개인이 어떤 자극에 선택적으로 반응하며 그리고 그 자극에 어떻게 반응하는가는 개인의 행동을 결정한다. 사람들은 동일한 상황을 다르게 보고 다르게 반응한다. 예를 들어, 개인이 사건을 자신에 대한 위협으로 생각하면 그 사건에 대하여 불안을 경험하며 도피하고자 한다. 그러나 개인이 사건을 감당할 수 없고 무력하게 생각하면 포기하여 우울증을 경험한다. 개인마다 성장 과정에서 상황에 반응하는 일관된 인지적 양상 즉 개인의 사고를 결정하는 특이한 인지 틀(schema)을 형성한다. 개인은 여러 가지 인지 틀을 갖고 있으며 상황에 따라 선택적으로 인지 틀이 활성화 된다. 개인이 어떤 상황에 직면할 때 그 상황과 연관된 인지 틀이 활성화되어 이 틀을 통하여 상황을 지각하고 평가하고 대응한다. 각각의 상황과 관련된 인지 틀은 특이하고 자동적이며 활성화되면 개인의 현실적 사고와 의지적 행동에 영향을 미치며 나아가서 우울이나 불안과 같은 정신병리 현상이 나타날 수 있다.

개인이 가진 특이한 인지 틀이 상황에 직면하여 활성화되면 인지 틀을 구성하는 가설이 사고로 표면화된다. 상황에 반응하여 자동적으로 나타나는 사고를 자동사고(automatic thought)라 하며 이는 일상적 상황에 직면하여 자동적으로 떠오르는 생각으로 의식의 표면에 나타나는 사고이다. 다음 단계는 중간단계 신념(intermediate belief)으로 표면적으로 사건이나 상황과 직접 관계가 없어 보이는 생각이다. 인지 틀의 가장 깊은 곳에 있는 요소는 핵심 신념(core belief)이라 한다. 예를 들어, 주부가 심한 우울증상을 나타내며 "나는 무엇하나 바로 할 줄 모른다."고 할 때 인지 틀은 다음과 같이 구성된다. "나는 무엇하나 바로 할 줄 모른다."(자동사고), "남편이 사업에 실패한 것은 내 탓이다."(중간신념), "사람이 일을 잘 하면 나쁜 일은 결코 일어나지 않는다."(핵심신념)

인지이론은 우울장애, 불안장애, 물질관련장애, 섭식장애, 인격장애, 정신분열병, 양극성장애 등 다양한 정신장애 치료에 적용하여 효과가 있다고 보고되었다. 치료는 인지 틀을 형성하는 자동사고, 중간신념, 핵심신념을 단계적으로 교정하는 것이다.

7. 기독교 관점에서 비판

기독교는 하나님의 초자연적 능력을 인정하고 하나님의 피조물인 인간의 존엄성을 존중한다. 학습이론은 근본적으로 하나님의 초자연적 능력이나 인간의 존엄성을 인정하지 않는다. 학습이론은 인간 행동의 기능적 가치를 강조하여 행동이 개인에게 유익한 것이 무엇인가로 평가한다. 즉 인간 행동은 인간적 혹은 비인간적 환경으로부터 원하는 것을 얻는 것에 가치가 있다는 것이다. 학습이론은 인간의 행동은 개인과 환경의 산물로 보는 개인주의와 환경주의 사이에 창조적 균형을 유지하지만 다른 사람과 관계에 있어 인간적 측면을 상실하였다는 비판을 받는다. 다른 사람을 강화, 처벌, 본보기로 보며 사랑과 지혜와 열정을 가진 인간적 관계는 사라진다. 이러한 견해는 결혼과 같은 가장 친밀한 인간관계에서도 인간은 개인의 만족과 자신의 안녕을 가장 중요하게 간주하며 이를 최대화하도록 행동한다는 것을 전제로 한다. 기독교적 관점은 인간을 부패하고 타락한 자기중심적 존재로 보지만 동시에 인간은 모든 것을 희생하고 주시는 하나님의 형상을 따라 창조되었다는 점을 강조한다. 그리고 예수 그리스도 안에서 인간은 타락한 자기중심에서 초월하여 다른 사람을 사랑하며 섬기며 돌볼 수 있도록 한다.

학습이론은 인간의 자유 의지를 인정하지 않으며 인간의 자유의지에 대한 기독교적 견해와 일치하지 않는다. 인간이 하나님에 의하여 창조되었으며 도덕적 책임을 가진 존재라는 것을 인정하지 않았다. 학습이론은 인간은 기본적으로 자신의 안녕을 위하여 행동한다고 가정한다. 학습이론가들 중 Bandura는 기독교적 관점과 가깝다는 평가를 받는다. 그는 인간의 자유를 자기 영향의 실행이라는 관점에서 긍정적으로 정의하여 내부에서 만들어진 자기 영향은 외부로부터 작용하는 영향과 같은 양상으로 자기 행동을 결정하는데 영향을 미친다고 하였다. 자유는 행동을 속박하는 요인이 없는 상태가 아니며, 자기가 영향을 미친다는 긍정적 측면으로 보았다. 그러나 그는 인간이 하나님에 의하여 창조되었으며 도덕적 책임을 가진 존재라는 것을 인정하지 않았다.

인지이론은 인간이 경험하는 구체적 문제에 대하여 해결 방안은 제공하지만 인간의 인격에 대한 포괄적 이론을 제시하지 않았다. 인지이론에서 개인이 가진 신념과 사고가 개인의 안녕에 지대한 영향을 미친다고 한 것은 성경에서 가르치는 것과 공통점이 있다. 인지이론은 이상적 인간상에 대한 모형을 제시하지 않으며 개인의 인지와 행동을 사실에 입각하여 파악하고 문제 행동을 교정하는데 초점을 두고 있어 사실과 그에 동반하는 가치를 분리하는 점에 가치중립이라는 것이 기독교 치료자가 수용하기 쉽다. 그러나 인지이론의 가장 큰 위험은 합리성에 대한 왜곡된 기준을 사용하는 것이다. 인지이론은 합리성에 높은 가치를 부여하나 감정을 삶을 풍성하게 하고 지식과 성장의 자원으로 보지 않는다. 감정은 사고의 부산물로 보고 "당신의 신념과 행동을 바로 하면 감정은 바로 될 것이다."라고 한다. 치료의 목적이 병적인 감정 반응을 제거하는 것이기 때문에 내담자의 신념과 인지는 그것의 진실성에 의하기보다 유용성에 의하여 평가한다는 것이다. 예를 들어, "나는 죄인이고 하나님 앞에 넝마조각과 같이 더럽고 그 앞에 나갈 수 있는 아무 공로가 없다."는 생각으로 심한 고통을 받는 사람이 있다. 치료자는 현실적 기준만 따른다면, "하나님이 존재하는 근거가 어디 있는가?, 하나님이 당신을 돌보아 주신다는 근거가 어디에 있는가?"라고 질문하여 왜곡된 생각에 도전하는 것이 가장 빠른 치료의 길일 것이다. 그러나 기독교 치료자는 믿음이 확실하다면 내담자의 부정적 사고는 적절한 반응으로 평가하고 회개할 수 있도록 할 것이다. 인간이 죄로 인하여 마비되어 아무 것도 하지 못하는 것이 하나님의 뜻이 아니며, 믿는 사람은 자신의 죄를 하나님이 주신 놀라운 구원의 선물의 관점에서 볼 수 있어야 한다.

인지이론에서 자기 통제를 함양하는 방법은 자기 행동에 강력히 영향을 미치는 외부 요인을 파악하여 원하는 변화를 이끌어 내는 것이다. 자신을 유혹하는 사람과 만나는 것을 회피하고 자신을 격려하는 사람과 함께 하도록 하여 자기 통제 능력을 함양할 수 있다. 그리고 보다 효과적으로 자신을 관찰하고 결과에 따라 행동함으로써 효과적인 내적 및 외적 통제를 이루도록 한다. 기독교적 관점에서 의지와 자기 통제는 점진적으로 개발하여야 할 능력이라는 점에 있어 인지이론과 일치하는 면이 있다. 하나님은 인간의 유익을 위하여 징계를 하시며 인간의 연약함을 훈련받아야 한다고 하였다. 예를 들어 시기심이 강한 사람은 다른 사람이 얼마나 잘 하고 있는지에 대하여 알려고 노력하지 않는 것이 유익하며, 죄를 범할 수 있는 상황을 회피함으로 죄를 대항할 수 있는 능력을 함양할 수 있다.

제4장

인간 행동의 이해 Ⅳ : 사회문화적 관점

1. 정신장애의 사회문화적 측면

인간은 '사회적 동물'이라고 일컬어진다. 인간은 사회 조직의 한 구성원으로 출생하여 구성원으로서 역할과 행동의 규범을 단계적으로 습득하여 자기상을 형성하고 함께 어울려 살아간다. 사회는 그 구성원이 원만하게 기능할 수 있도록 사회관계의 원칙을 제공한다. 유아에서 성인으로 성장하는 과정에 가정, 학교, 사회에서 사회관계의 원칙을 습득하여 그 폭을 넓혀간다. 사회관계를 통하여 유아는 성장하며 각자 다른 사람을 지각하고 반응하고 이해하며 사회에 적응하는 각자의 특이한 행동을 형성한다. 사회관계의 원칙에 따라 개인과 사회 사이에 상호 관계가 원활하게 이루어져 개인이 만족하는 사회는 건강한 사회이다. 그러나 사회관계 원칙에 따라 행동하여도 만족을 얻지 못하든지 혹은 개인이 사회관계 원칙에 벗어난 행동으로 만족을 얻고자 하면 사회는 그러한 비정상적 행동을 규제한다. 개인에 대한 사회적 통제는 일차적으로 개인의 마음에 내재화를 통하여 이루어지지만 사회는 수용할 수 없는 비정상적 행동을 다양한 방법으로 통제한다. 오늘날 사회는 빠르게 변화하며 그 사회의 계층이나 문화 집단 사이에 가치관에 차이가 심하다. 개인은 이러한 차이에 적응하는데 심한 갈등을 경험하며 때로는 비정상적 행동을 나타낸다.

비정상적인 사고, 정서, 행동은 어느 사회에나 존재하지만 어떤 것이 정신장애인지를 정의하는 것은 그 사회 구성원에 의하여 결정된다. 정신장애에 대한 개념과 정의는 오랜 세월을 거쳐 형성되었으나 최근에 이르러 보다 과학적 근거에 기초하여 정의하고자 한다. 사회문화적 요인이 정신장애를 정의하는데 중요한 요소라는 것은 다음의 몇 가지 사례에서 알 수 있다. 과다행동장애는 최근 치료제가 개발되면서 독립된 정신장애로서 포함되었으나 동성애는 오랫동안 정신장애로 분류되었으나 사회적 인식의 변화에 따라 정신장애에서 제외되었다. 개인이 나타내는 특이한 행동을 정신장애로 간주하는 경향은 시간과 대상에 따라 차이가 있다. 예를 들어 일반인에서 괴이한 행동은 정신장애로 간주되지만 예술가에서 그러한 행동은 정신장애로 간주되기보다 개인의 특이한 행동으로 인정하는 경향이 있다. 또한 한 문화권에서 정신장애로 간주되는 행동이 다른 문화권에서는 정상 행동으로 평가되는 경우도 있다.

사회학자들은 비정상적 일탈 행태의 사회적 요인과 함께 일탈 행동에 대한 사회의 대응에 관심을 가졌다. 프랑스의 사회학자 Emile Durkheim(1858~1917)은 사회적 요인의 정신병리에 미치는 영향을 처음으로 이론적으로 확립하였다. 그는 19세기 유럽에서 사회적 통합이 지나치게 높거나 낮을 때 자살률이 높다는 사실에 근거하여 자살의 아노미(anomie) 이론을 제안하였다. 사회적 통합이 지나치게 낮은 집단에서 개인은 사회로부터 소외되어 고립되어 사회가 분해되어 자살하게 되며, 사회적 통합이 지나치게 높을 때 개인은 사회적 압력을 지나치게 높게 경험하여 부담을 감당하지 못하여 자살한다고 하였다. 또한 그는 개인이 사회와 적절한 통합을 유지하는데 종교의 중요성을 강조하였다. 미국에서는 이차세계대전에 참전한 군인들에서 정신적 문제가 높게 나타나는 것을 경험하고 지역사회에서 정신장애에 대한 일연의 체계적 역학 조사를 실시하였다. 지역사회에서 정신적 문제를 경험하는 사람들이 20% 정도로 높게 나타났으며, 사회문화적 요인이 정신장애에 미치는 영향에 관심을 갖게 되었다. 사회 계층 사이에 유병율의 차이에 대한 연구는 점차 사회문화적 스트레스의 발생과 대응에 관심을 갖게 되었으며 정신장애의 발병에 스트레스-성향 이론(stress diathesis theory)이 지지받게 되었다.

또 다른 관심은 정신장애에 대한 사회의 인식이 정신장애 치료에 미치는 영향이다. 정신장애에 대한 사회의 반응은 다른 신체질병에 비하여 부정적 편견이 심하다. 정신장애에 대한 부정적 편견은 남자에서 보다 여자에서 높으며 사회경제적으로 낮은 계층에서 그리고 노인층에서 부정적 편견이 상대적으로 높다고 보고되었다. 미국에서 역학 조사들은 정신장애 환자 중 일부만이 전문적 치료를 받고 있으며 치료를 받는 비율은 지역에 따라 차이가 있으나 치료의 필요에 대한 인식이 중요한 변인이라고 하였다. 이와 함께 사회 계층, 교육 정도, 수입 등이 정신장애 환자들이 전문적 치료를 받는데 영향을 미친다고 보고되었다. 정신장애 환자는 위험하며 행동이 난폭하고 예측할 수 없으며 회복하지 못한다고 생각하며 정신장애 환자를 기피하는 경향이 높다. 우리나라에서도 정신장애에 대한 편견으로 인하여 정신장애 환자에 대한 경멸과 냉대가 심하며, 정신장애 치료 시설이 혐오 시설로 간주되어 지역에서 배척받음으로 정신장애 치료와 재활에 어려움을 초래한다.

2. 정신장애의 역학

정신장애의 역학은 지역 사회에서 정신장애의 빈도와 분포 그리고 발병에 관련하는 요인을 체계적으로 조사 분석하는 분야이다. 초기 역학 조사는 지역에서 치료받은 환자의 빈도를 조사하였으나 역학 연구방법이 발달하면서 지역사회에서 빈도를 조사하는 연구가 이루어졌다. 역학 조사에서 정신장애의 빈도는 정신장애의 평가 방법에 의하여 차이가 있다. 역학 조사에서 개인의 주관적 평가와 훈련된 평가자의 객관적 평가의 두 가지 방법을 보편적으로 사용한다. 역학 조사는 대상 인구에서 평생 동안 병을 앓는 사람의 빈도를 추정하는 평생유병율, 한 달 혹은 일 년 등 일정기간 동안 병을 앓는 사람의 빈도는 일 개월 혹은 일년 유병율이라 한다. 유병율과 달리 일정 기간 동안 발병하는 새로운 환자의 빈도를 발병율이라 하며 주로 일년간 발병율을 기준으로 한다.

Jean Esquirol은 1786년부터 1801년 사이에 프랑스 파리에서 정신장애로 입원한 환자가 15배 증가하였다고 하였다. Robert Feris와 Warren Dunham은 1930년대 미국 시카고에서 정신병원 입원 환자들의 지역분포를 조사하여 도시 중심부에서 외곽으로 갈수록 정신분열병의 빈도가 감소한 것을 보고하여 도시 중심부의 사회적 하위 계층이 정신분열병을 유발하는지 혹은 정신분열병 환자가 상대적으로 적응이 쉬운 도시 중시부로 모여드는지에 대한 토론을 유발하였다. 이차 세계 대전 후 미국에서 지역사회에서 역학 조사는 지역사회 성인의 20% 정도에서 정신적으로 장애가 있다고 하였다. 그러나 이들 연구는 오늘날 정신장애의 진단기준이 확립되기 전에 이루어져 오늘날 진단기준에 비추어 비교하기는 어렵다. 1980년대에 이르러 진단기준을 통일하는 문제 대한 합의가 이루어져 역학 조사에 진전을 이루었다. 오늘날 역학 조사는 진단기준에 맞추어 개발한 구조적 면담을 통하여 조사하는 것이 정신장애 역학 조사의 보편적 방법으로 확립되었다.

1980년대 미국에서 Epidemiologic Catchment Area Study(ECA)와 National Comorbidity Study(NCS)의 두 번의 전국 규모 정신장애 역학 조사가 실시되었다. ECA와 NCS는 구조화된 개별면담을 통하여 이루어졌으며 각각 DSM-III와 DSM-III-R 진단기준으로 조사하였다. NCS에서 조사 시점까지 일평생 어떤 정신장애든 앓은 적이 있거나 앓고 있는 자의 비율(평생유병율)은 48.6%였다. 정신장애별 평생유병율은 물질남용장애 26%로 가장 높았으며 이어 불안장애 25%, 기분장애 19% 순이었다. WHO는 1998년 정신장애 역학 국제협의체(International Consortium in Psychiatric Epidemiology)를 구성하여 정신장애 역학의 국제적 조사를 실시하였다. 정신장애 역학 국제협의체는 브라질, 캐나다, 독일, 멕시코, 네덜란드, 터키에서 미국 NCS와 동일한 방법으로 조사하였으며 국가들 사이에 유병율에 차이가 높게 나타났다. 정신장애 평생유병율은 미국에서 48.6%로 가장 높았으며 이어 네덜란드 40.9%, 독일 38.4%, 캐나다 37.5%, 브라질 36.3% 순이었으며 터키에서 12%로 가장 낮았다. 불안장애는 미국 25.0%, 브라질 17.4%, 캐나다 21.3%, 독일 9.8%, 멕시코 5.6%, 네덜란드 20.1%, 터키 7.4% 순이었다. 기분장애 유병율은 미국 19.4%, 브라질 15.5%, 캐나다 10.7%, 독일 17.1%, 멕시코 9.2%, 네덜란드, 터키 7.3% 이었다. 물질남용장애는 미국 28.2%, 브라질 16.1%, 캐나다 19.7%, 독일 21.5%, 멕시코 9.6%, 네덜란드 18.7%, 터키 0.0% 순이었다. 국가들 사이에 유병율의 차이는 실제적 차이보다 문화적 차이로 인하여 조사시 정신장애를 얼마나 솔직하게 인정하는가에 대한 태도에 영향을 받은 것으로 추정된다고 하였다.

WHO는 앞서 조사에서 정신장애의 정도를 조사하지 않아 정신장애 유병율과 함께 그 정도를 평가하는 역학 조사를 14개국에서 실시하였다. 조사에 참여한 국가는 미주에서 콜롬비아, 멕시코 미국, 유럽에서 벨기에, 프랑스, 독일, 이태리, 네덜란드, 스페인, 우크라이나, 중동에서 레바논, 아프리카에서 나이지리아, 아시아에서 일본, 중국 14개국이었다. 앞서 연구와 같이 전체 정신장애 유병율과 개별 정신장애 유병율과 분포에서 국가 간 차이가 심하였다. 일 년 유병율이 미국 26.3%, 우크라이나 20.4%로 높았으며 중국, 나이지리아, 일본, 독일, 이태리, 스페인에서는 10%이하였다. 중국에서는 베이징에서 유병율(9.1%)이 상하이(4.3%)에서 보다 2배나 높았다. 우크라이나를 제외한 다른 국가들에서 정신장애들 중 불안장애 유병율이 가장 높았으나 우크라이나에서는 우울장애가 높았다. 정신장애의 정도의 분포는 경도가 33%-81%로 국가들 사이에 차이가 가장 많았다. 정신장애로 조사 전 1년간 치료받는 사람의 비율은 개발 국가에서 높았으나 개발도상국가에서 상대적으로 낮았다. 미국에서 응답자의 15.3%로 가장 높았으며 나이지리아에서 0.8%로 가장 낮아 국가들 사이에 차이가 심하였다.

우리나라에서도 1984년 ECA 방법으로 그리고 2001년 NCS 방법으로 두 번 전국 규모 역학 조사가 있었다. 전체 정신장애 평생유병율은 1984년 40.3%에 비하여 2001년 34.5%로 낮았으나 알코올장애와 니코틴장애를 제외한 정신장애의 평생유병율은 1984년과 2001년 모두 14.3%로 차이가 없었다. 알코올장애와 니코틴장애는 모두 1984년에 비하여 2001년에 감소되었으며, 우울장애와 불안장애는 2001년에 증가하였으나 정신분열병의 유병율은 2001년에 낮았다. 우리나라에서 정신장애 유병율을 외국에서 유병율과 비교하면 전체 정신장애 평생유병율은 1984년 조사에서는 미국보다 높았으나 2001년 조사에서는 미국보다 낮았다. 불안장애, 우울장애 그리고 정신병 장애의 유병율은 1984년과 2001년에서 미국보다 낮았으나 알코올장애와 니코틴장애의 유병율은 미국보다 높았다. 정신장애 유병율은 시대와 지역간에 차이가 있다는 것은 우리나라 뿐 아니라 외국에서도 보고되었다. 향후 정신장애 유병율에 영향을 미치는 요인이 무엇인가를 규명하는 것이 중요한 과제가 된다.

3. 사회문화적 결정 요인들

정신장애의 사회문화적 결정 요인에 대하여 크게 두 가지 접근이 있다. 한편에서는 생활 스트레스가 정신장애의 발병과 경과에 미치는 영향을 중요시하는가 하면 다른 편에서는 생활 스트레스 자체보다 생활 스트레스를 완화시키는 요인을 중요시한다.

스트레스가 정신장애의 유발요인이라는 것은 오랫동안 받아들여져 왔으나 지역사회 주민을 대상으로 한 역학 조사로 확정하는 것은 쉽지 않다. 스트레스의 영향에 대한 연구들은 실직, 이혼, 가정불화, 경제적 문제 등 비정상적 상황으로 야기된 스트레스를 한 시점 혹은 일정 기간 동안 평가하여 스트레스의 빈도와 정도를 정신장애의 유병율과 관계를 평가한다. 이러한 횡단적 연구에서 스트레스 정도와 정신장애 빈도 사이에 유의한 관계가 있다 하여도 스트레스로 인하여 정신장애가 발병하였는지 반대로 정신장애가 스트레스의 요인으로 작용하는지를 해석하는 것이 쉽지 않다. 예를 들어 직장 폐쇄로 실직한 사람들은 동일한 지역에 있는 유사한 작업장에서 근무하는 직장인에 비하여 우울장애와 불안장애의 유병율이 2~3배 높게 나타났다. 그러나 실직자들 중에도 상당히 많은 사람들은 우울장애나 불안장애를 발병하지 않았다. 그리고 실직 후 우울장애와 불안장애를 발병한 사람들은 실직 전에도 경제적으로 취약하였거나 발병 전 스트레스에 취약한 사람들이었다. 이러한 현상은 외상후 스트레스 장애에서도 관찰할 수 있었다. 2001년 뉴욕 세계무역센터 참사에 노출 되었던 사람들에서도 심한 외상후 스트레스 장애 증상을 경험한 사람이 있는가 하면 비교적 경하게 경험한 사람들이 있다.

개인이 스트레스에 노출되었을 때 스트레스에 취약한 요인과 함께 그 스트레스에 대한 효과를 완화시키는 요인이 있다고 추정된다. 그러므로 이들 취약 요인과 완화 요인을 자연적 경과를 조사하여 파악하는 것은 어려우며 구체적인 중재를 통하여 규명하고자 하는 연구들이 이루어지고 있다. 실험적 중재에 대한 연구들은 스트레스에 노출된 사람들의 환경 자원을 조정하거나 구체적 대응전략으로 대응하는 것으로 이루어졌다. 스트레스 상황에서 어려움을 경험할 때 이웃 혹은 친지로부터 정신적 및 물질적 지지를 받는 것은 스트레스에 대한 적응에 긍정적 효과를 보인다. 사회적 지지가 스트레스의 효과에 미치는 영향에 대한 자연 상태에서 연구는 사회적 지지는 생활 스트레스로 인한 우울과 불안을 완화시키는 효과가 있다고 한다. 한 연구에서 마음을 나눌 수 있는 사람을 갖지 못한 사람에서 우울장애의 유병율은 40%였으나 마음을 나눌 수 있는 사람을 가진 사람에서 유병율은 4%였다고 하였다.

성별, 연령, 교육정도, 그리고 사회계층은 정신장애의 유병율에 영향을 미친다. 여자는 남자보다 기분장애와 불안장애의 유병율이 높으나 물질남용장애의 유병율은 낮으며 정신분열병의 유병율은 남녀 사이에 차이가 없다. 청소년기 이후에 연령이 높아질수록 정신장애의 유병율이 낮아진다. 교육정도가 낮을수록 정신장애의 유병율이 높으며 경제적으로 낮은 계층에서 정신장애의 유병율이 높다. 오랫동안 이러한 차이는 집단이 경험하는 스트레스의 정도의 차이에 기인하는 것으로 추정되었으나 최근의 연구들은 집단 간 스트레스에 대한 취약성의 차이가 더욱 중요한 요인으로 나타났다. 여자에서 우울장애와 불안장애의 빈도는 남자에 비하여 2배정도 높다고 보고되었다. 남녀 간 유병율의 차이는 남녀 사이에 역할과 관련된 스트레스에 차이에 기인한다는 것이 80년대까지 주된 주장이었다. 동서양을 막론하고 오랫동안 남녀 간 사회적 역할에서 불평등이 존재하였으며 비록 이러한 사회적 불평등은 많이 시정되었으나 아직도 여자에게 불리한 사회적 여건으로 인하여 여성들이 만성 스트레스를 경험하여 여자에서 유병율이 높다는 것이다. 그러나 최근의 연구들은 남녀 간 유병율의 차이는 여성들이 역할로 인한 스트레스를 경험하기 전 사춘기에서 나타나 사회적 불평등에 의한 스트레스의 영향으로 여성에서 높은 유병율을 설명하기에 충분하지 않다고 한다. 또 다른 설명은 여자는 남자에 비교하여 사회적 지지를 얻는 것이 불리하여 스트레스에 대한 대응이 취약하다는 것이다. 전반적 스트레스에 대한 적응에 여성이 남성보다 취약한 것은 사실이지만 특수한 경우에 여자들이 더욱 잘 적응한다. 예를 들어 배우자 사별이나 경제적 곤란과 같은 일부 스트레스에서 여성이 남성보다 잘 적응한다고 한다.

사회경제적 집단군 사이에 정신장애의 빈도의 차이에 대하여 두 가지 이론이 제기되었다. 사회경제적으로 취약한 사람들이 상대적으로 적응이 편한 하위계층으로 몰려서 표면적으로 사회경제적으로 낮은 계층에서 정신장애의 빈도가 높게 나타난다는 것이다. 이러한 자료는 정신분열병과 같은 심한 정신장애의 유병율에 대한 연구에서 나타났다. 그러나 최근 연구들은 비교적 심하지 않는 정신장애는 사회적응 능력에 크게 영향을 미치지 않으며 오히려 사회계층간 환경적 자원의 차이가 스트레스에 대한 취약성을 결정하는데 중요한 영향을 미친다고 하였다. 실제로 사회계층간 환경적 자원의 불균형은 다양하게 나타난다. 사회경제적으로 하위 계층은 사회적 지지체계가 취약하며 접근이 어렵다. 그리고 자존감 저하, 운명론적 태도, 지적 완고성 등 스트레스에 취약한 성격 특성이 높아 스트레스에 적응이 취약하다. Brown이 런던의 저소득층 여성들에서 스트레스와 우울증의 관계에 대한 일련의 연구들은 저소득층 여성들은 생활의 어려움을 마음을 터놓고 이야기할 수 있는 상대가 적으며 이로 인하여 스트레스에 대한 적응이 취약하다고 하였다.

제5장

인간 행동의 이해 V : 생물학적 관점

1. 뇌와 행동

> 뇌, 오직 뇌만이 인간이 경험하는 즐거움, 기쁨, 웃음 그리고 재미뿐 아니라 슬픔, 고통, 애도, 그리고 눈물의 근원이다. 그것은 우리들이 생각하고 학습하고 보고 듣는데 사용하는 기관이며, 선을 악으로부터 그리고 유쾌함으로부터 불쾌함을 분별하는 기관이다. 또한 뇌는 광기, 섬망, 밤낮으로 밀려오는 두려움과 공포, 그리고 불면, 끝이 없는 불안, 건망증, 기행의 근원이기도 하다.
>
> – Hippocrates, 400 BC

인간은 그 모습이 다른 것 같이 생각하는 것, 느끼는 것, 및 행동하는 것이 서로 차이가 있다. 인간 행동의 다양성은 유전적으로 결정되어 뇌에 의하여 통제된다. 뇌는 인간의 감정, 사고, 및 행동을 통제하는 신체 기관이다. 인간의 뇌는 다른 유인원과 비교하여 체중에 대한 비율이 높을 뿐 아니라 뇌 부위별 비율에서 전두엽의 비율이 높다. 인간의 뇌는 체중의 2.33% 정도이나 코끼리의 뇌는 체중의 0.2%이다. 인간에서 전두엽은 전체 뇌의 30%를 차지하는데 비하여 고양이에서는 3.5%, 원숭이에서는 11.5%를 차지하는 반면, 시각 피질 부위는 인간에서 1.5%를 차지하지만 원숭이에서는 17%를 차지한다. 인간의 뇌는 고위 사고와 인지 기능을 수행하는 전두엽 부위의 비율이 상대적으로 높다. 뇌가 어떻게 인간으로 하여금 각자 특이한 다양한 행동을 나타나게 하는지는 너무나도 놀라우며, 신경과학의 눈부신 발전에도 불구하고 뇌의 활동 기전은 아직 분명하게 규명되지 않았다.

오랫동안 인간의 정신 기능은 심장으로부터 근원한다고 생각하였으며 뇌가 인간의 정신을 관장하는 것을 알게 된 것은 18세기에서이다. Vienna 출신 신경해부학자 Franz Joseph Gall(1757~1828)은 대뇌의 부위에 따라 특수한 기능을 통제한다는 가설을 제안하였다. 나아가서 그는 두개골 표면을 외형에 따라 35개 부위로 나누었으며 각각의 부위는 특이한 성격 특성과 연관이 있다는 골상학(phrenology)을 제안하였다. 비록 그가 제안한 부위별 기능은 근거가 없다고 판명되었으나 그는 뇌의 각각 부위가 특수한 기능과 관련이 있다는 대뇌정위(cerebral localization)를 처음으로 제안한 사람이다. 이후 신경학자들은 두개골 표면이 아니라 대뇌 피질에 운동, 감각, 언어 등의 기능이 정위되었음을 확인하였다. 뇌의 기능은 부위에 따라 정위되었을 뿐 아니라 뇌를 구성하는 신경 세포들 사이의 정보 전달을 통하여 이루어진다. 뇌의 신경 세포들 사이에 정보 전달을 위하여 여러 가지 신경전달 물질이 이용되며 이들 신경전달 물질의 부조화로 인하여 정신 기능의 변화가 일어난다. 이 장에서는 뇌의 기능적 특성과 함께 생리적 및 생화학적 특성을 개관한다.

2. 뇌의 구조와 기능

뇌는 두 개의 반구가 합쳐진 모습으로 두개 내에 있는 기관이다. 그 표면은 부위에 따라 차이가 있으나 담황색을 띄고, 표면은 안으로 말려 들어간 많은 홈들이 있으며, 반숙 달걀의 질감을 갖고 있다. 성인에서 뇌의 무게는 1,400g 정도이다. 뇌는 조직학적으로 신경 세포(neuron)와 신경세포를 지지하는 신경교 세포(glia)로 구성되었다. 인간의 뇌에는 약 1,000억 개의 신경 세포가 있으며 이들 신경 세포는 서로 연결되었으며 한 신경 세포는 평균 10,000개 정도의 다른 신경 세포와 연결되어 정보를 교환한다. 신경교 세포는 신경세포에 영양을 공급하고 지지하는 역할을 한다.

뇌는 대칭적 두개의 대뇌 반구(cerebral hemisphere)가 뇌간을 싸고 있으며 뇌간은 간뇌(midbrain), 뇌교(pons), 연수(medulla oblongata)로 구성되었다. 뇌간 후방에 소뇌(cerebellum)가 있으며 연수 아래 부위에 척수(spinal cord)로 이어진다. 대뇌 반구는 전두엽(frontal lobe), 측두엽(temporal lobe), 두정엽(parietal lobe), 그리고 후두엽(occipital lobe)으로 나누어지며 이들 부위는 각각 특수한 기능을 수행하는 신경 세포로 구성되었다. (그림 1) 대뇌의 좌우 두 반구는 뇌량(corpus callosum)으로 서로 상응하는 부위들이 연결되어 정보 교환이 이루어진다. 뇌의 바깥 표면은 대뇌 피질(cerebral cortex)이라 하며 약 2mm 두께로 신경 세포로 구성되었다. 대뇌 피질 아래 깊숙이 신경 세포의 조직들은 시상(thalamus), 기저핵(basal ganglia), 변연계(limbic system)들을 구성한다. 뇌의 가장 내부는 뇌실로 뇌척수로 채워져 있다. 대뇌 피질은 보다 기능적으로 발달한 동물에서 그 표면에 홈이 많이 만들어져 피질의 표면이 넓다. 대뇌 피질을 펼치면 침팬지에서 그 크기는 A4용지 크기이나 인간에서는 4배나 더 크다. 대뇌 피질은 뇌의 부위에 따라 운동, 감각, 시각, 청각 등 특수한 기능을 수행하는 부위로 구분되었으나 서로 연합하여 기능한다.

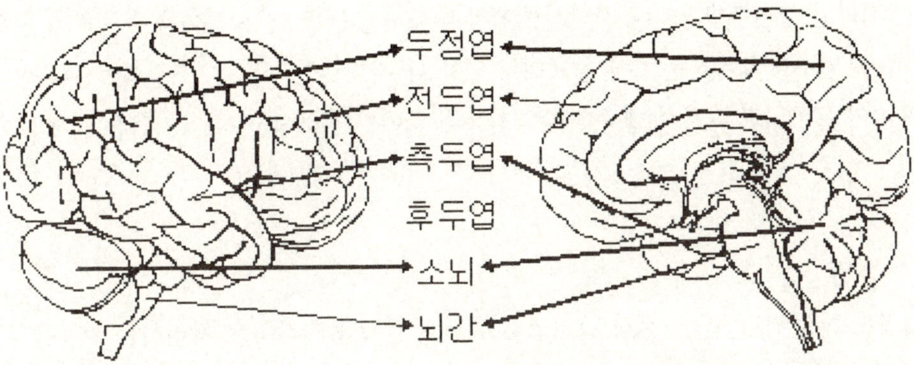

[그림 1] 좌측 그림 : 우측에서 본 우측 반구 측면
우측 그림 : 중앙 절단면에서 본 우측 반구의 내면

1) 전두엽

전두엽에 일차 운동 센터가 위치하여 운동 기능을 통제하며, 집중을 유지하고 조정하며, 목적 지향적 행동을 계획하고 집행하며, 그 결과를 평가하여 다른 대책을 강구하며 또한 감정을 조절하며 감정과 사고와 지각을 통합하는 기능을 한다. 즉 전두엽은 지각, 인지, 사고 및 정서를 통합하고 조정하는 뇌의 최고 집행 기능을 수행하는 부위이다. 전두엽의 중심전회(precentral gyrus)는 신체의 수의 운동 기능을 관장하여 중풍 환자에서 팔 다리의 운동이 마비된 것은 이 부위 손상으로 인한 것이다. 전두엽에는 수의 운동 뿐 아니라 수의 운동을 유연하고 통합되게 하는 보조 운동 기능과 안구 운동 기능을 관장하는 부위가 있어 손상을 받으면 긴장증과 같이 수의 운동에 저항하는 현상이 나타난다. 또한 안구와 두부의 협의 운동과 안구 추적 운동 장애를 나타낸다. 전두엽에는 표현 언어 센터(Broca center라고도 함)가 있어 이 부위의 손상시 다른 사람의 말을 듣고 이해할 수 있으나 생각을 언어로 표현하지 못하는 현상이 나타난다. 손상의 정도에 따라 언어 표현은 가능하지만 언어에 감정적 표현을 나타내지 못하여 정서적으로 둔마되거나 훼손되어 나타난다. 표현 언어 센터는 오른손잡이 에서는 왼쪽 반구에 위치하며 왼손잡이의 일부에서는 오른쪽 반구에 위치한다.

전부전두엽(prefrontal lobe)의 손상은 운동 기능의 마비를 나타내지 않으나 심한 감정과 행동의 조절과 표현에 장애를 나타낸다. 자신이나 환경에 관심을 보이지 않으며 정서적으로 둔마되어 감정을 적절하게 표현하지 못하거나 반대로 행동이 충동적이며 감정 표현이 부적절하고 지나치게 변화가 심하게 나타난다. 전부전두엽이 손상되면 생각과 감정과 행동을 조정하는 기능이 손상되고 활동을 계획하고 집행하는 기능이 훼손되는 인격의 파괴로 나타난 것이다. 지난날 정신분열병이나 강박장애에서 나타나는 심한 행동 장애를 조절하기 위하여 전부전두엽 일부를 절제하는 수술을 시행하였을 때 부적절한 행동은 조절되었으나 반대로 감정 표현이 둔마되고 의지적 행동을 수행하는데 장애가 심하게 나타나 지금은 시행하지 않는다.

2) 두정엽

두정엽은 체성 감각, 운동 감각 그리고 고유체위 감각을 지각하고 처리하는 기능을 한다. 신체 부위에서 접촉, 압력, 통증 수용체를 통하여 지각하는 크기, 모양, 무게, 질감, 견고함, 두 지점 분별, 신체 부위 지각, 시각 공간 지각 등의 감각 정보를 받아 지각하고 해석한다. 두정엽은 일차 감각과 함께 운동, 집중, 공간 지각, 관심 있는 감각을 추적하는 기능을 수행한다. 그리하여 대상을 지각하여 크기, 모양, 질감과 같은 물리적 특성을 파악하고 영상화하고 말로 이름을 말하고 쓰는 기능을 수행한다. 또한 두정엽은 시각과 청각 및 체성 감각 정보에 기초하여 적절한 근육을 활용하여 공간에서 운동을 조정하는 기능을 한다. 특히 두정엽은 시간 순서에 의한 정교한 운동을 수행하는데 중요하다. 우측 두정엽의 병변은 시각 공간 지각의 장애를 나타내며 좌측 두정엽의 병변은 실행 장애를 나타낸다.

3) 측두엽

측두엽은 청각을 지각하고 해석하는 기능, 청각, 시각, 후각, 신체 감각 등 감각을 통합하는 기능, 감각과 관련된 감정, 그리고 학습과 기억 기능을 수행한다. 측두엽에는 일차 수용 언어 센터(Wernicke center라고도 함)가 위치하여 소리를 단기간에 시간 순서와 공간 위치를 분별하여 이전에 소리와 비교한다. 좌측 측두엽은 우측에 비하여 단어와 숫자를 지각하는 능력이 우세하다. 그러나 비언어적 환경의 소리를 지각하는 것은 우측 측두엽이 우세하다. 일차 수용 언어센터가 손상되면 소리는 들을 수 있으나 의미를 이해하지 못하는 피질 청각장애를 경험한다. 그러고 일차 수용 언어센터가 손상되면 말을 이해하지 못할 뿐 아니라 글로 쓴 것을 이해하지 못하는 수용성 실어증을 경험한다. 측두엽 하부는 시각에 관여하여 손상시 형태와 얼굴을 인식하지 못하는 장애가 있다. 특히 우측 측두엽–후두엽 손상시 이미 아는 사람의 얼굴을 인지하지 못하는 장애가 있다. 측두엽에 해마와 편도가 위치하여 손상을 받으면 기억과 학습에 장애를 나타낸다. 편도는 청각에 관련된 감정을 관리하는 기능을 하여 감정을 동반하는 운율에 장애가 나타난다.

4) 후두엽

후두엽에 일차 시각 수용 부위와 연합 부위가 있으며 손상을 입으면 피질성 시각 장애가 나타나 사물을 지각하지 못한다.

5) 시상

시상은 뇌의 심부에 위치하여 대뇌피질과 말초 감각계로부터 정보를 받아 중계하는 조직이다. 시상은 감각계로부터 정보를 받아 대뇌 감각 피질로 중계하며, 대뇌 운동 피질로부터 정보를 받아 불수의 운동에 관여한다. 그리고 각성을 조절하는 기능이 있어 손상을 받으면 혼수상태가 된다.

6) 기저핵

기저핵은 뇌의 심부에 있는 일련의 신경세포 군을 지칭하며 운동기능, 인지기능, 감정, 그리고 학습에 관여하는 조직이다. 기저핵은 불수의 운동기능에 관여하여 손상이 있으면 파킨슨병, 무도병, 혹은 다른 운동 장애를 나타낸다. 파킨슨병에서 운동 저하와 함께 우울 증상을 나타내며 인지기능의 장애를 볼 수 있다.

7) 소뇌

소뇌는 대뇌의 후방 하부에 위치하며 운동과 인지 기능을 조절한다. 소뇌는 운동 피질, 내이의 전정 기관, 그리고 말초 위치 감각계로부터 정보를 받아 공간에서 신체의 위치에 따라 몸의 균형을 유지하도록 근육 운동을 조정한다. 소뇌는 전정기관과 연결되어 신체 균형과 안구 운동을 조절하며, 근육에 위치한 말초 위치 감각계를 통하여 몸의 위치를 조정하는 기능을 한다. 소뇌에 병변이 있으면 위치 조정에 장애가 있어 몸의 중심을 잡지 못하고 흔들거리며 걸음걸이가 불안정하고 세밀한 운동 기능에 장애가 있다. 소뇌는 운동 기능과 함께 주의 집중, 감정, 기억, 및 언어 기능을 조절한다.

8) 변연계

변연계는 Pierre Broca가 뇌의 내부에 있는 피질 조직으로 뇌의 외부 피질 부위와 외형상 차이가 있다는 것을 관찰하고 명명하였다. 그 후 이 부위가 감정의 경험과 표현, 학습, 기억에 관여하는 것으로 밝혀졌다. 변연계는 하나의 조직이 아니라 대상피질(cingulate cortex), 해마(hippocampus)와 주변 조직, 편도(amygdala), 중격핵(septal nuclei), 시상하부(hypothalamus) 등 일련의 조직을 포함한다.

대상피질은 뇌량(corpus callusum)을 싸고 있는 부위로 대뇌 피질, 시상, 그리고 주변 조직과 연계되어 변연계의 기능을 통합하고 조정하는 역할을 한다.

해마는 각성, 집중, 기억과 학습에 중요한 역할을 한다. 해마는 새로운 자극에 노출되면 각성 상태를 유지하고 목적 지향 행동을 실행한다. 실험동물에서 해마가 손상되면 집중에 따라 반응하는 기능에 장애를 나타낸다. 해마는 정보를 부호화하여 기억하는 것에 관여하여 파괴되면 새로운 정보를 기억하지 못한다. 기억한 정보가 어느 정도 시간이 지나면 해마가 손상되어도 회상할 수 있다. 해마는 정보를 부호화 하여 저장하는데 관여하는 반면 편도는 기억과 관련된 정서에 대한 긍정적 보상을 통하여 기억을 강화시킨다. 해마는 편향성이 있어 우측 해마는 시각 기억을 좌측 해마는 언어 기억에 중요하다.

편도는 후각, 성적 활동 및 고위 정서 활동에 관여한다. 편도는 자극과 관련된 정서적 의미를 추출하고 흥미 있고 중요한 것에 주의를 유지한다. 그리하여 사회적 관계에서 잠재된 정서적 뉘앙스를 분별하고 표현하는 기능을 하며, 손상되면 사회적 실인증을 나타내어 대상을 시각적으로 지각할 수 있으나 그 대상을 인식하지 못한다. 편도를 전기로 자극하면 처음에는 주의를 집중하지만 자극이 계속되면 공포와 분노 반응을 일으킨다. 또한 편도는 성적 활동을 조정하며 손상되면 무분별한 성적 활동이 증가한다.

중격핵은 쾌락 경험과 관계하는 부위로 실험동물에서 이 부위에 전극을 설치하여 자극하면 쾌감을 경험하여 자극하는 행동을 계속하는 볼 수 있다. 편도는 사회적 교류를 증진시키는 반면 중격핵은 사회화를 저지하는 기능이 있다. 중격핵이 파괴되면 다른 사람의 감정을 배려하지 못하고 반복적으로 때로는 부적절하게 접촉을 추구한다. 또한 중격핵은 편도와 밀접하게 연관되어 시상하부에 미치는 영향을 억제하며 지나친 흥분을 완화시키고 공격성을 억제시킨다.

시상하부는 내분비 기능과 자율신경 기능을 통제하며 식욕, 즐거움과 보상, 감정 등을 조절하는 기능을 한다. 시상하부는 갑상선 호르몬, 성호르몬, 부신피질 호르몬, 그리고 성장호르몬의 분비를 촉진하는 호르몬을 분비하는 내분비 조정 센터이다.

9) 각성과 집중 체계

인간이 각성하여 외부 및 내부로부터 자극을 지각하고 반응하는 것은 뇌의 기능적 상태를 반영한다. 각성 상태는 망상활성계(reticular activating system), 시상, 대뇌 피질 등이 관여한다. 망상활성계는 연수로부터 간뇌에 분포하는 망상체 조직으로 말초 감각계, 소뇌, 기저핵, 시상하부, 대뇌 피질로부터 신경원을 받아 중계하면서 각성, 집중, 수면 등에 관여한다. 이 부위가 손상되면 의식의 장애가 있다.

10) 기억 체계

기억은 외부로부터 정보를 받아 등록하고 저장하여 회상하는 과정으로 이루어진다. 이 과정은 해마, 편도, 유두체, 대뇌 피질, 소뇌 등 여러 부위가 관여한다. 해마가 위치한 측두엽 내측 하위 부위에 손상이 있으면 정보를 등록하고 저장하는 과정에 장애가 있어 새로운 정보를 기억하지 못한다. 그러나 이 경우에 오래된 기억을 회상하는 기능은 이상이 없다. 좌측 해마에 손상이 있으면 언어 기억의 장애가 현저하며 우측 해마에 손상이 있으면 시각 기억의 장애가 나타난다. 편도는 자극에 대한 정서적 반응의 기억에 관여한다. 전부 전두엽은 단기간 작업 기억에 관여하며 소뇌는 운동 관련 기억에 관여한다.

11) 언어 체계

언어 기능은 우세 반구에 위치하며 오른손잡이는 좌반구가 그리고 왼손잡이는 우반구가 우세반구이다. 그러나 오른손잡이의 98%는 언어 센터가 왼쪽 뇌에 있으나 왼손잡이의 18%만이 언어 센터가 오른쪽 뇌에 있으며 왼손잡이의 18%는 언어 센터가 좌뇌와 우뇌에 함께 발달하였다. 뇌에서 언어 기능은 세 영역으로 나누어져있다. Broca 영역은 전두엽에 위치하며 표현 언어를 관장한다. 이 영역에 병변은 적절한 단어를 찾지 못하여 말이 의미 없는 단어로 연결되고 앞뒤가 맞지 않다. Wernicke 영역은 측두엽에 위치하며 말을 듣고 이해하는 수용 언어를 관장한다. 이 영역이 손상되면 말을 듣고도 이해하지 못한다. 각회(angula gyrus)는 글을 읽고 쓰는 기능을 관장한다. 이 영역이 손상되면 말을 듣고 이해하며 말하는 기능은 장애가 없으나 쓰고 읽는 것에 장애가 나타난다.

12) 대뇌 좌반구와 우반구

대뇌는 대칭되는 좌반구와 우반구로 나누어져 있으며 두 반구 사이에 기능적 차이가 있다는 것은 잘 알려졌다. 그러나 두 반구 사이에 차이와 함께 유사점도 많이 공유하고 있다.

그리고 한 반구의 병변으로 어떤 기능을 상실하면 다른 반구에서 보상하여 이 기능을 수행하는 것을 볼 수 있다. 그러므로 두 반구는 상당한 유연성을 갖고 기능하며 이러한 적응성은 특히 어린 나이에서 잘 나타난다. 뇌의 편향성은 손잡이에서 현저하며, 좌반구는 분석적, 논리적, 수리적, 언어적 그리고 순서적 기능이 우세하며, 우반구는 전체적, 예술적, 직관적, 시각-공간, 감정적 기능이 우세하다. 언어 기능에서 좌반구는 문법과 형태적 언어를 우반구는 운율과 감정적 기능을 담당한다.

3. 신경전달물질

뇌는 신경 세포와 신경교 세포로 구성된다. 신경 세포는 뇌의 다양한 기능을 수행하며 신경교 세포는 신경 세포에 영양을 공급하며 구조를 형성하는 역할을 한다. 신경 세포는 다른 일반 세포와 근본적으로 같은 구조를 가졌으나 다른 세포와 달리 다른 신경 세포로부터 정보를 받는 수상돌기(dendrite)와 다른 신경 세포로 정보를 전달하는 축삭돌기(axon)를 갖고 있다. 축삭돌기 말단에는 비대하여져 다른 신경 세포와 연접하는 시냅스(synapse)를 형성한다. 신경 세포는 시냅스를 통하여 신경전달물질(neurotransmitter)을 분비하여 다른 신경 세포에 있는 수용체에 결합하여 정보를 전달한다.

신경전달물질은 신경 세포가 정보를 전달하기 위하여 이용하는 물질을 칭하며 신경 세포마다 한 가지 혹은 몇 가지 신경전달물질을 방출한다. 시냅스에는 두 개의 신경 세포가 연접하여 한 신경 세포는 신경전달물질을 분비하며 다른 신경 세포에는 신경전달물질이 결합하는 수용체가 있어 두 신경 세포 사이에 신호가 전달된다. 신경전달물질이 수용체에 결합하여 일련의 생화학적 과정을 거쳐 세포 이온 통로의 투과성을 변화시키거나 담백질 인산화 효소의 기능을 조절하여 신경 세포에 반응을 일으킨다. 신경 세포에 있는 신경전달물질은 도파민(dopamine), 노레피네프린(norepinephrine), 세로토닌(serotonin), 아세틸콜린(acetylcholine), 가바(GABA), 글루타메이트(glutamate) 등 그 수가 수십 가지에 이르지만 비교적 기능이 잘 알려진 신경전달물질들의 기능을 소개한다.

1) 도파민

도파민 신경계는 선조체, 대뇌피질, 변연계에 광범위하게 분포하여 주의 집중, 의욕, 보상, 학습, 운동, 호르몬 분비 등의 기능을 조정한다. 도파민 기능의 장애로 나타나는 대표적 질병은 파킨슨병으로 선조체에서 도파민 기능이 저하되어 불수의 운동기능의 장애가 나타난다. 정신분열병은 도파민 기능의 부전으로 나타나는 질병으로 추정된다. 정신분열병에서 나타나는 망상과 환각은 변연계 도파민 기능이 항진되어 나타나는 것으로 추정되며 의욕의 상실과 정서 둔마는 전두엽 피질에서 도파민 기능이 저하되어 나타나는 것으로 추정된다. 현재 정신분열병 치료에 이용되는 약물들은 도파민 기능을 차단하는 작용을 한다.

2) 노레피네프린

노레피네프린 신경계는 대뇌피질, 시상, 시상하부, 및 소뇌에 광범위하게 분포하여 각성과 스트레스 반응에 관여한다. 노레피네프린 기능이 항진되면 각성이 증가하며 심장 기능이 증가하고 근육의 대사가 증가하여 전반적으로 긴장 상태가 된다. 스트레스 상황에서 노레피네프린 기능이 증가되어 신체가 스트레스에 대응할 수 있도록 한다. 항우울약물은 뇌에서 노레피네프린 기능을 항진시키어 노레피네프린 기능의 저하가 우울증을 유발하며 반대로 노레피네프린 기능의 항진이 조증을 유발한다는 가설이 있다. 우울증과 조증은 노레피네프린 뿐 아니라 세로토닌, 도파민, 가바 등 다른 신경전달물질도 관여하는 것으로 추정된다.

3) 세로토닌

세로토닌 신경계는 대뇌피질, 변연계, 소뇌 등 광범위하게 분포하여 수면, 섭식, 성기능, 감정 등 다양한 기능을 조정한다. 항우울약물은 세로토닌 재흡수를 차단하여 기능을 항진시키어 세로토닌 기능 저하가 우울장애의 기전으로 추정된다. 특히 자살 시도자의 뇌척수에서 세로토닌 기능이 저하되어 세로토닌은 우울증 뿐 아니라 충동적 행동에 관여하는 것으로 추정된다. 세로토닌 기능을 항진시키는 약물들은 우울장애뿐 아니라 불안장애 치료에 효과 있어 세로토닌이 우울, 불안과 같은 감정 조정에 관여하는 것으로 추정된다. 또한 세로토닌 수용체에 대하여 부분적 작동제로 작용하는 LSD는 환각을 유발하며, 최근 정신분열병 치료제로 소개된 약물들은 도파민 수용체와 함께 세로토닌 수용체를 차단하는 효과가 있어 세로토닌이 정신병 발병에도 관여하는 것으로 추정된다.

4) 아세틸콜린

아세틸콜린 신경계는 대뇌피질, 해마, 대상회 등에 분포하여 각성, 학습, 기억에 관여한다. 아세틸콜린 기능을 저하시키는 약물들은 기억 기능을 저하시키어 정신적 착란과 지남력 장애를 유발한다. 알츠하이머 치매 환자의 뇌에서 아세틸콜린 신경의 파괴를 보이며 아세틸콜린 기능을 항진시키는 약물은 알츠하이머 치매의 진행을 저지하는 효과가 있다.

5) 가바

가바 신경계는 대뇌피질과 변연계에 있는 중간 세포에 분포되어 신경 세포를 억제하는 기능을 한다. 가바 기능을 항진시키는 약물들은 불안을 완화시키고 수면을 유도하는 기능이 있다.

6) 글루타메이트

글루타메이트 신경계는 대뇌피질, 소뇌, 해마, 미상핵 등에 분포하여 기억, 특히 단기 기억을 장기기억으로 전환시키는 장기강화(long-term potentiation)에 관여한다. 그러나 지나치게 활성화되면 신경 세포를 파괴시킨다. 글루타메이트 수용체중 하나인 NMDA 수용체를 차단시키는 약물은 지리멸렬한 언어와 환각을 유발하여 글루타메이트가 정신병에 관여하는 것으로 추정된다.

4. 정신약물학

오늘날 정신장애의 약물치료는 진단에 의하여 치료하기보다 증상에 따른 대응치료에 초점을 둔다. 정신장애 치료약물은 그 효과에 따라 항정신병약물, 항우울약물, 기분안정약물, 항불안약물, 정신자극약물, 인지기능 개선약물, 수면약물 등으로 분류한다. 항정신병약물은 정신적 흥분과 착란, 망상, 환각과 같은 정신병 증상의 치료에 효과가 있어 정신분열병, 정신병 증상을 동반한 우울증과 조증 치료에 이용된다. 항우울약물은 처음에 우울증 치료에 효과가 있어 이름을 갖게 되었으나 이후 연구에서 불안장애 치료에도 효과가 있다. 기분안정약물은 조증과 우울증이 반복하여 나타나는 양극성 장애에서 기분을 안정시키는 효과가 우수하다. 항불안약물은 불안을 완화시키며 수면을 유도하는 효과가 있어 불안장애 치료에 이용된다. 정신자극약물은 주의력결핍 과잉행동 장애에 효과 있다. 인지기능 개선 약물은 치매에 인지기능을 개선시키는 효과가 있다. 항정신병약물은 도파민과 세로토닌 기능을 차단하는 효과가 강하며, 항우울약물은 노레피네프린과 세로토닌 기능을 항진시키는 효과가 있으며, 항불안약물은 가바 기능을 항진시킨다. 인지기능 개선약물은 아세틸콜린 기능을 하지시킨다. 현재 우리나라에서 사용되는 항정신병약물(표1), 항우울약물(표2), 기분안정약물(표3), 항불안약물과 수면약물(표4), 인지기능 개선약물(표5)를 소개한다. 일일용량은 통상적 용량을 제시하였으며 필요에 따라 고용량을 사용할 수 있다.

[표 1] 항정신병약물

일반명	상품명 (국내, 국외)		일일용량(mg)
Chlorpromazine	세파민	Thorazine	100-1200
Thioridazine	멜라릴	Mellaril	100-600
Perphenazine	트리민	Trilafon	12-24
Trifluoperazine	오페라진	Stelazine	10-40
Thiothixine	나베인	Navane	6-60
Haloperidol	페리돌, 세리내이즈	Haldol	5-30
Bromperidol	브롬페리돌		5-20
Sulfiride	곰마틸	Dolmatil	200-1200
Clozapine	클로자릴	Clozaril	200-800
Olanzapine	자이프렉사	Zyprexa	5-30
Risperidone	리스페달	Risperdal	2-8
Quetiapine	세로켈	Seroquel	200-800
Aripiprazole	아빌리파이	Abilify	5-30
Ziprasidone	젤독스	Zeldox	40-200
Paliperidone	인비가	Invega	3-15

[표 2] 항우울약물

일반명	상품명 (국내, 국외)		일일용량(mg)
Imipramine	이미프라민	Tofranil	25-200
Amitriptyline	에트라빌, 에나폰	Elavil	25-200
Nortriptyline	센시발	Aventil	30-150
Doxepine	시네칸	Sinequan	25-300
Clomipramine	그로민	Anapranil	20-300
Amoxapine		Asendine	50-300
Maprotiline	루디오밀	Ludiomil	50-250
Trazodone	트리티코	Desyral	50-300
Bupropion	웰부트린	Wellbutrin	150-600
Mirtazapine	레메론	Remeron	15-60
Duloxetine	심발타	Cymbalta	40-120
Venlafaxine	이펙사	Effexor	75-225
Milnacipran	익셀	Ixel	25-50
Fluoxetine	프로작	Prozac	20-60

Sertraline	조로프트	Zoloft	50-150
Fluovoxamine	쥬미록스	Faverin	100-200
Citalopram	씨프람	Celexa	20-40
Escitalopram	렉사프로	Lexapro	10-20
Moclobemide	오로릭스	Aurorix	150-600

[표 3] 기분안정약물

일반명	상품명 (국내, 국외)		일일용량(mg)
Lithium	리탄	Lithium	600-1200
Carbamazepine		Tegretol	300-1200
Valproate	데파킨	Depakine	600-1200
Lamotrigine	라모틸	Lamotil	100-300

[표 4] 항불안약물과 수면약물

일반명	상품명 (국내, 국외)		일일용량(mg)
Benzodiazepine계 항불안약물			
Chlordiazepoxide	리브리움	Librium	20-100
Diazepam	바리움	Valium	2-30
Bromazepam	렉토팜		9-20
Clozazepate	트란센	Tranxene	15-60
Loflazepate	빅탄, 빅손		2-6
Clonazepam	리보트릴	Clonapin	0.5-2
Clobasam	센틸		20-60
Oxazepam	옥사민	Serenid	30-120
Lorazepam	아티반	Ativan	1-6
Tamazepam	타마리움	Restoril	20-60
Alprazolam	알프람	Xanax	1-6
Clothiazepam	리제	Rize	15-45
Non-benzodiazepine계 항불안약물			
Buspirone	부스파	Buspar	20-30
Propranolol	인데놀	Inderal	20-200
Hydroxyzine	유시락스	Atarax	50-300

Meprobamate	메프로바메이트	Meprobamate	800-3200
Benzodiazepine계 수면약물			
Flunazepam	달마돔	Dalmane	15-30
Nitrazepam	모가돈	Mogadon	5-10
Flunitrazepam	라제팜	Rodypnol	1-2
Temazepam	테마리움	Restoril	20-40
Triazolam	헬시온	Halcion	0.25-0.5
Estazolam	에실간		1-4
Midazolam	도미컴		5(주사용)
Brotizolam	렌돌민		0.25
Non-benzodiazepine계 수면약물			
Zolpidem	스틸녹스	Ambien	10-20
Zopiclone	이모반	Imovan	7.5-15
Chloral hydrate	포크랄	Noctec	500-2000
Phenobarbital	루미날	Luminal	100-300
Secobarbital	세코날	Seconal	50-300
Methqualualone	카르모	Quaalude	50-300
Eschlorvynol		Placidyl	200-1000

[표 5] 인지기능 개선약물

일반명	상품명 (국내, 국외)		일일용량(mg)
Tacrine	코그넥스	Cognex	80-160
Donepezil	아리셉트	Aricept	5-10
Rivastigmine	에셀론	Exelon	6-12
Galantamine	레미닐	Reminyl	16-32
Memantine	에빅사	Ebixa	20

5. 유전과 행동

1) 유전의 기전

부모와 자식 사이에 외모, 기질, 성격 등이 유사한 점을 보며, 이런 형상들이 유전된다는 것은 오랫동안 추정되었으나 Mendel이 그 원리를 처음으로 밝혔다. Mendel은 완두콩을 씨앗 모양, 떡잎 색깔, 씨앗 껍질 색깔, 콩깍지 모양, 콩깍지 색깔, 꽃의 위치, 줄기의 길이 등 7가지 특징이 상이하게 나타나는 것을 관찰하고 이들 특징이 어떻게 세대로 이어지는 가를 실험하였다. 예를 들어, 콩의 모양이 둥근 것과 주름진 것을 함께 심어 수확하니 모두 둥근 것만 수확되었으나 이 종자를 다시 심었더니 둥근 것과 주름진 것의 비율이 3:1로 나타났다. 이 실험을 통하여 Mendel은 그의 유명한 유전에 관한 법칙을 제안하였다. 완두콩의 표면을 둥글게 하거나 주름지게 하는 것은 완두콩이 두 개의 유전적 요소에 의하여 결정되며 그 중 하나는 다른 것에 대하여 우세하여 나타나지 않으나 열세한 유전자 두 개가 만나면 그 속성을 나타낸다. 유전적 특성을 결정하는 것이 유전자이며 두개가 한 쌍으로 존재하며 한 쌍의 유전자중 하나를 대립 유전자(allele)라 부른다.

인간 유전체 프로젝트(Human Genom Project)는 인간은 46개의 염색체에 약 35,000개 유전자를 갖고 있음을 밝혔다. 이들 유전자는 DNA로 구성되었으며, DNA는 두 줄의 염기가 서로 꼬인 이중 나선(double helix) 형태를 유지하며, 이중 나선이 풀리면 두개의 가닥으로 나누어진다. DNA는 이중 나선이 풀려 각각의 가닥은 새로운 가닥을 형성하는 주형으로 역할 하여 RNA를 형성하며 RNA는 새로운 단백질을 형성한다. 세포내의 단백질은 효소로 세포의 발생, 성장 및 기능을 조정하여 세포의 특징, 즉 표현형을 결정하여 유전적 특성이 유지된다.

유전적 장애는 이들 유전자중 하나 혹은 그 이상에서 변이로 인하여 나타난다. 정신장애는 하나의 변이 유전자에 의하여 결정되기보다 다수의 유전자가 복합적으로 관여할 것으로 추정되어 인간 유전체 도처에서 염기 서열의 다형성을 이용하여 추적한다. 정신장애와 연관된 특정 유전자를 탐색하기 위하여 연관 분석(linkage analysis)과 연합 연구(association study)를 이용한다. 연관 분석은 염색체상에 인접한 두 유전자는 항상 연관되어 나타나는 특성을 이용하여 이미 알려진 유전자의 위치를 이용하여 특정 유전자가 위치할 것으로 추정되는 염색체 부위를 탐색한다. 연관 분석으로 유전자를 찾은 대표적인 사례는 가족형 조기 발병형 알츠하이머 치매이다. 이 질병은 21번 염색체에 위치한 아밀로이드 전구단백 유전자, 14번 염색체에 위치한 presenilin 1 유전자 그리고 1번 염색체에 위치한 presenilin 2 유전자의 변형에 의한 것으로 밝혀졌다. 연합 연구는 특정 질병과 관련성이 높을 가능성이 있는 유전자 다형성의 빈도를 환자군과 일반인 사이에 비교하여 변이 유전자를 추정하는 방법이다. 두 군 사이에 특정 유전자의 다형성이 의미 있는 차이를 보이면 유전자 다형성이 특정 질병에 관여하는 것을 시사한다. 정신장애의 후보 유전자로 뇌의 기능에 관여하는 신경전달물질과 수용체와 관계있는 효소, 뇌 발달에 관여하는 단백질, 뇌 활동에 관여하는 호르몬 등의 유전자 등이 거론되고 있으나 아직 밝혀진 것은 없다.

2) 행동의 유전

인간의 복합 행동에 대한 유전적 요인을 이해하기 위하여 가족 연구, 입양아 연구, 쌍생아 연구의 방법이 있다. 이들 연구들은 근본적으로 유전적 요인이 관여한다면 유전적 요인을 공유하는 정도에 따라 나타나는 행동에 차이가 있다는 전제에 기초한다. 가족 연구는 유전적 요인을 공유하는 가족원에서 빈도와 일반인에서 빈도를 비교하여 유전적 요인의 영향을 평가한다. 입양 연구는 입양아에서 유전적 요인을 공유하는 생물학적 가족과 환경적 요인을 공유하는 입양 가족에서 장애의 빈도를 비교하여 유전적 요인을 평가한다. 쌍생아 연구는 동일한 유전적 특성을 가진 일란성 쌍생아와 이란성 쌍생아에서 특정한 행동이 일치하는 정도를 비교하여 유전적 요인을 평가한다. 유전적 요인이 강하면 유전적 요인을 공유하는 일란성 쌍생아에서 두 사람이 동일한 질병을 발병할 확률이 높을 것이다.

지금까지 연구들은 신체적 외모 뿐 아니라 성격 특성, 종교적 성향, 직업 성향, 학업성취도. 인지 능력 등에서 유전적 요인이 관여하다고 알려졌다. 쌍생아 연구에서 유전적 요인이 지능에 기여하는 정도는 52%, 신경성과 외향성 성격 특성에 기여하는 정도는 각각 46%와 51%, 직업성향에 기여하는 정도는 42%, 학업성취도에 기여하는 정도는 38%로 추정하였다. 이러한 자료들은 인간의 행동에서 유전적 요인과 함께 비유전적 환경적 요인의 영향이 중요하다는 것을 보인다.

3) 유전과 환경

오랫동안 자녀들이 부모를 닮는 것은 부모들이 만든 가정환경에 의하여 영향을 받았기 때문이라 생각하였다. 그러나 유전적 연구는 서로 공유하는 환경의 영향이 미미하다는 것을 알게 되어 환경에 대한 생각을 바뀌게 하였다. 쌍생아 연구에서 동일한 유전적 소인을 가진 일란성 쌍생아가 동일한 환경에서 성장하여도 지능이나 성격에 차이가 난다는 것은 환경적 요인이 쌍생아 사이에 서로 다르게 작용한다는 것이다. 아이들이 성장하면서 경험하는 환경은 동일한 환경에 있는 아이들에게 항상 동일하지 않으며 이를 비공유 환경(non-shared environment)이라 한다. 유전적 연구에서 얻은 두 번째 사실은 인간은 유전적 특성에 의하여 자신이 경험하는 환경을 만들어 간다는 것이다. 즉 인간의 환경에 대한 감수성은 유전적 요인에 의하여 결정된다는 것이다.

환경의 요인은 중요하지만 환경의 영향은 서로 공유하는 환경에 의한 것이 아니라 서로 공유하지 않는 환경, 즉 서로를 다르게 성장하게 하는 요인이 중요하다는 것을 알게 되었다. 입양아 연구에서 일반 지능에 대한 연구는 서로 공유하는 환경은 어린 나이에서는 영향이 있으나 청소년기에 이르면 그 영향이 급격히 미미하여진다고 하였다. 비공유 환경은 성장 과정에 질병, 신체적 정신적 학대, 친구로부터 왕따 당하기, 친구 관계 등 여러 가지 형태로 경험할 수 있다. 또한 형제들은 부모의 성격, 교육 정도, 양육 태도 등을 공유하지만 동일한 사건에 대하여 지각하고 수용하는 정도는 차이가 있다. 가족간 불화가 있을 때 한 사람이 희생양이 되거나 불화의 원인을 제공할 수 있다.

4) 정신장애의 유전

(1) 정신분열병

정신분열병 환자의 가족 연구는 정신분열병의 가족력이 있는 가족원에서 정신분열병의 유병율이 높을 뿐 아니라 혈연이 가까울수록 정신분열병의 유병율이 높다. 일반인에서 정신분열병의 평생유병율은 1%정도로 추정되는데 비하여 일란성 쌍생아에서 한 사람이 정신분열병일 때 다른 사람에서 정신분열병의 유병율은 47%이며 이란성 쌍생아에서는 12%이다. 그리고 정신분열병 환자의 형제에서 8%, 부모에서 6%, 그리고 삼촌 이상의 촌수에서 4%로 보고되었다. 정신분열병 어머니에서 출산하여 어려서 입양된 아이들 47명 중 5명(11%)이 정신분열병을 발병하여 유병율이 일반인에서 보다 높았다. 그리고 어려서 입양된 아이들 중 정신분열병을 발병한 입양아의 생부모와 양부모에서 정신분열병의 유병율을 조사하니 생부모에서 높았다. 정신분열병을 앓는 부모에서 태어나서 어려서 정신분열병을 앓지 않는 부모에 의하여 양육되어도 정신분열병을 앓지 않는 부모에서 태어나서 입양되어 양육된 사람에서보다 정신분열병의 유병율이 높다는 것이다.

그러나 정신분열병 환자의 가족에서 정신분열병의 위험이 높으나 정신분열병 가족에서도 정신분열병을 발병하지 않는 가족이 훨씬 많으며 나아가서 정신분열병을 발병하는 환자에서 가족의 병력이 있는 사람보다 병력이 없는 사람이 더 많다. 정신분열병의 발병에 유전적 요인이 관여하지만 환경적 요인이 중요하며 비록 유전적 위험이 높은 사람도 환경적 요인을 적절하게 조정하면 건강하게 생활할 수 있음을 시사한다.

(2) 기분장애

양극성 장애와 주요우울장애의 가족 연구, 쌍생아 연구 그리고 입양연구들은 유전적 요인이 강하게 영향을 미친다고 한다. 양극성 장애 가계에서 양극성 장애 유병율은 8%로 일반인 가계에서 유병율 1%보다 높다. 쌍생아 연구에서 일란성 쌍생아에서 일치율은 72%, 이란성 쌍생아에서는 40%였다. 입양아 연구에서 양극성 장애 병력이 있는 입양아의 부모에서 양극성장애 유병율은 7%였으나 양극성 장애의 병력이 없는 입양아의 친부모에서 유병율은 0%였다. 양극성장애 입양아의 친부모 가계에서 주요우우장애의 유병율이 대조군보다 높았다.

심한 주요우울장애 가계에서 주요우울장애 유병율은 9%로 일반인에서 3%보다 높았다. 쌍생아 연구에서 주요우울장애의 일치율은 일란성 쌍생아에서 40% 그리고 이란성 쌍생아에서 11%였다. 그러나 상대적 증상이 겨한 주요우울장애의 일치율은 일란성 쌍생아에서 49% 그리고 이란성 쌍생아에서 42%로 차이가 일란성 쌍생아와 이란성 쌍생아사이에 차이가 미미하였다. 이러한 자료들은 양극성 장애와 주요우울장애는 유전적 요인의 영향이 크지만 아직 유전 기전에 대하여 규명되지 않았다.

(3) 불안장애

공황장애, 범불안장애, 외상후 스트레스 장애, 그리고 강박장애의 가족 연구, 쌍생아 연구, 그리고 입양 연구들은 유전적 요인이 있음을 나타낸다. 공황장애 가족 연구는 공황장애 일차 가족에서 공황장애 유병율은 낮게는 7%, 높게는 20%로 보고되어 일반인에서 보다 2~4배 높다. 쌍생아 연구에서 일란성 쌍생아에서 일치율은 24% 이란성 쌍생아에서 일치율은 11%였다. 범불안장애 가족에서 범불안장애 유병율은 일반인에서 보다 6배 정도 높다고 한다. 쌍생아 연구는 유전적 영향을 나타내는 결과와 그렇지 않는 결과가 있어 일치된 소견을 보이지 않았다. 강박장애 가족에서 강박장애 유병율은 일반인에서보다 3~5배 높다. 쌍생아 연구에서 일란성 쌍생아에서 일치율이 이란성에서보다 높다. 외상후 스트레스 장애 가족 연구는 0.21~0.37의 유전도를 나타내었다.

(4) 자폐장애

자폐장애 쌍생아 연구는 일란성 쌍생아 11쌍 중 4쌍에서 일치하여 높게 나타났으며 이란성 쌍생아에서 일치율은 0%였다. 그리고 진단 기준을 넓혀 인지기능 장애를 포함하였을 때 일치율은 일란성 쌍생아에서 82% 이란성 쌍생아에서 10%로 차이가 커졌다.

제6장

정신건강

WHO는 '건강은 질병이 없는 상태가 아니라 신체적, 정신적, 및 사회적 안녕상태'라 하였다. 그러나 의학은 오랫동안 질병을 치료하는 것을 일차적 목표로 하였으나, 최근 의학 발달은 질병이 없는 상태를 넘어 적극적으로 건강을 증진하여 질병을 예방하는 것의 중요성을 인식하게 하였다. 의학의 전통에 따라 정신의학도 정신장애의 치료를 일차적 관심으로 하였다. 그러나 지난 50년간 정신의학의 많은 발전을 통하여 정신장애의 치료 영역을 넓혔으며 정신건강의 함양과 예방의 중요성을 인식하게 되었다. 정신장애를 예방하는 것은 정신건강을 함양하는 것임을 인식하게 되었다. 그러나 정신장애를 완화시키는 것은 어느 정도 이루었으나 아직 정신건강을 함양시키는 것에는 더 많은 연구가 필요하다. 지금까지 정신장애의 치료의 한계를 극복하기 위하여 정신건강 상태를 정확하게 평가하고 증진하는 방법을 개발하는 것이 정신장애의 예방과 재활에 중요한 과제이다.

정신건강을 함양하기 위하여 무엇이 정신건강인지를 인식하는 것이 필요하다. 그러나 아직 정신건강에 대한 구체적이고 일치된 정의는 어렵다. 통상적으로 정신건강은 정신장애가 없는 상태로 간주한다. 그러나 정신장애에 대한 역학 조사는 일반인에서 비록 정신장애의 진단기준에 미치지 않으나 정신병리 증상과 징후가 넓게 존재하고 있음을 나타낸다. 그러므로 단순히 정신장애로 진단되지 않는다고 건강하다고 평가하기는 어렵다. 미국에서 1958년 대통령 정신 장애와 건강 자문위원회의 보고서에서 정신적으로 건강한 사람의 특성을 다음과 같이 열거하였다. 1) 자기의 정체성과 감정을 인지한다. 2) 장래를 지향하며 생산적인 삶을 살아간다. 3) 정신은 통합되었으며 스트레스에 저항한다. 4) 자율적이며 자신의 필요를 인지한다. 5) 현실을 왜곡하지 않고 공감한다. 6) 환경을 지배하여 사랑하며 일하며 즐기며 효율적으로 살아간다. 이 보고서에서 기술한 것과 같이 사랑하며 일하며 즐길 수 있는 능력,

자율성, 문제해결기능, 자기실현기능 등을 건강한 사람이 가져야 할 중요한 정신기능으로 평가된다.

역사적으로 건강에 대하여 크게 세 가지 방법으로 접근하였다. 첫째, 건강은 병이 없는 상태라는 병리적 접근이다. 둘째, 건강은 긍정적이고 바람직한 상태라는 긍정적 접근이다. 셋째, 건강을 완전한 상태로 보는 이상적 접근이다. 그러나 그 동안의 연구들은 이들 개별 접근은 전체를 보지 못하며 정신건강은 전인적 기능 상태를 포함하여야 한다는 것을 강조하였다. 이러한 변화를 반영하여 미국 보건국은 1999년 "정신건강은 정신 기능을 성공적으로 수행하여 생산적으로 활동하며, 사람들과 관계를 충족하고, 변화에 적응하고 역경에 대처하는 능력을 갖는 상태"로 고 개념화하였다. WHO도 2004년 정신건강 증진이라는 보고서에서 정신건강은 단순히 병이 없는 상태가 아니라 "개인이 자신의 능력을 실현하고, 삶의 일상적 스트레스에 대처하여, 지역사회에 기여하는 상태"로 정의하였다. 이러한 정의는 개인의 안녕 상태는 물론 지역사회에서 다른 사람들과 관계와 기능을 포함한다. Corey Keyes는 정신건강은 정신장애를 경험하지 않으며 높은 주관적 안녕의 상태로 정의하였다. 주관적 안녕의 상태는 긍정적 감정과 긍정적 기능의 상태이다. 긍정적 기능은 심리적 안녕과 사회적 안녕 상태로 나누었으며, 심리적 안녕은 자기수용, 대인관계, 개인 성장, 삶의 목적, 환경의 숙달 그리고 자율성의 여섯 영역으로 평가하였다. 그리고 사회적 안녕은 사회적 수용, 사회적 실현, 사회적 기여, 사회적 일치, 사회적 통합의 네 가지 영역으로 평가하였다.

George Vaillant는 정신건강을 평가함에 4가지 고려할 사항과 정신건강에 대한 6가지 경험적 접근을 제시하였다. 먼저 정신건강을 평가함에 있어 평균의 문제, 사회문화적 특성, 성격 특성과 성향, 그리고 가치중립성의 네 가지를 고려하여야 할 사항으로 제시하였다. 정신건강을 평가함에 있어 집단의 평균이 반드시 건강한 상태라 할 수 없다. 평균은 상당한 정도의 정신병리를 포함하고 있다는 것을 인정하여야 한다. 또한, 정신건강을 평가함에 있어 지역, 문화, 그리고 시대의 특성을 고려하여야 한다. 예를 들어 규칙성은 많은 문명에서 미덕으로 여기지만 일부 문화에서는 바람직하지 않게 간주한다. 경쟁심은 대결 상황에서 유익한 성향이지만 안정된 상황에서는 사회성을 저해할 수 있다. 나아가서 정신건강을 논의할 때 성격 특성(trait)을 논의하는가 혹은 성격 상태(state)을 논의하는가를 분별하여야 한다. 특성과 상태는 다른 차원에서 이해하여야 한다는 것이다. 문명과 사회는 각각의 특이한 가치 체계를 갖고 있으며, 정신건강에 대한 논의는 가치중립적이어야 한다. 정신건강이 좋은 것이라면 개인에게 좋은 것인가 혹은 공동체에게 좋은 것인가? 행복한 삶을 위한 것인가 혹은 사회적 경쟁에 생존을 위한 것인가?

Vaillant는 지금까지 경험적으로 정신건강을 평가한 문헌을 검토하여 정신건강을 평가함에 있어 1) 정상 이상으로 정신건강(mental health as above normal), 2) 긍정심리학으로 정신건강(mental health as positive psychology), 3) 성숙으로 정신건강(mental health as maturity), 4) 감정지능으로 정신건강(mental health as emotional intelligence) 5) 주관적 안녕으로 정신건강(mental health as subjective wellbeing) 그리고 6) 탄력성으로 정신건강(mental health as resilience)의 여섯 가지 접근 방법이 있었다고 하였다. 다음에 기술하는 여섯 가지 접근은 개념적으로 상이한 근거에 토대를 두고 있어 어느 것이 더 우수하다고 할 수 없다.

1. 정상 이상으로 정신건강

정상은 여러 가지 의미로 사용된다. 정상이란 한 집단에서 통계적 평균을 말하지만 때로는 집단에서 바람직한 이상을 지칭하기도 한다. 전통적으로 의학에서 정상 범주에서 벗어나면 병적 상태로 그리고 정상 범주 내는 건강한 상태로 평가되었다. 인간의 다양한 기능적 측면을 평가하여 정상인가 아닌가를 평가하는 것은 쉽지 않다. 그 기능이 상황이나 문명에 따라 그 기준에도 차이가 있다. 예를 들어 신체적 운동기능을 평가함에 있어 운동 종목에 따라 평가기준에서 차이가 있다. 그리고 전문가들 사이에 어떤 기능이 중요한가에 의견 차이가 있다.

인간의 다양한 기능을 모든 영역에서 평가하는 것도 어렵지만 요약하여 평가하는 것도 쉽지 않다. DSM-IV-TR는 V축 전반적 기능평가(GAF)에서 개인의 기능을 정신병리 증상과 기능 상태를 근거로 하여 0~100점 점수로 평가하게 하였다. GAF 40점에서 70점으로 향상시키는 것은 70점에서 90점으로 향상시키는 것보다 상대적으로 쉽다. 이는 정신의학이 질병의 치료보다 정신건강을 향상시키는 것에 한계가 있음을 나타낸다.

2. 긍정심리학으로 정신건강

제2차 세계대전 종전 후 전쟁이 남긴 심각한 정신적 후유증을 경험하고 미국 정부는 정신장애의 진료와 연구에 많은 투자를 하였으며 이로 인하여 정신장애의 치료에 많은 진전을 이룩하였다. 정신장애의 발병과 치료에 영향을 미치는 생물학적, 심리적 및 사회적 요인에 대하여 더 많이 알고 이해하였으나 정신장애로 인한 개인적 및 사회적 고통과 부담은 더욱 증가하였다. 이 분야에 헌신한 일부 연구자들은 정신장애의 치료와 함께 예방의 중요성을 새로운 대안을 제시하였다. 심리학자 Martin Seligman은 긍정심리학이라는 새로운 대안을 제시하였다. 긍정심리학은 정신장애를 유발하는데 기여하는 요인을 교정하는 것도 중요하지만 함께 개인이 가진 장점을 강화시키면 정신장애를 예방하고 행복한 삶을 살 수 있다고 주장한다. 정신장애를 예방하고 행복을 삶을 살아가는데 필요한 개인적 성품으로 용기, 미래지향성, 낙관성, 신념, 정직성, 인내, 대인관계 기술, 일에 대한 몰입 등을 제시하였다. 인간이 가진 장점을 잘 이해하고 이를 증진시킬 수 있다면 정신장애를 예방할 수 있다고 주장한다. 긍정적 심리학은 비교적 정상적으로 기능하는 GAF 70점의 사람을 삶에 만족한 우수하게 기능하는 90점의 사람으로 향상시킬 수 있다고 주장하며 지금까지 연구들은 이 주장을 부분적으로 지지한다.

긍정 심리학에서 행복한 삶을 위하여 필요한 장점으로 간주하는 인간의 성향은 대부분 정신장애 치료에서 부분적으로 적용되어 왔다. 정신장애에 대한 여러 형태의 정신치료는 기법의 차이에도 불구하고 그 효과는 차이가 없다. 이들 정신치료의 효과는 각각의 정신치료에서 특이한 요소와 함께 공통적 요소에 의하여 이루어진다. 정신치료에서 비특이한 공통적 요소는 치료자의 권위, 치료자 환자의 관계, 문제의 개방과 이해, 치료에 집중 등 치료기법과 관계되는 것과 모든 치료가 지향하는 목표에 있어 공통점이 있다. 정신치료는 그 기법의 차이에 불구하고 인생의 의미, 목적 지향성, 미래 지향성, 합리적 사고, 긍정적 사고, 대인관계 기술, 통찰 등을 함양하는 것을 목표로 한다. 정신치료에서 지향하는 이들 목표들이 긍정심리학에서 관심을 갖는 인간이 습득하여야 할 장점들이다.

3. 성숙으로 정신건강

성숙으로서 정신건강이란 정신적으로 성숙한 사람은 건강하다는 것이다. 정신적 성숙은 경험을 통하여 학습으로 이루어지며 생물학적 관점에서 뇌가 외부 자극에 대하여 반응하는 과정을 통하여 이루어진다. 뇌의 신경세포는 자극에 반응하여 구조와 기능이 새롭게 변화하며 이를 신경의 가소성(neural plasticity)라고 한다. 신경의 가소성은 학습과 기억 과정에 중요하며 성장 단계에서 유년기에 강하게 나타나지만 일생동안 지속된다. 사람에서 정신적 성숙은 성장하면서 경험을 통하여 성숙하며 나이가 들면서 더욱 성숙하여 지는 것이 신체적 성숙과 차이가 있다. Erikson은 사람에서 정신적 성숙은 단계적으로 이루어지며 유명한 8단계 정신사회적 성장단계를 제시하였다. Vaillant는 성인기 단계에 따른 중요한 과제로서

Erikson이 제시한 정체성(identity), 친밀감(intimacy), 생산성(generativity), 통합성(integrity)과 함께 직업적 통합(career consolidation)과 의미의 유지(keeper of meaning)를 추가하였다.

성숙한 사람은 단계적 정신사회적 과제를 통달하여 삶의 폭을 넓혀간다. 이들 단계적 과제들을 통달하는 것은 성별, 교육정도, 사회계층, 문명에 비교적 독립적으로 이루어진다고 알려졌다. 청소년기 정체성은 소년기 과제를 통달하고 습득하여 부모로부터 신체적 및 정신적 독립을 이루어 자신의 삶을 살아갈 수 있는 기반을 갖게 한다. 청소년기 정체성은 친구나 가족이외 멘토와 동일화하여 이루어진다. 청년기 과제는 자기중심적 집착을 넘어 상호의존적 친밀감의 형성이다. 친밀감은 이성 뿐 아니라 동성의 친구와도 이루어지며 나아가서 종교 공동체, 직장 혹은 지역사회와 같은 집단에 대한 헌신으로 발전한다. 직업은 자신 뿐 아니라 다른 사람에게도 의미 있는 활동이다. 직업을 의미 있게 만들기 위하여 만족감, 자신감, 헌신도, 보상의 네 가지를 고려하여야 한다. 생산성은 다른 사람 특히 다음 세대를 돌보고 양육할 수 있는 능력을 말한다. 연구에 의하면 많은 사람들은 35세에서 55세 사이 어느 시점에 자신을 위한 성취 욕망은 감소하고 지역사회나 타인에 대한 관심과 봉사의 욕망을 강하게 경험한다고 하였다. 생산성의 통달은 모든 것을 포기하고 잃게 되는 노년기를 맞는데 중요한 자원이 된다. 의미의 유지는 인류가 가진 공통적 가치를 다음 세대에 전하는 역할이다. 통합은 자신이 살아온 세상과 자신의 삶을 이해하고 이들을 통합하여 삶의 의미를 새롭게 하여 삶의 마지막을 의미 있게 마치도록 준비하는 것이다. 여기서 제시한 성인기의 과제들을 단계별로 통달하는 것은 보다 성숙한 사람으로 가는 길이지만 모든 사람이 이들 단계를 단계적으로 모두 거치는 것은 아니다. 인류에 위대한 유산을 남긴 많은 사람들에서 이들 단계를 모두 통달하지 않은 사람도 있다. 그러므로 이들 성장 단계는 성인에서 성장을 이해하는 이정표로서 의미가 있다.

4. 감정지능으로 정신건강

일찍이 Aristotle는 “누구나 화를 낼 수 있으며 그것은 쉽다. 그러나 적절한 상대에게 적절한 때에 적당한 정도로 그리고 적당한 방법으로 화를 내는 것은 쉽지 않다.”라고 하였다. 그러나 오랫동안 Aristotle의 경구는 많은 사람들의 관심을 받지 못하다가 1970년대에 이르러 개인의 감정 조정능력의 중요성에 관심을 갖게 되었다. 인간의 감정은 긍정적 감정 뿐 아니라 부정적 감정도 생존을 위하여 절대적으로 필요하다. 최근 뇌 연구는 감정은 단순히 심리적 현상이 아니라 신경생리적 현상으로 뇌의 전두엽, 편도, 해마, 그리고 다른 변연계 부위들이 관여하고 있음이 밝혀졌다.

감정지능은 전통적 인지지능에 대비하여 감정을 이해하고 대응하는 능력을 말한다. Peter Salovey와 John Mayer는 감정지능을 다섯 영역, 1) 자신의 감정을 지각하고 이해하는 능력. 2) 감정을 관리하는 능력, 3) 목적지향적 동기유발 능력, 4) 다른 사람의 감정을 지각하고 이해하는 능력, 그리고 5) 대인관계 능력으로 분류하였다. 감정지능은 개인 사이에 차이가 있을 뿐 아니라 개인에서 이들 영역 사이에 차이가 있을 수 있다. 예를 들어 어떤 사람은 감정을 잘 조절 할 수 있으나 목적지향적 동기가 부족할 수 있으며, 또 다른 사람은 감정 조절은 적절하게 할 수 있으나 대인관계에 어려움을 가질 수 있다. 감정지능은 유전적으로 타고나며 신경생리적으로 조정을 받으나, 성장과정의 경험을 통하여 조절되어 습관으로 형성된다. 비록 성장과정에서 초기의 경험이 감정지능 형성에 중한 영향을 미치지만 학습한 것은 적절한 방법으로 재학습하여 바꾸고 향상시킬 수 있음으로 일생을 통하여 감정지능을 향상시킬 수 있다. 오늘날 우리 사회에 만연한 우울과 불안 같은 정신적 문제 뿐 아니라 가정, 학교 및 사회에서 불신과 폭력, 계층 간 갈등과 대립의 문제는 날로 악화되고 있다. 이러한 문제의 원인을 여러 시각에서 찾을 수 있으나 사회 전반에서 감정지능이 낮아 일어나는 현상으로 생각된다.

5. 주관적 안녕으로 정신건강

주관적 안녕으로서 정신건강은 객관적 기준에 의한 평가보다 개인이 경험하는 주관적 경험을 중요하게 간주한다. 주관적 안녕은 단순히 고통을 경험하지 않는 것이 아니라 긍정적 만족의 상태를 칭한다. 주관적 안녕은 자신의 삶의 영역에서 얼마나 만족하고 행복감을 느끼는가에 대한 주관적 평가이다. 일부 전문가들은 주관적 안녕을 심리적 안녕과 구별한다. 이들은 주관적 안녕은 긍정적 및 부정적 감정 사이에 균형과 만족에 대한 평가를 말하며, 심리적 안녕은 삶의 실존적 도전에 대한 대응으로 평가한다. 최상의 안녕은 높은 주관적 안녕과 심리적 안녕의 상태이다. 미국에서 중년기 성인에서 연구는 전체 18.6%가 높은 주관적 및 심리적 안녕을 보였으며 19.3%는 낮은 주관적 안녕과 심리적 안녕을 나타냈다.

주관적 안녕은 일반인 말하는 행복과 만족과 많은 차원을 공유하지만 차이도 있다. 행복감은 건강하고 긍정적인 것이 있는가 하면 오히려 비적응적이고 병적인 것도 있다. 예를 들어 자기를 버리는 헌신으로 얻는 기쁨, 자신을 통제하고 절제함으로 얻는 만족, 일에 몰입하여 얻는 즐거움 등은 긍정적이지만 음주나 약물복용으로 경험하는 쾌락 그리고 육체적 욕구를 충족하여 얻는 쾌락은 비적응적이고 병적일 수 있다. 긍정적 감정은 윈윈 게임이 되지만 부정적 감정은 승자와 패자로 나타난다. 주관적 안녕과 관련하여 즐거움과 만족을 분별하는 것이 필요하다. 즐거움은 신체적 욕구를 충족할 때 경험하는 순간적 감정 상태이며 만족은 자신의 능력에 따라 최선의 경험으로 얻는 만족이나 미적 및 영적 경험에 동반하는 즐거움을 말한다.

주관적 안녕에 대한 연구들은 안녕에 관계하는 요인들이 무엇인지를 규명하고자 하였으며 특히 이들 요인들이 타과난 성향인지 혹은 환경적 영향인지를 평가하고자 하였다 그리고 나아가서 주관적 안녕과 다양한 요인들 사이에 원인 결과의 관계를 규명하였다. 일반적으로 행복한 사람은 젊고, 건강하고, 교육받았고, 높은 보수의 직장을 가졌고, 외향적이고, 낙관적이고, 걱정이 없으며, 자존감이 높고, 종교적이며 결혼한 사람으로 알려졌다. 그러나 1970년대 이후 주관적 안녕에 대한 연구들은 남여 사이에 주관적 안녕에서 차이가 없으며 교육 수준이 증가할수록 그리고 경제적 수준이 향상될수록 주관적 안녕이 향상되었다. 그러나 주관적 안녕에 미치는 경제적 상태의 효과는 경제적 상태가 어느 수준에서 이르면 그 효과가 사라졌다. 선진사회에서 그 동안 이룩한 사회경제적 상태의 향상에 상응하여 주관적 안녕이 향상되지 않았다. 쌍생아 연구는 주관적 안녕이 유전적 요인에 의하여 영향을 받고 있음을 나타내었다. 개인 사이에 주관적 안녕에 대한 차이는 성격 성향으로 중재되는 유전적 요인에 의하여 영향을 받는다. Vaillant는 Harvard 성인성장연구에 참여한 대상에서 GAF 점수와 자기보고형 주관적 안녕감 사이에 상관관계가 0.51 였다고 하였다.

6. 탄력성으로 정신건강

미국 정신의학의 기초를 놓았으며 정신장애편람 제1판(DSM-I)의 이론적 기초를 제공한 Adolf Meyer는 "정신장애란 없으며 단지 스트레스에 적응하는 특이한 방법만이 있다."고 하였다. DSM-I에서는 정신장애라는 용어대신 '반응(reaction)' 이라는 용어로 정신장애를 분류하였다. 적응 측면에서 정신장애란 삶의 스트레스에 적응하는 인체의 항상성(homeostasis)의 발현이며 또한 인체의 자기 치유 과정이다. 단지 항상성으로 인하여 개체가 지나치게 고통을 받고 비적응적일 때 질병으로 분류한다.

정신적으로 스트레스에 대응하는 방법은 크게 세 가지로 분류할 수 있다. 첫째, 개인이 다른 사람으로부터 도움과 지지를 받고자 추구하는 것이다. 둘째, 개인이 의식적으로 스트레스를 숙달하여 극복하는 것이다. 셋째, 개인이 비자율적이며 무의식적으로 대응하는 방법으로 방어기제라 불린다. 방어기제는 개인이 경험하는 내적 혹은 외적 현실을 왜곡시키어 주관적 고통을 감소시킨다. DSM-IV-TR에서 방어기제가 정신장애 평가의 새로운 축으로 제안되어 평가하고 있다. 모든 방어기제는 스트레스로 인한 심적 갈등을 완화시키고 조절하는데 효과 있으나 얼마나 현실의 문제를 직면하여 효율적이고 적응적인가는 방어기제들 사이에 차이가 있다. DSM-IV-TR에서는 방어기제를 현실 적응에 적절한 정도에 따라 1) 방어적 부조절 단계, 2) 행동화 단계 3) 현저한 현실왜곡 단계 4) 부인단계 5) 미미한 현실왜곡 단계 6) 정신적 억제단계 7) 높은 적응단계로 분류하였다. 방어적 부조절 단계는 방어기제가 적절하게 운용되지 않는 정신병적 퇴행 상태이다. 행동화 단계에서는 행동화와 퇴거와 같은 행동으로 대응하는 것이 주요 방어기제이다. 현저한 현실왜곡 단계는 자기와 현실의 왜곡이 심한 상태이다. 부인단계는 투사와 왜곡이 주로 이용되는 안정된 정신병 상태이다. 미미한 왜곡단계는 자기상과 대상을 평가절하 하든지 과대평가하는 현상으로 나타난다. 정신적 억제는 전치, 상징화, 반동형성, 해리, 취소, 등 여러 가지 방어기제로 내적 갈등을 억제하고 변형시키어 적응하는 것으로 신경증 단계이다. 높은 적응단계에 관여하는 방어기제는 유모어, 이타주의, 승화, 억제, 예측, 주기주장, 주기관찰, 관계가 포함되었다. Vaillant는 Harvard 성인성장연구에 참여한 대상에서 GAF 점수와 방어기제들 사이의 상관관계가 0.81로 높게 나타났다고 하였다.

7. 과제와 전망

건강이라는 단어의 어원을 생각하여 보면 건강의 의미를 보다 잘 이해할 수 있다. 건강을 뜻하는 영어 'health'는 전체를 의미하는 'whole'과 거룩함을 의미하는 'holy'와 같은 어원에서 기원하였다. 전체는 완전하여 부족함이 없는 상태이며 나아가서 모든 부분이 함께 하여 균형을 이루는 상태를 의미한다. 모든 것이 함께 하여 균형을 이루는 상태는 현실적으로 이룰 수 없는 이상적 상태이다. 이러한 완전한 상태는 종교적으로 거룩한 상태와 동일하다. 그러므로 최상의 건강은 종교적 거룩한 상태이며 질병은 그와 대칭되는 불안전하고 거룩하지 않은 상태이며 거룩함을 회복하는 것이 치유의 목표이다.

건강은 전체와 함께 전체 내에서 균형 상태를 의미한다. 인간은 내적으로나 외적으로 끊임없이 변화하는 환경에 노출되어 있다. 끊임없이 변화하는 환경에 적절하게 적응하여 평형을 유지하는 것이 최상의 건강 상태이다. 전체의 한 부분은 부분으로 기능하지만 조화를 이룰 때 각 부분의 합보다 더 크고 더 완전하고 더 거룩한 특성을 갖게 된다. 그러므로 전체는 균형을 통하여 모든 것이 포함되고 적절한 순서를 갖게 되는 역동적 현상으로 항상 끊임없이 변화하여 새로운 균형을 이루는 상태의 연속이다.

유대교에서 질병은 죄의 상태로 간주하여 질병이나 신체적 결함이 있는 상태에서는 제사에 참여하는 것이 금지되었다. 종교의 역할은 'religion'의 어원이 뜻하는 대로 부서진 것을 다시 묶어 하나 되게 하는 것이다. 근대에 와서 의학이 전문 분야로 분화되기까지 종교가 치유를 담당하였다. 최근 다시 종교의 치유적 기능에 관심이 높다. 그러므로 건강과 치유는 과학적 방법으로 분석하고 규명할 수 있는 신체적 상태를 넘어 존재의 근본에 자리 잡은 가장 신비한 생명 현상이다.

제7장

정신장애의 발병

1. 정신장애 개념

정신장애가 인격 기능의 변형과 퇴행으로 나타나는 점에 미루어 원시인에서도 인격의 변형과 퇴행이 있었을 것이나 오늘날 확인할 기록은 없다. 그러나 신화와 설화에서 나타나는 인간 행동과 오늘날 저개발 사회에서 정신병에 대한 인식을 통하여 원시사회에서 정신병에 대한 인식과 태도를 추정할 수 있다. 원시사회에서 사람이 이해할 수 없는 현상을 초자연적인 힘에 의하여 나타나는 것으로 간주하였다. 정신병은 귀신에 사로잡힌 상태이거나 죄에 대한 신의 벌과 같은 초인적 힘에 의하여 나타난다고 인식하고 마술사가 초자연적 힘으로 귀신을 쫓아내든지 혹은 귀신을 회유하여 개인으로부터 떠나게 함으로 치료하였다. 오늘날 개발도상 사회뿐 아니라 개발 사회에서도 특수 부류에서 정신병을 귀신들린 것으로 보아 귀신을 추방하여 병을 치료하는 관행이 계속되고 있다.

서양에서 고대 그리스 로마 시대로 발전하면서 정신병이 단순히 귀신에 의한 병이나 초자연적 힘에 의한 것이 아니라 체액의 불균형, 감염이나 뇌의 병변으로 나타나며, 뇌가 인간 정신의 근원이라 생각하였다. 또한 정신병 환자를 귀신들린 신으로부터 저주받은 존재로 사회로부터 제거하여야 하는 것이 아니라 인간적 치료를 필요로 하는 것으로 인식하였다. 그러나 중세 암흑기를 지나면서 정신병에 대한 과학적이고 인간적 인식은 배척받고 다시 정신병은 신의 저주로 귀신에 의한 병으로 간주되어 사회로부터 제거하자는 주장이 힘을 얻어 정신병 환자들은 사회로부터 심한 수난을 받았다. 그러나 프랑스 혁명 후 자유주의적 사조에 힘입어 정신병 환자들에 대한 인간적 대우와 치료를 주장하는 소리가 높아졌다. 정신병에 대한 인간적 치료의 소리가 높아지면서 19세기에 이르러 정신병에 대한 의학의 관심도 높아져 정신병에 대한 체계적 연구는 정신병이 뇌의 병변에 기인한다는 이론이 더욱 힘을 얻게 되었다.

그러나 20세기 초 정신분석학이 확립되면서 심리적 갈등과 그에 대한 방어기제로 정신병을 이해하는 이론이 우세하였으나, 20세기 후반 신경과학의 발달로 뇌 기능에 대하여 더욱 잘 이해하면서 뇌 기능 부전이 정신병의 발병에 중요한 요인이라는 것을 인식하게 되었다. 그러나 인간의 정신 기능에 대한 과학적 연구는 정신 기능이 단순히 뇌의 기능에 의하여 결정되는 것이 아니라 신체적 정신적 그리고 환경적 요인들의 복잡한 상호작용에 의하여 결정되는 것을 알게 되었으나 복잡한 상호작용의 기전은 앞으로 규명하여야 할 과제이다.

2. 정신장애의 발병

정신장애에 나타나는 정신 기능의 이상을 규명하기 위하여 정상과 비정상의 경계에 대한 규명이 필요하다. 정상과 비정상 정신기능을 분별함에 있어 정상과 비정상이 연속선상에서 나타나는 현상인지 혹은 각각이 상이한 범주에 속하는 것인지에 대한 논의가 있다. 임상적으로 정신장애에서 나타나는 증상은 정상 상태에서도 볼 수 있다. 사랑하는 사람을 사별한 사람이 경험하는 슬픔은 우울장애에서 주 증상으로 간주되는 우울 기분과 현상학적으로 분별하기 어렵다. 사별에서 경험하는 슬픔을 어느 시점에 병적 우울장애로 진단하여야 하는가? 어린이들은 성인에 비하여 집중 능력이 짧고 산만하다. 어느 정도 집중력이 산만할 때 주의집중장애로 진단하여 치료하는 것이 적절한가는 문제가 제기된다.

그리고 전통적으로 의학에서 병적 증상은 정상 상태에서 나타나지 않는 특이한 현상으로 간주하였다. 그러나 최근 암, 당뇨병, 심장병의 발병에 유전적 요인이 중요하게 기여하는 점에 미루어 유전적 취약성을 가졌으나 임상적으로 발현되지 않은 상태와 임상적으로 발병한 상태사이에 차이는 무엇인가는 질문을 제기할 수 있다. 정신분열병, 양극성장애, 우울장애에서도 유전적 요인의 중요성이 밝혀지고 있어 동일한 의문이 제기된다. 정신장애의 원인을 규명하는데 고려하여야 할 다른 문제는 정신장애 진단의 한계성이다. 현행 정신장애 진단은 현상학적 특징에 근거하였으며 생물학적 혹은 심리학적 요인과 관계가 밝혀지지 않았다. 일부 학자들은 불확실한 진단기준에 근거하여 원인을 찾기보다 망상, 환각 혹은 우울 증상과 같은 구체적 증상의 발병기전을 규명하는 것이 적절하다고 주장한다. 정신장애의 발병에 관여하는 요인들을 이해하기 위하여 다음의 사례를 생각하여 보고자 한다.

48세 여자가 한 달 전부터 잠을 잘 자지 못하고 마음이 불안하고 우울하여 내원하였다. 두 달 전 17년간 결혼한 남편이 다른 여자를 사랑한다고 이혼하자고 하며 집을 나가 충격을 받았다. 그러나 남편은 가출 2주 후 자신이 잘못하였다고 사과하며 돌아왔으나 환자는 남편을 받아들일 마음이 없으며 남편과 고생하며 살아온 것이 너무 후회스럽고 오히려 남편과 이혼하자고 하였다. 환자는 35세에 우울증으로 치료받은 병력이 있다. 그리고 환자의 아버지가 양극성장애로 치료받은 병력이 있다. 환자가 12세 때 환자의 어머니가 아버지와 불화로 가출하였으며 그 후 환자는 아버지와 함께 생활하였다.

이 사례에서 발병과 관련된 요인으로 환자의 아버지가 양극성장애의 병력이 있음에 미루어 유전적 요인, 사춘기에 부모가 헤어져 아버지와 살았다는 성장과정에서 가정환경, 최근 남편이 다른 여자를 사랑하여 가출한 현재 스트레스 요인 등을 생각할 수 있다. 그러나 이들 요인들이 어떻게 서로 연관되어 발병에 영향을 미쳐 현 우울 삽화를 발병하였는가를 규명하는 것은 쉽지 않다. 이 사례를 치료함에 있어 이들 요인들이 미치는 영향을 분별하는 것이 중요한 과제가 될 것이다.

오늘날 질병은 개인이 타고난 신체적 및 정신적 특성과 환경적 요인이 복합적으로 작용하여 발병하는 것이라는 스트레스-성향 이론(stress diathesis theory)으로 설명한다. 개인이 타고난 유전적 특성에는 차이가 있으며 유전적 특성은 성장과정의 환경에 의하여 조정되어 개인은 신체적 및 정신적 특성으로 나타난다. 개인의 신체적 및 정신적 특성에 의하여 우리 몸의 여러 기관은 상대적으로 강한 기관이 있는가 하면 취약한 기관이 있다. 취약한 기관은 내부 및 외부 자극에 민감하게 반응하며 발병의 표적이 된다. 그리하여 어떤 사람은 심장이 취약하고 또 다른 사람은 위장관이 취약할 수 있다. 정신장애는 정신을 관장하는 기관이 취약하여 발병한 것이라 할 수 있다. 정신장애는 개인이 주어진 환경에 적응하는 과정에 나타난 정신적 부조화 현상이다. 정신장애 그 자체는 병적인 현상이지만 또 다른 측면에서 개인이 주어진 상황에서 심적 평형을 유지하여 정신적 만족을 얻고자하는 최선의 노력의 산물이다. 인간은 스트레스에 대응하여 신체적 및 정신적으로 평형을 유지하고자 한다. 신체적 및 정신적 평형이 최상의 기능을 유지할 수 있으면 신체적 활력이 증가하고 정신적 안정과 만족을 경험하며 성장 발달할 수 있다. 그러나 평형상태가 적절한 기능을 유지하지 못할 때 신체적 활력이 저하되고 정신적 불안정과 불만이 증가하며 성장이 위축되고 퇴행한다. 신체적으로나 정신적으로 적절한 기능을 유지할 수 있는 평형을 이루지 못한 상태는 병적 상태이다.

3. 소질요인과 유발요인

정신장애의 원인은 크게 발병에 선행하여 개인이 갖고 있는 소질요인(predisposing factors), 발병에 직접적으로 관여하는 유발요인(precipitating factors), 그리고 발병 후 병적 상태를 지속시키는데 관여하는 지속요인(perpetuating factors)으로 분류할 수 있다. 소질요인은 개인이 타고난 유전적 특성과 성장과정에 환경적 요인에 의하여 조정되어 나타나는 신체적 및 심리적 특성으로 나타난다. 성장과정에 개인은 심리적 갈등을 해결하기 위하여 특이한 방어기제를 형성한다. 방어기제는 내적 요구를 현실에 맞게 적절하게 조정하는 내적 장치이며 개인의 성장과정에 형성되어 성인이 되면 안정적으로 지속된다. 개인이 가진 방어기제가 성격으로 형성된다. 방어기제가 현실 적응적이며 내적 욕구를 충족시키면 성숙하고 건강한 삶을 살 수 있으며 정신장애에서는 미숙하고 현실에 적응하지 못하는 방어기제를 구사한다. 방어기제에 대하여 제1장 정신분석에서 상세히 기술하였다.

유발요인과 지속요인은 일반적으로 생활에서 경험하는 스트레스와 스트레스에 대한 대응방법에 의하여 결정된다. 질병에 취약성을 가진 사람은 특수한 상황이나 환경에서 병이 발병하게 된다. 그러나 취약성을 갖고 있어도 모두 발병하는 것이 아니라 환경이나 상황이 적절하지 않으면 발병하지 않을 수 있는 것이다. 예방적 차원에서 질병에 대한 취약성을 보호하는 환경적 요인을 파악하는 것은 중요하다.

4. 기질특성

정신장애의 유전적 기전을 규명하고자 많은 연구가 있었으나 아직 분명히 밝혀지지 않았다. 정신분열병, 양극성장애, 우울장애, 불안장애 등의 발병에 유전적 요인들이 영향을 미치는 것은 분명하지만 지금까지 알려진 유전자들의 기여도가 낮은 점에 미루어 적어도 하나 혹은 몇 개의 유전자에 의하여 유전되는 것이 아니라 다수의 유전자들이 복합적으로 작용하며, 유전적 특성은 병에 대한 취약성으로 유전되는 것으로 추정된다.

개인이 내적 및 외적 자극에 반응하여 비교적 안정적이고 지속적인 독특한 방법으로 나타나는 감정, 지각, 및 행동 양상을 기질(temperament)이라 한다. 유전 역학 연구에서 개인의 기질 특성은 30~60%가 유전적 요인에 의하여 결정되는 것으로 밝혀졌다. Thomas와

Chess는 태어나면서 영아기에서 나타나는 특이한 행동 유형을 기질이라 하였으며 기질 특성을 활동정도(activity level), 율동성(rhythmicity, regularity), 접근과 퇴거(approach and withdrawal), 적응성(adaptability), 반응역(threshold of response), 반응강도(intensity of response), 기분상태(quality of mood), 산만도(distractibility), 주의집중과 끈덕짐(attention span and persistence)으로 분류하였다. 이들을 장기간 추적하여 조사하니 기질적 특성이 향후 발달과 성격 형성에 중요한 영향을 미치고 있음을 밝혔다. Thomas와 Chess는 1956년 146명의 소아를 행동 특성에 따라 분류하니 순한 아동(easy child) 40%, 까다로운 아동(difficulty child) 10%, 지연 활성 아동(slow-to-warm-up) 15%, 나머지는 혼합군으로 분류되었다. 순한 아동은 수면과 식사 및 생리적 기능이 규칙적이며 새로운 자극에 긍정적으로 반응하며 변화에 잘 적응하며 긍정적 반응을 나타내어 내었다. 까다로운 아동은 이와 반대로 신체 기능이 불규칙적이며 새로운 자극으로부터 퇴거하고 변화에 빨리 적응하지 못하며 부정적 감정을 강하게 나타내었다. 지연 활성 아동은 새로운 자극에 처음에는 강한 부정적 감정과 반응을 나타내지만 반복적으로 노출되면 천천히 적응하는 군이다. 혼합군은 위 세 군의 특성을 조금씩 갖고 있어 특이한 군으로 분류하지 못하는 나머지 군을 칭한다. 아등들 사이에는 태어나면서부터 환경에 적응하는 방법에 차이가 있으며 이러한 차이가 발병에 관여하는 것으로 추정된다.

5. 스트레스와 건강

건강은 신체적, 정신적, 사회적, 그리고 영적 총체로서 생각하여야 하며 동시에 질병의 발병과 경과는 이러한 총체적 통합의 산물이다. 인간은 사회적 동물이라 혼자 살아가는 것이 아니라 가족 구성원으로 사회 조직의 일원으로 살아간다. 그러므로 개인이 처한 사회환경적 요인은 여러 측면에서 개인의 건강과 질병에 영향을 미치고 있다. 건강을 항진시키고 질병을 예방하는데 영향을 미치는 요인을 바로 이해하는 것이 건강을 유지하는데 중요하다. 개인은 유전적으로 결정되는 신체적 정신적 특성을 갖고 태어나며, 이러한 특성은 개인이 처한 사회환경적 요인에 의하여 영향을 받고 변화된다. 개인은 자신의 환경에 대응하여 생존하기 위하여 독특한 신체적 및 심리적 대응방법을 갖게 된다. 개인은 타고난 능력과 주어진 환경의 상호작용에서 나타나는 긴장상태를 스트레스로 경험한다. 자신의 힘에 넘치는 물건을 들 때 근육에 긴장을 느끼는 것 같이 정신적 긴장은 스트레스로 나타난다.

스트레스는 건강에 부정적으로 작용함으로 피하여야 한다는 것이 일반적 견해이다. 심리학자 Suzanne Kobasa와 Salvadol Maddi는 높은 스트레스에 노출되어도 병을 앓지 않는 건강한 사람의 특성을 조사하였다. 건강한 사람은 좋든 나쁘든 변화를 피할 수 없는 현실로 받아들였다. 스트레스를 자신의 안정에 대한 위협으로 보지 않고 성장과 새로운 경험의 기회로 보았다. 그들은 어려운 사건을 세상의 끝이나 해결할 수 없는 것으로 보지 않음으로 좌절과 상실로 인한 고통으로부터 벗어났다. 즉 그들은 자신이 처한 상황을 낙관적으로 평가하고 대응하였다. 그리하여 그들은 자신이 처한 상황을 통제할 수 있다고 느꼈다. 그들은 문제 그 자체를 통제할 수 없으나 문제로 인한 영향을 통제할 수 있었다. 스트레스 상황에서도 건강한 사람은 통제감과 함께 삶에 헌신하고자 하는 도전 정신을 가졌다. 그들은 자신의 일과 가족에 깊은 애착을 가졌으며 이러한 헌신이 삶에 의미와 방향과 활력을 갖게 하였다. 이러한 요소들이 그들을 질병으로부터 보호하는 강인한 성격을 갖게 하였다.

통제감은 신념이며 우리들은 이것을 받아들이든지 거부할 수 있다. 사실 어떤 심리학자는 통제를 "개인이 결정할 수 있는 신념이며 사건에 대한 혐오감에 영향을 미치는 반응"으로 정의하였다. 사건이 얼마나 혐오스럽고 피해를 주는가는 우리가 선택하는데 달렸으며 이것은 우리들의 태도와 신념에 의하여 건강에 미치는 영향을 스스로 통제할 수 있다는 것을 의미한다. 통제감은 우리들이 머리에 생각하는 것이 우리 건강에 강한 영향을 미칠 수 있다는 것을 인식하는 것으로부터 시작한다. 통제감은 우리들이 우리 주위의 모든 것 즉 다른 사람과 우리의 환경과 모든 상황을 통제하여야 한다는 것은 아니다. 모든 상황을 통제하려고 집착하는 것은 질병의 위험을 감소시키는 것이 아니라 위험을 높인다. 누가 보기에도 좋지 않는 부정적 현실은 삶에 불가피하며 통제할 수 없다. 사람은 살아가면서 전쟁, 재난, 인종차별과 같은 사회적 편견, 가난, 실업, 그리고 노화와 같이 개인이 스스로 통제할 수 없는 어려운 상황에 처하게 된다. 중요한 것은 우리가 우리 주위의 어려운 일들을 어떻게 생각하며 어떻게 평가하는가에 달렸다. 우리들은 어려운 현실을 바꿀 수 없을 때에도 우리들이 어떻게 반응하는가를 통제할 수 있다. 이러한 내적 통제는 강한 신념을 가진 사람, 즉 자신의 적응기술에 대한 확신이나 하나님에 대한 믿음을 가진 사람이나 그들이 힘을 얻을 수 있는 특별한 장소나 그들이 사랑하고 신뢰하는 사람을 가진 사람에게는 어렵지 않으나 그렇지 않은 경우에는 어려울 수 있다.

6. 스트레스에 대한 대응

인간은 자신이 직면하는 스트레스를 여러 가지 방법으로 대응하여 극복하고자 한다.

Moos는 개인의 대응 기술을 그 목표에 따라 평가 중심 대응(appraisal-focused coping), 문제 중심 대응(problem-focused coping), 감정 중심 대응(emotion-focused coping)의 세 가지 위상으로 나누었다. 평가 중심 대응은 상황을 평가하여 그 의미를 발견하고 이해하는 것에 초점을 맞추는 것으로 논리적 분석과 정신적 준비(logical analysis and mental preparation), 인지적 재정의(cognitive redefinition), 인지적 회피 혹은 부정(cognitive avoidance or denial)의 세 가지의 대응 기술로 나타난다. 문제 중심 대응은 주어진 상황에서 현실적으로 가능한 결과를 얻는 것을 목표로 하는 것으로 정보와 지지의 추구(seeking information and support), 문제해결 행동의 실행(taking problem solving action), 대체적 보상의 파악(identifying alternative rewards)의 세 가지 대응 기술로 나타난다. 감정 중심 대응은 감정을 조절하고 정동의 안정을 유지하는 것을 목표로 하는 것으로 정동 조절(affective regulation), 감정 방출(emotional discharge), 포기와 수용(resigned acceptance)의 세 가지 대응 기술로 나타난다.

1) 논리적 분석과 정신적 준비(logical analysis and mental preparation) : 이 대응 기술은 문제를 부분 부분으로 나누어 한번에 하나 씩 집중하여 해결하는 방법이다. 문제를 부분으로 나누고 과거의 경험으로부터 해결 방법을 찾아내어 여러 가능한 방법들을 가상으로 실현하여 타당성을 검증하고 최상의 방법을 선택한다. 이전의 성공적인 경험을 회상함으로 자신감과 용기를 얻게 된다. 현실이 변덕스럽고 변화가 심하여 예측하기 어려울 때에도 사건의 진행 과정에서 일관된 의미를 찾을 수 있으면 대응하는 것이 쉬울 수 있다. 그래서 비록 어렵더라도 자신의 경험을 장기적으로 조망하는 것이 개개 사건을 감당하는 것을 쉽게 할 수 있다.

2) 인지적 재정의(cognitive redefinition) : 이 대응 기술은 주어진 현실을 수용하지만 자신에게 유리하도록 바꾸는 기술이다. 자신에게 상황이 훨씬 불리할 수도 있음을 상상하여 현재의 어려운 상황을 수용하도록 하는 것, 다른 사람과 비교하여 자신은 다행하다고 생각하는 것, 현실의 변화에 맞추어 자신의 가치와 우선순위를 조정하는 것, 현재의 상황에서 보다 좋은 일이 일어날 수 있음을 생각하는 것 등을 포함한다.

3) 인지적 회피 혹은 부정(cognitive avoidance or denial) : 이 대응 기술은 위기의 심각함을 최소화하고 부정하는 것이다. 이 기술은 자신이 질병을 앓고 있다는 것 자체를

받아들이지 않게 할 수 있으며, 또는 질병의 의미를 부정하는 것으로 나타날 수 있고, 질병의 결과에 대하여 나타날 수 있다. 협심증으로 가슴에 통증이 나타나도 소화불량으로 생각하고 즉각적인 치료를 받지 않거나, 암으로 진단된 자신의 병을 받아들이지 못하여 오진이라고 생각하며 다른 의사를 찾는 경우나, 뇌출혈로 반신불수가 되었으나 정동이 둔마되어 아무런 감정을 나타내지 않는 경우를 생각할 수 있다. 이 대응 기술은 개인이 감당할 수 없는 문제를 직면할 때 다른 대응 기술을 이용할 때까지 시간을 벌 수 있게 하는 이점이 있다.

4) **정보와 지지의 추구**(seeking information and support) : 이 대응 기술은 질병과 치료와 예후에 대한 정보를 얻는 것을 목표로 한다. 이 기술은 논리적 분석과 함께 적용되어 질병으로 인한 결과를 예측하고 예상되는 문제를 극복하기 위하여 정신적으로 준비하도록 한다. 이러한 환자는 다른 사람으로부터 도움을 필요로 하면서도 그들에게 의존하는 것을 두려워하여 갈등을 갖게 된다.

5) **문제해결 행동의 실행**(taking problem solving action) : 이 대응 기술은 상황을 해결할 수 있는 구체적 기술을 지칭한다. 예를 들어 당뇨병 환자에서 인슈린 주사를 맞는 방법과 같은 구체적 치료 수기를 숙지하는 것, 허리 통증 환자에서 통증을 최소화하는 자세로 증상을 통제하는 방법, 신체장애에 적응하기 위하여 집의 구조 변경과 같은 환경의 조정 등을 포함한다. 이러한 기술은 다른 사람에게 의존하여야 하는 상황에서 스스로 돌 볼 수 있다는 사실에 자부심을 갖게 할 수 있다.

6) **대체적 보상의 파악**(identifying alternative rewards) : 이 대응 기술은 신체적 상실을 보상하기 위하여 일상 활동을 바꾸고 이전과 다른 것으로부터 만족을 얻으려는 것이다. 이 기술은 불확실한 상황에 대하여 단기 목표를 설정하거나 제한된 분명한 목표를 설정하여 자신이 무언가 의미 있는 활동을 함으로 앞을 내다보고 살아가게 할 수 있다. 예를 들어 병상의 어머니로 하여금 아들의 결혼식에 참석하기 위하여 회복하고자 하는 의욕을 갖게 하는 것이나, 다른 환자들을 돕기 위하여 정보를 제공함으로 보람을 갖게 하는 것이나, 다른 환자를 돕기 위한 기금 모금 활동으로 보람을 갖게 하는 것이다.

7) **정동 조절**(affective regulation) : 이 대응 기술은 절망적이고 고통스러운 상황에 감정을 조절하여 희망을 갖게 한다. 이것은 혈우병 환자가 출혈 상황에서 흥분하지 않고 침

착하게 감정적 동요 없이 마치 다른 사람의 일을 보듯 감정적으로 떨어져 대응하는 것이다. 이것은 의도적으로 충동을 자제하고 자신의 감정을 자제하고, 갈등을 회피하고, 자존심을 유지하는 것을 포함한다. 이것은 일종의 '점진적 탈감작(progressive desensitization)으로 충격 상황에 자신을 단계적으로 노출함으로 감정적으로 감당할 수 있도록 하는 것이다.

8) 감정 방출(emotional discharge) : 이 대응기술은 분노, 절망, 불안과 같은 감정을 공개적으로 표현함으로 감정의 축적을 해소하는 것이다. 자신의 질병에 대한 비관적 예후를 통보 받고 심한 실망과 분노를 토로하고 울거나 소리 지르는 행동, 농담이나 유머로 자신의 감정을 간접적으로 나타내는 것, 나아가서 음주나 치료에 역행하는 행동으로 표현하는 것이 예가 된다. 많은 환자에서 질병의 경과 중 정서적 통제와 방출의 행동이 반복되어 나타난다.

9) 포기와 수용(resigned acceptance) : 이 대응 기술은 주어진 상황을 바꿀 수 있는 현실적 대응에 한계가 있음을 인정하고 현실을 받아들이는 것이다. 자신의 상황을 받아들이고 수용함으로 심적인 안정을 얻을 수 있다. 특히 죽음을 직면하는 말기 상황에서 본인과 가족은 죽음을 현실적으로 받아들이는 준비가 중요하다. 종교적 신앙을 가진 사람은 영원한 삶에 대한 희망을 갖고 죽음을 편하게 맞는 것을 볼 수 있다.

위기에 적응하기 위하여 여러 가지 대응 기술이 이용되고 있으나 여기서는 그 기능적 특성에 따라 신체 질병에서 흔히 이용되는 아홉 가지를 기술하였다. 질병 위기는 다양한 문제와 과제를 제기 함으로 이들 대응 기술은 단독으로 사용되는 경우는 드물고 몇 가지가 함께 사용되어 최선의 적응을 이루게 된다.

7. 스트레스에 대한 신체반응

"위약의 효과는 정신과 신체는 진정으로 분리된 것이 아니라는 것을 증명한다. 질병은 항상 이 두 가지가 상호 작용한다. 질병은 정신에서 시작하여 신체에 영향을 미치거나 신체에서 시작하여 정신에 영향을 미친다. 정신과 신체 모두 같은 혈액을 공급받는다. 모든 정신장애를 신체적 요인과 무관한 것으로 그리고 모든 신체질병을 정신적 요인과 관계가 없는 것으로 간주하는 것은 인간의 신체 기능에 관한 오늘날 새로운 사고에 미루어 볼 때 원시적이라 생각된다." -Norman Cousins-

위 글은 Norman Cousins이 그의 저서 '질병의 해부(Anatomy of Illness)' 에서 정신적 질병이나 신체적 질병에서 정신과 신체의 사이에 밀접한 상호교류가 있음을 지적한 것이다. Decarte의 이원론적 사고에 영향을 받아 서양의 근대의학은 정신과 신체를 별개의 것으로 간주하였으나 그 동안 과학적 발전은 정신의 실체에 대한 규명에는 미지지 못하였으나 최근 뇌의 연구는 정신적 기능과 신체적 기능 사이에 밀접한 상호 작용이 이루어지고 있음을 규명하였으며 뇌가 정신과 신체를 있는 가교로 추정된다. 뇌는 외부로부터의 스트레스 상황을 지각하고 평가하고 그리고 반응하는데 주도적 역할을 한다.

스트레스는 개체에 부담을 주는 영향으로 정의한다. 개체에 미치는 영향은 개체 외부로부터 올 수 있을 뿐 아니라 내부로부터 온다. 개체는 스트레스에 대응하여 내적 상태의 평형, 즉 신체적 및 정신적 평형을 이루어 적응한다. 스트레스를 받아 적절한 평형을 이루어 적응하지 못하거나 비정상적으로 적응하는 것이 병적 상태이다. 개체는 위험 상황에서 생존을 유지하기 위하여 즉각적으로 대응할 수 있는 생리적 및 행동적 프로그램을 갖고 있다. 개체는 위험에 직면하여 빠르고 단순하게 대응하며, 새롭고 복잡하고 검증되지 않은 반응은 억제한다. 스트레스 상황에서 생존하기 위하여 일관성 있게 행동하기 위하여 정서, 인지, 그리고 행동 레퍼토리가 비교적 단순하고 틀에 박혀 단순하다.

스트레스에 대한 인간의 대응방법들은 기본적으로 대결-도망(fight-flight)과 보존-퇴거(conservation-withdrawal) 의 두 가지 반응으로 분류한다. 인간이 위험 상황에 처할 때 적극적으로 위험의 요소를 제거하거나 그로부터 도망하던지 그렇지 않으면 소극적으로 죽은 듯이 숨어 위험을 넘기려 한다. 전자는 대결-도망이라 하며 후자는 보존-퇴거라 한다. 이러한 대응 방법은 본능적 생존 반응으로 사람 뿐 아니라 동물에서도 볼 수 있다. 각각의 대응 방법에 따라 신체는 상이한 생리적 반응과 행동적 반응을 나타낸다. 대결-도망에서는 교감신경계가 활성화되고 스트레스 호르몬의 분비가 증가되어 외부 자극에 대하여 적극적으로 대결하거나 혹은 그로부터 도망할 수 있는 신체 상태를 준비한다. 생리적으로 대사가 항진되고 혈압, 호흡 심박동, 근육 긴장이 증가된다. 정상인에서 교감신경계의 항진은 일시적으로 심혈관 기능의 변화를 일으키나 심근경색과 같이 심장 기능이 취약한 경우에는 그 위험도가 높다. 건강한 사람에서 대결-도망 반응으로 인한 신체의 활성화는 일시적 긴장으로 인한 불편감외에 별 부작용 없이 종결되지만 대결-도망 반응이 만성적으로 반복되거나 특별히 취약한 사람에게는 심각한 후유증을 남길 수 있다. 만성 심장병 환자에서 스트레스로 인한 대결-도망 반응은 생명을 위협하는 부정맥이나 심장 마비를 유발할 수 있다.

대결-도망 반응에 반하여 보존-퇴거 반응에서는 부교감신경계가 활성화되고 교감신경계가 억제되어 개체는 외부와 교류를 줄이고 신체 기관의 활동이 감소되고 에너지 생산이 저하된다. 보존-퇴거는 개인이 스트레스를 적절하게 통제하지 못할 때 활성화된다. 절망적으로 삶을 포기할 때 보존-퇴거가 극단적으로 진행되는 것을 볼 수 있다. 언론에 배우자를 잃은 후 수 일 혹은 수 주 내에 생존한 배우자가 죽었다는 보도를 접한다. 이런 경우 다른 신체 질병이 선행하였을 경우도 있겠지만 배우자를 사별하고 심한 절망을 경험할 때 스트레스에 대한 보존-퇴거 반응이 극단적으로 진행되어 사망에 이를 수 있음을 시사한다.

인간이 경험하는 스트레스는 신체적 및 심리적 상태에 상당한 영향을 미치며 나아가서 질병과 건강에 영향을 미친다. 최근 많은 기업들이 구조조정을 하면서 직장인은 심한 스트레스를 받고 있다. 미국에서 직장 스트레스가 건강에 미치는 영향을 조사한 연구에서 스트레스를 받아도 강인하게 견디는 건강한 사람과 스트레스를 받아 질병을 앓는 사람을 비교하니 그들이 경험한 스트레스의 양에는 차이가 없었으나 그들이 스트레스를 인식하고 대응하는데 차이가 있었다. 즉 건강한 사람은 문제 상황을 살아가면서 피할 수 없는 것으로 받아들이고 자신의 안정에 위협으로 생각하지 않았으며 이 문제를 통하여 더욱 성장할 수 있는 기회로 인식하고 환경을 변화시키는 방향으로 대응하였다. 이에 반하여 스트레스에 대응하는 능력이 약하고 질병을 앓는 사람은 상황을 비관적으로 받아들이고 가능한 한 회피하려고 하였다. 스트레스와 질병의 관계에 관한 연구들은 일상적인 생활 스트레스, 전쟁과 같은 급격한 사회 변화, 이민 등에서도 비슷한 관계를 보이고 있다. Nazi 수용소 생존자나 Vietnam 전쟁 포로들이 경험한 극한 상황에서 적응 상태와 건강 사이에 유의한 관계가 있었다. 특히 흥미로운 사실은 스트레스 강도보다 스트레스에 대응하는 자세가 질병과 건강에 관계가 있었다. 개인이 경험하는 역경과 재난 그 자체는 신체적 및 정신적 각성과 생리적 반응에 영향을 미치지만 더 중요한 것은 개인이 상황을 어떻게 평가하고 의미를 부여하는가에 의하여 반응이 결정된다는 것이다.

8. 스트레스에 대한 정서 반응

인간이 스트레스 상황에서 다양한 정서 반응을 나타낸다. 우울과 불안이 가장 흔하며 놀람, 죄책감, 수치감 등과 드물게 병적으로 고양된 기분이나 무감동 상태도 볼 수 있다. 스트레스에 대한 정서 반응은 스트레스와 정도, 의미와 효과, 그리고 개인이 처한 상황과 밀접한 관계가 있다. 정서 반응은 스트레스와 상황에 미루어 그 질이나 정도가 적절한가를 평가하여야 한다. 정서 반응이 적절하면 개인의 대응과 성장을 증진시키지만 부적절한 반응은 개인의 대응을 더욱 어렵게 만들어 성장을 저해시킨다.

불안은 인간이 위험에 직면할 때 가장 흔히 경험하는 정서이다. 스트레스를 자신의 능력과 존재에 대한 위협으로 평가되면 불안을 경험한다. 어느 정도의 불안은 개체가 위협에 적응하는데 도움이 되지만 지나친 정도의 불안은 적응을 저해한다. 불안은 막연히 느끼는 불편감으로 부터 심한 두려움과 공황에 이르기까지 그 강도가 다양하게 나타난다. 불안은 정서 반응과 함께 특징적 생리 각성상태를 동반하여 심계항진, 근육의 긴장, 호흡기관, 발한과 같은 신체증상을 나타낸다. 그리고 이러한 신체증상을 병적으로 평가하여 불안이 더욱 심하여지는 되먹이 현상이 위협의 정도와 불안의 강도를 더욱 악화시킨다. 불안을 일으키는 스트레스는 다음과 같다.

위협에 대한 정서반응이 불안이라면 실제적이나 상징적 상실에 대한 반응을 애도라 한다. 애도의 정도가 심할 때 우울로 나타난다. 애도는 정상적인 정서반응으로 상실에 적응하는 과정이다. 애도의 과정은 상실한 대상에 대한 리비도(libido)의 카텍시스(cathexis)를 정리하여 새로운 대상으로 옮기는 것이다. 그러므로 개인에게 중요한 대상을 잃어버린 후 애도를 경험하지 않는 것은 병적인 부정의 양상으로 장래 정신장애의 소지를 남기는 것이다.

제8장

정신장애의 증상과 분류

정신장애의 증상

정신장애는 건강한 상태와 비교하여 주관적으로 고통스러우며, 기능적으로 장애가 있으며, 객관적 검사상 이상 소견을 나타내는 점에 차이가 있다. 첫째, 주관적으로 정신적 및 신체적 고통을 경험하며 그 정도는 정신장애의 정도에 따라 차이가 있다. 정신적 혹은 신체적 고통은 주관적으로 감당하기 힘들지라도 개인의 생존을 위하여 긍정적 영향을 미치는 측면도 있다. 인간의 생활에서 고통은 그 정도에 차이가 있으나 필연적으로 경험하는 것이지만 병적인 상태에서는 그 정도가 심하여 감당하지 못함으로 심한 후유증을 남기게 된다. 인간이 살아가면서 경험하는 시련과 고통은 그것을 잘 감당하는 사람에게 긍정적 효과를 나타내어 성숙하게 만들며 대인관계를 원만하게 하며 깊은 영적 체험을 갖게 하여 삶을 더욱 만족하고 의미 있게 살 수 있도록 한다. 건강한 상태라 하여 주관적 고통이 전혀 없는 것은 아니나 고통의 정도가 개인이 감당할 수 있는 정도로 경미하고 지속적이지 않으며 후유증을 남기지 않는다. 둘째, 기능적 장애를 유발하여 일시적 혹은 영구적 장애를 남기게 된다. 인간은 정신적 혹은 신체적 손상을 받을 때 스스로 회복할 수 있는 능력을 갖고 있다. 그러나 손상의 정도가 심할 때는 회복이 불가능하며 이로 인하여 기능적 후유증을 남기게 된다. 셋째, 객관적으로 이학적 검사나 임상병리 검사상 정상의 범주를 벗어나는 소견을 나타낸다. 최근 인간의 생리적 및 생화학적 현상을 계량화하는 기술이 발달되어 질병의 진단에 크게 기여하고 있다. 그러나 일부 기질성 정신장애에서 생리적 및 생화학적 이상 소견이 나타나지만 대부분의 정신장애에서 정상 소견을 보여 의미가 없다. 그러나 정신장애에서 심리검사상 다양한 이상 소견을 나타내어 진단에 이용할 수 있다. 그러나 정신장애 진단의 중요한 것은 병력과 정신상태 검사이다. 현행 진단기준이 정신장애의 기술적 특성에 근거하여 구성되어 있음으로 증상을 정확하게 평가하는 것이 중요하다.

정신장애는 정신기능에 장해를 초래하여 의식, 지각, 사고, 언어, 감정, 행동, 지각, 인지기능 의 다양한 장애로 나타난다.

1. 의식

의식(consciousness)은 외부 혹은 내부로 오는 자극을 감지하고 전달하기 위하여 깨어있는 상태를 말한다. 개인이 내부 혹은 외부로부터 전달되는 자극을 감지하여 자신에게 필요한 것을 선택함에 있어 명료한 의식이 필수적이다. 정상적 의식 기능은 자극을 파악하는 각성 기능, 지각 기능, 그리고 선택적 집중 기능을 포함한다. 의식 상태는 외부 및 내부의 자극을 정확하게 지각하는 명료한 상태에서 자극을 정확하게 지각하지 못하고 혼란된 착란 상태에 이르기 까지 그 정도가 다양하다. 의식이 명료하여 내적 및 외적 자극을 지각할 수 있으나 시간, 장소 및 사람을 정확하게 지각하지 못하는 상태를 착란(confusion)이라 한다. 의식이 더욱 악화되면 주의집중 능력이 저하되어 주의가 산만하고 외부 및 내부 자극을 정확하게 지각하지 못하는 상태를 의식의 혼탁(clouding)이라 한다. 의식의 혼탁과 함께 정서적으로 흥분되어 안정되지 않고 횡설수설하는 상태를 섬망(delirium)이라 하며 뇌손상이 있을 때 흔히 나타난다. 다음 단계는 외부 자극에 대한 지각 능력이 극도로 저하되어 아주 심한 통증 자극을 주지 않으면 반응하지 않는 상태로 혼미(stupor)라 한다. 의식 장애가 극도로 심한 상태에서 외부 자극에 전혀 반응하지 않으며 혼수(coma)라 한다. 혼수상태에서도 다른 신체기관은 정상적으로 기능할 수 있다.

의식 장애는 일차적으로 뇌의 기능 장애를 나타내며 뇌의 외상이나 뇌혈관 장애와 같이 뇌의 구조적 병변이나 약물 중독이나 다른 신체 질병으로 인한 뇌의 기능적 장애에 의하여 나타난다. 그러므로 의식 장애가 있으면 일차적으로 뇌의 구조적 및 기능적 병변을 의심하고 검사하는 것이 필요하다.

2. 사고와 언어

사고(thought)는 정신 기능의 관념적 요소이며 인간이 외부 자극을 지각하고 해석하여 자신의 내적 경험과 통합하는 중요한 기능이다. 사고는 그 내용과 과정으로 평가한다. 사고

과정은 생각과 생각 사이의 흐름을 말하며, 정상적으로는 논리적으로 적절하게 연관되어 진행되지만 비정상적으로 사고의 속도가 빠르거나 지연되거나 혹은 정지되는 경우, 사고 사이의 연결이 부적절하고 일관성이 없거나 비논리적으로 이어지는 경우, 나아가서 자신만이 아는 새로운 언어를 사용하는 경우는 병적으로 평가된다. 어떤 환자는 자신이 "개매"가 결려서 죽을 것이라고 하여 물어보니 자신이 개의 매독이 걸렸다는 것을 표현하기 위하여 새로운 단어를 사용하였다.

사고의 내용은 현실적이고 적절한가를 평가하며, 현실에 맞지 않고 잘못되었으나 교정할 수 없는 생각을 망상이라 하며 그 내용에 따라 피해망상, 과대망상, 색정망상, 죄책망상, 허무망상, 빈곤망상, 신체망상 등으로 분류한다. 자신의 생각이나 행동이 다른 사람으로부터 조정 받는다는 조정망상, 자신의 생각이 방송되어 다른 사람이 알고 있다는 사고전파, 다른 사람이 자신의 머리에 생각을 주입한다는 사고주입, 자신의 생각을 빼내어 간다는 사고탈취 등은 특이한 망상으로 평가된다. 특이한 생각에서 벗어나지 못하고 집착하는 것, 자신의 의지에 반하여 원하지 않는 생각이 반복적으로 나타나는 강박사고, 지나치게 신체에 이상이 있다는 생각에 집착하는 건강염려증이 사고내용의 장애로 나타난다. 공포는 특정 대상이나 상황에 대하여 비합리적으로 지나친 두려움으로 인한 불안을 말하며 대상으로는 동물, 곤충, 오염, 높은 곳, 좁은 공간, 혈액 등 다양하다.

사고는 언어를 통하여 전달되며, 언어는 내용과 함께 음률과 속도의 강약으로 내용에 의미를 부가할 수 있다. 뇌의 병변이 있을 때 언어를 이해하지 못하거나 표현하지 못하며, 조증 상태에서는 언어의 속도가 지나치게 빠르며 그 양도 많으나 우울장애에서는 반대로 언어표현이 둔마된다.

3. 기분과 정동

기분(mood)은 지속적인 감정 상태를 말하며 정동(affect)은 짧은 시간에 변화하는 감정 상태를 말한다. 인간은 누구나 상황에 따라 좋은 기분과 좋지 않은 기분을 경험하지만 상황에 적절하게 비교적 안정된 범위에서 기분 변화를 경험한다. 기분이 지나치게 좋고 들뜬 상태를 조증이라 하며 반대로 지나치게 저하되고 좋지 않은 상태를 우울증이라 한다. 기분 상태는 그 종류와 함께 상황이나 사고와 적절성과 변화 정도를 평가한다. 정신분열병에서 기분이 사고 혹은 상황과 적절하지 않거나 감정 표현 자체가 위축되고 둔마되어 슬픈 내용을 아무 감정 없이 무표정하게 이야기한다. 반면에 조증에서는 기분 상태가 상당히 빠르게 변화하여 하루에도 변화의 폭이 크게 나타난다.

4. 행동과 정신운동

정신 상태에 따라 신체적 및 정신적 활동이 지나치게 증가하는 것으로부터 지나치게 저하되는 것에 이르기까지 다양하게 나타난다. 조증에서나 흥분된 상태에서 정신운동(psychomotor activity)이 증가하며 우울증에서 저하된다. 다른 병적 행동으로는 의미 없는 행동을 반복하는 상동증(stereotype), 한 가지 이상의 다른 자극에 대하여 동일한 반응을 나타내는 보속증(perseveration), 의미 없는 단어나 음절을 반복하는 음송증(verbigeration), 극단적인 긴장 상태에서 수동적인 자세를 유지하는 납굴증(waxy flexibility), 타인의 지시에 무조건 순종하는 자동증(automatic obedience)이 있다.

5. 지각

지각(perception)은 감각기관으로부터 감각한 정보를 조직화하는 과정을 말한다. 자극을 지각하는 감수성은 개인 사이에 차이가 있으며 자극의 정도와 함께 인지 유형, 집중 정도, 기분 상태, 이전의 경험과 기억, 상상력 등에 의하여 영향을 받는다. 개인이 신체 자극을 인지하는 형태에 따라 신체 자극을 강화하여 지각하는 형과 반대로 최소화하여 지각하는 형이 있다. 강화형에서 만성 통증이나 건강염려증의 빈도가 높다. 또한 우울증에서 자극에 둔감하며 조증에서는 민감하다. 병적 지각으로 환각(hallucination)과 착각(illusion)이 있다. 환각은 외부로부터 자극이 없는데도 감각하는 것으로 외부의 소리원이 없이 소리가 들리는 환청, 대상이 없어도 형상이 보이는 환시, 신체적 촉각을 경험하는 환촉, 냄새를 지각하는 환후 등이 있다. 착각은 외부의 자극을 잘못 지각하는 것을 말한다. 예를 들어 커튼을 보고 귀신이라 하는 경우가 있다. 실인증(agnosia)은 대상을 지각하고 인지하지 못하는 상태를 말하며 뇌의 장애로 나타난다.

6. 기억과 지남력

기억(memory)은 경험한 정보를 저장하여 필요할 때 찾아내는 기능으로 정보를 등록하고 저장하고 회상하는 과정으로 이루어진다. 병적 상태는 이전의 정보를 지나치게 많이 회상하는 기억과다(hypermnesia), 이전의 정보를 회상하지 못하는 기억상실(amnesia), 이전의 정보를 잘못 기억하는 기억착오(paramnesia)가 있다. 기억과다는 이전의 정보를 지나치게 상세하게 기억하는 것으로 조증과 편집증에 볼 수 있다. 기억상실은 뇌 손상이나 심리적 충격으로 발병하며 어느 시점이전의 정보를 기억하지 못하는 경우를 후향성 기억상실(retrograde amnesia)이라 하며 반대로 어느 시점 이후의 정보를 기억하지 못하는 경우를 전향성 기억상실(anterograde amnesia)이라 한다. 기억착오는 순수하게 상상하여 거짓말을 하는 공상적 거짓말(pseudologica fantastica)과 이야기를 만들어 기억상실을 보상하는 작화증(confabulation)이 있다. 이와 유사한 현상으로 이전에 보지 못한 것을 본 것으로 착각하는 기시현상(deja vu), 이전에 본 것을 보지 못한 것으로 착각하는 미시현상(jama vu)이 있다. 기억 기능을 검사하기 위하여 회상하는 정보의 시간적 거리에 의하여 수개월 이전에 경험한 정보를 회상하는 과거기억, 수 일에서 수 시간 이전에 경험한 정보를 회상하는 최근기억, 그리고 정보를 즉각 회상하는 능력으로 평가한다.

지남력(orientation)은 시간, 장소, 그리고 사람에 대하여 지각하는 능력을 말하며 인지기능의 저하를 나타낸다. 일반적으로 시간에 대한 지남력 장애가 가장 먼저 나타나며 사람에 대한 지남력은 비교적 상당한 인지장애가 있을 때까지 유지된다.

7. 지능

지능(intelligence)은 학습 능력, 추상적 및 논리적 사고, 언어 능력 등을 포함하는 지적 능력을 말한다. 지능이 정상 수준에 미치는가는 일반상식이나 간단한 계산 능력을 통하여 평가할 수 있으나 상세한 지능 수준은 지능검사를 이용하여 평가한다. 성장하면서 지능이 정상 정도에 미치지 못한 상태를 정신지체라 하며, 정상 정도의 지능으로 성장한 후에 지능과 인지기능이 저하되는 상태를 치매라 한다.

8. 판단과 병식

판단(judgement)이란 현실을 평가하여 자신에게 적절한 행동을 집행할 수 있는 능력을 말한다. 현실을 평가하는 능력, 지난 경험과 지식에 근거하여 장래를 예상하는 능력, 그리고 적절한 행동을 집행하는 일련의 과정을 통합하는 능력이다. 병식(insight)이란 자신이 병을 인지하고 적절하게 대응할 수 있는 능력을 말한다. 신경증에서는 주관적으로 심한 고통을 경험하지만 판단과 병식은 비교적 정상적으로 유지되지만 심한 정신병에서 판단과 병식이 현저하게 저하된다.

정신장애의 분류

1. 진단의 역사

정신장애는 인류와 함께 있었다. 고대 이집트 문헌에서 노인성 치매와 알코올장애에 대한 기록이 있으며 인도의 아유베다에도 정신장애에 대한 기술이 있다. Hippocrates는 정신장애를 다른 신체질병과 같이 기술하며 조증, 멜랑콜리아, 섬망, 히스테리에 대하여 기술하였다. 18세기에 Phillippe Pinel은 정신장애를 조증, 멜랑콜리아, 치매, 정신박약으로 분류하였다. 오늘날 기술 정신의학을 확립한 Emil Kreapelin은 20세기 초반까지 알려진 다양한 정신병을 조기치매와 조울병으로 분류하였다. Eugen Bleuler는 조기치매를 정신분열병으로 바꾸어 명명하였다. Sigmund Freud는 정신분석을 통하여 불안신경증, 공포증, 강박신경증의 병리와 치료를 발표하였다.

정신장애의 공식적 진단체계는 WHO가 1948년 국제질병분류(International Classification of diseases, ICD로 약함) 6판에서 "정신적 정신신경증 그리고 인격장애" 항목을 공식 질병 분류 체계에 삽입하여 시작되었다. 이후 국제질병분류는 수차례 보완되어 1992년 ICD-10이 개정되어 현재 사용되고 있다. WHO와 별도로 미국정신의학회는 1952년 정신장애 진단통계편람(Diagnostic and Statistical Manual of Mental Disorders, DSM로 약함) 1판을 발간하였으며 이후 정신장애 진단통계편람은 수차례 보완 개정되었으며 현재 사용하는 DSM-IV-TR이 2000년 개정되었다. ICD-10과 DSM-IV-TR은 1980년대 이후 이루어진 정신장애의 분류에 대한 연구에 근거하여 분명한 진단기준을 제시하여 진단의 신뢰도를 높이고자 한 점에 공통점이 있다. 두 체계에서 진단기준은 상당히 유사한 점이 많으나 약간의 차이가 있다.

2. DSM-IV-TR의 진단분류

DSM-IV-TR에서 "정신장애는 개인에게 나타나는 임상적으로 의미 있는 행동과 심리적 증후군이나 양상으로 현재의 고통이나 장애, 혹은 죽음이나 고통이나 장애나 자유의 상실의 위험을 증가시키는 것과 연관되었다. 나아가서 이 증후군이나 양상은 예를 들어 사랑하는 사람과 사별과 같은 특이한 사건에 대하여 문화적으로 인정되고 기대할 수 있는 것이 아니어야 한다."고 정의하였다. DSM-IV-TR 진단분류는 1) 기술적 접근, 2) 진단기준의 제시, 3) 다축 평가, 4) 장애 정도의 기준, 5) 다중 진단 등을 특징으로 한다. 첫째, DSM-IV-TR은 정신장애에 대한 이론적 가설을 배제하고 나타나는 증상에 의하여 진단하는 것을 원칙으로 한다. 진단은 구체적 현상을 정확하게 기술하였다. 둘째, 현재 일반의학적 질병은 원인, 증상, 검사 소견 등으로 진단한다. 그러나 아직도 대부분의 정신장애는 그 원인이 정확하게 규명되지 않았으며 참고할 수 있는 검사가 개발되지 않아 DSM-IV-TR에서는 증상에 의하여 진단하는 것을 원칙으로 하고, 진단의 신뢰도를 높이기 위하여 개별 장애에 대하여 구체적 기준을 제시하였다. 셋째, 정신장애를 평가함에 있어 임상적 증후군은 1축, 성격장애는 II축, 일반의학적 상태는 III축, 심리사회적 및 환경적 문제는 IV축, 그리고 기능 상태는 V축으로 평가하도록 하였다. 넷째, 정신장애의 임상적 정도를 경도, 중등도, 고도로 평가하며 그 기준을 제시하였다. 경도는 진단기준에 적합한 증상이 최소한의 정도로 나타나며 이로 인한 사회적 및 직업적 기능의 장애는 미미한 상태로, 중등도는 경도와 고도의 중간 상태로, 그리고 고도는 증상이 아주 심하며 심한 사회적 및 직업 기능의 장애를 경험하는 것으로 규정하였다. 다섯째, 지금까지 연구에서 우울장애, 불안장애 그리고 다른 정신장애들이 함께 공존하고 있음이 밝혀져 이들 공존하는 정신장애를 동시에 진단할 수 있도록 하였다.

1) DSM-IV-TR의 I축 임상적 장애

DSM-IV-TR에서 정신장애의 임상적 진단은 다음의 14개 군으로 분류하였다.

유아기, 소아기, 청소년기에 처음으로 진단되는 장애
섬망, 치매, 기억상실장애 그리고 기타 인지장애
일반 신체질환에 의한 정신장애(다른 곳에서 포함되지 않은 장애)
물질관련 장애
기분장애
불안장애
신체형 장애
가장성 장애
해리성 장애
성장애 및 성주체성 장애

식사장애
수면장애
달리 분류되지 않은 충동조절장애
적응장애
임상적 관심의 초점이 되는 기타 상태

2) DSM-IV-TR의 II축 인격장애

DSM-IV-TR의 II축에서 인격장애는 11개 군으로 분류하였다.

편집성 인격장애
분열성 인격장애
분열형 인격장애
반사회성 인격장애
경계성 인격장애
히스테리 인격장애
자기애성 인격장애
회피성 인격장애
의존성 인격장애
강박성 인격장애

3) DSM-IV-TR의 III축 일반의학적 상태

III축은 일반의학적 상태를 기술하도록 하며 ICD-10 진단 분류를 따른다. ICD-10에 열거한 진단분류들은 아래와 같다.

감염 및 기생충 질환
신생물
혈액 및 조혈 기관의 질환과 면역기전에 관여하는 장애
내분비, 영양, 및 대사 질환
신경계 질환
눈과 부속기관 질환
귀와 유양돌기 질환
순환기 질환
호흡기 질환
소화기 질환
피부 및 피하조직 질환

근골격계 및 결합조직 질환
비뇨생식기 질환
임신, 출산 및 산욕
주산기에 발생하는 조건들
선천성 기형, 불구 및 염색체 이상
다른 곳에 분류되지 않은 증상, 증후와 임상 및 검사 소견의 이상
손상, 중독 및 외적 원인에 의한 결과들
이완과 사망의 외적 요인들
건강상태와 보건 서비스와 접촉하게 하게 하는 원인들

4) DSM-IV-TR의 IV축 심리사회적 및 환경적 문제들

일차적 지지집단과 문제들 : 가족의 죽음, 가족의 건강문제, 별거, 이혼, 가족 해체, 가출, 부모의 재혼, 성적 및 신체적 학대, 부모의 과잉보호, 아동의 방치, 부적절한 규범, 형제의 출생, 형제간 불화.

사회적 환경과 관련된 문제 : 친구의 죽음 혹은 상실, 사회적 지지의 결핍, 독거, 이민, 차별, 생의 주기 전환 관련문제, 퇴직.

교육 문제 : 문맹, 학업문제, 교사 혹은 교우와 불화, 부적절한 학교환경

직업 문제 : 실직, 직업상실의 위험, 과도한 업무, 열악한 작업환경, 직장 불만, 직장 변화, 상사 혹은 동료와 불화.

주거 문제 : 무주택, 부적절한 주거환경, 불안전한 이웃, 이웃과 불화, 임대와 불화.

경제적 문제 : 극심한 가난, 불충분한 수입, 불충분한 복지지원.

의료 서비스 관련 문제 : 부적절한 의료서비스, 부족한 건강보험.

법체계 및 범죄와 관련된 문제 : 구속, 투옥, 소송, 범죄의 희생.

다른 심리사회적 및 환경 문제 : 재난에 노출, 전쟁, 기타 적대적 상황, 가족 이외의 돌보는 사람과 불화, 사회복지 서비스를 이용하지 못함.

5) DSM-IV-TR의 V축 전반적 기능상태 평가

DSM-IV-TR에서 기능상태는 다음의 기준에 의하여 평가한다.

정신건강과 장애 사이 가상의 연속선상에서 심리적, 사회적, 및 직업적 기능을 고려하십시오. 신체적(혹은 환경적) 제약에 의한 것은 포함하지 않도록 하십시오.

점 수	주의 : 적절하게 가운데 점수를 사용하십시오.
100-91	전반적 활동에서 최우수 기능. 생활의 문제를 잘 통제하며 개인이 가진 많은 긍정적 특성으로 다른 사람의 모범이 되며, 증상은 없음.

90-81	증상이 거의 없거나 약간의 증상(예: 시험 전 약간의 불안)이 있음. 모든 영역에서 잘 기능하며 흥미를 갖고 다양한 활동을 하며, 효과적으로 사회적 활동을 하며, 일반적으로 생활에 만족하며, 일상적 염려이외에 문제는 없음.
80-71	증상이 있으면 정신사회적 스트레스에 예상할 수 있는 정도이며 일시적이며(예: 가족과 다툰 후 집중이 어려움), 사회적 직업적, 학교 기능에서 미미한 장해 이상은 아님(예: 성적이 일시적으로 떨어짐).
70-61	경도의 증상(예: 우울기분, 경한 불면증), 혹은 사회적, 직업적, 혹은 학교 기능에 약간의 어려움이 있으나(예: 무단결석, 집에서 도벽) 전반적으로 비교적 잘 기능하며 대인관계도 유지함.
60-51	중등도 증상(정동의 둔마, 언어의 우원증, 간헐적 공황발작), 혹은 사회적, 직업적, 혹은 학교 기능에 중등도 어려움이 있음. (동료와 갈등, 소수의 친구)
50-41	고도 증상(예: 자살사고, 심한 강박증상, 쇼핑도벽), 혹은 사회적, 직업적, 혹은 학교 기능에 고도 어려움이 있음(예: 소수의 친구, 직장을 계속하지 못함).
40-31	현실검증과 의사소통에 약간의 장애(예: 비논리적이고 부적절한 언어), 혹은 직장, 학교, 가족관계, 판단, 사고, 기분의 심한 장애 (예: 우울증 남자가 친구를 회피하거나 가족을 돌보지 못하거나 직장업무를 하지 못함, 소년이 반항적이며 동생을 구타함)
30-21	행동이 망상이나 환각에 의하여 상당히 영향을 받거나 의사소통과 판단에 심각한 장해가 있거나(예: 언어가 지리멸렬함, 부적절하게 행동함, 자살에 집착), 모든 영역에서 기능하지 못함(예 : 하루 종일 누워 지냄, 무직, 친구 없음, 거처 없음).
20-11	자신과 타인에게 상당한 위험이 있거나(예: 죽을 의도 없이 자살 기도, 난폭한 조증 흥분), 때때로 최소한의 개인위생을 돌보지 못하거나, 의사소통에 광범위한 장해가 있음(예: 아주 부적절하거나 무언증).
10-0	지속적으로 심각하게 자신이나 다른 사람을 해칠 위험이 있거나 (예: 반복적인 폭력), 지속적으로 최소한의 개인 위생을 유지할 수 없거나, 명백히 죽음을 의도하고 자살을 시도함.

3. ICD-10 진단분류

ICD-10에서 정신장애 진단지침은 DSM-IV-TR의 진단기준 만큼 구체적이지 않으나 개별 정신장애를 독립적으로 진단할 수 있도록 비교적 상세하게 기술하고 나아가서 진단지침을 제시하였다. ICD-10에서도 임상 진단, 질병으로 인한 장애 정도, 그리고 상황 요인의 세 가지 축으로 평가하도록 하였다. ICD-10의 임상진단 분류는 다음에 제시하였다.

ICD-10 임상진단 분류

F00-F09	정신장애를 기질성 정신장애
F10-F19	정신활성물질에 의한 정신 및 행동 장애
F20-F29	정신분열병, 분열형장애, 및 망상장애
F30-F39	기분장애
F40-F49	신경증 스트레스 관련 및 신체형장애
F50-F59	생리적 장애와 신체 요인과 관련된 행동증후군
F60-F69	성인 인격과 행동 장애
F70-F79	정신지체
F80-F89	심리적 발달장애
F90-F99	소아 및 청소년기에 발병하는 행동과 정서 장애

제9장

인격장애

개 관

1. 개념과 역사

인격(personality)이란 개인의 주관적인 내적 경험과 밖으로 나타내는 행동의 총체를 일컫는 것이다. 인간의 특성을 기술하는 뜻으로 인격과 함께 기질(temperament)과 성격(character)이 있다. 기질은 개인이 타고난 생물학적 특성을 말하며 성격은 인격과 같은 뜻으로 사용되지만 이 장에서는 인격이라는 용어를 사용한다. 모든 사람은 모습이 같지 않는 것 같이 인격에도 차이가 있다. 인격은 개인이 타고난 생물학적 특성에 근거하여 환경에 적응하는 과정에 형성되며, 개인이 내적 및 외적 자극을 감각기관으로 지각하여, 인지적으로 평가하고, 정서적으로 반응하고, 행동으로 실행하는 과정에서 개인이 나타내는 특이한 양식이다. 인격은 성장과정에 점진적으로 형성되어 청소년기에 이르러 개인에서 특이한 양식으로 안정된다. 개인의 인격 특성으로 인하여 사람과 환경에 적절하게 대응하지 못하고 대인관계와 일상생활에 장애가 있을 때 인격장애로 진단한다. 신경증 장애는 본인이 심히 불편을 경험하지만 인격장애는 본인은 크게 불편을 경험하지 않으나 주위 사람들이 더욱 불편을 경험하게 된다. 신경증 환자는 스스로 치료받고자 하지만 인격장애 환자는 우울이나 불안과 같이 다른 정신장애를 동반하지 않는 경우 스스로 치료받고자 하는 경우는 드물다.

역사적으로 정신병이 아니지만 반사회적 행동으로 인하여 사회에 적응하지 못하는 경우는 도덕적 정신병(moral insanity) 혹은 반사회적 인격(psychopathic personality)으로 정신병과 구분하였다. 정신분석이 인격의 형성에 이론적 근거를 제공하면서 인격장애의 특성과 분류에 대한 관심이 증가되었다. 또한 심리학자들은 인격의 특성을 계량적으로 찾고자 작업하였으며, 인지심리학자들은 인격의 인지적 특성에 관심을 가졌다.

일찍이 Hippocrates는 인간은 체액의 영향으로 다혈질(sanguine), 담즙질(choleric), 우울질(melancholic), 점액질(phlegmatic) 네 가지 특이한 기질을 나타낸다고 하였다. 이후 Ernest Kretschmer는 체형에 따라 무력형(asthenic type), 운동형(athletic type), 비만형(pyknic type)으로 분류하여 정신장애와 관련을 규명하고자 하였다. William Sheldon은 Kretschmer의 체형이론을 정교화하여 사람의 체형을 계측하여 부드럽고 둥근 내배엽형(endomorphy), 단단한 근육질 중배엽형(mesomorphy), 연약하고 세장한 외배엽형(etomorphy)의 세 가지 체형으로 분류하였으며, 내배엽형은 사회성이 있고 온화한 기질(viscerotonia), 중배엽형은 활동적이고 담대한 기질(somatotonia), 외배엽형은 불안하고 자제하는 기질(cerebretonia)과 관계있다고 하였다. Kurt Schneider는 병적 인격은 신체적 요인에 의하여 발생하지만 환경의 영향을 받아 형성된다고 하였다. 병적 인격을 우울형(depressive psychopaths), 불신형(insecure, self-distrusting psychopaths), 강박형(compulsive psychopaths), 열광형(fanatic psychopaths), 정동결핍형(affectionless psychopaths), 관심추구형(attention psychopaths), 불안정형(labile psychopaths), 무력형(asthenic psychopaths)의 8가지 유형으로 분류하였다.

정신장애의 체계적 분류를 시작한 DSM-I에서 인격장애를 인격양상장애, 인격특성장애, 그리고 반사회성 인격장애의 세군으로 나누었으며, 다시 인격양상장애를 불충분 인격(inadequate personality), 분열성 인격(schizoid personality), 순환성 인격(cyclothymic personality), 편집성 인격(paranoid personality)으로 분류하였으며, 인격특성장애는 감정불안정 인격(emotionally unstable personality), 수동공격성 인격(passive aggressive personality), 강박성 인격(compulsie personality)으로 분류하였으며, 그리고 반사회성 인격장애(sociapathic personality disturbance)는 그 행동 특징에 따라 반사회적 반응(antisocial reaction), 사회성장애 반응(dyssocial reaction), 성적 변태(sexual deviation), 알코올장애, 약물장애로 분류하였다.

DSM-II에서 인격장애의 분류는 편집성 인격(paranoid personality), 순환성 인격(cyclothymic personality), 분열성 인격(shizoid personality), 폭발성 인격(explosive personality), 강박성 인격(obsessive compulsive personality), 히스테리성 인격(hysterical personality), 무기력성 인격(asthenic personality), 반사회성 인격(antisocial personality), 수동공격성 인격(passive aggressive personality), 불충분 인격

(inadequate personality)으로 분류하였다.

DSM-III는 DSM-II의 편집성 인격, 분열성 인격, 강박성 인격, 히스테리성 인격, 반사회성 인격, 수동공격성 인격은 인격장애에 포함하였으나 순환성 인격과 폭발성 인격을 I축 장애로 분류하였으며, 무기력성 인격과 불충분 인격을 인격장애 진단에서 제외하였다. 대신 분열형 인격장애(shizotypal personality disorder), 경계성 인격장애(borderline personality disorder)와 자기애성 인격장애(narcissistic personality disorder), 회피성 인격장애(avoidant personality disorder), 의존성 인격장애(dependent personality disorder)를 추가하였다.

DSM-IV는 DSM-III 인격장애 분류를 채택하였으나 수동공격성 인격장애는 근거가 충분하지 않다고 평가되어 제외하였다. 그리고 인격장애를 특징적 양상에 의하여 근거하여 분류하여 A, B, C 집단으로 나누었다. A집단은 편집성 인격장애, 분열성 인격장애, 분열형 인격장애를 포함하며 괴이한 부적절한 행동을 특징으로 한다. B집단은 반사회성 인격장애, 경계성 인격장애, 히스테리성 인격장애, 자기애성 인격장애를 포함하며 극적인 행동과 정서적 불안정을 특징으로 한다. 그리고 C집단은 회피성 인격장애, 의존성 인격장애, 강박성 인격장애를 포함하며 불안 증상을 특징한다. DSM-IV-TR에서 인격장애 진단의 일반적 기준은 다음과 같다.

DSM-IV-TR의 인격장애 일반적 진단기준

A. 내적 경험이나 행동 양상이 개인이 속한 문화권에서 기대하는 것으로부터 벗어나며 이러한 양상이 아래 2가지 혹은 그 이상에서 나타난다.
  (1) 인지(예: 자신과 다른 사람과 사건을 지각하고 이해하는 방법)
  (2) 정동(예: 감정 반응의 범위, 강도, 변화, 및 적절성)
  (3) 대인관계 기능
  (4) 충동조절

B. 지속적 양상은 개인적 및 사회적 전 범위에서 경직되고 광범위하게 나타난다.

C. 지속적 양상으로 인하여 사회적 및 직업적 그리고 다른 중요한 기능 영역에서 임상적으로 의미 있는 고통과 장애를 초래한다.

D. 양상은 안정적으로 장기간 지속되며, 최소한 청소년기 혹은 초기 청년기에 시작하였다.

E. 지속적 양상은 다른 정신장애의 증상이나 결과로 설명되지 않는다.

F. 지속적 양상은 신체적 질병이나 물질의 영향에 기인하는 것이 아니다.

2. 원인

1) 특성 모형

인격의 특성모형(trait model)은 인격특성을 계량적으로 분석하여 가장 기본적 구성 요소를 추출하는 것이다. 대표적 특성모형으로 Cattel은 16요인을, Eysenck는 3요인을 그리고 McCrae와 Costar는 5요인의 이론을 제안하였다. Cattel은 인격특성을 냉정성-온정성, 지능, 자아 강도, 복종성-지배성, 신중성-정열성, 도덕성, 소심성-대담성, 강인성-민감성, 신뢰성, 실제성-사변성, 순진성-실리성, 편안감-죄책감, 보수성-진보성, 집단의존성-자기의존성, 통제력, 이완감-불안감의 16요인으로 분류하였다. Eysenck는 신경성(neuroticism), 외향성(extraversion), 정신병성(psychoticism)의 3요인으로 분류하였다. McCrae와 Costa는 신경성(neuroticism), 외향성(extraversion), 양심(conscientiousness), 동의성(agreeableness), 그리고 개방성(openness)의 5요인으로 분류하였다.

현재 보편적으로 이용되는 McCrae와 Costa의 5요인의 특성을 간략하게 요약한다. 신경성은 정서적 적응과 불안정 정도를 나타내며 지나친 욕구와 좌절로 인하여 불안, 우울, 분노, 충동, 자의식 등을 반영한다. 외향성은 대인관계, 활동 정도, 자극에 대한 필요, 쾌락 능력 등을 나타내며 개인의 사회성, 활동성, 달변, 재미 추구, 낙관성을 반영한다. 내향성이 높은 사람은 과묵하고, 조용하고 말이 적고, 고립적이지만 반드시 불행하거나 비관적이지는 않다. 양심은 목적 지향적 행동을 조직하고 통제하고 지속적으로 동기를 부여하는 정도를 나타내며, 이 요인이 높은 사람은 조직적이며 신뢰할 수 있으며 야망이 크고 성실하게 노력한다. 동의성은 대인 관계에서 열정으로 부드러운 마음, 선한 본성, 신뢰, 도움, 용서, 이타성으로 나타난다. 동의성이 낮은 사람은 대인관계에서 타인에 대한 배려가 부족하며, 비판적이며, 의심하며, 비협조적이며 무례하게 행동한다. 개방성은 자신을 위하여 경험을 추구하고 즐길 수 있는 능력으로 궁금증을 갖고 추구하며 창조적이며 새로운 사고를 수용하는 것을 나타낸다. 개방성이 낮은 사람은 생각이나 신념이 보수적이며 때로는 독선적이다.

2) 생물학적 모형

인간은 태어나면서 내적 및 외적 자극에 반응하는 독특한 방법과 능력을 갖고 있으며 이를 기질이라 하며 개인이 가진 특이한 감정, 지각, 행동 양상으로 나타난다. 유전 역학 연구는 개인에서 기질 특성은 30~60%가 유전적 요인에 의하여 결정된다고 한다. 기질은 단일 유전자에 의하여 유전되기보다 다양한 유전자가 복합적으로 작용하는 것으로 추정된다. 유전적으로 타고난 기질 특성은 환경적 요인에 의하여 조정되고 변형되어 개인의 독특한 인격으로 형성된다. 정신분열병의 입양 연구는 정신분열병 환자의 친가족에서 입양가족에 비하여 DSM-IV-TR의 A집단 인격장애들의 빈도가 높아 A집단 인격장애와 정신분열병 사이에 유전적 연관을 추정하게 한다. 또한 반사회적 인격장애와 알코올장애, 히스테리성 인격장애와 알코올장애, 경계성 인격장애와 우울장애 사이에 유전적 연관을 시사한다. 그리고 회피성 인격장애와 불안장애 사이에 연관도 시사한다.

Chess와 Thomas는 신생아에서 나타나는 기질 특성을 활동정도(activity level), 율동성(rhythmicity, regularity), 접근과 퇴거(approach and withdrawal), 적응성(adaptability), 반응역(threshold of response), 반응강도(intensity of response), 기분상태(quality of mood), 산만도(distractability), 주의집중과 끈덕짐(attention span and persistence)의 9개 특성으로 나누었다. 기질 특성은 성장 과정에 환경에 의하여 조정되어 성인에서 인격 특성으로 통합되어 지속된다.

Cloninger는 신경생물학적 관점에서 기질을 새로움 추구(novelty seeking), 위험 회피(harm avoidance), 보상 의존(reward dependence), 지속성(persistence)의 4가지 특성으로 분류하였으며 이들 특성은 뇌의 특정부위와 그에 관여하는 신경전달물질의 활성화에 의하여 나타난다는 신경생물학적 모형을 제시하였다.

3) 정신분석 모형

정신분석 이론에서 인격은 마음의 갈등을 해결하여 만족과 안정을 얻고자 하는 개인이 습득한 특이한 방어기제로 본다. 정신성발달 단계마다 경험하는 갈등은 각 단계마다 특이한 방어기제로 대응하여 만족을 얻고 안정을 유지하며, 구강기, 항문기, 남근기, 잠복기, 성기로 성장하면서 보다 성숙한 방어기제로 발달하여 성숙한 인격이 형성된다. 그러나 여러 가지 이유로 특정 단계에 고정되어 성장한 후에도 그 특성이 강하게 나타나는 것을 볼 수 있다.

구강기에 고정되어 나타나는 인격 특성은 다른 사람과 주고-받는 성숙한 관계를 형성하지 못하여 지나치게 의존하든지 혹은 다른 사람을 시기하는 것으로 나타난다. 자존감이 낮아 다른 사람에 의존하여 자신의 자존감을 유지하고자 한다. 임상적으로 과식, 과음, 음주

등 섭식 행동에 집착하며 우울장애의 빈도가 높다. 항문기 인격 특성은 지나치게 절서와 규율에 집착하며, 고집에 세고, 절약하고 아끼는 강박 성향으로 나타나지만 반대로 적절한 통제를 훈련받지 않았을 때 무질서하고 자기 통제능력이 결여되며 적절한 통제를 받아들이지 못하는 반항적인 성향이 형성된다. 남근기 인격 특성은 초자아가 지나치게 엄격하며 죄책감과 불안을 경험하며, 내부의 충동과 환경에 대한 통제 능력이 취약하며, 대인관계의 장애로 나타난다. 이 시기의 발달 장애가 신경증 장애를 유발하는 요인으로 작용한다. 잠복기에 내적 충동을 적절하게 조절하지 못하여 무절제하고 통제되지 않는 행동은 새로운 경험을 통합하여 학습하는데 장애로 나타난다. 반대로 지나치게 자제하고 억제하게 될 때 유아기 강박 성향이 강화된다. 청소년기는 자아 정체성을 확립하며 사회적 가치를 통합하여 성숙한 성인으로서 역할을 습득하며 인격이 형성되는 시기이다. 청소년기는 이전의 발달 단계의 과제가 성공적으로 해결되지 않았을 때 이전 단계에서 갈등과 방어기제가 재현되어 인격 특성으로 형성되는 시기이다.

4) 인지행동 모형

인지행동 모형은 인간이 내적 및 외적 사건을 이해하고 이에 반응하는 특이한 방법은 개인이 가진 인지적 특성에 의하여 결정된다는 것이 기본적 전제이다. 인간은 자신이 경험하는 사건에 동반하여 감정을 경험하고 대응하여 행동하는 것은 사건 그 자체가 아니라 그 사건을 어떻게 이해하는가에 의하여 결정된다는 것이다. 즉 개인이 가진 사고 혹은 신념에 의하여 감정과 행동이 결정된다. 인간은 성장 과정의 경험에 의하여 각자 특이한 사고의 틀(schema)을 형성하며 이 사고의 틀에 근거하여 사고하고 행동한다. 현실에 적응하지 못하는 역기능적 사고는 1) 사건이 실제 그렇게 되어야 할 것(should)과 차이가 있으며, 2) 결과에 대하여 심히 놀라움과 두려움을 경험하며, 3) 결과를 도저히 수용하지 못하며, 4) 자신이나 다른 사람이 결정적 실수를 범하였다고 생각하게 하는 특징이 있다. 인격장애는 사고가 현실의 정보를 왜곡하여 역기능적인 것이 특징이며 역기능적 사고의 특징에 따라 인격장애의 유형이 결정된다.

5) 사회문화적 모형

아동에서 성인으로 성장하면서 사회문화적 환경은 중요한 영향을 미친다. 지구상의 수많은 종족과 사회는 각각 특이하고 다양한 전통과 생활양식을 갖고 있다. 각각의 사회는 근본적으로 그 사회 구성원의 기본적 욕구를 충족시키고 통제할 수 있어야 존속할 수 있으며 그렇지 않을 때 그 사회는 존속하지 못할 것이다. 사회는 아동을 양육하는 특이한 방법을 갖고 있으며 아동의 기본적 욕구를 충족시키고 통제하는 방법은 인격 형성에 중요한 요소이다. 사회와 종족이 일상생활에서 경험하는 사건에 대응하는 양식은 아동에게 중요한 행동의 본보기를 제공한다. 많은 사회에서 가족이 죽으면 애도하고 우는 것은 정상적인 행동이지만 어떤 인디언 부족은 사람이 죽었을 때 우는 사람은 죽은 사람의 생명으로 자기의 생명을 산 사람이라고 오해받아 배척당하기 때문에 정상 애도를 하지 않는다. 발리 원주민은 아기를 양육할 때 어머니가 젖먹일 동안 아기의 요구를 모두 들어주지만 이유하면 오히려 아기가 접근하지 못하게 하고 약을 올리며 양육한다. 이러한 양육은 아기로 하여금 정서적으로 애착하지 못하고 냉담하게 만든다. 호피 인디언 부모는 아기에게 탐닉하여 결코 직접 처벌하지 않으나 아기가 복종하지 않으면 초자연적 신이 그들을 벌 줄 것이라고 한다. 그리고 아동이 자라 일탈 행위를 하면 부모는 아동을 보호하지만 이웃이나 친지가 아동을 처벌하게 한다. 아동은 자라면서 이 사실을 알고 부모에게 실망할 뿐 아니라 다른 사람에 대한 신뢰를 갖지 못한다.

전통적으로 한국인의 의식은 샤머니즘의 기초하여 불교문화와 유교문화에 영향을 받아 형성되었다. 오늘날 우리 사회는 전통 문화와 지난 60년 서구의 실용주의적 사고와 기독교 문화가 혼합되어 새로운 가치를 형성하는 과정이다. 샤머니즘은 초자연적 능력에 의지하는 기복신앙으로 발전하여, 불교, 유교 그리고 기독교 문화도 샤머니즘의 영향으로 기복신앙이 강하게 나타낸다. 한국인의 특성으로 정이 많고, 감정적이며, 체면을 지키고, 권위주의적이고, 서열을 중시 여기고, 과거에 집착하는 경향이 강하다고 한다. 지난 수년간 조사한 국민의식조사는 우리 사회에서 전통적 가치와 의식은 빠르게 바뀌고 있음을 보인다. 우리나라 사람의 절대 다수는 우리 사회에서 집단 이기주의, 도덕적 해이와 부정부패가 심각한 상태에 이르렀으며 강력한 조처가 필요하다고 인식하였다. 이러한 사회문화적 변화가 우리 자녀들의 인격 형성에 어떤 영향을 미칠 것인지 관심을 가져야 하겠다.

3. 치료

인격장애 환자는 주관적 고통을 경험하지 않기 때문에 다른 정신장애를 동반하여 주관적으로 고통을 경험하여야 치료를 받는다. 다른 정신장애를 동반하였을 때 일차적으로 동반한 정신장애의 치료에 초점을 맞춘다. 동반한 정신장애의 치료가 우선하지만 환자로 하여금 부적응적 행동과 인격 특성의 관계를 이해하고 나아가서 보다 적응적 행동의 습득이 필요하다는 것을 이해하고 교정하도록 한다. 인격장애의 정신치료는 환자가 자신의 인격 특성을 이해하고 책임 있게 행동하여 다른 사람과 상호의존적 관계를 이루어 함께 만족한 삶을 사는 것이다. 정신분석적 정신치료와 인지행동치료가 효과있다고 보고되었다.

정신분석적 정신치료는 내적 갈등을 완화시키어 안정된 만족을 얻을 수 있도록 하며, 현실적 자존감을 유지하며, 상호의존적 대인관계를 유지하는 것을 목표로 한다. 인격장애의 특성에 따라 내적 욕구를 통제하고 자존감을 유지하며 대상관계를 형성하는 양상에서 차이가 있다. 내적 욕구에 대한 통제가 지나치게 심하면 욕구는 억압되고 변형된 모양으로 나타나며 내적 욕구의 통제가 충분하지 않으면 욕구를 충족하고자 하는 행동이 직접으로 나타난다. 예를 들어 강박성 인격장애나 회피성 인격장애는 내적 욕구와 갈등을 지나치게 억압하여 직접 표현되지 않도록 하는 반면 반사회성 인격장애는 내적 갈등을 직접 행동으로 표현한다. 자존감은 현실적으로 유지되어야 하지만 병적 상태에서 지나치게 과장되든지 혹은 지나치게 자신을 비하하는 양상으로 나타난다. 자기애적 인격장애는 지나치게 자존감이 팽창되어 나타나지만 회피성 인격장애에서는 지나치게 저하되어 나타난다. 성숙한 사람에서 대상관계는 좋은 대상과 나쁜 대상이 하나의 통합된 대상으로 형성되는데 경계성 인격장애는 좋은 대상과 나쁜 대상이 통합되지 않고 분리되어 안정된 대인관계를 유지하지 못한다.

인지행동치료는 Beck이 우울증 환자의 치료에 처음 적용하였으나 이후 다양한 정신장애에 적용하여 효과가 보고되었다. Beck의 기법은 환자의 핵심 문제를 역기능적 인지유형으로 파악하여 이를 교정하여 감정과 행동에 변화를 유도하며, 다양한 행동기법으로 새로운 인지와 행동을 습득하게 한다. 인격장애의 인지행동치료는 우울증의 치료에 제시한 기본 지침과 함께 자기와 다른 사람과 세상에 대한 기본적 신념의 발달 과정에 세밀한 관심을 갖는다. 인격장애는 성장 단계에 역기능적 인지와 비적응적 행동이 고정되어 성인에서도 지속되는 것이다. 인지행동치료도 정신분석적 정신치료와 같이 환자와 치료자 사이에 치료적 관계가 중요하다. 치료의 목표를 설정하고 환자의 역기능적 사고를 평가한다. 환자는 자신의 감정 상태, 일상생활의 변화, 그리고 감정에 동반한 사고를 점검하여 그 관계를 평가한다. 앞에서 제시한 역기능적 사고를 단계적으로 파악하여 교정한다.

Vaillant는 인격장애 환자의 치료에서 치료자가 유의하여야 할 것을 다음과 같이 제시하였다.

(1) 치료자는 환자가 반복적으로 호소하는 증상을 무시하여야 한다. 동일한 호소를 반복적으로 들어주는 것은 그 증상을 더욱 강화시킬 수 있다.

(2) 치료자가 환자로부터 속임을 당하여도 창피하게 생각하거나 체면을 세우려 하지 않

아야 한다. 치료자는 환자를 이해하는 것이 중요하다.

(3) 치료자는 환자에게 치료의 조건을 요구하지 않는다. 치료의 조건은 치료하면서 해결되어야 할 문제들이다.

(4) 치료자는 환자의 의존심을 강화하거나 구하려 하지 않는다. 치료자는 환자의 필요를 채워주지 못할 것이다.

(5) 치료자는 환자를 비난하거나 처벌하지 않아야 하며 환자로 하여금 자신의 행동에 책임지게 한다.

(6) 치료 초기에 해석하여 병식을 얻도록 하지 않는다. 환자는 자신의 행동에 대한 해석을 비난하는 것으로 해석하기 쉽다.

(7) 치료자는 감정적 반응을 보이지 않는 빈 스크린같이 행동하지 않는다. 치료자는 자연스럽게 말하고 행동하여 환자로부터 의심받지 않도록 한다.

(8) 치료자는 거짓말 하지 않아야 한다. 환자의 신뢰를 얻어야 한다.

(9) 치료자는 환자의 자신의 행동에 대한 설명이 아니라 행동에 초점을 맞춘다.

(10) 치료자는 환자와 자발적 협력을 얻도록 한다.

(11) 환자의 행동이 이해되지 않고 치료 불가능하게 보일지라도 언젠가 그것을 극복하고 성장할 수 있음을 기억한다.

(12) 치료자는 환자의 방어기제를 해석하기보다 다른 동료의 도움을 받을 수 있는 치료집단에서 환자의 행동을 대면한다. 환자는 치료자의 충고보다 동료의 충고에 귀를 기울인다.

(13) 치료자는 환경을 제한하고 구조를 만들어야 한다.

(14) 치료자는 환자가 필요한 사회적 및 집단의 도움을 얻을 수 있도록 한다.

(15) 치료자는 환자가 다른 사람을 도우는 활동을 하도록 한다.

(16) 치료자는 환자에게 충고하기보다 스스로 자신의 행동을 생각할 수 있도록 한다.

편집성 인격장애

P씨는 60세 남자로 불면증을 호소하며 내원하였다. P씨는 약1년 전 아내가 사망하고 혼자 살면서 잠을 잘 자지 못하였다. 환자는 평소에도 사람들과 잘 어울리지 않고 혼자 지내기를 좋아하였으며, 아내가 사망하고 혼자 살지만 크게

불편한 것은 없다고 하였다. P씨는 대학 교수로 근무하며 자신의 학문적 업적에 긍지를 갖고 있었다. 아내가 살아있을 때도 연구하고 강의하고 독서하는 것에 몰두하여 사람들과 어울릴 시간이 없었다. 함께 근무하는 교수들과도 사무적인 일 외에 교류가 거의 없었다. 사람들을 만나면 시기하고 험담하는 것이 싫어 만나지 않는다고 하였다. 사람들은 항상 환자를 이용하려고 하기 때문에 자신은 매사를 깊이 생각하여 주의한다고 하며 자신은 항상 맡은 일에 충실하게 최선을 다하는데 다른 사람들은 그렇지 않다고 비난하였다. 그동안 자신이 억울한 일들을 많이 당하였으며 자신의 권리를 찾으려 하니 다른 사람들과 부딪치는 일도 자주 있었다. 부당한 일을 당하여 수차례 고소한 일도 있었다. 환자는 기분은 우울하지 않다고 하였으나 혼자 사는 것이 외롭고 힘들 때가 없느냐고 물었을 때 그렇다고 대답하면서 표정이 어둡게 보였다.

P씨는 젊었을 때부터 편집 성향을 가진 사람으로 사람들과 어울리지 않고 혼자 생활하였다. 그러나 자신의 전문 영역에서 상당한 업적을 이룩하여 안정되게 생활하였다. 불면증을 호소하며 내원하였으나, 부인이 죽은 후 우울증으로 기분 변화가 있었다고 추정된다.

1. 증상과 진단

편집성 인격장애의 유병율은 0.5~2.5%로 보고되었다. 편집성 인격장애는 아무 근거도 없이 다른 사람의 행동을 악의적이고 위협하는 것으로 잘못 평가하는 것이 특징이다. 이러한 행동은 비교적 젊은 나이에 시작하며 다양한 상황에서 일어난다. 이 사람들은 예외 없이 자신들이 다른 사람으로부터 피해를 입고 착취를 당한다고 호소한다. 이들은 배우자를 신뢰하지 못하고 시기하며, 또한 동료나 주위 사람들의 진심을 의심함으로 자주 다른 사람들과 충돌하게 된다. 편집성 인격장애는 세상이 잘못되었음으로 자신이 주의하지 않으면 피해 입을 것으로 느껴 지나치게 방어적으로 행동한다. 자신들이 합리적이며 객관적이라는 것을 자랑스럽게 생각하며 정동이 위축되어 감정의 표현이 제한되어 차갑게 보인다. 권위와 힘에 지나치게 집착하며 약하고 결점이 있는 사람을 경멸한다. 일상적 상황에서 업무 지향적이고 효율적으로 보인다. 편집성 인격장애 환자는 내적 갈등을 해소하기 위한 방어기제로 외형화와 투사를 널리 사용한다. 자신이 수용할 수 없는 감정과 생각을 다른 사람의 탓으로 돌리며 밖으로 표출하여 심리적 안정을 유지한다. 편집성 인격장애는 현저한 망상을 나타내지 않아

망상장애와 감별되며, 정신분열병에서 괴이한 망상과 환각이 주 증상으로 나타나 감별된다.

DSM-IV-TR의 편집성 인격장애 진단기준

A. 다른 사람의 동기에 악의가 있다고 해석하는 것과 같은 전반적 불신과 의심이 성인기 초기에 시작하여, 여러 상황에서 다음 중 4가지 혹은 그 이상이 나타난다.

(1) 충분한 근거 없이 다른 사람이 자기를 착취하고 해를 끼치고 기만한다고 의심하다.

(2) 친구들이나 동료들의 충정이나 신뢰에 대하여 근거 없이 의심한다.

(3) 어떤 정보가 자기에게 나쁘게 이용될 것이라는 근거 없는 두려움으로 다른 사람에게 털어놓고 이야기하기를 꺼린다.

(4) 보통 악의 없는 말이나 사건에서 자신의 품위를 손상하거나 또는 위협하는 숨겨진 의미를 찾아낸다.

(5) 지속적으로 원한을 품는다.(예 : 모욕, 상처, 경멸을 용서하지 못함)

(6) 다른 사람에게는 그렇게 보이지 않으나 자신의 성품이나 평판이 공격당하였다고 인식하고 바로 화를 내고 반격한다.

(7) 정당한 이유 없이 연인이나 배우자의 정절을 반복적으로 의심한다.

B. 정신분열병, 정신병적 양상을 동반한 기분장애, 기타 정신병적 장애의 과정에 발생한 것은 포함되지 않으며, 일반의학적 상태의 직접적인 생리적 효과에 기인한 것이 아니다.

주 : 정신분열병 발병 이전의 인격 특성이 위의 기준에 맞으면 발병 전을 추가하여야 한다. 예; 편집성 인격장애(병전).

2. 치료와 예후

편집성 인격장애는 스스로 치료받고자 하는 경우는 거의 없다. 스트레스 상황에서 불안, 우울증, 불면증 혹은 심한 경우에 정신병 증상으로 주위 사람들의 권유로 내원한다. 이런 경우 일차적으로 증상 치료를 하고 점진적으로 지속적이며 반복적인 인격 특성의 문제를 제기하여 이해하여 교정도록 한다. 편집성 인격장애는 다른 사람에 대한 신뢰와 친밀한 관계 형성에 장애가 있음으로 치료자는 환자에게 지나치게 접근하지 않고 적당한 거리를 유지하는 것이 필요하다. 항정신병약물 치료가 상당히 효과 있다.

편집성 인격장애 환자는 자신의 문제를 인식하지 못하고 적절한 치료를 거부함으로 만성으로 진행되어 가정이나 직장에서 상당한 어려움을 경험하며 살아간다. 일부는 다른 사람에 대한 불신이 반동형성으로 사회적 불의에 대하여 지나치게 도덕적이며 엄격하게 반응하며 이타적 관심으로 봉사하는 삶을 살기도 한다. 또 다른 일부는 망상장애나 정신분열병으로 진행하는 것으로 추정된다.

분열성 인격장애

S씨는 35세 남자로 가족의 권유로 내원하였다. S씨는 아무 활동을 하지 않고 집에만 있어 가족들이 정신과 진찰을 권유하였다. S씨는 부모님과 함께 살고 있으며 취업을 준비하고 있다고 하였다. 그러나 어떻게 취업을 준비하는지에 관하여 구체적으로 이야기하지 않았다. 가족들은 S씨가 책상에 앉아 공부한다고 하지만 공부하는 것 같지 않다고 하였다. 종종 혼자 외출하여 시내에 갔다 오거나 산책한다. S씨는 혼자 지내는 것이 편하여 사람을 만날 필요가 없으며, 혼자 생각을 많이 하며, 가까이 사귀는 사람은 없다고 하였다. 환각과 망상은 없었다. 가족들은 S씨가 아무 일에도 관심과 의욕을 보이지 않는다고 하였다. 면담에 관심 없이 무표정하게 질문에만 간단하게 답하였다. S씨는 부모가 외국에서 공부할 때 출산하였으며, 외동으로 태어났다. 한국에 사는 외할머니가 5세까지 양육하였으나 5세 이후 부모가 양육하였다. 어려서부터 조용히 혼자서 책을 읽거나 장난감을 갖고 놀았다. 고등학교까지 학업 성적은 상위였으나 친구가 없었으며 친구들을 집으로 데리고 오는 일은 없었다. 대학에 진학하여 학업부진으로 중퇴하였다. 신체질병으로 병역은 면제받았으나 일상생활에는 지장이 없다. 그동안 취업을 하겠다고 준비하였으나 아직 어느 곳에도 응시하여 시험을 친 적은 없었다.

S씨는 감정이 둔마되었으며 다른 사람과 정서적 관계를 형성하지 못하고 소외되어 혼자 지내는 것이 특징이며, 망상, 환각 및 다른 정신병 증상을 나타내지 않아 분열성 인격장애로 진단된다.

1. 증상과 진단

분열성 인격장애 유병율은 7.5%로 보고되었다. 분열성 인격장애는 사회적 유대 관계를 형성하지 않고 격리되어 혼자 생활하며 감정 표현이 전반적으로 제한되는 것이 특징이다. 이러한 특징은 비교적 어린 나이에 시작하여 청년기에 들면서 더욱 악화된다. 자신을 이단자로 생각하며 다른 사람과 관계를 회피하고 인간관계에 즐거움을 경험하지 못한다. 이들은 다른 사람과 어울리지 못하고 사회적으로 격리 되어 조용히 혼자 지내며 최소한 자신의 필요를 충족시킨다. 일반적으로 현실 지각능력은 장해가 없다. 인간관계에서 친밀한 관계를 이루지 못하고 감정을 표현하지 않으나 동물이나 비인간적 대상에 애착을 갖기도 한다. 많은 분열성 인격장애 환자는 사회적 기능의 제한으로 일상생활에 한계가 있어 도움이 필요하다. 그러나 일부 환자들은 혼자서 할 수 있는 비경쟁적 영역에서 창조적 능력을 발휘하여 상당한 업적을 이룩하기도 한다. 스트레스 상황에서 급성 정신병, 불안장애, 우울장애와 같은 다른 정신장애를 발병할 수 있다. 다른 인격장애와 같이 일생동안 지속되며 일부는 정신분열병으로 진행된다.

DSM-IV-TR의 분열성 인격장애 진단기준

A. 다양한 형태의 사회적 유대로부터 반복적으로 분리되는 것과 대인관계에서 감정 표현이 전반적으로 제한되어 나타나는 것이 성인기 초기에 시작되어, 여러 상황에서 다음 중 4가지 혹은 그 이상이 나타난다.

(1) 가족 관계를 포함하여 친밀한 관계를 바라지도 않고 즐기지도 않는다.

(2) 항상 혼자 하는 활동을 선택한다.

(3) 다른 사람과 성적 관계를 갖는 것에 대하여 거의 관심이 없다.

(4) 거의 모든 활동에서 즐거움을 경험하지 못한다.

(5) 일차 가족 외에 친한 친구가 없다.

(6) 다른 사람의 칭찬이나 비난에 무관심하다.

(7) 감정적 냉담, 분리, 혹은 둔마된 정동을 보인다.

B. 정신분열병, 정신병적 양상을 동반한 기분장애, 기타 정신병적 장애 혹은 전반적 발달장애의 경과 중 발병하지 않으며, 일반의학적 상태의 직접적인 생리적 효과에 기인한 것이 아니다.

주 : 정신분열병 발병이전의 인격 특성이 위의 기준에 맞으면 병전을 추가하여야

한다. 예; 분열성 인격장애(병전).

2. 치료와 예후

분열성 인격장애 환자도 스스로 치료를 원하는 경우는 거의 없다. 스트레스 상황에서 불안, 우울, 수면장애 등 다른 정신장애를 동반하여 치료를 받게 된다. 치료는 일차적으로 동반하는 장애의 증상 완화를 위하여 약물치료가 적용된다. 분열성 인격장애 환자는 치료자와 신뢰적 관계에서 새로운 인간관계를 경험하는 것이 중요하다. 그리고 인간관계를 지속적으로 회복하기 위하여 필요한 사회기술을 습득하는 것이 필요하다.

분열성 인격장애는 상당히 어린 나이부터 시작되어 만성으로 진행되어 다른 사람과 어울리지 못하고 소외된 삶을 살아간다. 그리고 일부는 정신분열병으로 발병하는 것으로 추정된다.

분열형 인격장애

Z씨는 40세 독신 여성으로 교회 담임목사님의 권유로 내원하였다. Z씨는 목사님이 담임하는 교회에 10여 년 전부터 어머니와 함께 출석하였다. Z씨는 2남 2녀 중 막내로 어머니와 함께 살고 있었으며 사람들과 잘 어울리지 못하였다. Z씨와 어머니는 교회에 열심히 출석하였으며 두 사람은 성령 받았다고 하며 방언을 하였다. Z씨는 다른 사람과 영적으로 대화할 수 있으며 예언의 은사를 받았다고 하였다. 이웃 사람들이 모녀를 못살게 한다고 불평을 하는 등 사리에 맞지 않는 이야기를 종종하여 다른 성도들이 정신이상이라고 생각하였다. 그러나 일상생활은 어려움 없이 유지하였다. 어머니가 2개월 전 사망하여 혼자 살면서 혼자 중얼거리며 동네를 돌아다니고 개인위생 상태도 적절하게 돌보지 못하여 목사님의 권유로 내원하였다.

Z씨는 피해사고를 갖고 있으며 대인관계가 위축되어 고립된 생활을 하며 다른 사람과 영적으로 대화하는 것과 같은 특이한 지각 경험을 하는 것으로 분열형 인격장애로 진단되며, 어머니 사망 후 충격으로 급성 정신병장애를 발병하여 퇴행된 행동을 보였다.

1. 증상과 진단

분열형 인격장애의 유병율은 3%로 보고되었으며 정신분열병 환자의 가족에서 빈도가 높다. 분열형 인격장애는 사고가 자폐적이고 비현실적이며 다른 사람과 정서적 공감이 결여되어 있다. 자신의 감정과 다른 사람의 감정을 분별하는 것이 어려우며 사고와 의사소통에 장애를 나타낸다. 비록 현저한 망상이나 연상의 이완은 나타내지 않으나 정상에서 약간 벗어나거나 자신에게만 의미가 있는 언어를 사용하여 일반인에게 이해하기 힘들고 이상한 감을 갖게 한다. 이들은 자신의 감정을 잘 나타내지 않으나 다른 사람의 감정, 특히 부정적 감정을 지나치게 예민하게 감지한다. 이들은 자신이 초자연적 능력을 갖고 있다든지, 다른 사람과 육감으로 교통하거나, 다른 사람의 생각과 감정을 인지한다는 비정상적 사고를 나타낸다. 이들은 내면적으로 어린이와 같이 공상을 하며 상상의 대상과 소통하기도 한다. 현실에서 대인관계에 어려움이 심하여 다른 사람과 단절된 생활을 한다. 이들은 비정상적 사고와 행동을 조장하는 이단 종교 집단에 쉽게 빠질 수 있다. 심한 스트레스 상황에서 급성 정신병, 우울장애, 불안장애 등 다른 정신장애를 발병한다.

DSM-IV-TR의 분열형 인격장애 진단기준

A. 친밀한 대인관계에 대한 불편감, 친밀한 관계를 맺는 능력의 제한, 친밀한 관계를 맺는 능력의 감퇴, 인지 및 지각의 왜곡, 괴이한 행동으로 나타나는 사회적 및 대인관계에서 광범위한 결핍 양상이 성인기 초기에 시작되며, 여러 상황에서 다음 중 5가지 혹은 그 이상이 나타난다.

(1) 관계사고(관계망상은 제외함)

(2) 행동에 영향을 주며 소문화군의 기준에 맞지 않는 이상한 믿음이나 마술적 사고(예; 미신, 천리안, 텔레파시, 혹은 육감에 대한 믿음, 다른 사람이 내 느낌을 알고 있다. 소아나 청소년에서 괴이한 공상이나 생각에 몰두하는 것)

(3) 신체적 착각을 포함한 이상한 지각

(4) 이상한 생각이나 언어(예; 모호하고, 우화적, 은유적, 과장적 또는 상동적)

(5) 부적절하고 제한된 정동

(6) 기이하거나 편향되거나 괴이한 행동이나 외모

(7) 일차 가족 외에 친한 친구나 심복이 없음

(8) 친밀한 관계에서도 불안이 감소되지 않으며 자신에 대한 부정적 평가라기 보다 편집증적 공포에 기인하는 과도한 사회적 불안

B. 정신분열병, 정신병적 양상을 동반한 기분장애, 기타 정신병적 장애 혹은 전반적 발달장애의 경과 중 발생하지 않는다.

주 : 정신분열병 발병이전의 인격 특성이 위의 기준에 맞으면 병전을 추가하여야 한다. 예; 분열형 인격장애(병전)

2. 치료와 예후

분열형 인격장애 환자는 스스로 치료를 원하는 경우는 드물고 스트레스 상황에서 정신병, 불안, 우울, 수면장애 등 다른 정신장애를 동반하여 치료를 받게 된다. 치료는 일차적으로 동반하는 장애의 증상 완화를 위하여 약물치료가 적용된다. 항정신병약물 치료가 효과있다. 분열형 인격장애 환자는 현실을 파악하고, 적절한 의사소통 능력과 대인관계 능력을 습득하는 것이 필요하다.

분열형 인격장애도 어린 나이부터 시작되어 만성으로 진행되어 다른 사람과 어울리지 못하고 소외된 삶을 살아간다. 일부는 정신분열병으로 발병하는 것으로 추정된다.

반사회성 인격장애

A군은 20세 남자로 부모님과 동행하여 내원하였다. A군은 2남 1녀 중 맏이로 태어나 부모님은 사업을 하며 경제적으로 부유한 편이다. A군은 어려서부터 고집이 세어 자기 하고 싶은 대로 하며 자랐다. 행동이 부산하고 과격하며 동생들을 괴롭히며 못살게 행동하였다. 초등학교 때부터 아이들과 싸움을 많이 하였으며 군것질하려고 나이에 비하여 돈을 많이 요구하였으나 부모님은 통제하지 못하고 원하는 대로 주었다. 중학교에 진학하고 요구하는 돈 액수가 많아졌으며 집에서 돈을 훔쳐 친구들과 어울려 다니는 일이 시작되었다. 고등학교 1학년 때 학교 공부에는 관심이 없고 학교는 무단결석하고 불량 학생들과 어울려 다니며 다른 학생을 구타하여 퇴학당하였다. 학교를 퇴학당한 후 불량학생들과 어울려 다니며 부모님에 돈을 요구하며 행패를 부리고 심지어 집에서 돈

을 훔쳐가는 일이 자주 있었으나 부모님은 A군을 전혀 통재할 수 없었다. 최근 폭행 혐의로 구속되어 부모님이 정신과 감정을 요청하여 내원하였다. A군은 자신의 행위에 대하여 잘못을 인정하지 않았다.

A군은 15세 이전에 비행이 시작되어 점차 악화되었으며 자신의 비행에 대하여 스스로 잘못을 인정하지 않는 것으로 반사회성 인격장애로 진단된다.

1. 증상과 진단

반사회성 인격장애의 유병율은 남자에서 3% 여자에서 1%로 보고되었으며 사회경제적으로 하위 계층에서 빈도가 높다. 반사회성 인격장애의 일차 가족원에서 빈도가 높아 유전적 요인이 중요하다고 추정된다. 반사회성 인격장애는 정신 역동적으로 자신의 연약함과 수치심으로 심한 갈등을 갖고 있으며 초자아가 성숙하지 못하며 성숙한 상호의존적 대상관계를 이루지 못하여 다른 사람을 통제의 대상으로 지나친 권력을 행사는 것이다. 반사회성 인격장애 환자는 소년기부터 가정, 학교, 사회에서 거짓말, 가출, 무단결석, 폭력행위, 절도 등 많은 문제를 야기한다. 그러나 표면적으로 의젓하게 호감을 갖도록 행동하여 다른 사람을 쉽게 속일 수 있다. 이러한 비행은 어려서부터 시작하여 점차 악화되며, 이들은 자신의 행위에 대하여 잘못을 뉘우치지 않으며 자신의 행위를 다른 사람의 탓으로 합리화한다. 이들의 반사회적 행위는 청소년기 후반에 최고조에 달하며 점차 완화되지만 일부는 반사회적 조직에 가담하여 생활하여 나이가 들어도 지속된다. 우울장애나 음주와 물질 관련장애를 발병하는 빈도가 높다.

DSM-IV-TR의 반사회성 인격장애 진단기준

A. 15세 이후에 시작되고, 다음에 열거하는 타인의 권리를 무시하거나 침해하는 광범위한 행동 양상이 있으며 다음 중 3개 혹은 그 이상이 나타난다.

(1) 사회적 규범을 지키지 않으며 반복적으로 행하는 불법 행위

(2) 개인의 이익이나 쾌락을 위하여 반복적인 거짓말, 가명 사용, 타인을 속이는 것과 같은 사기

(3) 충동적이거나 미리 계획을 세우지 못함

(4) 빈번한 신체적 싸움이나 폭력으로 나타나는 과민성과 공격성

(5) 자신이나 타인의 안전을 무시하는 무모함

(6) 일정한 직업을 갖지 못하거나 금전적 의무를 지키지 못하는 지속적인 무책임

(7) 타인을 손상하거나 학대하거나 절도를 하고도 무관심하게 합리화 하는 죄책감의 결여

B. 연령이 적어도 18세 이상이어야 한다.

C. 15세 이전에 발생한 행실장애의 증거가 있어야 한다.

D. 반사회적 행동이 정신분열병이나 조증 삽화 경과 중에만 나타나는 것이 아니어야 한다.

2. 치료와 예후

반사회성 인격장애 환자는 스스로 치료를 원하는 경우는 드물고 가족이나 사법 당국에 의하여 의뢰되거나 동반하는 우울, 불안, 불면증과 같은 정신장애로 내원한다. 자신의 행위에 대한 책임의식이 없으며 다른 사람의 탓으로 합리화하며 치료 동기가 결핍되었다. 또한 이들은 친밀한 관계를 두려워하며 자신을 노출하지 않는다. 치료는 통제된 환경에서 진행하는 것이 필요하며, 한계 설정을 분명하게 하고 자신의 행위에 대한 책임의식을 갖도록 한다. 개인치료보다 집단치료가 이들의 행위를 대면하는데 효율적이다.

경계성 인격장애

B양은 29세 여자로 2일 전 음독하여 응급실에 내원하였다. B양은 3년 전부터 우울장애로 진단되어 치료를 받고 있었다. 최근 사귀던 남자와 다투고 사는 것이 허무하고 의미가 없다고 느껴 복용하던 항우울약물을 음독하였다. B양은 남자를 사귀면 다투게 되어 헤어지는 것이 반복되었으며, 남자와 헤어지면 사는 것이 허무하고 의미가 없다고 느껴 자살을 시도하였다. 지난 3년 동안 3번 음독하였다. 항상 자기는 남자에게 관심을 갖고 잘 대하지만 남자들은 자기에게 관심을 갖지 않고 떠나가 너무 힘들었다고 하였다. 남자들은 모두 자기중심적이라고 분노하였다. 남자뿐 아니라 여자들과도 친밀한 관계가 어느 정도 지속되면 갈등으로 다투고 헤어지는 것이 반복되었다. 자신은 사람을 사귀면

모든 정성과 관심으로 대하는데 상대는 그렇지 않아 항상 불만스럽다고 하였다. 사람들이 자기 마음을 이해하지 못하고 떠나가면 너무 허무하고 사는 것이 의미가 없게 느꼈다. 혼자 있으면 외롭고 기분이 우울하여 힘들며 다른 사람과 함께 있어야 마음의 안정을 얻는다고 하였다.

B양은 대인관계에 어려움으로 친밀한 관계를 이루지 못하며 기분이 안정되지 않고 변동이 심하고 자주 우울하였으며 행동이 충동적으로 경계성 인격장애로 진단된다.

1. 증상과 진단

경계성 인격장애의 유병율은 1~2%로 보고되었으며 여자에서 빈도가 높다. 임상적으로 신경증과 정신병의 경계에 있는 것으로 평가하여 이름 지어졌다. 정신역동적으로 경계성 인격장애는 분리-개별화의 장애로 성숙한 자아상과 대상상을 형성하지 못한 것이 특징이다. 분리와 투사적 동일화가 주요 방어기제이다. 좋은 자기와 나쁜 자기가 통합되지 못하여 분리되었고 좋은 대상과 나쁜 대상이 통합되지 못하고 분리되었다. 이들은 정체감의 혼란을 경험하며 항상 위기에 있는 것 같이 보인다. 만성적으로 공허감과 우울증을 호소하며 감정이 불안정하며 변화가 빈번하다. 지나치게 의존적이어서 혼자 있지 못하며 끊임없이 대상을 구하여 쉽게 관계를 형성하지만 상대에게 지나치게 의존하면서 동시에 쉽게 적대적으로 변하며 변덕이 심하여 누구와도 지속적인 관계를 이루지 못한다. 대상을 전적으로 '좋은 대상' 혹은 전적으로 '나쁜 대상'으로 분리하는 경향이 강하다. 반복적으로 자살 기도, 자해와 같은 자기 파괴적 행동을 하며 때로는 심한 스트레스 상황에서 일시적으로 정신병을 발병한다.

DSM-IV-TR의 경계성 인격장애 진단 기준

성인기 초기부터 시작된 대인관계, 자아상 및 정동의 불안정과 심한 충동성이 광범위한 양상으로 여러 상황에서 다음 중 5가지 혹은 그 이상이 나타난다.

(1) 실제로나 상상에서 버림받지 않기 위한 필사적 노력
    주의 : (5)에 열거한 자살 또는 자해 행위는 포함하지 않는다.
(2) 극적인 이상화와 평가 절하가 반복되는 불안정하고 강렬한 대인관계 양상
(3) 정체성 혼란: 심각하고 지속적으로 불안정한 자아상 또는 자아 지각

(4) 적어도 2가지 영역에서 자신에게 피해를 줄 수 있는 충동적 행동(예: 낭비, 성 관계, 물질 남용, 무모한 운전, 폭식) 주의: (5)에 열거한 자살 또는 자해 행위는 포함하지 않는다.
(5) 반복적인 자살 행동, 자살 시도, 자살 위협, 자해 행위
(6) 현저한 기분의 변화에 따른 정동의 불안정(예: 간헐적 심한 불쾌감, 과민성, 불안 등이 수 시간 정도 지속되지만 수일은 넘지 않음)
(7) 만성적인 공허감
(8) 부적절하고 심한 분노 또는 분노를 조절하기 어려움(예: 자주 울화통을 터뜨림, 항상 화를 내고 있음, 자주 몸싸움을 함)
(9) 일과성으로 스트레스에 의한 망상적 사고 또는 심한 해리 증상

2. 치료와 예후

경계성 인격장애 환자는 지나치게 의존적이며 행동이 충동적이고 쉽게 퇴행함으로 치료자는 활동적이며 지시적이어야 한다. 정신치료는 자존감을 함양하고 상호의존적 대상관계를 확립하는 것을 목표로 한다. 치료자와 환자는 치료의 우선순위를 정하고 행동을 통제할 수 있는 한계를 설정하는 것이 필요하다. 경계성 인격장애는 만성으로 불안정한 상태로 지속되며 우울장애의 빈도가 높지만 정신분열병으로 진행하는 것은 아니라고 추정된다.

히스테리성 인격장애

H씨는 35세 여자로 부부 갈등으로 남편과 함께 내원하였다. H씨는 미모가 뛰어난 여성으로 화려한 의상에 화장을 짙게 하였다. H씨는 남편이 의처증이 있어 자기를 의심한다고 비난하였다. 남편은 아내를 의심하는 것은 아니지만 아내가 지나치게 다른 남자들에게 호감을 갖고 행동하는 것 같아 품위를 갖고 행동할 것을 충고하면서 다투는 일이 자주 있었다고 하였다. H씨는 미모가 뛰어나 어디서나 다른 남자들의 관심을 받게 되지만 다른 사람으로부터 의심받을 행동은 하지 않았다고 하였다. 남편은 아내가 평소에는 상양하고 애교스러우나 자기 마음에 맞지 않으면 쉽게 화를 내어 사리를 따져 대화할 수 없다고 하였

다. H씨의 이러한 행동은 주변 사람들이 공통적으로 느끼는 점이라 하였다. H씨도 자기는 감정을 잘 자제하지 못하고 쉽게 폭발하는 편이라고 인정하였다.

H씨는 자기중심적이며 의존적으로 다른 사람의 관심을 받고자 하며 생각보다 감정적으로 대응하는 것이 히스테리성 인격장애로 진단된다.

1. 증상과 진단

히스테리성 인격장애의 유병율은 2~3%로 보고되었으며 여자에서 빈도가 높다. 히스테리성 인격장애 환자는 행위와 언어가 화려하고 극적이며 관심을 받고자한다. 자신과 관련된 것을 지나치게 과장하여 중요하게 표현하며 끊임없이 관심과 칭찬을 받고자 한다. 자신이 관심의 대상이 되지 못하거나 자신의 요구가 충족되지 않을 때 심한 분노, 울음, 비난과 같은 발작을 나타낸다. 이성에게 유혹적이며 상대에 대한 성적 공상을 즐기지만 성기능장애를 경험하는 경우가 많다. 자신의 억압된 속마음과 진정한 감정을 알지 못하고 자신의 행동의 동기를 설명하지 못한다. 대인관계가 표면적이지만 지나치게 의존 욕구가 강하여 다른 사람을 쉽게 신뢰하여 속임을 당하기 쉽다. 스트레스 상황에서 전환장애, 해리장애, 우울장애, 불안장애를 발병한다. 경계성 인격장애와 감별이 어려울 때가 있다.

DSM-IV-TR의 히스테리성 인격장애 진단기준

성인기 초기에 시작된 지나친 감정 표현과 관심끌기의 행동 양상이 광범위하게 여러 상황에서 다음의 5가지 혹은 그 이상이 나타나다.

(1) 자신이 관심의 초점이 되지 못하는 상황에서 불편함
(2) 다른 사람과의 행동에서 흔히 상황에 어울리지 않게 성적으로 유혹적이거나 도발적인 행동
(3) 빠른 감정의 변화 및 감정 표현의 천박성(감정 표현이 얕음)
(4) 자신에게 관심을 끌기 위하여 항상 신체적 외모를 사용
(5) 지나치게 인상적으로 말하면서도 내용은 없는 대화 양식
(6) 자기 연극화, 연극조, 과장된 감정 표현
(7) 높은 피암시성(예 : 타인 또는 환경에 의해 쉽게 영향을 받음)
(8) 대인관계를 실제보다 더 친밀한 것으로 생각함

2. 치료와 예후

히스테리성 인격장애 환자와 관계는 쉽게 이루지나 표면적이고 이들은 억압된 감정을 표현하는 것이 어렵다. 환자로 하여금 자신의 행동을 정확하게 파악하고 이해하도록 하며 나아가서 자신의 행동이 다른 사람에게 미치는 영향을 이해하도록 한다. 환자는 모든 것을 대충 대충 감정적으로 넘어가는 경향이 있음으로 생각하고 반추하도록 하는 것이 필요하다. 또한 환자는 스스로 할 수 없다고 하며 의존하기 때문에 자립할 수 있도록 하는 것이 필요하다. 히스테리성 인격장애는 나이가 들면서 순화되는 경향이 있으나 일부에서는 지속된다.

자기애성 인격장애

N씨는 37세 미혼 남자이며 최근 직장에서 스트레스가 너무 심하여 내원하였다. N씨는 명문 대학교 경영학과를 졸업하고 10년 전 모 은행에 취업하였다. N씨는 그 동안 비교적 무난하게 승진하였으나 이번 승진에 탈락되었다. 그는 승진 탈락을 도저히 이해할 수 없어 상사에게 항의하였더니 동료들 중 자신의 업무 성적이 최하위였다는 답을 듣고 너무 충격을 받았다. N씨는 항상 자신이 누구보다도 업무를 가장 잘 한다고 믿었다. 그리고 자신이 다른 누구보다 앞서 승진할 것이며 성공할 것이라고 믿었다. 입사 동기들은 학벌도 자기보다 못하며 경쟁 상대가 아니어서 무시하고 지냈다. 그래서 주위 동료들로부터 시기를 받았다고 한다. 그 동안 부모님이 결혼을 권유하였으나 자기와 격이 맞는 사람이 없어 결혼하지 않고 있다.

N씨는 자신을 비현실적으로 높게 평가하여 다른 사람보다 뛰어나서 특별한 대우를 받아야 한다고 생각하며 다른 사람의 비판을 수용하지 못하여 직장과 대인관계에 어려움을 경험하는 점으로 자기애성 인격장애로 진단된다.

1. 진단과 증상

자기애성 인격장애의 유병율은 1% 정도로 보고되었다. 자기애성 인격장애 환자는 일반적으로 말하는 공주병 혹은 왕자병으로 지칭된다. 지나치게 자신이 중요하고 특별한 대접을 받아야 한다고 생각하여 다른 사람과 관계가 어렵다. 다른 사람으로부터 비판에 지나치게 예민하게 반응하여 분노하거나 아예 무시하여 무관심하다. 다른 사람을 배려하지 않으며 나아가서 다른 사람을 이용하고 착취한다. 자신이 원하는 명성과 재산을 얻기 위하여 자신의 방법대로 하고자 고집하며 일상적 규범을 무시한다. 자존감이 취약하여 쉽게 좌절하고 특히 거절당하고 상실하는 것에 대하여 취약하다. 경계성 인격장애 환자는 지나치게 미모, 젊음, 능력, 재력 등에 집착하여 나이 드는 것이나 육체적 질병, 물질의 상실 등을 받아들이는 것이 어렵다. 스트레스 상황에서 쉽게 우울장애, 불안장애 등 다른 정신장애를 발병한다.

DSM-IV-TR의 자기애성 인격장애 진단 기준

성인기 초기에 시작된 과대사고(공상이나 행동에서), 존경에 대한 요구, 감정이입의 결여 등의 양상이 광범위하게 여러 상황에서, 다음 중 5가지 혹은 그 이상이 나타난다.

(1) 자신의 중요성에 대하여 과장되게 지각하다.(예: 자신의 성취나 재능을 과장함, 뒷받침할 만한 성취도 없으면서 최고로 인정되기를 기대함)

(2) 무한한 성공, 권력, 탁월함, 아름다움, 또는 이상적인 사랑에 대한 공상에 자주 몰두하다.

(3) 자신이 특별하고 독특하다고 믿으며, 특별한 사람이나 상류층이 자신을 이해할 수 있으며, 또한 그런 사람들 혹은 기관과만 어울려야 한다고 믿는다.

(4) 과도한 찬사를 요구하다.

(5) 특권 의식을 갖다. 예를 들면, 특별대우를 받을 만한 이유가 없는데도 특별대우나 원하는 대로 복종하기를 불합리하게 기대한다.

(6) 대인관계에서 다른 사람을 착취한다. 예를 들면, 자기 자신의 목적을 달성하기 위해 타인들을 이용한다.

(7) 감정이입 능력이 결여되었다. 타인들의 감정이나 요구를 인정하거나 확인하려 하지 않는다.

(8) 자주 타인들을 질투하거나 타인들이 자신에 대해 질투하고 있다고 믿는다.

(9) 거만하고 방자한 행동이나 태도를 보인다.

2. 치료

자기애성 인격장애 환자는 자존감의 상처를 입을 때 자신의 인생에 뭔가 잘 풀리지 않는다는 것을 인지하고 스스로 치료 받으러 오는 경우가 있다. 치료는 유아적 자기애를 성숙한 자기애로 성장시키는 것으로 자신을 있는 그대로 받아들이는 것이다. 치료자는 환자를 비판하지 않고 있는 그대로 받아주어 환자로 하여금 치료자를 모방하여 자기를 사랑하고 수용함으로 건강한 자기애를 형성하게 된다. 자기애성 인격장애는 만성으로 진행하며 자신이 나이 드는 것을 받아들이지 못하여 중년기 이후에 적응에 어려움이 많다.

회피성 인격장애

A군은 20세 대학생으로 학교 생활상담소의 권유로 내원하였다. A군은 대학 진학하여 사람들과 즐겁게 학창생활을 하고 싶었으나 사람만나는 것이 두렵고 불안하다고 하였다. A군은 자신에 대하여 강한 열등감을 갖고 있으며 다른 사람을 만나 자신을 노출하면 창피당할까 걱정이 앞서 사람 만나는 것이 불안하였다. 이미 잘 아는 사람을 만나면 불안이 적은데 처음 만나는 사람과 불안이 더욱 심하였다. 상대방으로부터 호감을 받을 자신이 없으며 거절당할 것이 두려워 사람을 사귀지 못하였다. 처음 만나는 사람으로부터 이질감을 느끼며 접근하기가 힘들었다. 지금까지 사귀는 사람이 몇 사람으로 한정되었다. 여자들과 사귀고 싶었으나 엄두를 내지 못하였다. A군은 어려서부터 수줍음을 많이 탔으며 사람 앞에 나서기를 두려워하였다.

A군은 사람들과 사귀고 싶으나 다른 사람으로부터 거절당할까 지나치게 걱정하여 사람들을 사귀지 못하고 회피하며 외롭게 지나는 것이 특징으로 회피성 인격장애로 진단된다.

1. 증상과 진단

회피성 인격장애는 상당히 빈번하여 유병율이 1~10%로 보고되었다. 이들은 거절당하는 것에 대하여 지나치게 민감하며 소심하고 고립된 생활을 하는 것이 특징이다. 그들은 사랑받고 인정받고자 하며 사람들과 어울리고 싶은 열망은 강하지만 거절당하는 것을 두려워한다. 거절당하는 것에 대한 두려움으로 다른 사람을 만나는 것을 회피한다. 다른 사람이 비판하지 않고 자기를 받아주기를 바란다. 대인관계에서 자신감과 확신이 부족하고 표면에 나서기를 꺼린다. 다른 사람의 이야기를 자기를 비하하는 것으로 쉽게 오해한다. 자기의 요구가 거절당하면 쉽게 상처받고 접촉을 회피한다. 자신이 비판받지 않고 받아들여진다는 보장이 없으면 관계 형성을 회피하여 가까운 친구를 갖지 못한다. 그러나 이들은 보호받는 환경에서 비교적 안정적으로 생활할 수 있다.

회피성 인격장애는 사회불안장애로 진행하는 빈도가 높다. 고립된 생활을 하는 점에 분열성 인격장애와 유사하지만 회피성 인격장애 환자는 다른 사람과 관계를 원하며 분열성 인격장애 환자는 다른 사람과 관계를 원하지 않는 점에 차이가 있다. 일부 환자는 보호된 환경에서 비교적 안정적으로 기능할 수 있어 직장을 갖고 결혼 생활을 할 수 있다.

DSM-IV-TR의 회피성 인격장애 진단기준

사회활동의 억제, 부족감, 그리고 부정적 평가에 대한 과민성 등이 성인기 초기에 시작되어 여러 상황에서 나타나며, 다음 중 4가지 혹은 그 이상이 나타난다.

(1) 비난, 꾸중, 또는 거절이 두려워서 대인관계를 필요로 하는 직업 활동을 회피한다.
(2) 호감을 갖고 있다는 확신이 서지 않으면 사람들과 만남을 피한다.
(3) 창피와 조롱을 당할까 두려워서 친밀한 관계를 제한한다.
(4) 사회 상황에서 비난이나 버림받을 것이라는 생각에 사로잡혀 있다.
(5) 자신이 부족하다고 느끼기 때문에 새로운 사람과 만남을 억제한다.
(6) 자신이 사회적으로 무능하고, 개인적인 매력이 없으며, 열등하다고 생각한다.
(7) 새로운 일이나 활동으로 낭패를 당할까 시작하기를 주저한다.

2. 치료와 예후

회피성 인격장애 환자의 치료는 환자의 거절에 대한 두려움을 극복하고 건강한 대인관계를 이룩할 수 있는 능력을 함양하는 것을 목표로 한다. 치료자는 환자의 거절에 대한 두려움을 인지하고 무조건적으로 수용하며. 환자에게 필요한 대인관계 기술을 습득하게 한다. 지지관계를 상실할 때 심한 불안, 우울, 분노를 경험하며 우울장애와 공포장애를 발병하는 빈도가 높다.

의존성 인격장애

D씨는 40세 미혼 남자로 수면장애를 호소하며 내원하였다. D씨는 어머니와 함께 살고 있으며 최근 어머니가 위암으로 진단되어 입원중이다. 어머니 병으로 신경 쓰면서 잠을 자지 못하였다. 어머니가 돌아가시면 어떻게 살아야 할지 앞날이 캄캄하게 느낀다고 하였다. A씨는 25세 때 현 직장에 기능직으로 취업하여 근무하고 있으며 성실하게 맡은 일은 잘 수행하지만 항상 자기가 맡은 일을 잘 할 수 있을까 걱정이 되어 마음이 불안하였다. 무슨 일이든지 혼자 하는 것이 불안하여 다른 사람의 의견을 물어야 한다. 지금까지 집안 일은 어머니가 다 처리하였으며 자기는 아무 것도 하지 못한다고 걱정하였다.

1. 증상과 진단

의존성 인격장애는 전체 인격장애의 2.5%로 보고되었으며 여자에서 빈도가 높다. 이들은 자신감이 결여되었으며 자신이 필요한 것을 다른 사람에게 의존하는 것이 특징이다. 전반적으로 비관적이고 수동적이며 자신의 능력을 의심하며 다른 사람에게 의존한다. 항상 자신의 요구를 주장하지 못하고 다른 사람의 눈치를 살피며 순종한다. 다른 사람의 의견을 듣거나 격려를 받지 않고 아무 결정도 하지 못하고 우유부단하다. 책임 있는 직책이나 임무를 맡는 것을 회피한다. 또한 자신의 일을 하는 것은 어려워하면서 다른 사람의 일은 잘하는 경우도 있다. 혼자 지내는 것을 싫어하고 다른 사람에게 의지하고 애착하며 상호의존적 관계를 이루지 못한다. 공격적 성향을 억압하며 다른 사람으로부터 부당한 대우와 학대를 참고 지낸다.

DSM-IV-TR의 의존성 인격장애 진단 기준

돌봄을 받고 싶어하는 욕구가 광범위하고 지나침으로 인하여 복종적으로 되고 상대방에게 매달리며 이별을 두려워하는 것이 성인기 초기에 시작되어 여러 상황에서 나타나고, 다음 중 5가지 혹은 그 이상이 나타난다.

(1) 다른 사람으로 부터 많은 충고와 안심시킴이 없이는 일상적 일을 결정하지 못한다.
(2) 자신의 인생의 매우 중요한 영역까지도 책임질 수 있는 사람이 필요하다.
(3) 도움과 인정을 받지 못할 것에 대한 두려움이 크기 때문에 다른 사람, 특히 의지하는 사람에게 반대 의견을 말하기 어렵다. 주의: 현실적 보복에 대한 두려움은 포함되지 않는다.
(4) 자신의 일을 혼자서 시작하거나 수행하기가 어렵다(동기나 활력이 부족해서라기보다는 판단과 능력에 대한 자신감이 부족하기 때문이다).
(5) 다른 사람의 보살핌과 도움을 얻기 위해 불쾌한 일이라도 자원한다.
(6) 스스로 돌볼 수 없다는 두려움이 지나쳐서 혼자 있으면 불편하고 무력감을 느낀다.
(7) 친밀한 관계가 끝날 때 필요한 보살핌과 도움을 얻기 위해 다른 사람을 즉시 찾는다.
(8) 스스로 돌봐야 하는 상황에 대한 두려움에 비현실적으로 집착한다.

3. 치료와 예후

의존성 인격장애 환자는 치료에 참여하는 자체가 의존적 욕구를 충족시키는 것이므로 쉽게 치료적 관계를 형성한다. 치료자는 환자의 욕구를 공감적으로 이해하면서도 적절하게 좌절시키는 것이 필요하다. 환자의 불안을 이해하고 대응하면서 점진적으로 독립적으로 생활하도록 한다. 치료를 시작하면서 치료 기간을 정하여 환자로 하여금 독립생활을 계획하도록 촉진한다.

강박성 인격장애

O씨는 55세 남자로 불면증을 호소하며 내원하였다. O씨는 직장에서 6개월 후 퇴직하게 예정되었는데 앞날이 너무 걱정 되어 잠을 자지 못한다고 하였다. O씨는 성격이 꼼꼼하고 철저하여 업무는 빈틈없이 잘 하였다. 무엇이든지 다른

사람에게 맡기면 마음이 놓이지 않아 자신이 직접 확인하여야 한다. 다른 사람에게 맡기지 않고 스스로 처리하자니 항상 업무가 많아 힘들었다. 아침에 출근하여 자신의 책상을 깨끗하게 청소하고 퇴근 시 자기 책상을 깨끗하게 정리하여야 한다. 집안 청소도 다른 사람에게 맡기면 마음에 들지 않아 스스로 하여야 하며 가계부도 직접 정리한다. 식당 음식이 청결하지 않다고 가족들의 건강을 위하여 외식은 하지 않는다. 사람들로부터 지나치게 고지식하다는 평을 들으며 잘못된 것은 그대로 넘기지 못한다. 가족들은 경제적으로 여유가 있어도 너무 지나치게 근검절약하며 즐기며 살지 못한다고 불평이 심하다.

O씨는 정리 정돈하고, 무엇이든지 계획하여 철저하게 처리하지만 융통성이 없으며 고집이 센 것이 강박성 인격장애로 진단된다.

1. 증상과 진단

강박성 인격장애 환자는 규정, 질서, 완전무결함, 단정함, 세밀함 등에 집착하며 고집이 세고 융통성이 없어 다른 사람이 전반적으로 답답하게 느낀다. 그들은 어떤 일이든지 심각하게 생각하며 형식과 규정에 충실하며 규정에 벗어나는 것은 용납하지 못한다. 자신의 요구를 지나치게 주장하며 유연성이 부족하며 타협하지 못하며 유머가 없으며 대인관계에 어려움이 있다. 상사나 권위에 비위를 맞추며 순종하지만 실패나 잘못을 두려워하여 지나치게 조심하며 결정하지 못하고 너무 생각하면서 머뭇거린다. 모든 것이 일상적으로 진행되는 한 어려움 없이 맡은 일을 열심히 하지만 새로운 상황에서 변화에 적응하지 못하고 심한 불안을 경험한다.

강박성 인격장애의 DSM-IV-TR 진단기준

성인기 초기부터 시작되어 정리정돈에 몰두하고, 완벽주의, 마음의 통제와 대인관계의 통제에 집착하는 행동과 이로 인하여 융통성, 개방성, 효율성을 상실하는 대가로 치루는 행동 양상이 여러 상황에서 광범위하게 나타나며, 다음 가운데 4가지 혹은 그 이상이 나타난다.

(1) 사소한 세부 사항, 규칙, 목록, 순서, 시간 계획이나 형식에 집착하여, 활동의 중요한 부분을 놓친다.

(2) 일의 완수를 방해하는 완벽주의를 보인다.(예: 자신의 지나치게 엄격한 표

준에 맞지 않기 때문에 계획한 것을 마칠 수 없다)

(3) 여가 활동과 친구 교제를 희생하여 지나치게 일과 생산성에만 몰두한다.(분명한 경제적 필요성 때문이 아니다)

(4) 도덕, 윤리 또는 가치문제에 있어서 지나치게 양심적이고, 고지식하며, 융통성이 없다.(문화적 또는 종교적 배경에 의해서 설명되지 않는다)

(5) 정서적 가치가 없는데도 불구하고 낡고 무가치한 물건을 버리지 못한다.

(6) 다른 사람이 자신의 방식을 그대로 따르지 않으면 일을 맡기거나 같이 일하기를 꺼려한다.

(7) 자신과 다른 사람에게 인색하다. 돈은 미래의 재난에 대비해서 저축해야 한다고 생각한다.

(8) 경직되고 완고하다.

2. 치료와 예후

강박성 인격장애 환자는 자신을 완벽주의자이며 책임감 있으며 양심적이며 도덕적이며 모든 일을 철저하게 세심하게 처리한다고 믿으며 치료받을 필요를 느끼지 않는다. 그러나 스트레스 상황에서 불안, 우울, 불면증 등 다른 정신장애로 내원한다. 강박적 인격장애는 통제가 중요한 갈등이며, 치료에서 누가 통제하는가에 관심을 갖는다. 이들은 사건과 관련된 감정을 억제하고 있음으로 일상에 경험하는 사건과 관련된 감정을 이해하고 표현하는 것이 중요하다.

수동공격성 인격장애

P씨는 34세 남자로 불면증을 호소하며 내원하였다. 2개월 전 2년간 근무하였던 직장으로부터 사직하고 집에서 쉬고 있으며 2주전부터 잠을 잘 자지 못한다고 하였다. 직장에서는 근무가 태만하고 업무를 잘 수행하지 못한다고 권고사직 하였다. 아침에 늦게 일어나 출근 시간이 늦은 적이 자주 있었으며 상사가 지시한 업무를 기한 내 처리하지 못한다고 수차례 경고를 받았다. 환자는 자신은 열심히 근무하였으나 상사와 다른 직원들이 자기를 왕따 시키어 힘들었다

고 하였다. 상사에 불만이 많았으나 참고 견디어 왔다고 한다. 부인에 의하면 환자는 표면적으로는 온순하게 보이지만 사소한 일에 트집을 잡고 불평을 하며 고집이 세며 무슨 일이든지 의논하지 않고 자기 마음대로 한다고 하였다.

1. 증상 및 진단

수동공격성 인격장애는 반항적 인격장애(negativistic personality disorder)라고도 불리기도 한다. DSM-IV-TR에서는 공식 진단으로 분류되지 않았으며 향후 연구가 필요한 것으로 분류되었다. 이들은 표면적으로는 반항하지 않으나 업무를 수행하지 않거나 지연시키어 내면적으로 반항한다. 업무를 신속하게 처리하지 않고 꾸물거리며 지연한다. 잘못을 인정하기보다 이런 저런 이유로 합리화하여 저항한다. 다른 사람에게 의존하기를 원하지만 자신의 요구를 직접 표현하지 못하고 간접적으로 표현하며 상대가 알아서 해주기를 바란다. 자신의 욕구가 충족되지 않아도 불만을 직접 표현하지 않고 간접적으로 표현한다. 그리하여 상호의존적 관계를 갖지 못하고 오히려 상대방을 피곤하고 불만스럽게 만든다. 가족이나 친구로 하여금 자신을 뒷바라지하게 만들지만 결코 만족하지 못하고 항상 불만스럽고 감사하지 않는다. 그러나 불만스러운 관계를 결코 끝내려 하지 않는다.

DSM-IV-TR의 수동공격성 인격장애의 연구 진단기준

A. 충실한 직무가 요구되는 상황에서 저항하는 반항적 태도가 성인기 초기에 시작되어 여러 상황에서 광범위한 양상으로 나타나며 다음 중 4가지 혹은 그 이상이 나타난다.

(1) 사회적 및 직업적 일상 업무를 수행하는데 수동적으로 저항한다.
(2) 다른 사람이 자신을 오해하고 감사하게 여기지 않는다고 불평한다.
(3) 언행이 무뚝뚝하고 시비조이다.
(4) 비합리적으로 상사를 비판하고 비웃는다.
(5) 자기보다 나은 사람을 시기하고 거절한다.
(6) 지나치게 그리고 지속적으로 자신의 불운을 불평한다.
(7) 지나친 반항과 뉘우침 사이에 오락가락한다.

B. 전적으로 주요우울장애 삽화 중에 나타나지 않으며 기분부전장애로 설명할 수 없다.

2. 치료와 예후

수동공격성 인격장애는 자신의 행동이 다른 사람에게 어떤 영향을 미치는지에 대하여 이해하지 못한다. 표면적으로 수동적 행동이 다른 사람에게 미치는 영향과 의미를 이해하는 것이 필요하다. 그러나 환자는 자신의 행동에 문제가 있는 것이 아니라 다른 사람 탓으로 돌리며 치료를 자신을 합리화하는데 이용하려 한다. 치료자가 환자를 순응하게 만드는 것은 비적응적 행동을 강화하게 되며 반대로 환자의 요구를 지지하지 않는 것은 거절로 받아들여 치료자-환자 사이에 힘 싸움이 일어남으로 적절히 조정하는 것이 필요하다. 만성으로 진행되며 우울장애와 신체 증상의 빈도가 높다.

우울성 인격장애

D씨는 45세 여자로 불면증으로 호소하며 내원하였다. 환자는 어머니와 함께 살다가 2개월 전 어머니가 사망한 후 마음이 우울하고 잠을 잘 자지 못하였다. 평소에도 기분이 우울한 편이었으나 어머니 사망 후 기분이 많이 우울하였다. 어머니 생각이 자주 나고 어머니 살아계실 동안 잘 모시지 못한 것이 후회스럽다고 하였다. 기분이 우울하고 살고 싶은 의욕이 없다. 환자는 외동으로 10세경 아버지가 사망하였으며 어머니가 양육하였다. 환자는 미혼으로 교사로 근무하면서 어머니를 모시고 살아왔다. 어머니가 걱정되어 결혼하지 않았다. 환자와 어머니는 기독교를 믿었으며 양심적으로 근검절약하며 살아왔다. 사람들이 사치하고 낭비하는 것에 대하여 지나치게 비판적이며 사람들과 잘 어울리지 못하여 외롭게 지났다. 매사를 지나치게 꼼꼼하게 생각하며 항상 걱정이 많았다. 항상 기분이 울적하고 즐겁게 살지 못하였다.

D씨는 어머니 사망 후 우울장애가 나타났으나, 이번 삽화 발병이전에 청년기부터 우울한 기분이 장기간 계속되었으나 우울장애의 삽화는 없었던 것으로 추정되어 우울성 인격장애에 우울장애가 발병한 것으로 평가된다.

1. 증상과 진단

우울성 인격장애는 성인기 초기부터 우울성 인지와 행동이 여러 상황에서 광범위한 양상으로 나타나는 것을 특징으로 한다. 우울성 인격장애는 우울장애와 분별이 확실하지 않아 DSM-IV-TR에 공식 장애로 등재되지 않았으며 연구가 필요하다고 분류되었다. 우울장애와 감별은 우울기분의 정도와 변화 그리고 지속기간에 의하여 감별한다. 우울성 인격장애 환자는 일상생활에서 즐거움을 거의 경험하지 못하며 낙담스럽고 울적하고 불행하게 느끼며 살아간다. 스스로 부족하며 무가치하다고 느끼며 자존감과 자신감이 결여되어 비관적이다. 자신에게 지나치게 엄격하며 비판적이며 사소한 일에도 죄책감을 느끼며 후회한다. 이들은 때대로 지나치게 양심적이며 책임감이 강하며 치밀하고 세심하여 새로운 상황에서 쉽게 좌절하고 낙담한다. 결정을 내리지 못하고 우물쭈물하며 다른 사람으로부터 거절에 민감하다. 기분부전장애와 감별이 어렵다. 청년기이후 우울 기분이 안정적으로 지속되었으면 우울성 인격장애로 진단한다.

DSM-IV-TR의 우울성 인격장애 연구 진단기준

A. 우울성 인지와 행동이 성인기 초기에 시작되어 여러 상황에서 광범위한 양상으로 나타나며 다음 중 5가지 혹은 그 이상이 나타난다.
 (1) 일상 기분이 낙담스럽고, 울적하고, 즐거움이 없고, 기쁨이 없고 불행하게 느낀다.
 (2) 자기 개념이 부족함, 무가치함, 낮은 자존감의 신념으로 형성되다.
 (3) 자신에게 비판적이고 비난하고 비하한다.
 (4) 꼼꼼히 생각하고 걱정한다.
 (5) 다른 사람에게 반항적이고 비판적이고 판단적이다.
 (6) 비관적이다.
 (7) 죄책감을 갖고 후회하는 경향이 있다.

B. 전적으로 주요우울장애 삽화 중에 나타나지 않으며 기분부전장애로 설명할 수 없다.

2. 치료와 예후

우울장애에 준하는 정신치료와 약물치료가 적용된다.

피학성 인격장애

M씨는 40세 여자로 친구의 권유로 내원하였다. 환자는 미혼으로 어머니와 함께 살고 있다. 그 동안 수차례 청혼한 남자가 있었으나 병든 어머니를 혼자 두고 결혼할 수 없다고 결혼을 하지 않았다. 어머니는 5년 전 뇌일혈로 회복하였으나 거동이 힘들어 혼자 생활 할 수 없는 상태이다. 손위 오빠가 있으나 오빠는 어머니를 돌보지 않고 환자로 어머니를 돌보게 하고 있다. 친구에 의하면 환자는 다른 사람에게 이용만 당하며 스스로 자기 몫을 챙기지 못하는 것이 답답하다고 한다. 자신을 위하여 돈을 쓰지 않으면서도 다른 사람을 도우는 일에는 앞장선다. 다른 사람을 도와줄 뿐 아니라 쉽게 꾐에 빠져 손해를 당하는 일이 자주 있었다. 직장에서도 자기 맡은 업무뿐 아니라 다른 사람이 부탁하면 거절하지 못하여 밤아 늦게까지 일하는 것이 자주 있다. 환자는 항상 자신의 처지를 한탄하며 불만스러운 하지만 바꾸려고 노력하지 않았다. 환자의 아버지가 환자가 10세경 사망하였으며 어머니가 환자와 오빠를 어렵게 양육하였다. 환자는 중학교 졸업하고 산업체 학교를 다니면서 가정을 도왔으며 오빠가 대학교를 졸업할 수 있도록 도왔다. 오빠가 돕지 않는다고 섭섭해 하면서도 직접 이야기 하지 못한다.

M씨는 어려서부터 도움을 받기보다 도우는 일을 하여 왔으며, 자신의 이익을 챙기지 않고 다른 사람에게 피해를 당하는 행동이 반복되어 피학성 인격장애로 진단되었다.

1. 증상과 진단

피학성 인격장애는 DSM-IV-TR에는 공식 진단 분류뿐 아니라 연구과제에도 포함되지 않았다. 피학성 인격장애의 유병율은 보고되지 않았으나 한 연구는 정신과 외래환자에서

18%에서 피학성 인격장애로 진단되었다고 하였다. 그리고 피학성 인격장애는 경계성 인격장애, 회피성 인격장애, 의존성 인격장애와 중복되어 나타났다고 한다. 정신역동적으로 피학성은 본능의 즐거움 원칙과 반대되는 성향으로 아동이 이별불안을 경험하는 과정에 부모들이 아동이 아프거나 고통 받을 때 더욱 관심을 보임으로 강화된다. 피학성 인격장애는 다른 사람으로부터 피해 받고 고통스러워 하지만 내면적으로 그것을 즐기는 것을 특징으로 한다. 이들은 다른 사람이 자기에게 보이는 호의를 거절하거나 무시하며, 분명히 다른 더 좋은 선택이 가능함에도 불구하고 자신에게 불리하고 해를 주는 사람이나 상황을 선택하여 고통을 자초한다. 다른 사람이 도움을 주려고 하여도 받지 않으며 다른 사람이 요구하지 않아도 자기를 희생하여 돕는다. 다른 사람을 화나게 만들어 거절하도록 하고는 상처받고 좌절한다. 좋은 일이 있어도 즐기지 못하고 오히려 죄책감과 우울을 경험한다. 능력이 있음에도 불구하고 자신의 목적을 이룰 수 있도록 업무를 수행하여 성취하지 않는다.

2. 치료와 예후

피학성 인격장애 환자는 만성으로 학대받으며 심한 죄책감과 자존감의 저하를 경험한다. 정신치료는 대인관계와 행동의 반복적 특성을 이해하고 교정하는 것을 목표로 한다. 치료목표에 따라 정신분석적 정신치료와 인지행동치료를 적용할 수 있다.

가학성 인격장애

S씨는 30세 남자로 법원의 의뢰로 정신과적 감정을 위하여 내원하였다. S씨는 부인과 2년 전에 결혼하였으며 결혼 후 계속되는 폭행으로 부인이 S씨를 폭행으로 고소하였다. 부인에 의하면 S씨는 성격이 무뚝뚝하며 항상 윽박지르고 자기 마음대로 한다. 신혼 때부터 부인의 마음은 개의치 않고 자기 마음대로 하며 원하는 대로 하지 않으면 화를 내고 폭행을 하였다. 부인은 그 동안 수차례 심한 상처를 입고 병원에서 치료를 받아야 하였다. 부인이 더 이상 결혼 생활을 계속할 수 없어 이혼하기를 원하였으나 남편이 허락하지 않았으며 오히려 심하게 폭행하여 고소하게 되었다. S씨는 부친이 경영하는 회사에서 일하는데 다른 직원들을 윽박지르고 자기 지시대로 하지 않는다고 폭행하기도 하였다.

S씨는 다른 사람의 마음을 헤아리지 못하고 자신이 원하는 대로 하며 지나치게 폭력을 행사하는 것이 가학성 인격장애로 진단되었다.

1. 증상과 진단

가학성 인격장애는 DSM-IV-TR에는 공식 진단 분류뿐 아니라 연구과제에도 포함되지 않았다. 가학성 인격장애의 유병율은 보고되지 않았으나 범법자에서 높은 빈도로 나타난다. 정신역동적으로 가학성은 성장과정에 심한 분노와 폭력의 대상이 되어 분노와 폭력을 본받아 나타난다고 한다. 가학성 인격장애는 다른 사람에게 잔인하고 공격적이거나 체면을 손상시키는 언행을 특징으로 한다. 이들은 기본적으로 다른 사람의 고통을 감정적으로 공감하지 못하며 오히려 다른 사람이 고통 받는 것을 즐긴다. 나아가서 다른 사람의 자율적 행동을 제한하며, 자신이 원하는 행동을 다른 사람이 하도록 강요한다. 가학적 행동은 사회적 관계나 직장에서 흔히 나타나며, 특히 직장에서 하급자를 향하여 나타나지만 상급자에게는 나타내지 않는다. 이들은 대인관계에서 지배권을 확보하기 위하여 신체적 폭력이나 잔인성을 나타낸다. 또 다른 이들은 신체적 폭력을 행사하지 않으나 무술, 폭력에 관련된 영화, 책, 무기 등에 빠져 열광한다. 반사회적 인격장애와 감별이 어렵다. 반사회성 인격장애는 15세 이전에 행실장애가 있으나 가학성 인격장애는 소아기에 현저한 행실장애를 나타내지 않는다.

2. 치료와 예후

가학성 인격장애는 자발적으로 치료를 받지 않으며 예후는 좋지 않다. 정신치료는 공감적 정서를 경험하여 타인의 고통을 이해할 수 있도록 하여 자신의 행동을 교정하도록 한다.

제10장

정신분열병과 기타 정신병 장애

정신분열병

1. 개념과 역사

정신분열병은 인지, 사고, 감정, 및 행동에 특징적 증상으로 나타나며 심각한 기능적 장애를 동반하는 증후군이다(증후군이란 원인이 충분히 밝혀지지 않아 단일 질병으로 진단할 수 없으나 여러 가지 원인으로부터 특징적 증상을 유발하는 증상들의 묶음을 지칭한다). 현재 사용되는 진단 체계는 지금까지의 연구에 근거하여 가장 합리적으로 유사한 집단으로 분류한 것이다. 오늘날 정신분열병으로 진단할 수 있는 정신장애가 고대로부터 있었던 것으로 추정된다. 서양에서 고대 그리스에서 정신병의 기술이 있었으며, 우리나라에서도 삼국유사에 정신병으로 추정되는 기술이 있다. 그러나 오늘날 사용하고 있는 정신분열병의 개념은 20세기에 Emil Kraepelin, Eugen Bleuler, Sigmund Freud, Carl Jung, Adolph Meyer, Harry Stack Sullivan, Kurt Schneider, Karl Jaspers, Gabriel Langfeldt 등이 개념을 확립하는데 기여하였다.

1) Emil Kraepelin (1855~1926)

Kraepelin은 정신장애 환자들을 관찰하여 여러 가지 정신병 증상을 정확하게 기술하여 그 동안 개별 증상으로 간주되었던 환각, 망상, 치매 등의 정신병 증상을 종합하여 정신장애를 조기치매와 조울병으로 분류하였다. Kraepelin 이전에 이미 Jean Esquirol(1772~1840)은 환각과 망상을 기술하였으며, Benedict Morel(1809~1873)은 청소년에서 인격이 황폐화되어 치매에 이른 사례를 기술하면서 조기치매(demence precoce)라고 명명하였으며, Karl Kahlbaum(1828~1899)은 긴장증을 기술하였으며, Ewold Hackel (1843~1909) 괴이한 행동을 나타내는 환자를 파과증으로 기술하였다. Kraepelin은 조기치매, 환각, 긴장증, 파과증 등이 별개의 장애가 아니라 다양한 형태로 나타나는 동일한 장애로 간주하고 하나로 통합하여 조기치매로 분류하였다. 그리고 조기치매의 아형으로 파괴형, 망상형, 긴장형, 그리고 단순형으로 분류하였다. Kraepelin 노년에 발병하는 치매와 달리 이들 장애는 청년기에 발병하여 치매로 진행하는 것을 관찰하고 조기치매라 명명하여 조울병과 다른 독립된 정신장애로 분류하였다. 그는 조기치매 환자는 특징적으로 망상과 환각을 경험하며 점진적으로 퇴행하여 치매에 이르는 것을 특징으로 한다고 하였다. 그러나 Kraepelin의 이러한 견해는 조기치매 환자가 모두 점진적으로 퇴행하여 인격의 황폐화와 치매에 이른다는 견해를 갖게 하였으나 실제 그가 추적한 환자에서도 75% 정도는 점진적 퇴행과 치매에 이르렀으나 25% 정도는 상당히 회복되었다고 하였다. 그는 조기치매는 정서적 활동이 저하되어 의지가 약하고 정서적으로 둔마되어, 지적, 정서적 그리고 의지적 통합이 결여되어 나타난 장애라고 하였다. 그리고 조기치매는 뇌의 기질적 병변에 기인하다고 하였으나 그 당시 검사 방법으로 특징적 병변을 진단하지 못하였다.

2) Eugen Bleuler (1857~1930)

Bleuler는 Kraepelin의 정신장애의 기술적 접근을 존중하였으나 심리적 요인의 중요성을 강조하였다. 그는 증상을 기술하는 것 뿐 아니라 증상의 의미를 설명하기 위하여 Freud의 정신분석 이론을 이용하였다. Bleuler는 모든 조기치매 환자가 치매로 진행하는 것이 아니므로 조기치매라는 명명은 부적절하며, 본질적 문제는 기본적 인격기능의 분열에 있다고 하며 정신분열병이라고 명명하였다. 그리고 정신분열병에서 연상의 이완, 자폐적 행동, 양가감정 그리고 정서의 둔마가 일차적 병적 과정이라 하였다. 그리고 개인의 적응 능력과 환경적 상황에 의하여 일차적 과정은 망상, 환각, 사회적 퇴거 등 여러 가지 이차적 증상으로 나타난다고 하였다. 그는 일부 사람들에서는 증상이 표면적으로 나타나지 않고 잠복되었다가 특이한 상황에 집착하거나 혼란스러울 때 연상의 이완과 논리적 부조가 나타난다고 하였다.

3) Sigmund Freud (1856~1939)

Freud는 정신분열병의 증상과 그 의미를 정신분석적으로 설명하였다. 그는 신경증은 자아와 이드 사이의 갈등으로 나타나며 정신병은 자아와 현실 사이의 갈등에 기인한다고 하였다. 정신분열병은 다른 사람에게 관심이 없고 퇴거하는 것과 대상 관계의 변화가 본질적 문제이며, 리비도가 대상으로 부터 퇴거되어 자신에게 향할 때 과대망상으로 나타나며, 그리고 신체로 향할 때 건강염려증으로 나타난다고 하였다. 특히 Schreber 사례에서 투사가 증상의 형성에 중요한 방어기제인 것을 기술하였다. 정신분열병의 증상은 자아 기능의 장해로 나타난 일차적 사고장애 현상이며 망상과 환각은 현실과 관계를 다시 이루고자하는 시도의 결과라 하였다. 정신분열병에 대한 Freud 이론은 이후 그의 정통적 후계자들까지도 받아들이지 않았으나 Freud는 정신분열병의 정신역동적 이해의 길을 여는데 기여하였다.

4) Carl Jung (1875~1961)

Jung은 특이한 감정을 유발하는 사건이나 경험이 무의식의 원형과 결합된 것을 콤플렉스라 하였으며 정신병리는 건강하게 적응하고자 하는 시도로 보았다. 불안은 무의식의 복합체가 자아 콤플렉스(ego complex)와 일치하지 않을 때 경험하는 현상이라 하였다. 정신분열병은 의식의 유약함이나 무의식의 지나친 요구에 의하여 발병하며, 정신분열병에서 나타나는 망상, 환각 등의 증상들은 의식의 영향을 받지 않는 독립적 콤플렉스(autochtonous complex)의 활동으로 나타나는 현상이라 하였다. Kraepelin은 정신분열병이 뇌의 대사장애로 발병할 가능성을 제시하였으나 Jung은 반대로 정신분열병에서 경험하는 정서적 불안정으로 인하여 대사장애가 나타나 뇌 손상을 일으킬 수 있다는 정신신체 기전을 제시하였다.

5) Adolf Meyer (1866~1950)

Meyer는 정신병리는 심리적 및 생물학적 요인들이 복합적으로 작용하여 나타나며, 개인이 경험하는 정신병리를 이해하기 위하여 개인의 전 생애를 통한 종적 이해가 중요하다고 하였다. Meyer는 정신병리는 잘못된 습관이 쌓여 나타나는 현상으로 개인이 장기간 계속된 비적응적 습관으로 인하여 삶의 문제를 해결하지 못하고 실패를 거듭할 때 나타나는 보상반응이라 하였다. 보상반응은 처음에는 백일몽, 강박적 생각, 흥미의 상실 등으로 시작하여 점차 망상, 환각 등으로 악화될 때 정신분열병으로 발병한다. Meyer의 이론은 정신분열병을 설명하기에는 너무 피상적이고 충분하지 않다는 비판을 받았으나 미국 정신의학계에 많은 영향을 미쳤다.

6) Harry Stack Sullivan (1892~1949)

Sullivan은 인간은 기본적으로 만족과 안정을 추구하며 이러한 필요가 충족되지 않을 때 불안을 경험한다. 소아는 성장과정에 다른 사람과 관계를 통하여 자기의 욕구를 충족하고 불안을 회피하거나 감소시키는 방법을 습득한다. 불안에 대한 보편적 대응 방법은 불안을 자신과 해리시켜 자신의 것이 아닌 것으로 경험하여 극복한다. 그러나 불안이 이러한 방법으로 통제되지 않을 때 심한 공황을 경험하며 더욱 계속 증가될 때 정신분열병으로 발전하게 된다는 것이다. Sullivan은 생활의 장애가 겹쳐 정신분열병으로 발전하며 발병 단계를 상세하게 기술하였다.

7) Kurt Schneider (1887~1967)

Schneider는 정신분열병 진단에서 일급증상을 제안하여 20세기 정신분열병 연구에 크게 기여하였다. 그는 일급증상은 정신분열병의 특이한 증상이 아니지만 정신분열병 진단에 실용적 가치가 있는 증상들이라 하였다. 일급증상은 경험의 특이한 장애를 나타내는 것으로 자신의 생각이 들리는 환청(audible thought), 두명 이상이 다투거나 토론하는 소리(voices arguing and/or discussing), 신체적 수동 경험(somatic passivity experiences), 사고의 퇴거와 같이 자신의 사고가 영향을 받았다는 경험(thought withdrawal or other experiences of influenced thought), 사고의 방송(thought broadcasting), 망상적 지각(delusional perception), 다른 사람에 의하여 만들어진 의지, 정동, 충동(made volition, made affect, made impulses)과 같은 망상과 환청을 지칭한다. 그가 제안한 일급증상은 지금 진단 체계에 괴이한 망상 혹은 환청으로 정신분열병의 진단기준에 포함되었다.

8) Karl Jaspers (1883~1969)

Jaspers는 실존주의 철학자로 알려져 있으나 정신과 의사로 정신병리학에 대한 많은 업적을 남겼다. 그는 정신병 환자의 경험에서 내용보다 형태에 근거하여 진단할 것을 주장하였다. 정신분열병 환자가 경험하는 환청이나 망상은 이해 불가능한 것이 특징이라고 하였다.

9) Gabriel Langfeldt (1895~1983)

Langfeldt는 정신분열병을 경과에 따라 진성 정신분열병(true schizophrenia)과 반응성 정신분열병(process schizophrenia)로 분류하였다. 진성 정신분열병은 병전 성격이 분열성이며 서서히 발병하여 비현실감, 이인감, 자폐증, 정서의 둔마를 특징으로 하며 예후가 좋지 않은 반면 반응성 정신분열병은 급성으로 발병하여 망상, 환각, 정서적 혼란으로 나타나지만 예후가 좋은 편이라고 하였다.

10) 최근의 개념

지난 50년간 정신분열병의 실체를 이해하기 위한 많은 노력에도 불구하고 아직 그 실체를 분명하게 규명하지 못하였으나 이러한 노력은 앞으로도 계속될 것이다. 정신분열병의 실체를 이해하기 위한 노력으로 연구자들 사이에 진단적 일치가 이루어져 WHO와 미국 NIMH가 주도적으로 국제적 협동 연구를 수행하였다. 이들 연구를 통하여 정신분열병의 역학적 및 임상적 특성에 대하여 이해할 수 있게 되었다. 지금까지 연구들은 정신분열병은 유전적 소질을 타고난 사람이 환경적 스트레스에 직면하여 적절하게 적응하지 못하고 비정상적인 사고 감정 행동으로 나타나는 정신장애로 이해하며 그 원인과 치료에 앞으로 연구가 필요하다.

2. 역학

정신분열병의 평생유병율은 1%로 추정되지만 정신분열병, 분열정동장애, 망상장애, 분열형 인격장애를 포함한 정신분열병 스펙트럼 장애의 평생유병율은 5%로 보고되었다. 남자에서 유병율이 여자에서 보다 약간 높으며 발병 연령도 남자에서 이르다. 첫 발병 연령은 남자에서 20대 전반 그리고 여자에서 20대 후반으로 여자에서 늦으며, 10세 이전과 60세 이상에서 첫 발병은 드물다. 세계적으로 발병율이 높게 나타나는 지역이 있으며 그 원인은 규명되지 않았다. 지역적으로 도시에서 농촌 지역에서보다 유병율이 높으며, 사회경제적으로 낮은 계층에서 높은 계층에서보다 유병율이 높다. 정신분열병의 증상이 선진사회에서 개발도상 사회에서보다 그 정도가 심하며, 개발도상 사회에서 회복이 양호하다. 이는 개발도상 사회에서 정신분열병 환자들이 사회에 적응하는 것이 더욱 용이한 것으로 해석된다.

3. 원인

정신분열병에 대한 지금까지 연구는 정신분열병이 단일 요인에 의하여 발병하는 질병이 아니라 유전적, 생물학적, 심리적 및 사회환경적 요인들이 복합적으로 작용하여 발병하는 정신장애로 추정된다. 정신분열병의 발병은 유전적 및 생물학으로 개인이 타고난 소질과 성장과정에 형성된 성격 특성 그리고 개인이 처한 환경으로부터의 스트레스가 복합적으로 작용한다는 스트레스-성향 모형(stress-diathesis model)으로 설명한다. 이 가설에 의하면 일부 사람은 정신분열병이 발병할 수 있는 취약성을 갖고 있으나 이런 취약성을 갖고 있다고 하여 모두 정신분열병을 발병하는 것이 아니라 환경 요인이 타고난 취약성을 활성화시키어 정신분열병이 발병하게 된다는 것이다. 비록 정신분열병의 취약성을 갖고 출생하였으나 환경이 적절하게 잘 보완하면 정신분열병이 발병하는 것을 예방할 수 있다. 앞으로 정신분열병으로 발병하는 취약성이 무엇이며 그리고 이 취약성을 활성화시켜 발병하게 하는 유발요인들은 무엇인지 규명하면 정신분열병의 치료와 예방에 획기적 전기를 맞을 것이다.

1) 유전적 요인

정신분열병의 유전에 관한 가족연구, 쌍생아연구, 그리고 입양연구들과 유전적 관계를 규명하는 연관연구들은 정신분열병의 발병에 유전적 요인이 중요하다는 것을 보여주지만 정확한 유전기전은 아직 밝혀지지 않았다. 정신분열병 환자의 가계에서 유전적으로 가까울수록 유병율이 높다. 일반인에서 유병율은 1% 정도로 추정되지만, 정신분열병 환자의 형제에서 유병율은 8%, 이란성 쌍생아에서 한 사람이 정신분열병일 경우 다른 사람에서 정신분열병 유병율은 12%, 부모 중 한 사람이 정신분열병인 경우 자녀에서 유병율은 12%, 부모 두 사람이 모두 정신분열병인 경우 자녀에서 유병율은 40%, 일란성 쌍생아에서 한 사람이 정신분열병일 경우 다른 사람에서 정신분열병 유병율은 47%로 유전적 요인을 공유하는 정도와 정신분열병의 유병율 사이에 관계가 있음을 나타낸다. 또한 입양연구에서 친부모가 양육한 경우와 양부모가 양육한 경우에서 정신분열병의 유병율에 차이가 없어 유전적 영향이 중요성을 시사한다. 그러나 정신분열병의 발병에 유전적 요인이 중요하지만 유전적으로 동일한 유전자를 가진 일란성 쌍생아에서 발병일치율이 40% 정도라는 것은 유전적 요인 이외에 다른 요인이 관여한다는 것을 의미한다. 정신분열병의 유전에 관여하는 유전자를 규명하고자하는 연구들이 진행되어 몇 가지 유전자가 정신분열병에 관여하는 것으로 추정되지만 정확하게 밝혀지지 않았다. 지금까지 연구들은 정신분열병이 단일 유전자에 의하여 발병하는 것이 아니라 많은 유전자들이 복합적으로 관여할 것으로 추정된다.

2) 생물학적 요인

정신분열병이 뇌의 구조적 및 생리적 기능과 관계있을 가능성은 정신분열병 환자의 사후

부검, 뇌영상연구 그리고 항정신병약물의 신경생화학적 및 약리학적 기전에 대한 연구로부터 추정된다. 정신분열병의 증상은 뇌의 한 부분의 병변으로 나타나기보다는 대뇌피질, 미상핵, 변연계 등 뇌의 여러 부위가 관여할 것으로 추정된다. 정신분열병 환자의 뇌를 사후 조사한 연구는 정신분열병 환자의 30~40%에서 대뇌와 해마의 피질 세포에서 세포의 이상을 보였다. 그리고 뇌 영상연구에서 30~40%에서 대뇌 피질의 위축과 뇌실의 확장이 있었으며 이러한 변화는 항정신병약물 치료를 받지 않은 초발 정신분열병 환자에서도 나타났다. 또한 뇌 대사 연구는 정신분열병 환자는 전두엽 피질에서 대사가 저하되었으며 특히 뇌 기능을 활성화시키는 과제를 수행할 때 정상 대조군에 비하여 뇌 대사가 활성화되는 정도가 낮았다.

정신분열병의 약물치료와 뇌의 신경생화학적 연구는 도파민, 노레피내프린, 세로토닌, 아세틸콜린, 가바, 글루타메이트 등 신경전달 물질이 관여하는 것으로 추정된다. 정신분열병 환자에서 도파민 기능은 부위에 따라 증가되기도 하고 감소되기도 한다. 선조체와 주변 기저핵에서 도파민 기능이 증가되어 망상과 환각과 같은 양성 증상을 유발하고 이에 반하여 전두엽 피질에서 도파민 기능이 저하되어 감정의 둔마, 의욕의 저하, 언어 저하 등의 음성 증상을 유발한다는 것이다. 현재 연구는 이들 신경전달물질 상호 관계와 이들 신경전달물질의 활성화에 관여하는 개개 유전자를 파악하는 것에 초점을 두고 있다.

이 밖에 임신 중 어머니의 외상, 감염, 영양상태, 임신 중독증, 출산 시 저체중 미숙아, 산소결핍, 외상, 감염 등과 같은 임신 중 및 출산전후 문제들이 정신분열병 환자들에서 정상 대조군에서보다 높아 이들 요인들이 발병에 관여한다는 주장도 있다. 그러나 이들 요인들은 직접 정신분열병의 발병 요인이라기보다 취약성으로 작용한다는 것이 일반적 견해이다.

3) 심리적 요인

정신분열병의 심리적 요인을 설명하는 이론들은 크게 정통 정신분석 이론, 대인관계 이론, 대상관계 이론, 가족이론들로 나눌 수 있다. Freud는 정신분열병의 증상은 신경증에서와 같이 갈등에 대한 방어기제로 나타나지만 신경증에서는 현실과의 갈등으로 대상에 투자한 리비도가 회수되어 상상의 대상에 투자하며 정신분열병에서는 자아의 결핍으로 대상으로부터 회수된 리비도가 자기에게 투자되어 망상과 건강염려증의 증상으로 나타난다고 하였다. 이후 Freud의 후계자들은 정신분열병에서는 신경증과는 달리 타고난 자아기능의 결핍과 갈등으로 인하여 방어기제가 복합적으로 관계한다는 견해를 갖고 있다.

Klein은 장래 정신분열병 환자는 강한 가학성과 질투 충동으로 편집성 불안을 경험할 소질이 강하며 불안에 대하여 분리(splitting)와 투사적 동일화(projective identification)의 방어기전으로 적응한다고 하였다. Sullivan은 유아는 어머니와 의미 있는 관계를 통하여 만족과 안정을 얻을 수 있는 자기 체계를 형성하며, 개인은 자기 체계가 분열되는 것을 방지하기 위하여 적극적으로 대응한다고 하였다. 정신분열병의 증상은 공상적이고 비현실적으로 스스로 정체감을 확보하여 의미 있는 존재로서 적응하고자 시도하는 현상이라 하였다. 장래 정신분열병 환자의 어머니는 지나친 불안을 감당하지 못하여 아이도 불안을 경험하지만 아이는 불안을 자기의 경험으로 받아들이지 못하고 해리와 보상으로 방어한다. 성장과정에 취약한 자기 체계에 손상을 입을 때 심한 불안과 공황을 경험하면서 어릴 때 성장과정에 경험한 자기 경험이 아닌 상태, 즉 '아무 것도 아닌 불쾌한 감정의 경험'으로 퇴행하여 증상이 나타난다는 것이다. Mahler는 정상적으로 유아는 자폐적 단계, 공생 단계, 그리고 분리 개별화 단계를 통하여 독립된 개체로 성장하지만 정신분열병 환자는 엄마와 안정된 공생 관계를 이룩하지 못하여 대상에 대한 항상성을 형성하지 못하여 분리 개별화 단계에 독립하는데 어려움을 경험한다고 하였다. 초기 성장 과정의 실패는 장차 청소년기에 개별화기 과정을 경험할 때 독립된 개체로 성장하지 못하고 퇴행하게 된다. 정신분열병 환자는 청소년기 독립 성장하지 못하고 유아기 자폐 단계로 퇴행하여 자아의 경계를 상실하고 현실 판단에 장애를 갖게 된다.

4) 가족역동 요인

정신분열병의 가족역동 모형은 가족원 사이에 의사소통과 상호관계에 초점을 맞추며, Frieda Fromm-Reichman, Gregory Bateson, Donald Jackson, Theodore Lidz, Lyman Wynne, Murray Bowen, George Brown 등이 이론 형성에 공헌하였다. Fromm-Reichman은 정신분열병 환자의 어머니는 지나치게 자녀들에게 지배적이며 정서적으로 냉정하며 자녀들에게 정서적 갈등을 조장하는 특징을 갖고 있어 '정신분열병을 유발하는 하는 어머니(schizophrenogenic mother)'라 하였다. Bateson과 Jackson은 정신분열병 가족에서 이중결합(double bind)이라는 특이한 의사소통 행태를 관찰하였다. 이중결합은 의사소통 과정에 전달하는 메시지가 분명하지 않고 모호하여 두개의 상이한 메시지가 동시에 전달되는 특이한 의사소통 양식이다. 메시지를 받는 당사자는 메시지가 분명하게 표현되지 않음으로 인하여 어떻게 반응하든지 비난을 받는 난처한 상황에 처하게 되며, 난처함을 모면하기 위하여 아무런 행동을 하지 않는 복지부동으로 대응한다. 이러한 행태는 정신분열병 환자와 부모와 사이에 나타난다. 부모는 언어적 메시지와 비언어적 메시지가 서로 상충하는 방법으로 의사를 표현하고 환자는 어떻게 반응할 것인지를 결정하지 못하는 난처한 상황에 처한다. 이러한 난처한 경험을 반복적으로 경험하면서 장래 정신분열병 환자는 비논리적이고 불명확한 의사 표현을 습득한다는 것이다. Lidz는 정신분열병 환자의 가족의 특성을 연구하여 아버지, 어머니 그리고 정신분열병 환자인 자녀 사이에 분열형(schism)과 편향형(skewed)의 두 가지 특이한 가족 관계를 관찰하였다. 분열형 가족은 여자 정신분열병 환자 가족에서 빈번하게 관찰되는 유형으로 아버지는 자기중심적으로 다른 사람으로부터 존경받기를 원하며 어머니는 정서적으로 불안정하고 자존감이 낮아 남편의 끊임없는 비하와 멸시에 시달리며 살고 있다. 부부 사이에 갈등이 심하고 부부는 각각 경쟁적으로 딸의 충성을 강요하여 갈등을 조장하며 딸은 여자로서 자존감을 키우지 못한다. 편향형 가족은 남자 정신분열병 가족에서 빈번하게 관찰하는 유형으로 아버지는 유약하고 수동적으로 아들에게 남자의 모형을 제시하지 못하며, 어머니는 다른 사람의 요구를 인정하지 못하고 지나치게 간섭한다. 어머니는 아들이 자신이 이루지 못한 삶을 살아주기를 바라며 지나치게 과보호하여 아들이 독립을 이루지 못하고 의존적 관계에 얽매이게 한다. 이러한 상황에서 자녀는 유아기의 원시적이고 자기중심적 사고로 퇴행하게 되어 정신분열병으로 발병한다고 하였다.

Wynne은 정신분열병 환자의 가족에서 의사소통에 왜곡이 있다고 하였다. 이들에서 의사소통은 모호하고 불확실하고 단편적이고 이완되었으며, 가족원은 상반되는 생각과 갈등을 숨기기 위하여 표면적으로 상호 의존하는 모습을 보여 가성상호의존(psudomutuality)라고 하였다. Bowen은 개인보다 가족을 유기체적 단위로 보아 정신분열병 환자는 가족의 병리를 반영하는 것으로 보았다. 그리고 정신분열병과 같은 심한 병리 현상은 적어도 3대에 걸쳐 일어나는 현상이라 하였다. Brown은 가족에서 정서적 표현을 평가하여 정상 가족에서보다 정신분열병 가족에서 정서는 비판적이고, 죄책감을 유발하며, 간섭하고, 지지가 충분하지 못한 것이 특징으로 나타났으며 정신분열병 가족 사이에 강한 부정적 감정의 표현은 정신분열병의 발병과 재발에 부정적 영향을 미친다고 하였다.

5) 사회환경적 요인

개인이 가진 취약성이 무엇이든 빈곤, 무학, 실직, 사회적 고립 등 열악한 환경적 요인은 개인의 생존에 스트레스를 증가시키어 정신분열병의 발병과 경과에 부정적 영향을 미친다. 사회경제적으로 취약한 계층에서 정신분열병의 유병율이 높은 것은 오랫동안 알려져 왔다. 또한 도시에서 농촌 지역에서보다 유병율이 높으며 산업화와 도시화 과정에 지역간 그리고 국가간 이주가 많아지면서 이들 이주자들에서 정신분열병의 유병율이 높게 나타났다. 사회경제적으로 취약한 계층에서 상위 계층에서보다 유병율이 높은 것에 대하여 두 가지 관점이 있다. 하나는 정신분열병 환자와 같이 사회적응력이 저하된 사람은 상대적으로 적응이 쉬운 하위 계층으로 이동하여 모여들지만 상대적으로 적응을 잘 하는 사람은 하위 계층으로부터 탈출하여 상위 계층으로 옮겨감으로 하위 계층에는 부적응자의 비율이 높아진다는 사회적 선택설이다. 다른 관점은 취약한 사회경제적 환경은 사람들로 하여금 자신이 원하는 것을 얻기 위하여 더 많은 사회적 스트레스를 경험하여 취약한 사회경제적 환경 자체가 정신분열병을 유발한다는 것이다.

사회환경적 요인은 정신분열병 뿐 아니라 기분장애와 불안장애와 같은 다른 정신장애의 발병에도 관여하는 것으로 알려졌다. 취약한 사회 환경에 사는 사람들은 개인의 안정이 보장받지 못하고 항상 잠재적 위험에 노출되어 있을 뿐 아니라 실제로 많은 외상을 경험한다. 심한 외상의 경험은 향후 경험하는 스트레스에 대하여 점진적으로 누적 효과가 있으며 정서적으로 민감하게 반응하게 하여 정신장애에 대한 위험을 증가시킨다. 서구에서 소수 계층에서 정신병의 상대적 위험도는 2.7배 높았으며 또한 만성적으로 성, 연령, 장애로 인하여 차별을 받는 것이 망상 형성과 정신병 발병에 기여하였다고 보고되었다. 만성적 사회적 스트레스는 일상생활을 이해하고 설명하는 인지적 설명 유형에 변화를 일으키어 병적 상태로 발전한다는 가설과 사회적 스트레스에 대한 부정적 감정에 대한 반응이 민감하여 정신병 상태가 나타난다는 가설이 있다. 최근 신경전달물질 대사에 관여하는 효소의 유전자 다형성에 따라 스트레스에 대한 민감도에 차이가 있다는 보고가 있어 사회적 스트레스가 생물학적 기전으로 병적 상태를 유발하는 것을 시사한다.

4. 발병 과정

1) 병전 성격

정신분열병은 만성으로 진행하는 정신장애이며, 그 경과를 이해하기 위하여 병전 성격, 전구기, 발병기로 나누어 기술한다. 정신분열병은 청소년기에 처음 발병하는 빈도가 높다. 청소년기는 부모로부터 독립하여 자아 정체성을 확립하는 변화의 시기이다. 이러한 변화에 적응할 수 있는 능력을 함양하지 못하였거나 혹은 외부로부터 스트레스가 가중되어 적절하게 적응하지 못할 때 발병한다. 스트레스 요인은 대학에 진학하는 것, 가족을 떠나는 것, 군입대, 직장 취업 등과 같이 새로운 대인관계 혹은 사회관계의 시작이나 이별이 중요한 요인이 된다.

정신분열병 환자의 성장과정을 조사하면 현저한 정신병 증상이 발병하기 전부터 상당한 어려움을 경험한 것을 볼 수 있다. 이러한 적응의 어려움은 타고난 적응 능력의 결함에 기인하기도 하지만 성장과정에 형성된 심리적 갈등에 기인할 수 있다. 이로 인하여 생각, 감정 표현, 대인관계에 있어 부적응이 나타난다. 정신분열병은 발병 전 비교적 건전하게 잘 적응한 사람에서도 발병하는 경우가 있으나 많은 환자들은 발병 전 분열성 인격장애, 분열형 인격장애 및 편집성 인격장애와 같은 병적 성격 특성을 갖고 있다. 분열성 인격장애는 대인관계에 즐거움을 얻지 못하고 위축되어 고립된 생활에 몰두하는 것이 특징이며, 분열형 인격장애는 지각과 인지의 왜곡이 심하고 행동이 괴이하고 부적절하여 다른 사람이 보기에 이상하다는 느낌을 갖게 하며, 편집성 인격장애는 주위에 대하여 지나치게 민감하여 다른 사람을 의심하고 믿지 못하는 것이 특징이다. 최근 인격 특성과 정신분열병과 관계를 조사한 연구에서 정신분열병 환자에서 청소년기에 신경성 성향이 높았으며 외향성 성향은 정신분열병 발병으로부터 보호하는 역할을 하는 것으로 나타났다.

2) 전구기

정신분열병의 급성기 증상이 발병하기 전부터 점진적으로 지각, 사고, 감정, 행동의 변화가 나타나는 시기를 전구기라 하며, 짧게는 수일에서 수년까지 계속된다. 시각과 청각이 더욱 예민하여 대상의 모양이 이상하게 변형되거나 색깔이 더욱 밝거나 어둡게 느끼며 소리가 더 크게 혹은 더 작게 들리는 것을 경험한다. 사고가 특정한 사항에 집착하거나 상상에 몰입하기도 한다. 정서적으로 불안정하고 불안이나 우울을 경험한다. 대인관계가 위축되어 사회적으로 고립되어 혼자 지내는 시간이 늘어난다. 일상생활에서 기능이 저하되어 직장, 학교 가정에서 기능이 저하되었다. 주위 사람들은 무언가 사람이 변하였다는 느낌을 갖게 된다.

3) 발병기

정신분열병에서 발병은 감당할 수 없는 스트레스 상황에서 나타난다. 발병은 스트레스의 정도와 특징도 중요하지만 스트레스에 대한 의미가 더욱 중요하다. 다른 사람에게는 크게 스트레스가 되지 않을 수 있는 것도 환자는 생존에 위협으로 느낄 수 있다. 청소년기에 경험하는 이차 분리개별화 과정에서 자아 정체성을 확립하여 독립하는데 많은 갈등을 경험하여 유아기 일차 분리개별화 단계로 퇴행하여 정신분열병으로 발병한다. Pao는 정신분석이론에 근거하여 정신분열병의 급성기 발병을 다섯 단계로 나누었다. 첫 단계는 스트레스 상황에서 심한 갈등을 경험하는 것이다. 심한 성적 혹은 공격성 충동을 자극하는 상황으로부터 심한 갈등을 경험한다. 둘째 단계는 내적 충동으로 인한 갈등이 심한 불안을 유발하는 것이다. 정신분열병 환자가 경험하는 불안은 유아가 심한 긴장 상태에서 경험하는 불편감과 동일한 상태로서 Pao는 이를 유기체 공황(organismic panic)이라 불렀다. 유아가 경험하는 심한 불안은 어머니와 공감적 교류를 통하여 해소되는 것 같이 정신분열병 환자가 경험하는 유기체 공황은 공감적 이해를 통하여 완화될 수 있다. 셋째 단계는 유기체 공황으로 인하여 자아의 통합기능이 일시적으로 마비되어 현실 검증능력을 잃게 된다. 넷째 단계는 자아가 통합기능을 회복하여 새로운 해결 방안을 강구하는 것이다. 자아는 이전에 안정감을 얻었던 유아기 방어기제와 적응방법을 강구하여 심리적 안정과 균형을 유지하고자 한다. 다섯째 단계는 새로운 해결 방안이 증상으로 고착되는 것이다. 임상적으로 보다 현저한 망상, 환각, 사고 장애, 긴장 행동 등의 양성증상과 대인관계의 철퇴, 감정의 둔마, 의욕의 상실 등의 음성증상이 나타난다. 정신분열병 환자는 점차 증가하는 불안을 경험하며 자신이 경험하는 고통을 감당하기 어려워 스스로 해결방안을 모색한다. 자신이 경험하는 고통을 외부로 투사하여 외부의 불순한 의도를 보다 구체적이고 분명하게 인식하면서 망상이 강화된다. 망상이나 환각과 같은 증상은 병적 현상이지만 환자에게는 유기체 공황으로부터 벗어나 새로운 의미를 부여하는 역할을 한다. 긴장성 자세는 다른 사람을 파괴하고자하는 내적 공격성을 통제하는 역할을 하며, 편집성 증상은 자신의 문제를 타인에게 돌려 그 책임을 벗게 하는 기능이 있으며, 혼란된 행동은 유아기 행동으로 퇴행된 것을 나타낸다. 자아는 새로운 경험을 통하여 자기를 확대하는 기능이 있어 자아가 기능을 회복하면서 병적 경험을 통합하여 새로운 자기를 형성하게 된다. 그러나 이 병적 자기는 비적응적이므로 이를 적응적 자기로 변화시키는 것이 급성기에 회복한 환자에서 치료의 중요한 과제이다. 그렇지 못할 때 병적 자기가 고착되어 만성으로 진행할 수 있다.

5. 임상양상

정신분열병은 비논리적 사고, 왜곡된 지각, 그리고 부적절한 감정을 특징으로 하는 정신장애로 그 나타는 양상은 다양하다. 정신분열병의 증상은 환자마다 차이가 있으며 같은 환자에서도 그 과정에 따라 양상에 변화가 있다. 정신분열병은 사고, 감정, 행동의 전반적 정신적 기능의 장애를 초래한다.

1) 사고 장애

사고 장애는 정신분열병의 특징적 증상으로 간주된다. 사고 장애의 특징은 일차적 사고, 추상적 사고의 결핍으로 경직된 사고(concrete thinking), 지나친 포함성(overinclusiveness), 구식논리 사고(paleologic thought) 등이 특징이다. 정신분열병 사고의 특징은 비논리적이고 자폐적으로 사용하는 언어가 개인적 의미가 강하여 이해하기 어렵다. 연상이 이완되어 지리멸렬하고 이해되지 않으며 극단적으로 언어의 샐러드와 같은 현상이 나타나는 와해된 언어가 특징이다. 망상은 정신분열병 환자에서 가장 빈번한 증상중 하나이며 그 내용이 괴이하여 전혀 이해되지 않는 것으로부터 일상적으로 이해가 가능한 것까지 광범위하다. 괴이한 망상은 정신분열병의 특징적 증상으로 진단적 가치가 있다.

Arieti는 신체 장기에서 상위 장기가 기능하지 못할 때 하위 장기가 대체하는 것과 같이 상위 정신 기능에 장애가 있을 때 하위 정신 기능으로 퇴행이 일어난다고 하였다. 현실로부터 경험하는 극심한 불안을 감당하지 못함으로 인하여 하여 현재 기능 상태보다 하위 상태에서 안정을 이루기 위하여 퇴행이 이루어지며 이 퇴행상태에서 사고는 미분화되고 일차적인 구식논리 사고가 특징이라 하였다. 구식논리 사고는 자신이 원하는 결과를 얻기 위하여 왜곡된 논리 과정으로 이루지는 사고이다. Arieti는 "나는 성모 마리아이다."라고 하는 한 여자 환자를 예로 들었다. 어떻게 그렇게 생각하느냐는 질문에 환자는 "성모 마리아는 여자이다. 나는 여자이다. 그러므로 나는 성모 마리아이다."라고 답하였다. 이 환자는 성모 마리아가 되고 싶은 강한 열망으로 논리적 과정을 비약하여 전혀 관계없는 여자라는 유사성으로 자신을 성모 마리아로 동일화하는 오류를 범하게 되었다.

2) 지각 장애

정신분열병에서 지각 장애는 외부의 자극이 없는데도 불구하고 지각하는 환각과 외부의 자극을 잘못 지각하는 착각이 있다. 환각으로는 실제로 존재하지 않는 소리를 듣는 환청이 가장 빈번하며, 눈으로 보는 환시, 냄새를 맡는 환후, 몸으로 느끼는 환촉 등도 나타난다. 자기 자신의 생각을 듣는 환청, 두 사람 혹은 그 이상이 다투거나 환자에 관하여 비난하는 환청은 진단적 의미가 강하여 정신분열병 진단에 중요하다. 급성기 환각은 자아의 기능이 해체되어 비몽사몽 상태에서 내적 자극과 외부로부터의 자극을 분별하지 못하여 나타나는 현상이라 추정된다. 반면에 급성기를 지나 자기의 연속성(self-continuity)을 회복하면서 보다 의식이 명료한 상태에서는 자극에 반응하는 행동으로 나타난다.

환각은 역동적으로 개인에게 심적으로 고통스럽고 불안을 유발하는 것을 투사하여 심적 고통을 완화시키려는 현상이다. 환각은 병적인 증상이지만 외부의 자극으로부터 완전히 차단되어 있을 때 정상인도 환청이나 환시를 경험한다.

3) 감정 장애

정신분열병에서 감정 장애는 정서적 반응이 위축되어 둔마되었으며 때로는 전혀 감정 반응을 나타내지 않는 무감동 상태를 특징으로 한다. 그리고 다른 특징은 감정 반응이 상황이나 생각과 부적절하며 일치하지 않는 것이다. 또 다른 감정으로 당혹감, 양가감정, 우울감도 흔히 나타난다.

4) 와해된 행동

정신분열병 환자는 다양한 이상 행동을 보인다. 다른 사람이 보기에 괴이하며 부적절한 행동으로 목적 없이 반복적으로 신체 운동으로 나타나는 상동증, 일상적으로 볼 수 있는 행동을 반복적으로 하는 매너리즘, 다른 사람의 행동을 따라하는 반향행동, 질문에 답을 하지 않거나 식사를 권유하여도 하지 않는 거부증 등이 있다.

5) 양성증상과 음성증상

일반인에게서 나타나지 않으나 병적 상태에서 나타나는 증상을 양성증상이라 하며 망상, 환각, 와해된 언어와 행동 등이 포함된다. 이에 반하여 일반인에게서 정상으로 나타나지만 병적 상태에서 나타나지 않는 증상을 음성증상이라 하며 정동의 둔마, 운동성 실어증, 무의욕증, 무쾌감증, 주의력 손상 등이 포함된다.

6) 충동성과 자살

정신분열병 환자는 사회적 판단력이 저하되어 충동 조절의 어려움을 경험할 뿐 아니라 망상이나 환각에 반응하여 행동할 수 있다. 정신분열병 환자에서 충동적 폭력 행동은 일반인보다 높다고 추정되지만 전체 폭력에서 정신분열병 환자의 비율은 낮다. 정신분열병 환자에서 자살은 일반인보다 높다. 서구에서 조사에 의하면 정신분열병 환자의 20~50%는 일생 중 자살을 한번이상 시도한다고 한다. 젊은 나이, 남자, 우울증, 증상이 심한 환자 등에서 자살 위험이 높다.

6. 진단 분류

정신분열병은 사고, 감정, 행동에서 다양한 증상으로 나타나는 증후군이며 현행 사용하는 DSM-IV-TR에서 진단은 특징적 증상 기준에 의하여 진단한다. 망상, 환각, 언어와 행동 장애 등 특징적 증상이 6개월 이상 지속되며, 사회적 기능장애가 있으며, 다른 정신 장애나 신체질병에 의한 장애를 제외할 수 있을 때 정신분열병으로 진단한다. 정신분열병은 그 증상 특징에 의하여 편집형, 긴장형, 와해형, 미분화형 그리고 잔류형 아형으로 분류한다. 정신분열병의 아형 분류는 횡단적 증상 평가에 근거함으로 경과 중 항상 같은 아형으로 지속하는 것이 아니라 다른 아형으로 바뀌는 경우가 많다. DSM-IV-TR의 진단기준은 다음에 제시하였다.

DSM-IV-TR의 정신분열병 진단기준

A. 특징적 증상: 다음 증상들 중 2개 혹은 이상이 각각 1달 중 상당한 기간 동안 (성공적으로 치료되었으면 그 이하) 나타나야 한다.

(1) 망상

(2) 환각

(3) 와해된 언어(예: 빈번한 탈선 혹은 지리멸렬)

(4) 심히 와해된 행동 혹은 긴장증 행동

(5) 음성증상(예: 정동의 둔마, 운동성 실어증, 혹은 무의욕증)

주의 : 만약 망상이 괴이하거나 혹은 자신의 행동이나 생각에 대해 계속 언급하는 환청이 있거나, 혹은 두 사람이상이 서로 대화를 나누는 환청이 있으면 1개 증상만 있어도 된다.

B. 사회적/직업적 기능 장해: 장애가 발병한 이후 상당한 기간 동안 직업, 대인관계, 개인 관리와 같은 주요한 영역 중 한 가지 이상의 영역에서 기능 수준이 발병전과 비교하여 현저히 저하되었다(소아나 청소년에 발병한 경우 대인관계, 학업, 취업에서 기대되는 수준까지 성취하지 못한다).

C. 기간 : 장애의 징후가 최소 6개월 이상 지속되어야 한다.

D. 분열정동장애와 기분장애의 배제: 분열정동장애와 정신병 증상을 동반한 기분장애가 배제되어야 하며 그 기준은 다음과 같다.

(1) 이 장애의 활성기에 주요우울장애, 조증, 혹은 혼재성 삽화가 동시에 나타나

지 않는다.

(2) 이 장애의 활성기에 기분장애 삽화가 나타나면 기분장애의 총 기간이 이 장애의 활성기 및 잔류기에 비하여 짧다.

E. 물질이나 일반의학적 상태로 인한 질병의 배제: 이 장애가 물질이나 일반의학적 상태의 직접 생리적 효과로 인한 것이 아니어야 한다.

F. 전반적 발달장애와 관계: 자폐장애나 전반적 발달장애의 병력이 있을 경우에는 현저한 망상이나 환각이 적어도 1달 이상 지속될 때만 정신분열병의 진단을 추가할 수 있다.

장기경과에 의한 분류(활성기 증상이 시작된 후 적어도 1년이 경과하여야 적용할 수 있음)

삽화 사이 잔류 증상이 있는 삽화성(현저한 정신증상이 다시 나타나는 것을 삽화로 정의 함): 해당되면 현저한 음성증상을 동반함을 명시하라.

삽화 사이 잔류 증상이 없는 삽화성

지속적(현저한 정신 증상이 관찰 기간 동안 지속함)

부분적 관해한 단일 삽화: 해당되면 현저한 음성증상을 동반함을 명시하라.

완전히 관해한 단일 삽화

기타 혹은 구체적으로 명시하지 않음

---

1) 편집형

20세 남자는 2개월 전부터 학생들이 뒤에서 욕을 하고 자기를 따돌린다고 불평하며 학교를 가지 않아 가족들의 권유로 내원하였다. 환자는 대학교에 입학하면서 학생들이 자신의 과거를 알고 있었으며 자기들끼리 환자를 험담한다고 하였다. "저XX 병신이다. 같이 놀지 마라." "병신 왜 학교에 오나." 등 학생들이 험담하는 소리가 들린다고 하였다. 처음에는 학생들이 있는 곳에 가면 그들이 이야기 하는 소리가 들렸으나 최근 학교에 가지 않고 집에 있어도 학생들이 집 앞에 와서 욕한다고 소리를 지르는 일이 있었다. 환자는 내원 일 년 전 고등학교 3학년 재학 시 선생님으로부터 정신과 진료를 권유받았다. 당시 선생님 보기에 불안하고 우울해 보이고, 수업시간에 아무것도 하지 않고 멍하게 앉아 있었고, 질문에 잘 대답하지 않고 반응이 없었으며, 다른 학생들과 어울리지 못하였으며, "코가 말을 한다.", "사람들이 내 욕을 한다."는 등의 엉뚱한 소리를 하였다고 한다.

편집형 아형은 망상과 환청을 주 증상으로 하며 와해된 언어나 행동, 정동의 둔마와 불일치는 현저하지 않다. 편집형 환자는 의심이 많아 경계하며 긴장하여 때로는 적대적이지만 사회적 상황에서 적절하게 행동한다. 첫 발병이 와해형이나 긴장형보다 연령이 많은 편이다. 지적 능력은 비교적 잘 보존되어 있다. 예후는 상대적으로 좋은 편이며, 병전 기능 상태가 상대적으로 좋아 회복 후 안정된 사회생활을 하는 경우가 많다.

2) 긴장형

25세 여자는 직장 상사로부터 꾸중을 듣고 다툰 후 잠을 자지 않고 멍하게 벽만 응시하고 앉아 있어 부모의 권유로 입원하였다. 환자는 질문에 답하지 않았으며 식사도 하지 않았다. 침대에 누워 일어나지 않았으며, 일으키면 일어나지 않으려고 저항하였다. 손을 들어 얼굴 위로 올렸으나 불편한 자세를 그대로 유지하고 있었다. 환자는 전문대를 졸업하고 3년 전 이 회사에 취직하였다. 평소 사람들과 잘 어울리지 않았으나 맡은 일은 잘 하였다. 최근 직장에서 업무 문제로 상사로부터 심한 질책을 받았다. 내원 2일전 환자는 자신은 잘못이 없는데 상사가 부당하게 취급한다고 심하게 화를 내며 상사에게 대든 적이 있었다. 이후 잠을 자지 못하고 횡설 수설하며 흥분하는 행동이 있었다. 환자는 2년 전에도 비슷한 증상으로 치료받은 병력이 있다.

긴장형은 운동 장애를 특징으로 하여 지나치게 긴장되어 아무 활동을 하지 않는 긴장성 혼미 상태나 반대로 지나치게 흥분하여 설치는 긴장성 흥분 상태로 나타난다. 납굴증, 거부증, 함구증, 반향 언어, 반향 행동도 자주 동반한다. 긴장형은 항정신병약물 치료가 보편화 되기 전까지는 빈번하였으나 항정신병약물치료가 보편화 되면서 그 빈도가 줄었다.

3) 와해형

27세 남자는 가족의 권유로 내원하였다. 어머니에 의하면 1년 전부터 환자는 남이 말을 걸어도 모를 정도로 20~30분 가량 한 곳을 집중해서 쳐다보는 일이 자주 있었다. 옷이나 신발도 동생이 사용했다가 버리려는 것들을 사용하였으며 군에서 사용하였던 수건을 닳도록 사용하다가 어머니가 버리면 그것을 찾아오라고 화를 내기도 하였다고 했다. 내원 1달 전부터 부적절하게 자주 웃고, 만나는 사람에게 절하고 그리고 자기 뺨을 때리는 행동이 있었다. 왜 웃는가 물으면 "그저 웃겨"라고 대답하였다. 집 대문이나 방문이나 부엌에 서서 몇 시간씩 절하여 그러지 말라고 하면 화를 내었다. 일주일 전부터 수면주기가 바뀌어 낮에 잠을 자고, 밤에 소리를 지르며 영어 단어를 외우고, 식사도 하루에 한 끼 정도만 하였고, 개인위생을 챙기지 않으며, 헤어진 옷만 입으려 하고 한 번 옷을 입으면 갈아입지 않았다. 환자가 밖에 나갔을 때 어머니가 책상 위에다 모아둔 두유 봉지와 헌옷과 쓰레기를 버렸더니 어머니에게 찾아오라고 화를 심하게 내어 가족이 강권하여 데리고 내원하였다.

와해형은 이전에 파과형이라 불렸으며 절제되지 않고 부적절하고 퇴행되고 와해된 언어와 행동 그리고 부적절하고 일치되지 않은 정서적 반응을 특징으로 한다. 망상과 환청은 경험하는 경우도 있다. 현실 검증 능력이 저하되어 사회적 상황에 맞지 않게 부적절하게 웃거나 행동한다. 다른 아형에 비하여 어린 나이에 발병하며 예후가 좋지 않다.

4) 미분화형

미분화형은 정신분열병의 여러 증상들이 함께 나타나며 어느 한 아형으로 분류하기 어려운 환자에 대한 분류이다.

5) 잔류형

잔류형은 이 전에 망상이나 환각과 같은 정신분열병의 진단을 충족하는 증상이 있었으나 현재는 이 같은 정신병 증상은 현저하지 않으며 정동의 둔마, 사회적 위축, 경도의 연상의 이완, 비논리적 사고, 정상으로 보기 어려운 이상한 행동 등을 주 증상으로 하는 환자에 대한 분류이다. 일상에서 기능적 장해는 현저하지 않다.

7. 치료

정신분열병은 그 양상이 다양하며 광범위한 기능적 장해를 일으키는 심각한 정신장애이다. 정신분열병은 신체적, 심리적 그리고 사회환경적 요인들이 복합적으로 작용하여 발병하며 개개 환자들에서 신체적, 정신적, 사회적 기능에 미치는 영향은 차이가 있다. 그러므로 치료는 환자의 신체적, 심리적 및 사회환경적 요인들을 정확하게 이해하고 평가하여 개별화하여야 한다. 치료는 환자의 상태와 환경에 맞추어 목표를 설정하여 단계적으로 진행하는 것이 필요하다. 치료 목표는 1) 환자의 증상을 완화시키고, 2) 재발을 방지하여, 3) 병전기능을 회복하여, 4) 사회적응을 향상시키는 것이다. 이러한 치료 목표를 달성하기 위하여 약물치료, 정신교육치료, 재활치료, 정신치료 등의 여러 가지 치료 방법들이 입원이나 외래 환경에서 이루어진다.

치료자는 환자와 가족과 협의하여 환자가 어디에서 치료받을 것인가를 환자의 상태와 가족의 능력을 평가하여 결정한다. 환자의 증상이 심하고 환자와 가족원의 안정에 위협이 되거나, 비록 환자의 증상이 심하지 않더라도 가족들이 환자를 돌볼 수 있는 여건이 적절하지 않으면 입원치료를 원칙으로 한다. 그러나 환자가 치료에 협조적이며 가족이 환자를 돌볼 수 있으면 주기적으로 외래에 내원하여 치료받을 수 있다. 입원치료는 환자를 안정하게 돌볼 수 있으며 가족의 부담을 덜어주는 이점이 있으나 장기간 입원 치료는 환자의 사회 적응을 저해할 수 있다. 환자를 지역사회에서 치료하는 것은 환자의 사회적응을 촉진시키는 이점이 있으나 돌보는 사람에게 부담이 되기도 한다.

증상을 완화시키고 증상의 재발을 예방하기 위하여 일차적으로 적절한 약물치료는 필수적이다. 그러나 약물치료만으로는 증상의 완화와 재발의 방지를 위하여 충분하지 않다. 사회환경적 스트레스를 완화하고 사회 적응 능력을 향상시키는 것이 필요하다. 사회 적응을 위하여 환경적 스트레스에 대한 적응 능력을 향상시키고 심리적 성숙을 함양하는 것이 필요하다. 병전 기능을 회복하기 위하여 병적 경험을 긍정적이고 발전적으로 승화시키는 것이 필요하다. 병으로 인한 고난을 통하여 자신의 한계를 인식하고 내적 힘을 찾아 보다 성숙한 자기로 성장할 수 있다. 그러나 환자의 병적 상태와 병전 적응 능력, 그리고 환경적 지지는 개개인 사이에 차이가 있으므로 이들 요인들을 잘 평가하여 적절한 치료 목표를 설정하고 치료 방법을 찾아야 한다.

1) 약물 치료

정신분열병뿐 아니라 함께 정신병 증상을 치료하는 약물을 항정신병약물이라 부르며 1950년대부터 사용되기 시작하였다. 현재 사용되는 항정신병약물들은 그 기전에 따라 도파민 수용체 차단 약물과 도파민-세로토닌 차단 약물로 나눈다. 도파민 수용체 차단 약물은 정신분열병의 망상이나 환각과 같은 양성증상에 효과가 우수하지만 정동의 둔마나 의욕 저하와 같은 음성증상에 대한 효과가 상대적으로 낮으며 추체외로 부작용이 강하다. 도파민-

세로토인 차단 약물은 양성증상에 대한 효과는 도파민 차단 약물과 차이가 없으나 음성증상에 대한 효과가 우수하며 추체외로 부작용이 상대적으로 낮다. 현재 정신분열병 치료에 사용되는 약물은 제5장에 제시하였다.

항정신병약물 치료는 급성기 증상을 완화시킬 뿐 아니라 유지치료시 증상의 재발을 예방하는 효과가 있다. 항정신병약물 치료는 급성기 환자의 70%에서 증상의 호전이 있으며 유지치료시 재발을 예방하는 효과가 우수하다. 그러나 항정신병 약물치료시 파킨슨 증상, 정좌불능증, 만성 지연성 운동장애 등 추체외로 증상과 입마름, 시력 저하, 저혈압, 어지럼증, 체중증가, 고지혈증 등의 부작용이 있어 주의를 요한다.

2) 정신치료

정신분열병 환자들은 일반인이 경험하는 일상적 문제로 고민하고 적응하려고 노력하지만 만족하게 적응하지 못하여 발병하는 것이다. 그러므로 정신치료는 이들이 경험하는 생활의 문제를 적절하게 대응하여 만족을 얻고 안정을 얻도록 하는데 목적이 있다. 모든 정신치료는 이론적 차이에도 불구하고 근본적으로 대화를 중심으로 환자-치료자의 관계를 통하여 이루어진다. 그러나 치료자가 환자와 관계를 형성하여 치료를 이루기 위하여 사용하는 기법은 이론에 따라 차이가 있다. 여기서는 정신분석적 정신치료에 대하여 기술한다.

정신분열병 환자를 심리적으로 안정시키고 기능적으로 회복시키기 위하여 오랜 경험을 가진 치료자들은 다양한 정신치료 기법을 제시하였다. Eugen Bleuler는 정신분열병의 치료에 세 가지 필수적 원칙을 제시하였다. 첫째, 치료자는 환자의 건강한 자아, 책임감, 존엄감 등에 끈기를 갖고 호소하며, 둘째, 환자에게 심적 충격을 주어 자폐증에서 벗어나게 하며, 셋째, 안정된 환경을 만들어 외부로부터 자극을 최소화하여 환자의 흥분을 가라앉히도록 하는 것이라 하였다. Sullivan은 환자의 이해할 수 없는 언어는 방어적 목적이 있으므로 이를 이해하고 보다 합리적이고 다른 사람이 이해할 수 있는 언어를 사용하도록 하는 것이 필요하다고 하였다. Will은 환자의 불안과 분노와 같은 부정적 감정이 왜곡되어 나타나는 것으로 환자가 치료자와 동일화하여 보다 적절한 감정 표현을 배우는 것이 필요하다고 하였다. Semrad는 치료는 환자가 직면한 스트레스 요인을 점검하여 치료자로부터 이러한 문제를 처리하는 방법을 배우는 과정이라고 하였다.

정신분열병의 정신치료는 그 단계에 따라 유연하게 접근할 필요가 있다. 급성기 정신분열병 환자는 무엇보다도 현실검증 능력에 장해가 있으며 대인관계의 어려움으로 인하여 사회적으로 퇴거되어 다른 사람과 관계에 심한 불안을 경험한다. 또한 환자는 언어적 표현을 이해하기 어려우며 다른 사람의 의도를 의심하고 적대적으로 대하는 상황에서 치료적 관계를 이룩하는 것은 쉽지 않다. 치료자는 환자를 세밀하게 관찰하여 관계의 접점을 찾아간다. 치료자는 환자가 받아들이는 정도에 따라 유연하게 접근하여 환자와 함께 활동을 하면서 관계를 이룩할 수 있다. 치료자는 환자가 아무리 혼란스럽고 괴이하고 이해되지 않을 지라도 환자의 고통을 이해하고자 노력하며 환자로 하여금 어려움을 극복할 수 있다는 신뢰를 전하는 것이 필요하다. Manfred Bleuler는 정신분열병을 치료하는 치료자의 바른 자세는 환자를 전혀 이해되지 않는 언행을 하는 치료자와는 다른 사람 아니라 자신과 같은 형제자매로 받아들이는 것이라고 하였다. 치료자는 환자의 언행을 이해하지 못하면서도 아는 체 하여서도 아니 되며 또한 심리 전문가로 환자의 속마음을 잘 알고 있다고 뽐내는 자세도 바람직하지 않다. 그러나 환자를 이해하려고 한다는 것을 적절한 방법으로 표현하여 환자가 자신을 돌아볼 수 있도록 한다. 치료자는 환자와 관계가 이루어지면 증상의 완화, 현실의 파악, 스트레스 적응, 자신감 함양 등을 단계적으로 접근한다. 망상과 환각 등 정신분열병의 증상은 무의식의 갈등과 욕구가 표출된 것이므로 신경증의 치료에서와는 달리 환자가 무의식의 갈등과 욕구를 억제하도록 도와준다. 환자로 하여금 자신의 행동을 점검하여 자신이 경험하는 불안과 두려움의 원인을 파악하고 이해하도록 하며 자신의 감정과 충동을 조절하여 보다 현실적이고 적절한 행동을 하도록 한다.

치료자는 환자를 이해할 뿐 아니라 환자로 인하여 자신이 경험하는 역전이를 잘 이해하여야 한다. 정신분열병 환자의 치료는 치료자에게 심한 스트레스를 경험하게 한다. 환자를 잘 이해하기도 어렵고 치료가 순조롭게 진행되지 않으며 때로는 환자가 치료자에게 적대적으로 대할 때 치료자는 화가 나고 좌절하고 절망적으로 느끼며 신경질적으로 반응할 수 있다. 치료자는 방어적이 되고 환자를 달래고 싶은 충동을 느낀다. 그러나 환자는 자신의 병적 행동에 대하여 심각하게 걱정하며 굳건하게 대응하는 치료자에게 신뢰감을 갖는다. 치료에서 적극적으로 환자의 행동에 개입하는 치료자가 수동적으로 경청하는 치료자보다 정신분열병 환자 치료에 더 효과적이다.

3) 정신사회 재활치료

정신분열병의 정신사회 재활치료는 환자가 증상 회복 후 재발을 예방하고 나아가서 사회에 적응하는데 중요하다. 항정신병약물 치료는 급성기 증상을 완화시키고 회복시키지만 많은 환자들은 급성기 증상으로부터 회복하여도 상당한 잔류 증상과 함께 인지기능의 장애와 사회적응에 장해를 경험한다. 환자와 가족에게 질병을 잘 이해하고, 사회기술을 향상시키고, 그리고 스트레스에 대응능력을 향상시키어 재발을 예방하고 사회에 적응할 수 있도록 한다. 이를 위하여 무엇보다도 중요한 것은 치료자가 환자와 가족과 신뢰할 수 있는 관계를 이룩하는 것이다.

질병에 대한 교육은 환자뿐 아니라 가족에게도 필요하다. 정신분열병이 어떤 병이며 그 양상은 어떠하며 원인은 무엇이며 발병과 재발에 관여하는 요인이 무엇인가를 이해하는 것이 필요하다. 증상의 발현 단계를 관찰하면 증상이 단계적으로 발현하는 것을 알 수 있으므로 환자와 가족에게 교육하여 향후 재발을 조기에 파악하여 치료하도록 한다. 특히 가족내 정서적 환경이 재발에 미치는 영향을 잘 이해하고 긍정적 관계를 함양하는 방법을 찾는다. 또한 정신분열병에 대한 사회적 낙인이 무엇인가를 알고 대응하는 것도 중요하다.

사회기술 훈련은 사회 적응을 위하여 필수적이다. 그러나 정신분열병 환자는 정도의 차이는 있으나 상당한 사회기술의 장애를 나타내어 장애 정도를 평가하여 교육하는 것이 필요하다. 정신분열병에서 사회기술의 장애는 정신분열병이 청소년기에 발병함으로 발달 단계의 중요한 시기에 사회생활을 위한 적절한 기술을 습득하지 못하여 나타날 뿐 아니라 양성증상, 음성증상 그리고 인지장애와 같이 질병의 증상으로 인하여 이차적으로 나타날 수 있다.

사회기술 훈련은 기본적 사회기술 모형, 문제해결 모형, 그리고 인지재교육 모형으로 시행된다. 기본적 사회기술 훈련은 환자가 나타내는 역기능적 사회 행동의 기본적 구성 요소를 파악하여 단계적으로 반복적으로 교육하여 새로운 행동을 수행할 수 있도록 훈련하는 것이다. 예를 들어, 대인관계가 위축되고 퇴거된 환자에게 낯선 사람에게 말을 걸어 관계를 이룩하는 방법을 가르치기 위하여 환자와 역할 수행을 하면서 환자의 장단점을 가르친다. 대화시 눈을 바로 보는가? 말할 때 목소리 크기는 들을 수 있기에 충분한가? 대화를 유지하기 위하여 적절하게 질문은 하는가? 이들 요소들을 하나하나 훈련시키어 수행할 수 있을 때 다시 역할 수행을 통하여 통합 훈련하여 일반화 시킨다. 정신분열병 환자가 사회기술훈련을 받았을 때 재발율도 낮다고 보고되었다. 문제해결 모형은 정신분열병 환자에서 사회능력의 장애는 정보처리 능력의 장해에 기인한다는 가정에 근거하여 사회학습 원리를 이용하여 재학습하는 것이다. 이 모형은 환자의 기본적 기능 영역을 약물관리, 증상관리, 오락, 대화, 자기 돌봄의 다섯 영역으로 나누어 접근한다. 각각의 영역에서 학습, 수용, 처리, 그리고 발송기술로 나누어 학습하여 효과를 극대화한다. 수용기술은 사회적 단서를 찾는 기술이며, 처리기술은 들어오는 정보를 상황에 적절하게 평가하고 다양한 반응을 생성하는 것과 관련된 기술이며, 발송기술은 생각한 반응을 행동으로 수행하는 것에 관한 기술이다. 문제해결 훈련을 받은 환자는 훈련을 받지 않은 환자에 비하여 독립적 생활 평가에서 우수하였으나 재발율은 차이가 없었다고 한다. 정신분열병 환자는 정상 대조군에 비하여 현저한 인지기능 장애를 갖고 있으며 인지기능 장애는 정신분열병 증상으로 인한 이차적 현상이 아니라 일차적 문제라는 것이 일반적 견해이다. 인지재활 모형은 정신분열병 환자에서 인지기능 장애가 일차적 현상이므로 사회기술능력을 향상시키기 위하여 인지기능을 향상시키는 것이 필요하다는 가정에 근거한다. 인지재활은 비교적 최근에 시행되어 그 효과가 검증되지 않았다.

8. 경과와 예후

Kraepelin은 초발 조기치매 환자에서 15% 정도만이 사회적으로 회복하여 예후가 불량하다고 하였으나 이후 연구들은 예후가 훨씬 좋은 것으로 보고하였다. 특히 1953년 chlorpromazine을 필두로 소개된 항정신병약물 치료는 정신분열병의 예후를 현저하게 향상시켰다. 항정신병약물이 보편적으로 사용된 1960년 이후의 연구들은 이전의 연구와 차이를 보인다. 1960년 이전에 수행된 8개 연구를 종합하여 평가하니 사회적 회복 40%, 증상이 있으나 퇴원할 수 있는 상태 16%, 장기간 입원치료 44%로 나타났다. 그러나 1960년 이후 시행한 5개 연구들에서 사회적 회복 55%, 증상은 있으나 퇴원할 수 있는 상태 33%, 장기 입원치료 12%로 나타났다.

WHO가 1970년대 초 9개국에서 시행한 다국적 연구(International pilot study of schizophrenia, IPSS)에서 젊은 정신분열병 환자를 2년간 추적하여 예후를 평가하니 26%는 재발하지 않고 안정되었으며, 56%는 한번 이상 재발하였으며, 18%는 증상이 호전되지 않아 심각한 사회적 장애를 나타내었다. WHO는 1970년대 후반 초발 정신분열병 환자에 대한 다른 다국적 연구를 시행하여 2년간 추적하여 예후를 평가하여 50%는 재발하지 않았으며, 33%는 회복 후 2회 이상 재발하였고, 15%에서 정신병 증상이 호전되지 않고 지속되었다. 이들 연구는 정신분열병 환자들의 절반 정도는 적절한 치료를 받으면 회복되어 안정된 생활을 할 수 있으나 다른 절반은 지속적인 치료가 필요하다는 것을 시사한다. 두 번의 WHO 연구에서 공통적으로 좋은 예후와 관계있는 요인들은 급성 발병, 여자, 기혼자, 사춘기 좋은 적응, 약물 비남용 등이었다. 특히 이들 요인들을 통제하여도 개발도상국에서 선진국에서 보다 예후가 좋았다. 이 연구들은 정신분열병은 모든 사회에서 나타나며 적절한 치료시 회복하는 비율이 높았으며 일부 환자들에서 만성으로 퇴행하는 것을 확인하였다.

망상장애

1. 역학

망상장애(delusional disorder)는 괴이하지 않으나 체계적 망상을 특징으로 한다. 그 동안 편집장애로 불렸으나 피해망상 외에도 색정망상, 과대망상, 신체망상으로 나타나 망상장애로 명명되었다. 망상장애의 유병율은 0.04%로 보고되었다. 첫 발병 시 연령은 40세로 늦은 편이며 여자에서 빈도가 높다. 그리고 망상장애는 청각장애인, 시각장애인, 이민자, 사회경제적 하위 계층 등 사회적 소외계층에서 빈도가 높다.

2. 원인

망상장애의 발병은 유전적, 심리적, 및 사회환경적 요인들이 관여하는 것으로 추정된다. 가족 연구에서 망상장애 가족에서 망상장애와 망상장애의 특성이 높게 나타났으나 정신분열병이나 기분장애의 빈도가 높지 않았다. 또한 정신분열병 가족에서 망상장애의 빈도가 높지 않아 두 장애 사이에 연관은 없는 것으로 추정된다. Freud는 Schreber 사례에서 동성애를 부정하고 투사하여 망상이 발병한다고 하였으며 이후 정신분석적 견해는 망상은 내적 욕구가 투사되어 나타나는 현상으로 본다. Norman Cameron은 성장과정에 피해 받을 가능성이 높은 상황, 신뢰받지 못하고 의심받는 상황, 사회적 고립 상황, 자존감의 저하 상황, 다른 사람에서 자신의 결함을 보는 상황에서 망상이 발병하였다고 하였다. 이런 상황에서 개인이 더 이상 감당하지 못할 때 상황을 새롭게 설명하고자 시도하는 것이 망상으로 나타난다는 것이다. 망상은 개인이 공격성을 타당화 하고 적개심의 대상을 찾고자 하여 자신의 욕망과 두려움이 함께 결합하여 나타난 것이다.

3. 증상과 진단

망상장애 환자는 망상 이외에 인격은 비교적 잘 유지되며 외관상 행동은 흩트러지지 않을 수 있으나, 망상에 의하여 행동이 충동적으로 나타나는 경우가 있다. 망상 내용에 따라 우울, 분노, 불안 등 강한 감정적 반응을 나타낸다. 일반적으로 지각은 장애가 없으나 환각을 동반하는 경우도 있다.

망상장애는 망상의 내용에 따라 피해형, 과대형, 색정형, 질투형, 신체형으로 분류한다. 피해형은 피해망상을 특징으로 하며 망상의 내용이 조리정연하고 논리적이며 괴이하지 않은 점에 정신분열병의 피해망상과 차이가 있으며, 또한 인격의 황폐화나 기능적 장해를 나타내지 않는다. 과대형은 과대망상을 특징으로 한다. 질투형은 배우자가 부정이 있다고 의심하는 것을 특징으로 하여 의처증 혹은 의부증으로 나타난다. 남자에서 빈도가 높다. 색정형은 자기보다 사회적 지위가 높거나 명성이 있는 사람이 자기를 사랑한다고 믿는다. 여자에서 빈도가 높으며 이들은 여자로서 매력이 없으며 사회적 지위가 낮으며 소외되어 살고 있다. 신체형은 신체변형이나 신체 악취를 호소하거나, AIDS같은 불치병에 감염되었다고 믿는 것으로 나타나며, 건강염려증과 감별은 어렵다. 건강염려증은 신체에 대한 걱정과 관심이 근거가 없다고 인정하는 점에 차이가 있다.

DSM-IV-TR의 망상장애 진단기준

A. 괴이하지 않는 망상이 최소한 1개월 이상 지속된다.(예; 미행당하는 것, 독물 투여, 감염시킴, 멀리 있는 사람으로 부터 사랑받는 것, 배우자의 속임 등 현실에서 일어나는 상황과 관련하여)
B. 정신분열병의 A 진단기준을 충족하지 않는다.
C. 망상이나 그로 인한 결과를 제외하면 기능이 현저히 저하되지 않고 행동이 이상하거나 괴이하지 않다.
D. 기분장애 삽화가 망상장애와 동시에 있으면 그 기간이 망상장애 기간보다 짧다.
E. 장애가 물질의 직접 생리적 효과나 일반의학적 상태에 기인하지 않았다.
주된 망상의 주제에 의하여 색정형, 과대형, 질투형, 피해형, 신체형, 혼합형 아형으로 분류한다.

4. 치료

망상장애 환자는 자발적으로 치료받으려 하지 않으며 가족이나 때로는 법적인 문제로 인하여 의뢰된다. 일차적으로 환자와 관계를 형성하는 것이 필요하다. 치료자는 환자의 망상에 동의하지도 않고 대면하지도 않는 중립적 자세를 취하고 환자가 경험하는 고통을 이해하려는 자세를 취한다. 환자로 하여금 환자가 생각하는 것과 다른 면도 있을 수 있음을 인식하도록 한다. 먼저 불면증, 불안, 우울증 등과 같이 환자가 인식하는 문제를 치료하도록 권유한다. 환자가 동의하면 항정신병약물은 상당히 효과 있다.

망상장애의 장기 추적 연구는 50% 정도는 회복되며 20%에서 상당히 호전되며 30%에서 증상의 호전이 없었다고 한다. 망상장애에서 급성발병, 스트레스 요인이 있는 경우, 30세 이전에 발병, 병전 기능 수준이 좋은 경우, 그리고 남자보다 여자에서 예후가 좋다고 보고되었다.

기타 정신병적 장애

1. 정신분열형 장애

현행 DSM-IV-TR 진단 기준에 의하면 정신분열형 장애(schizophreniform disorder)는 정신분열병에서 나타나는 특이한 증상이 나타나지만 유병 기간이 1개월 이상 6개월 미만일 때 진단한다. 정신분열형 장애로 진단되는 경우는 두 가지가 있다. 하나는 정신분열병으로 진단할 수 있는 증상이 있으나 발병 후 6개월 이전에 증상이 관해 되는 경우이며 다른 경우는 정신분열병의 증상이 있으나 아직 6개월이 경과하지 않았을 때 진단한다. 후자인 경우 증상이 6개월 이상 진행되면 정신분열병으로 진단이 바뀐다.

정신분열형 장애의 유병율은 정신분열병의 절반 수준으로 추정되어 평생유병율은 0.2%, 일년유병율은 0.1%로 추정된다. 환자의 20~40%는 회복되지만 60~80%는 정신분열병으로 진행한다고 보고되었다. 치료는 정신분열병의 급성기에 준하여 치료한다.

2. 분열정동 장애

분열정동 장애(schizoaffective disorder) 진단은 Kasanin이 정신분열병의 한 아형에 대하여 처음 사용하였다. 현행 DSM-IV-TR 진단기준에서 정신분열병의 증상과 기분장애의 우울증상 혹은 조증 증상이 동시에 나타나며, 기분장애의 증상이 없는 상태에서 망상이나 환각이 2주 이상 지속되면 분열정동장애로 진단된다. 또한 증상이 물질 남용이나 일반의학적 상태에 기인하지 아니하여야 한다. 기분장애가 우울 양상인지 혹은 조증 양상인지에 따라 우울형과 양극형으로 분류한다. 분열정동장애는 하나의 독립된 장애라기보다 정신분열병과 기분장애의 연속선상에 존재하여 그 위치에 따라 어떤 경우에는 정신분열병과 유사한 특징을 보이기도 하고 다른 경우에는 기분장애와 유사한 특징을 보이는 다양한 상태의 혼합군이라 추정된다. 임상적으로 정신분열병과 비교하여 병전 적응상태가 양호하며 급성으로 발병하며 예후가 양호한 경향을 보인다.

3. 단기 정신병 장애

단기 정신병 장애(brief psychotic disorder)는 망상, 환각, 와해된 언어, 와해된 행동 혹은 긴장증 행동 중 하나 혹은 이상의 증상이 나타나는 정신병으로, 기분장애, 정신분열형 장애, 정신분열병, 혹은 분열정동장애의 진단기준에 맞지 않으며, 유병 기간이 1개월 이내일 때 진단된다. 유병기간이 1개월 이상 지속되면 다른 진단으로 바뀐다. 단기 정신병 장애는 그 양상이 다양하게 나타난다. 망상, 환각, 와해된 언어, 와해된 행동 혹은 긴장증 행동과 같은 정신병의 전형적 증상과 함께 정서적 불안정과 흥분, 괴이한 행동, 혼돈, 우울 등이 혼합되어 나타난다. 원인은 생물학적 및 사회심리적 요인 복합적으로 작용할 것으로 추정된다. 많은 환자들에서 발병전 다양한 생활 스트레스가 있는 것으로 보고되어 스트레스가 중요한 요인으로 추정된다. 치료는 정신병 장애에 대한 일반적 치료, 약물치료와 지지정신치료를 시행한다. 단기 정신병 장애의 예후는 좋은 것으로 보고되었으나 장기 추적에서 절반 정도는 정신분열병 혹은 기분장애로 진단된다고 한다.

4. 공유 정신병 장애

공유 정신병 장애(shared psychotic disorder)는 가까운 관계에 있는 사람들에서 두 사람 혹은 그 이상이 유사한 망상을 공유하는 것을 특징으로 한다. 공유 정신병 장애는 한 가족 내에서 부녀간, 자매간, 부부간에 발병하며 두 사람을 분리하면 그 중 한 사람에서는 망상이 계속되지만 다른 사람에서는 망상이 없어지는 것을 볼 수 있다. 전자의 망상은 실체이나 후자에서 망상은 전자로 부터 전이된 것이다.

제11장

기분장애

개 관

1. 개념과 역사

사람은 누구나 기분의 변화를 경험하여 기분이 좋을 때도 있고 기분이 나쁜 때가 있다. 기분장애는 기분 상태가 일상을 벗어나 기분이 가라앉고 좋지 않은 우울증이나 혹은 들뜨고 고양된 조증 상태로 심한 변화를 특징으로 하는 정신장애이다. 우울증은 인류와 함께 있어 왔다. 성서에 사울왕이 우울증으로 고통스러워하여 다윗이 수금을 켜 치료한 기록이 있다. 또한 삼국유사에 신라 현덕왕 때 각간 충공이 "昏昏默默精神不安" 상태에 침술과 약물로 치료받았으나 효과가 없어 녹진이라는 의원이 이 병은 약으로 치료되지 않고 말로써 고쳐야 한다고 한 기록으로 보아 그 당시 우울증과 유사한 장애를 정신치료로 치료한 것으로 추정된다. 서양에서 우울증을 뜻하는 'melancholia'는 Hippocrates 학파에서 흑담(black bile)에 의하여 나타나며 공포와 우울 기분이 장기간 지속하는 장애로 "음식을 먹지 않고, 잠자지 못하고, 절망적이며, 신경질적이며, 안절부절 못하는" 것을 동반한다고 하였다.

Jean-Pierre Farlet는 1854년 우울증 환자 중 일부에서 우울증에서 조증으로 그리고 우울증으로 바뀌는 것을 관찰하여 la folie circulaire라 기술하였다. 오늘날 기술정신의학의 개념을 확립한 Emil Kreapelin은 근본적으로 정신장애 분류에서 범주분류를 적용하여 그 때까지 독립적 장애로 알려진 정신장애들을 조기 치매와 조울병으로 분류하였다. 조울병을 체질적 장애 즉 그 당시는 밝혀지지 않았으나 뇌의 병변으로 인한 정동의 장애로 보아 소위 반응성 우울증과 구별하였다. 그는 조울병에서 불안을 동반한 우울증을 위축된 우울증과 분리하여 기술하였으나 불안장애에 관하여 특별히 언급하지 않았다. 이후 영국에서 우울장애와 불안장애가 각각 독립 장애인지에 대한 논의가 있었다. Aubery Lewis는 내인성 우울증과 반응성 우울증은 연속선상의 현상이며 나아가서 불안과 우울도 다양한 양상으로 나타나는 연속선상의 현상이라고 하였다. Martin Roth는 변별분석으로 우울증상과 불안증상을 분리하여 우울장애와 불안장애가 독립적인 장애임을 주장하였다. Kiloh와 Garside는 통계적 요인 분석을 통하여 우울증을 반응성-내인성으로 분류하는 근거를 제시하였다. 우울장애를 비교적 젊은 나이에 발병하는 경증의 반응성 우울증과 늦은 나이에 발병하는 중증의 내인성 우울증 사이에 차이가 있으나 가운데에는 분류가 어려운 군이 존재한다고 하였다. Kreapelin 이후 독일어권에서는 정동장애를 우울증만 나타나는 단극성 우울증과 조증과 함께 나타나는 양극성 장애로 분류하였다. 이 분류는 DSM-III에서 적용되면서 보편화되었다.

현행 DSM-IV의 진단분류는 지금까지 임상적 연구에서 확인된 근거를 진단의 기준으로 하였다. 그리고 DSM-III의 정동장애라는 명칭 대신에 기분장애로 바꾸었다. 기분(mood)은 감정(emotion)의 상태로 정동(affect)과 같은 뜻으로 사용되지만 엄격하게 이들 사이에 차이가 있다. 정동과 기분은 감정의 다른 면을 나타낸다. 기분은 일정기간 지속되는 감정 상태를 말하며, 정동은 비교적 짧은 시간에 나타나는 감정의 변화와 감정에 동반하는 표정이나 행태를 포함한다. 그러므로 정동장애라 하면 표면에 나타나는 감정 표현에 초점을 맞추는 것으로 인식되어 DSM-IV에서는 보다 지속적인 기분 상태에 초점을 맞추어 우울증과 조증이 단순한 감정의 표현이 아니라 보다 지속적인 병적 기분 상태임으로 기분장애로 명명되었다.

2. 역학

지역사회에서 역학조사는 단계적으로 무작위로 추출한 표본에게 구조화된 면담으로 조사하는 방법이 보편적으로 이용된다. 서구에서 구조화된 면담을 이용한 지역사회 조사에서 주요우울장애의 평생유병율이 5~17%, 1년유병율이 3~10%, 시점유병율이 2~7%이었으며, 양극성장애의 평생유병율은 2.4%, 1년유병율은 1.3%, 시점유병율은 0.5%로 보고되었다. 우리나라에서 2001년 조사에서 주요우울장애의 평생유병율 4.3%, 1년유병율 1.5%, 1개월유병율 0.1%이었으며, 양극성장애의 평생유병율 0.16%, 1년유병율 0.14%, 1달유병율 0.14%로 서구에서 보다 낮게 나타났다. 기분부전장애도 서구에서 평생유병율은 3.2~6.4%

로 보고되었으나 우리나라에서는 0.5%로 서구보다 낮았다.

기분장애의 유병율과 관계있는 요인들로 성별, 연령, 결혼, 종족, 사회경제적 상태, 그리고 거주지 등이 있다. 주요우울장애 유병율은 여자에서 남자에서보다 약 2배 정도 높으나 양극성장애 유병율은 남녀 사이에 차이가 없다. 기분부전장애 유병율은 여자에서 남자에서보다 빈도가 높다. 우울장애가 여자에서 남자에서보다 높은 것은 모든 연령층에서 나타나지만 30~45세 연령군에서 가장 현저하며 노년기에는 그 차이가 줄어든다. 그리고 계절성 우울장애, 비정형적 우울장애, 양극성장애 급속형도 여자에서 빈도가 높다. 여자에서 우울장애의 발병이 높은 요인으로 남여 사이의 생물학적 차이와 함께 사회적 역할과 차별로 인하여 스트레스에 취약하다는 이론이 제기되었으나 아직 확실하게 규명되지 않았다.

우울장애와 양극성장애의 첫 발병연령은 각각 40세와 30세로 10년 정도 차이가 있다. 우울장애의 평생유병율은 30~45세까지 증가하였다가 그 후 감소하는 경향을 보인다. 사회적 스트레스가 청년기와 장년기에 노년기와 비교하여 높아서 우울장애에 취약하다고 생각된다. 결혼 상태와 관련하여 우울장애의 유병율은 미혼 여자에서 기혼 여자에서 보다 낮으나 미혼 남자는 기혼 남자에서 보다 높다. 그러나 이혼 혹은 사별한 여자에서 우울장애 유병율은 기혼여자에서 보다 높다. 우울장애 유병율은 사회경제적으로 하위 계층에서 상위 계층보다 높으며, 특히 실업자에서 직업을 가진 사람에 비하여 3배 정도 높다. 서구에서는 농촌에서 도시보다 유병율이 높으나 최근 그 차이가 없어진다고 한다.

우리나라 지역사회 역학조사에서 기분장애 유병율이 서구에서 보다 낮았으며, 아시아권 대만이나 홍콩의 연구에서도 서구에서 보다 유병율이 낮게 보고되었다. 그러나 지역사회 성인이나 청소년에서 CES-D를 이용한 우울증상의 빈도는 16점 이상의 빈도가 25%로 미국에서 남자 10% 여자 20%보다 높았다. 우리나라 고등학생에서 CES-D 16점 이상의 비율이 남학생 43.8%, 여학생 49.6%로 성인에서보다 높았다. 우리나라 역학조사에서 서구와 비교하면 몇 가지 차이가 있다. 초발 연령이 서구보다 늦으며 연령별 유병율에서 50대 유병율이 높았다. 이정균 등이 1980년대 실시한 역학조사에서 시골과 농촌사이에 주요우울장애의 유병율은 차이가 없었다. 이러한 사실은 지난 20여 년간 우리나라에서 사회문화적 변화가 우울장애 발병에 영향을 미쳤음을 시사한다. 우리나라에서 우울장애 유병율이 외국보다 낮은 것이 실제로 차이가 있는 것인지 혹은 정신장애에 대한 인식과 편견에 기인한 것인지 규명되어야 할 것이다. 우리나라 사람들은 우울장애를 치료받아야 할 문제로 보지 않으며, 자신의 문제를 다른 사람에게 솔직하게 표현하지 않고 숨기는 경향이 있어 상대적으로 낮게 나타날 가능성이 있다.

우울장애는 사회문화적 환경에 의하여 영향을 받는다. 우리나라 우울장애 환자에서 우울증상과 영국 환자에서 증상을 비교하여 우울기분은 영국 환자에서 높았으나 흥분, 정신적 불안, 신체적 불안, 위장관 증상, 일반 신체증상, 성욕감퇴, 건강염려증 증상들은 한국 환자에서 높게 나타났다고 하였다. 우리나라 우울장애 환자에서 증상의 빈도를 조사하니 불면, 불안, 두통, 소화불량, 식욕감퇴, 심계항진, 흉통, 가슴 답답함, 초조감, 오심/구토, 의욕상실, 우울감, 복부팽만감, 무기력감 순으로 나타났다. 이러한 자료들은 우리나라 우울장애 환자에서 신체 증상의 호소가 많으며, 이는 정신적 기능을 신체 장기와 연관시키는 우리나라의 전통적 질병관의 영향으로 우리나라 사람들은 정신적 갈등을 직접 표현하기보다 신체 증상으로 표현하는 것으로 추정된다.

3. 원인

1) 발병기전

우울장애나 양극성장애는 단일 원인에 의한 현상으로 보기보다는 유전적, 생물학적, 그리고 정신사회적 요인들의 상호작용으로 나타나는 증후군으로 이해하는 것이 일반적 견해이다. 정신분석 이론은 성장 과정에서 특히 유아기 경험의 영향을, 행동주의 이론은 근접한 환경의 영향을, 인지이론은 특이한 부정적 사고를, 생물학적 이론은 우울감정과 관계되는 뇌 기능을 강조한다. 그러나 이러한 이론들은 편의상 인간의 기능을 부분적으로 나누어 이해하고자 하지만 어느 요인도 독립적으로 작용하는 것이 아니라 이들 다양한 요인들이 복합적으로 작용한다고 추정된다. 궁극적으로는 기분장애는 적응과정에 이들 기능이 통합되어 나타나는 현상으로 이해하여야 한다.

개인은 기분장애에 대한 유전적 특성을 타고나지만 유전적 소질을 타고난 사람이 모두 발병하는 것이 아니다. 유전적 소질이 발현될 수 있는 환경이 조성될 때 기분장애로 발병하는 것이다. 개인은 태어나면서 내적 및 외적 환경에 대응하는 특이한 성향을 갖고 있으며 이를 기질이라 한다. Akiskal은 우울증이나 조증을 발병하는 유전적 소질은 스트레스에 대응하는 기질적 특성으로 이해하는 것을 제안하였다. 우울장애에서 유전적 요인은 스트레스에 적응을 저해하는 신경증적 성향으로 나타나며, 조증에서는 정동조절 능력의 장애로 나타난다고 하였다. 즉 기분장애가 발병하기 위하여 타고난 유전적 소질, 성장과정의 환경 그리고 현재 환경으로부터 스트레스가 복합적으로 관여한다는 것이다. 현재 환경으로부터 스트레스를 적절하게 감당하여 즐겁고 만족한 삶을 살지 못할 때 개체는 생물학적으로 타고난 특이한 방법으로 반응하며 기분장애로 나타난다.

임상적으로 대부분의 우울장애는 정신사회적 스트레스와 관계가 있다. 상실과 관련하여 흥미로운 것은 11세전 부모를 상실하는 것은 성인이 되어 우울장애의 위험을 높인다는 것이다. 성장 과정에 경험한 스트레스가 어떻게 성인이 된 후 우울장애의 위험 요소가 되느냐에 대하여 신경생물학적 가설은 성장과정에 경험한 스트레스는 신경세포를 감작시켜 향후 유사한 상실을 경험하였을 때 쉽게 정신신체적 반응으로 나타난다는 것이다. 젖먹이기 때 어미로부터 격리된 새끼 원숭이는 행동의 변화와 함께 신경수용체의 감수성과 스트레스 호르몬 분비의 이상이 장기간 지속되었다는 사실은 이 가설을 부분적으로 지지한다. Kendler 등은 여자 쌍생아 표본을 대상으로 주요우울증의 발병에 유전적 소인과 환경적 스트레스 요인들 사이의 영향을 평가하여 유전적 취약성을 가진 군에서 환경적 스트레스의 영향이 증가하여 심한 스트레스를 경험한 사람들에서 우울증의 위험도는 경험하지 않은 사람들에 비하여 12배나 높다고 하였다.

2) 유전적 요인

기분장애의 유병율은 일반인에서보다 환자의 가족에서 빈도가 높은 것은 우울장애와 양극성장애에서 유전적 영향이 강하다는 것을 나타낸다. 주요우울장애의 일차가족(부모와 형제자매)에서 일반인에서 보다 주요우울장애의 빈도가 2~3배 그리고 양극성장애의 빈도가 1.5~2.5배로 높으며, 양극성장애의 일차가족에서 양극성장애의 빈도가 8~18배 주요우울장애의 빈도가 2~10배 높다. 그리고 환자의 인척에서 혈연관계가 가까울수록 기분장애의 유병율이 높다. McGuffin은 우울장애의 일차가족에서 현재 우울장애의 빈도가 높을 뿐 아니라 스트레스 생활사의 빈도가 높아 우울증의 유전은 생활에서 스트레스를 경험하는 요인이 유전되는 것이라 하였다. 그리고 기분장애 가족 연구에서 유전적 영향이 입증되었으나 아직 무엇이 어떤 기전으로 유전되는지 규명되지 않았다. 현재까지 자료는 우울증이나 조증이 유전되는 것이 아니라 발병할 수 있는 소질을 유전하는 것으로 추정된다.

3) 생물학적 요인

감정 상태는 뇌에 의하여 조정되며 변연계가 감정 조정에 중요한 역할을 한다. 비록 일관성 있게 나타나지 않으나 기분장애 환자들 중 일부에서 이들 뇌 부위에서 이상이 있다고 보고되었다. 일찍이 Hippocrates는 혈액, 점액, 흑담액, 담액의 네 가지 체액의 균형에 의하여 건강이 유지되고 불균형에 의하여 질병이 발병한다고 하였다. 우울증은 흑담의 과다로 나타나며 점액의 과대가 조증을 발병한다고 하였다. 기분장애 환자에서 신경학적, 내분비적, 면역학적, 생체리듬 등 다양한 생물학적 지표에서 이상이 보고되었다. 그리고 현재 우울증이나 조증을 치료하는 약물들은 뇌에서 신경전달물질의 기능을 조절하여 효과를 나타내는 것으로 밝혀져 이들 신경전달물질의 불균형과 관계있다고 추정된다.

4) 기질과 성격 요인

개인은 각자 특이한 기질적 특성을 갖고 있으며 개인 간 기분 조절 능력에 차이가 있다. 우울장애의 쌍생아 연구에서 쌍생아 중 한 명이 우울장애를 발병하였으나 우울장애를 발병하지 않은 다른 쌍생아에서도 정서적 불안정을 보여 정서적 안정성이 유전적 영향을 받고 있음을 시사한다. 불안정한 정서는 대인관계에 갈등을 유발하여 기분장애로 발병하는 것으로 추정된다. 우울장애 환자군에서 자존감의 저하, 엄격한 초자아, 대인관계에서 의존성과 같은 특성이 높으며 또한 히스테리성 인격장애, 강박성 인격장애, 의존성 인격장애에서 우울증의 빈도가 높아 성격 특성과 우울장애 사이에 관련이 있음을 시사한다.

5) 정신분석 이론

우울증의 정신분석 이론은 구강기 대상관계의 장애, 실제 혹은 상상의 대상의 상실, 상실한 대상의 합입, 자기로 향한 분노를 특징적 역동으로 강조한다. Freud는 애도와 우울증(Mourning and melancholia)에서 사랑의 대상을 상실하였을 때 애도반응은 정상적인 현상이지만 양가감정을 가진 대상을 상실하였을 때 그 대상을 함입하여 대상에 대한 적개심과 공격성이 자신에게로 향하여 나타나는 병적 애도반응으로 우울증이 발병한다고 하였다. 자신의 의존적 욕구를 만족시켜주지 않고 떠나버린 대상에 대한 응징이 대상을 함입함으로 인하여 자신에 대한 분노로 나타나는 것이다. Klein은 우울증은 유아기에 경험하는 우울 자세를 성공적으로 극복하지 못하여 나타난다고 하였다. 출생 후 유아는 불만과 좌절을 느끼면서 분노와 공격성을 투사하는 편집성 자세를 지나면서 나쁜 어머니상과 좋은 어머니상을 통합하여 이를 극복한다. 그러나 어머니로 향한 공격성으로 어머니를 해칠까 두려워하며 우울자세로 빠지며 무력감, 죄책감, 슬픔을 경험하지만 어머니의 사랑을 확인함으로 극복하여 간다. 이 시기에 어머니의 사랑을 확신하지 못한 유아는 이후 유사한 상황에서 무력감과 우울을 경험하게 된다. Rado는 우울증은 강한 자기애적 욕구와 연약한 자존감을 가진 사람에서 나타나며 처음에는 상실한 사랑의 대상에게 강하게 반발하지만 스스로 자기를 처벌함으로 자존감을 회복하는 과정이라고 하였다. Bibring은 우울증은 자아의 갈등으로 자존감이 저하되어 나타나는 정동상태라 하였다. 자아는 좋은 사람이 되고자 하며, 강하고 우수하고자 하며, 사랑받고 인정받고자 하는 세 가지 야망을 갖고 있으며 현실과 야망 사이에 간격이 있을 때 자존감이 저하되며 우울증을 경험한다. 대상의 상실과 자기로 향한 공격성은 이차적 현상이라 하였다. Jacobson은 Bibring과 같이 자존감 상실이 우울증의 중심 문제라 하였으나 자존감은 자기 표상(self representation)과 바라는 자기상(wished for self) 사이의 조화와 괴리에 의하여 결정된다고 하였다. Arieti는 심한 우울증 환자에서 공통적인 현상은 이들이 자신을 위하여 살지 못하고 자기를 지배하는 강한 타인을 위하여 살며, 강한 다른 사람이 자기가 기대하는 방향으로 반응하지 않을 때 우울증이 발병한다고 하였다. 때로는 이들이 지향하는 강한 다른 사람은 사람이 아니라 이념이나 기관이 될 수 있다. 이들은 사고가 너무나 경직하여 강한 다른 사람을 위하여 사는 것 이외의 다른 대안을 받아들이지 못한다. Kohut의 자기심리학은 자기의 발달은 성장과정에 부모로부터 받은 자존감(self esteem)과 자기일체감 (self-cohesion)에 대한 긍정적 반응을 인생의 전 주기를 통하여 다른 사람으로부터 공급받아야 한다고 한다. 자기가 필요로 하는 것은 대상으로부터 반사상(mirroring image), 쌍생상(twinship image), 그리고 이상상(idealizing image)의 반응이다. 반사상은 어머니가 아이의 행동을 확인하고 존중함으로 경험하며, 쌍생상은 다른 사람과 같이 되고자 하는 것이며, 이상상은 자기가 존경하는 대상을 본받는 것이다. 우울장애는 환경으로부터 자기(self)가 전체적이며 지속적으로 느낄 수 있도록 반사상, 쌍생상, 이상상의 반응을 얻지 못하여 자기-대상 욕구(self-object needs)가 충족되지 않아 발병한다. 우울증에서 나타나는 심한 자존감의 저하는 자기-자기대상의 결합의 심각한 붕괴 현상이라고 하였다.

Freud 이후의 정신분석가들은 유아기 대상의 상실, 구강기로 퇴행, 내재화된 공격성, 자존감의 상실 등을 우울장애의 역동적 특징으로 받아들이지만 부분적으로 수정하였다. 임상적으로 일부 우울장애 환자에서 공격성을 표현하는 점이나 공격성의 표현이 우울장애를 완화시키지 못하는 것은 내재화된 공격성이 우울장애의 원인이라는 이론에 한계가 있다. 대상의 상실이 우울장애를 유발한다는 것은 잘 알려졌으나 최근 대상의 상실과 정서적 반응이 정신분석학 이론에서 제시하는 것 같이 유아기 대상의 상실에 경험한 정서를 재현하는지는 의문이 제기되었다. 자존감의 상실이 우울장애의 주요한 증상이지만 양극성 장애에서 보는 바와 같이 병적으로 고양된 자존감을 가진 경우에도 우울증상이 발병하는 것을 설명하기 어렵다. 정신분석 이론은 조증 환자의 정신분석에서 전능한 절대자와 환상적 결합이나 함입을 자주 나타내는 것을 관찰한다. 이러한 사실에 근거하여 조증이 흔히 감당할 수 없는 고통을 통제하고자 강한 부정을 방어기제로 사용하며 우울장애에 대한 방어 반응으로 인식한다.

6) 대인관계 이론

정통 정신분석이 성격형성과 정신병리에서 유아기의 중요성을 강조하는데 반하여 Meyer, Sullivan, Fromm 등의 미국의 정신분석가들은 환경과 대인관계의 중요성을 강조하였다. Bowlby는 유아기 어머니와 애착결합을 충분히 경험하지 못한 경우에 우울증의 위험이 높다고 하였다. 사회심리학적 연구들은 사회적 결합의 결핍이 있을 때 우울장애 뿐 아니라 다른 신경증의 위험이 높다는 것을 보고하였다. George Brown은 런던의 하위계층이 거주하는 지역에서 여자들은 신뢰할 수 있는 배우자와 관계가 단절되었든지 결핍되었을 때 우울증의 빈도가 높았으며 의지할 수 있는 대인관계와 지지가 우울증을 예방하는 효과가 있다고 하였다. Klerman과 Weissman은 우울증에서 대인관계의 중요성을 인식하고 대인관계치료를 개발하였다. 이 이론에 의하면 우울장애에서 사별후 병적 애도반응, 대인관계의 역할 갈등, 대인관계 역할의 전이가 중요한 대인관계 문제가 되며 이를 해결하는 것을 치료의 초점으로 삼았다. 사랑하는 사람과 사별 후 애도반응은 정상적인 현상이다. 그러나 애도반응의 지나치게 심하든지 지나치게 길어질 때 병적 애도반응으로 평가한다. 역할갈등은 자신에게 의미 있는 사람과 상호 호혜적 관계를 이루지 못하는 것을 칭한다. 이러한 상황에 처한 사람은 자존감이 저하되고 자신감을 잃게 됨으로 이를 회복하는 것이 필요하다. 역할의 전이와 관계된 문제는 생활의 변화에 따라 가정이나 혹은 직장에서 적절하게 맡은 역할을 수행하지 못하여 적응에 어려움을 갖는 것을 칭한다. 여기 새 역할을 긍정적으로 성장의 기회로 대응하는 기술이 필요하다.

7) 인지이론

우울장애의 인지이론은 인간은 끊임없이 사건을 경험하며 지각하여 의미를 찾으며, 인간이 사건을 인지하는 과정에 주관적으로 왜곡하는 경향이 있다는 것에 근거한다. 우울장애의 인지이론을 개발한 Aron Beck은 자신의 이론은 그 기원이 사물의 정확한 인식을 강조한 스토아 철학자들로 올라가며, 특히 Ellis의 합리적 감정이론(rational emotive theory)에 영향을 받았다. Ellis는 인간의 감정은 환경으로부터 감정을 일으키는 사건(activating event)에 대한 반응의 결과(consequence)이지만, 감정은 단순히 사건에 의하여 결정되는 것이 아니라 개인이 그 사건을 어떻게 인식하는가 하는 신념(belief)에 의하여 결정된다고 하였다. 그의 이론을 감정의 ABC 이론이라 하여 A(activating events)는 B(belief)에 의하여 C(consequences)를 나타낸다고 설명하였다. 그의 합리적 감정치료는 우울장애는 사물과 사건에 대한 잘못된 인식의 결과이며 사물과 사건을 바르게 인식하게 하여 합리적 감정을 갖도록 하는 치료이다.

Beck은 우울장애 환자는 특징적으로 자신에 대하여, 환경에 대하여, 그리고 장래에 대하여 부정적으로 왜곡되게 사고하며 이를 우울증 인지의 세 가지 특징(cognitive triad)이라 하였다. 나아가서 우울감정은 왜곡된 사고에 의하여 유발되어 우울장애 환자는 사고의 내용과 형식이 부정적이고 비관적이며 또한 왜곡되어 현실을 바로 인식하지 못한다. 우울장애 환자는 왜곡된 사고의 틀을 갖고 있으며 이러한 왜곡된 사고의 틀(schema)은 모든 상황에서 자동적으로 나타남으로 이를 자동사고(automatic thought)라고 하였다. 자동사고를 유발하는 사고의 근저를 핵심사고(core beliefs)라 하였다. 핵심사고는 성장과정에 형성되어 사고의 근저에 있으면서 상황에 대응하여 자동사고로 나타나 감정을 유발한다. 자동사고의 특성에 따라 감정이 결정된다. 예를 들어 상실이나 자기 비하는 우울을 유발하며, 자신의 생존을 위협하는 사고는 불안을 유발하며, 자신을 신뢰하지 못하는 사고는 강박증을 일으킨다.

Martin Seligman과 동료들은 실험동물에게 어떤 방법으로도 고통스러운 자극으로부터 스스로 벗어날 수 없도록 조작하면 이 동물은 자극을 중단시키거나 도망하려는 노력을 포기하고 자극으로부터 오는 고통을 수동적으로 감내하고 고통에 대하여 반응하는 것을 포기하고 무감동하게 되는 현상을 관찰하였다. 이러한 현상은 우울장애에서 나타나는 동기와 정서의 결핍과 그 행태가 유사한 점에 근거하여 Seligman은 우울증의 학습된 무력감 이론을 제안하였다. 이후 실험동물뿐 아니라 사람에서도 개인이 무력감과 절망감을 경험하고 학습하면서 우울증으로 발달한다는 것을 관찰하여 Seligman의 이론은 지지를 받았다.

Abramson 등은 우울증 환자는 개인이 경험하는 사건을 설명하는 양식이 비우울증군과 차이가 있다고 하였다. 우울증 환자는 부정적 사건을 일시적으로 종식되는 것이 아니라 지속되는 것으로, 일정한 부분에 국한된 것이 아니라 광범위한 것으로, 그리고 환경이나 타인에 의한 것이 아니라 자신의 탓으로 설명함으로 개인은 무력감과 절망감을 경험하고 비관적으로 되어 우울증을 경험하는 경향이 높다고 하였다. 동시에 우울증 환자는 긍정적 경험에 대하여 국소적으로, 일시적으로, 그리고 환경이나 타인의 탓으로 설명하는 경향을 보인다.

8) 학습이론

학습이론에 의하면 개체의 행동은 그 행동이 유발하는 결과로 인하여 그 행동이 강화되기도 하고 감소되기도 한다. 우울증은 개인의 행동을 강화시키는 행동이 지속적으로 감소된 상태, 특히 양적 강화를 유발하는 행동이 감소된 상태이다. Lewinson과 동료들은 우울장애 환자에서 (1) 정상인에 비하여 유발하는 행동이 적었으며, (2) 우울하지 않은 사람에 비하여 반응에 연계된 정적 강화(response contingent positive reinforcement)의 양이 적었고, (3) 개인이 참여하는 유쾌한 활동이 적었으며, (4) 우울하지 않은 사람에 비하여 강화 행동이 적었으며, (5) 우울하지 않은 사람에 비하여 부정적 자극에 대하여 강하게 반응하였으며, (6) 증상이 호전됨에 따라 그들이 받는 정적 강화가 증가하는 것을 관찰하였다. 이러한 현상은 우울장애는 반응에 연계된 정적 강화가 감소된 상태라는 것을 시사한다. Lewinson의 이론은 유쾌한 사건을 통하여 정적 강화를 증가시키면 우울증을 완화시킬 수 있다고 하지만 우울한 사람은 우울하지 않은 사람에 비하여 동일한 사건에 대하여 즐거움을 낮게 평가하는 경향이 있다. 즉 사건에 대한 정서적 반응 못지않게 사건에 대한 개인의 태도가 행동을 강화하는데 중요한 요인이 된다. 우울한 사람에게는 어떤 사건보다도 우울증상이 완화되는 것이 가장 큰 강화 요인이 된다는 점이 행동 강화에 의하여 우울증을 설명하는데 한계가 있다.

10) 생활 스트레스

사람들이 일상생활에서 경험하는 사건들은 모두 스트레스로 작용하여 기분장애의 발병에 중요한 역할을 한다. 미혼, 사별 혹은 이혼으로 혼자 사는 경우, 사회경제적으로 하위 계층, 신체 질병 등으로 사회적 지지가 취약한 사람에서 우울장애의 빈도가 높다는 것이 일관성 있게 나타난다. 그러나 어떤 사람은 일상적인 스트레스에도 기분장애를 발병하지만 또 다른 사람은 심한 스트레스 상황에서도 장애를 발병하지 않는다. 그러므로 스트레스와 기분장애의 관계는 단순한 스트레스의 양에 의한 것이 아니라 개체가 가진 복잡한 적응과정에 의하여 결정된다. 흥미로운 것은 우울증이나 조증의 발병에 스트레스의 영향은 발병 삽화가 증가하면서 급성 스트레스의 영향은 감소하며 만성 스트레스가 중요한 역할을 한다. 사별과 이혼, 실직, 대인관계의 갈등, 경제적 압박과 같은 부정적 사건은 개별적으로 미치는 영향과 함께 누적 합산되어 영향을 미친다. 스트레스는 사건 자체의 영향과 함께 그 사건에 대한 개인의 인식이 중요하다. 나아가서 개인이 스트레스에 대응하는 방법에 따라 스트레스의 영향은 차이가 있다. 스트레스에 대한 개인의 대응과 함께 개인이 얻을 수 있는 사회적 지지는 스트레스의 효과를 완화시키는 효과가 있다.

3. 진단분류

현행 DSM-IV에서 기분장애의 분류는 임상 양상이 우울증인지 혹은 조증인지에 의하여 우울장애와 양극성장애로 분류한다. 우울장애는 우울증을 주 증상으로 하는 장애이며 우울증상의 정도와 지속기간에 의하여 주요우울장애와 기분부전장애로 분류한다. 양극성장애는 조증을 주 증상으로 하며 조증의 정도와 지속기간에 의하여 양극성장애 I, 양극성장애 II로 하며, 기분순환장애는 비교적 경도의 기분 변화가 지속되는 장애이다.

4. 치료

우울장애와 조증의 치료는 급성기 증상을 완화시키며, 재발을 방지하고, 나아가서 기능을 회복시키는 것을 목표로 한다. 치료는 환자의 상태와 필요를 평가하여 단계적으로 약물치료와 정신치료를 단독 혹은 병행하는 것이 필요하다. 발병 전 비교적 안정되어 일상생활을 잘 수행하였던 환자는 증상이 회복되면 이전의 상태로 기능을 회복하여 활동할 수 있다. 그러나 발병 전 일상생활에 적응이 어려웠던 환자에서 기분증상의 회복으로 일상생활을 안정되게 수행하기를 기대할 수 없다. 일상생활에 잘 적응할 수 있도록 사회적 재활이 필요하다. 그러므로 환자의 발병전 기능상태, 사회환경적 스트레스, 사회환경적 가용 자원과 지지도, 그리고 기분 증상의 정도를 평가하여 치료를 계획한다.

우울장애

1. 우울증 삽화

우울증 삽화는 비정상적으로 우울하고 불쾌한 기분 상태이다. 불쾌하고 우울한 기분 상태에 정신적 및 신체적 현상을 동반할 때 병적 우울증 삽화라고 할 수 있다. 정상적인 기분 변화는 상황과 환경에 적절하게 경험하는데 반하여 병적 우울기분은 그 정도가 상황에 비하여 심하며 장기간 지속되며 논리적으로 설명하거나 위로하여도 안정되지 않으며 개인의 판단과 기능을 광범위하게 저해하는 점에 차이가 있다. 병적 우울기분은 (1) 지나치게 각성되어 고통스러우며, (2) 불쾌한 상황에 지나치게 민감하며, (3) 오히려 유쾌한 상황에 지나치게 둔감하며, (4) 이전에 즐겁던 일이나 활동에서 즐거움을 경험하지 못하며 (5) 나아가서 무감각하고 무감동하며, (6) 장래에 대하여 비관적이다.

우울증은 정신운동기능에 부조를 나타내어 지나치게 흥분하든지 혹은 지나치게 둔마된 상태를 나타낸다. 흥분 상태는 둔마된 상태와 함께 존재하여 분별이 어려울 때가 있다. 심한 경우에는 극단적 긴장상태나 혼수상태를 나타낸다. 정신운동성 흥분과 둔마는 일차적으로 객관적으로 관찰 할 수 있을 뿐 아니라 환자가 주관적으로 고통스럽게 느낀다.

우울증에서 사고는 현실에 벗어나 모든 것을 지나치게 부정적으로 보는 것이 특징이다. 자신에 대하여, 세상에 대하여 그리고 장래에 대하여 부정적으로 왜곡하여 자신에게는 모든 것이 결핍되었다고 생각하며 자존감이 저하되었으며 병적으로 자책감이 심하여 장래에 대하여 희망이 없으며 현재에도 누구로부터 아무런 도움을 받지 못한다고 생각한다. 이러한 부정적 사고는 심한 경우에 망상으로 나타난다. 우울증에서 병적 망상은 건강 상태, 경제적 상태, 도덕적 가치, 다른 사람과의 불안정한 관계를 반영하여, 빈곤망상, 무가치감 망상, 죄책감 망상, 관계망상, 피해망상으로 나타난다. 때로는 우울증상과 관계없는 일급증상도 우울증 환자에서 나타날 수 있다. 우울증 환자는 장래에 대한 희망을 갖지 못하고 암울한 현실에 절망하여 그 고통을 죽음으로 해결하고자 하는 경우가 있다. 그러므로 우울증 환자에서 자살의 위험을 평가하는 것이 필요하다. 자살사고는 '이대로 잠들어 깨어나지 않으면 좋겠다.'는 것과 같이 간접적으로 표현되기도 하지만 확실한 자살 계획을 가진 경우가 있다. 치밀하게 계획하는 자살은 그 위험이 큼으로 즉각적인 중재가 요구된다. 우울증은 정신적 증상과 함께 다양한 신체 증상을 동반한다. 수면장애, 식사장애, 기력저하, 성욕저하, 통증 등이 빈번하다. 수면장애는 불면증 혹은 과수면도 나타난다. 식사장애는 식욕저하와 체중저하가 빈번하지만 일부에서 과다식욕과 체중증가가 나타난다. DSM-IV-TR에서 주요우울장애로 진단기준을 충족하는 우울증 삽화의 기준을 다음과 같다.

DSM-IV-TR의 주요 우울증 삽화 진단기준

A. 다음의 증상들 중 5가지 이상이 최소 2주간 거의 매일 지속되어야 하며 과거 기능의 변화를 반영하여야 한다. 우울 기분이나 흥미와 쾌감의 상실을 포함하여야 한다.

(1) 하루의 대부분 동안 우울 기분(소아 및 청소년에서는 과민성)

(2) 거의 모든 활동에서 흥미와 쾌감의 현저한 저하

(3) 현저한 체중 감소 또는 증가, 혹은 식욕의 감소 또는 증가

(4) 불면 혹은 수면 과다

(5) 정신운동성 초조 혹은 지체

(6) 피로감 혹은 기력 상실

(7) 무가치감 혹은 과도하거나 부적절한 죄책감

(8) 사고능력 또는 집중력의 저하 혹은 우유부단

(9) 죽음에 대한 반복적 생각, 자살사고, 자살기도 혹은 자살기도에 대한 구체적 계획

B. 증상이 혼재성 삽화의 기준을 충족시키지 않는다.

C. 증상이 사회적, 직업적, 또는 중요한 다른 기능 영역에서 임상적으로 심각한 고통이나 장해를 유발하다.

D. 증상이 물질이나 일반의학적 상태에 의한 것이 아니다.

E. 증상이 사별에 의한 것이 아니다.

2. 진단 분류

1) 주요우울장애

52세 여자는 1달 전부터 살고 싶은 의욕이 없으며 만사 재미있는 것이 없다고 하여 가족들의 권유로 내원하였다. 한 달 전 아들이 신부가 되기 위하여 학교를 자퇴하고 신학대학 진학을 준비하겠다고 하여 너무 충격 받았다. 아들을 설득하였으나 도저히 설득할 수 없었으며, 이 후 살고 싶은 마음이 없어졌다고 한다. 아들 이야기를 듣고 너무 억울하고 원통하여 잠을 잘 수 없었다. 아들은 공부도 잘 하고 명문대학에 진학하여 기대가 컸는데 그 기대가 한 순간 무너지니 사는 의미가 없어졌다. 환자는 식사도 하지 않고 한 숨만 쉬며 누워 지냈다. 장래에 대한 아무 희망이 없어졌다. 매일 누워 이대로 죽으면 좋겠다고 생각하였다. 자신이 무엇을 잘못하여 일이 이렇게 되었는지를 곰곰이 생각하며 지낸다. 환자는 원만한 성격으로 생활하였으며 이전에 우울증이나 정신장애의 병력은 없었다.

주요우울장애는 우울 기분을 주 증상으로 하는 정신장애이며 증상의 정도와 기간 그리고 동반하는 기능적 장애에 대하여 구체적 기준을 충족하여야 진단한다. 우울 증상은 우울 기분이나 흥미나 즐거움의 상실 중 하나를 포함하며 9가지 우울 증상 중 5가지 이상을 매일 경험하는 것이 2주 이상 지속되어야 한다. 그리고 기분 증상이 신체질병이나 물질에 의한

것이 아니며 사별에 의한 애도반응이 아니어야 한다. DSM-IV-TR의 주요우울장애 단일 삽화와 재발의 진단기준은 다음과 같다.

DSM-IV-TR의 주요 우울장애, 단일 삽화 진단기준

A. 주요우울증 단일 삽화가 있다.

B. 우울증상은 분열정동장애로 더 잘 설명되지 않으며, 정신분열병, 정신분열형 장애, 망상장애 혹은 달리 규정되지 않은 정신병장애에 추가된 것이 아니어야 한다.

C. 조증 삽화, 혼재성 삽화, 혹은 경조증 삽화는 없었다. 주: 만약 조증 유사 삽화, 경조증 유사 삽화 혹은 혼재성 유사 삽화가 물질에 의하여 혹은 치료 중 유발되거나 혹은 일반의학적 상태의 생리적 효과에 의한 것이면 이 제외기준은 적용되지 않는다.

DSM-IV-TR의 주요 우울장애, 재발 진단기준

A. 주요우울증 삽화가 2번 혹은 그 이상 있다.

B. 우울증 삽화는 분열정동장애로 더 잘 설명되지 않으며, 정신분열병, 정신분열형장애, 망상장애 혹은 달리 규정되지 않은 정신병장애에 추가된 것이 아니어야 한다.

C. 조증 삽화, 혼재성 삽화, 혹은 경조증 삽화는 없었다. 주: 만약 조증 유사 삽화, 경조증 유사 삽화 혹은 혼재성 유사 삽화가 물질에 의하여 혹은 치료 중 유발되거나 혹은 일반의학적 상태의 생리적 효과에 의한 것이면 이 제외기준은 적용되지 않는다.

2) 기분부전장애

28세 여자는 삶에 의욕이 없고 사는 것이 재미없다고 호소하며 내원하였다. 대학을 졸업하고 5년 전부터 현 직장에 사무직으로 취업하였다. 취업 후 얼마 동안 의욕을 갖고 일하였으나 점차 반복되는 업무에 흥미를 잃었다. 원래 성격이 소심하여 사람들과 잘 어울리지 못하였으며 몇 몇 가까운 친구들과만 어울렸으나 친구들이 결혼하면서 전과 같이 자주 어울리지 못하였다. 그 동안 남자들과 몇 번 교제 하였으나 결혼으로 성사되지 못하였다. 혼자 지내는 시간이 많아졌으며 외롭게 느낄 때가 자주 있었다. 2년 전부터 기분이 우울하고 항상 피로감을 느끼고 의욕이 저하되고 재미있는 일이 없었다. 장래 희망이 없어 이렇게 살면 무엇하는가하는 생각이 자주 들었다. 혼자서 고민하다가 내원하였다.

기분부전장애는 만성적으로 거의 매일 하루 종일 지속되는 우울 기분이 2년 이상 지속되는 것을 특징으로 한다. 이 진단은 1980년 DSM-III에서 처음 소개되었으며 이전에는 우울신경증으로 진단되었다. DSM-IV-TR에서 기분부전장애의 진단기준은 아래에 제시한다.

DSM-IV-TR의 기분부전장애 진단기준

A. 주관적 진술이나 타인의 관찰에 의하여 적어도 2년 이상 거의 하루의 대부분 동안 지속된 우울 기분의 날이 그렇지 않은 날보다 많았다.

주 : 소아와 청소년에서는 신경질적 기분이 1년 이상일 때 진단할 수 있다.

B. 우울한 동안 다음 중 두 가지 이상 나타나다.

(1) 식욕부진 또는 과식
(2) 불면 또는 과수면
(3) 기력의 저하 또는 피로감
(4) 자존감의 저하
(5) 집중력 저하 또는 우유부단
(6) 절망감

C. 2년 동안(소아 청소년 경우 1년간) A 및 B 기준 증상이 없었던 기간이 2개월 이하이다.

D. 2년 동안(소아 청소년 경우 1년간) 주요우울장애 삽화는 없었다. 즉 이 장애가 만성적 주요우울장애 또는 부분적으로 회복된 주요우울장애로 설명할 수 없다.

E. 조증 삽화, 혼재성 삽화 또는 경조증 삽화는 없어야 하고 기분순환장애의 기준에 맞는 증상이 없어야 한다.

F. 이 장애는 정신분열병이나 망상장애와 같은 만성 정신병 장애의 경과 중 발병하지 않아야 한다.

G. 증상은 물질의 직접 생리적 효과 또는 일반의학적 상태에 기인하지 않아야 한다.

H. 증상은 임상적으로 의미 있는 고통을 일으키거나 또는 사회적, 직업적 다른 중요한 기능영역에서 손상을 일으킨다.

3. 치료

1) 약물치료

주요우울장애에서 항우울약물의 효과는 이중맹 연구로 잘 확립되었다. 주요우울장애 환자의 40~60%는 항우울약물의 4주내지 8주간 치료후 증상의 50% 이상 호전되며 35~50%는 증상이 완전히 회복된다. 그러므로 주요우울장애 환자는 적절한 항우울약물 치료가 필수적이다. 지금 사용할 수 있는 항우울약물은 작용기전이 뇌의 세로토닌, 노레피네프린, 혹은 도파민 기능을 증진시키어 효과를 나타내는 것으로 추정된다. 비록 항우울약물들이 주요우울장애 치료에 효과적이지만 복부팽만감, 소화불량, 입마름, 최면, 성기능 저하, 두통 등과 같은 부작용이 나타남으로 정신과 전문의 지도를 받아 치료받아야 한다.

항우울약물의 효과는 치료후 2~3주가 되어야 충분한 효과가 나타남으로 항우울약물 치료로 2~3주를 기다리기 어려운 응급한 경우에 전기충격요법이 효과적이다. 전기충격요법은 비교적 안전한 치료이며 효과가 빨리 나타남으로 응급한 경우에 효과적으로 사용할 수 있다. 정신병 증상을 동반한 경우에는 항우울약물과 함께 항정신병약물 치료가 필요하다.

급성기 증상이 호전되어도 항우울약물 치료를 중단하면 재발 위험이 높음으로 항우울약물 치료를 6~12개월 계속하는 것이 필요하다. 특히 정신병 증상을 동반한 경우에는 항우울약물 치료기간을 길게 잡는다. 이전에 우울장애의 병력이 없는 경우에는 단기간 항우울약물 치료 후 치료를 중단하고 관찰할 수 있으나 이전에 우울장애의 병력이 있는 재발한 경우에는 수년간 항우울약물 유지치료가 필요하다. 기분부전장애도 항우울약물 치료에 잘 반응하며 적어도 2년 동안 유지약물치료를 추천한다.

2) 정신치료

정신치료는 단독으로 혹은 약물치료와 함께 우울증 치료에 효과적이다. 정신치료는 증상의 완화와 함께 재발을 예방하고 정신사회적 기능을 회복하는 것을 목표로 한다. 최근 20회 내외의 단기정신치료가 보편적으로 시행되지만 잘 선별된 환자에서 장기 정신치료가 필요하다. 현재 널리 시행되는 정신치료는 정신분석적 정신치료, 인지행동치료, 그리고 대인관계치료이다. 경도 내지 중등도 우울장애 환자에서 인지행동치료와 대인관계치료는 약물치료와 대등한 증상 호전 효과가 있다고 보고되었다.

(1) 인지행동치료

우울장애의 인지치료를 개발한 Beck은 우울장애 환자는 자신에 대하여 환경에 대하여 장래에 대하여 부정적 생각을 갖고 있으며 이러한 역기능적 태도를 교정하는 것을 치료의 일차적 목표로 하였다. Beck 후계자들은 인지치료에 행동치료의 요소를 통합하여 인지행동치료로 발전시켰으며 현재 우울장애 치료에 광범위하게 적용되고 있다. 우울장애의 인지행동치료는 (1) 부정적 사고를 검증하여, (2) 부정적 사고의 틀을 대치하는 새로운 사고의 틀을 찾아내어, (3) 새로운 태도와 행동을 학습하여 사고를 교정함으로 우울기분이 회복된다. 숙달된 치료자가 시행한 인지행동치료는 중등도 우울증 환자에서 항우울 약물 치료와 대등한 효과가 있으며 재발을 예방하는 효과가 있다고 보고되었다.

인지행동치료는 다른 정신치료와 같이 치료자의 인격 특성이 중요하다. 치료자는 환자를 공감적으로 이해하여 개개 환자의 특이한 생활사에 관심을 갖고 이해하는 것이 중요하다. 인지행동치료 과정은 교육, 인지기법 그리고 행동기법의 세 가지 요소로 나눌 수 있다. 교육은 우울장애 발병, 증상, 경과 그리고 치료에 대하여, 그리고 우울장애의 인지적 특성, 역기능적 태도와 이를 유발하는 사고의 틀을 이해하도록 한다. 인지기법은 치료의 핵심적 요소이며 역기능적 사고와 태도를 교정하는 기법이다. 자동 사고를 찾아 검증하고 나아가서 자동 사고를 유발하는 역기능적 가정과 사고 틀을 찾아 분석하고 검증하여 교정하는 과정이다. 자동 사고는 개인이 직면하는 상황에서 현실과 상관없이 자동적으로 나타나는 비적응적 사고로 우울증을 유발하는 원인이다. 자동 사고를 파악하면 그 사고가 적절한가 혹은 부적절한가를 검증하여 지속적이고 반복적으로 나타나는 부적절하고 비현실적인 사고는 그 내면에 특이한 역기능적 규칙이나 가정에 근거하고 있음을 알 수 있다. 이 역기능적 가설을 검증하여 교정하는 단계로 나아간다. 예를 들어 한 29세 젊은 남자는 "사람들이 지나 가면서 인사하지 않고 나를 무시한다."라고 생각하며 사람들에게 자주 화를 내었다. 치료자는 환자의 이러한 사고가 얼마나 현실적 사실에 근거한 것인가를 검증하여 현실에 근거하지 않은 부정확하고 왜곡된 사고라는 것을 깨닫게 한다. 나아가서 환자의 이러한 자동적 사고는 "모든 사람으로부터 인정받고 사랑받아야 한다"는 역기능적 가정에 근거하고 있음을 파악함으로 교정할 수 있었다.

행동기법은 자동 사고와 역기능적 가정을 검증하고, 자동 사고와 역기능적 가정을 교정하기 위하여 새로운 사고를 학습하기 위하여 인지기법과 함께 사용된다. 행동기법은 목표를 이루기 위하여 치밀하게 조직하여야 효과가 있다. 보편적으로 사용하는 행동기법은 (1) 일상 활동을 규칙적으로 계획하고 기록하는 것, (2) 일상 활동을 습득함으로 즐거움을 얻는 것, (3) 수행할 과제를 세부로 나누어 성취동기를 강화시키는 것, (4) 과제를 수행하기 위하여 인지적으로 시연하는 것, (5) 일상생활에서 자기 스스로 필요를 충족하도록 하는 것, (6) 자동 사고를 유발하기 위하여 역할을 시연하는 것, (7) 신체활동, 사회적 접촉, 일, 역할 극, 시각적 상상 등으로 어려운 상황을 극복하는 것 등이다.

(2) 대인관계치료

우울장애의 대인관계치료는 우울장애를 의학적 모형으로 치료할 수 있는 장애로 이해한다. 이론적 배경은 Meyer의 정신생물학적 이론과 Sullivan의 대인관계 이론에 근거하여 환자의 현재 대인관계를 우울장애 치료에 적용하는 것이다. 대인관계치료는 증상의 형성, 사회적 대인관계 경험, 그리고 성격 유형을 치료의 세 가지 요소로 보고 접근한다. 대인관계치료는 증상을 완화시키고 사회적 및 대인관계에서 효과적인 적응 전략을 개발하는데 치료의 초점을 둔다. 대인관계치료는 12~16주간 계속하는 우울장애의 단기치료 기법으로 성격 요인의 중요성은 인식하지만 인격의 재구성을 목표로 하지 않는다.

치료전략은 환자에게 우울장애의 발병, 증상, 경과 및 치료에 대하여 교육하고 우울장애는 치료에 잘 반응하여 예후가 좋다는 점을 강조하여 치료에 대하여 긍정적 기대를 갖도록 한다. 적절한 항우울 약물 치료는 필요에 따라 사용한다. 우울장애와 관련된 대인관계 문제는 크게 애도반응, 역할 갈등, 역할 전이, 대인관계 결핍의 네 가지로 분류한다. 이들 네 가지 영역은 서로 배타적이 아니며 한 가지 이상의 영역에서 문제를 갖고 있을 수 있으나 치료의 초점은 현재 진행되는 중요한 한 두 가지 문제에 집중한다. 치료는 각각의 영역에서 치료 목표와 전략을 계획하여 진행한다. 병적 애도반응의 문제는 상실을 대치할 수 있는 관계와 흥미를 확립하여 애도 과정을 촉진한다. 역할 갈등 문제는 갈등을 파악하여 역기능적 의사소통을 조정하고 기대를 재평가하기 위하여 계획을 수립하여 집행하도록 한다. 역할 전이 문제는 역할에서 자신의 역할을 긍정적으로 이해하여 제한하지 않도록 하며 새로운 역할을 습득하여 자존감을 회복하도록 한다. 대인관계 결핍의 문제는 이전의 대인관계와 현재 치료자와의 관계를 통하여 고립을 방지하고 새로운 관계를 수립하도록 한다.

구체적 치료기법은 탐구기법(exploratory techniques), 정동의 격려(encouragement of affect), 명료화(clarification), 의사소통의 분석(communication analysis), 치료관계의 활용(use of therapeutic relationship), 행동수정(behavior change) 등의 기법이 이용된다. 탐구기법은 직접 혹은 간접 방법으로 환자의 증상과 문제를 파악하는 것이다. 정동의 격려는 환자로 하여금 억압된 정동을 표현하도록 하여 고통스러운 정동을 인지하고 수용하도록 하며 나아가서 자신의 정동 경험을 대인관계에서 긍정적으로 사용하는 방법을 찾도록 하는 것이다. 명료화는 환자의 의사소통에 피드백을 주어 재구성하도록 하는 것이다. 의사소통의 분석은 역기능적 의사소통을 파악하여 효과적으로 의사소통하는 기법을 습득하게 하는 것이다. 치료관계의 활용은 치료자와의 관계에서 감정과 행동을 평가하여 다른 사람과의 관계의 모형으로 사용하는 것이다. 행동수정은 다양한 행동기법을 이용하여 새로운 대인관계 기법을 습득하고 바꾸어 가는 것이다.

(3) 정신분석적 정신치료

정신분석 측면에서 우울장애는 대상의 상실에 동반한 해결되지 않은 병적 애도, 죄책감, 자존감의 저하, 공격성의 문제 등이 핵심 갈등으로 설명한다. 정신분석적 정신치료는 증상보다 핵심 갈등의 해소에 초점을 맞춘다. 성격의 재구성은 장기 치료가 필요하며 일부 선별된 환자에서 효과가 있으나 최근의 경향은 특이한 심적 갈등에 초점을 맞추는 단기치료가 활발하게 시행됨으로 우울장애의 단기 정신분석적 정신치료를 개관한다. 단기 정신분석적 정신치료는 여러 이론가들에 의하여 독자적으로 개발되었으나 각각의 이론은 몇 가지 공통점이 있다.

단기 정신분석적 정신치료는 모든 우울장애 환자에서 적절한 치료가 아니며 환자의 선택이 중요하다. 치료기간은 일반적으로 짧게는 12회에서 길어도 40회 정도로 한정한다. 그리고 치료는 몇 가지 핵심 갈등에 한정하는 것이다. 일반적으로 자살 사고를 동반한 심한 우울장애 환자, 만성 경과의 우울장애, 약물이나 알코올 장애를 동반한 우울장애 등은 단기 정신분석적 정신치료에 적절하지 않다. 단기 정신분석적 정신치료에 적절한 환자는 한정된 문제를 가진 경우, 이전에 좋은 상호의존적 대인관계의 경험이 있는 경우, 자신의 감정을 적절하게 표현할 능력이 있는 경우, 변화의 동기가 있는 경우, 자신의 문제에 대하여 개방적이고 유연한 자세를 가진 경우, 심리적 감수성이 있는 경우로 평가된다. 단기 정신분석적 정신치료에서 저항과 전이와 방어기제의 해석 기법이 사용되지만 치료자는 정통적 정신분석적 정신치료에서 보다 적극적으로 개입한다.

4. 경과와 예후

우울장애는 시간이 경과하면 스스로 회복하지만 만성으로 재발하는 빈도가 높다. 주요우울장애 환자들에서 80%정도는 한 번 이상 재발을 경험하며 평균 5회 정도 재발한다. 우울증 삽화에서 회복하는 시간은 치료받지 않은 경우 6~12개월 지속하며 치료받으면 3개월이 걸린다. 주요우울장애로 입원 치료받은 환자들 중 25%는 6개월 이내에 재발하며, 50%는 2년 이내에 그리고 75%는 5년 이내에 재발한다. 주요우울장애로 진단된 환자들 중 5~10%는 이후 양극성장애로 진단되었다. 기분부전장애의 20%는 경과 중 주요우울장애로 그리고 20%는 양극성장애로 진단된다. 주요우울장애에서 좋은 예후와 관계있는 요인들은 경한 증상, 짧은 유병기간, 좋은 병전 기능상태, 안정된 가족환경 등이며, 물질관련장애, 기분부전장애, 불안장애와 같은 다른 정신장애를 동반한 경우, 그리고 이전의 우울장애 병력이 있는 경우는 예후가 좋지 않다.

양극성장애

1. 조증 삽화

조증은 우울증과 대조되어 고양된 기분과 그에 동반하는 활동의 증가를 특징으로 한다. 기분은 비정상적으로 고양되어 들뜨고 앙양되며 감정의 기복이 심하다. 자신감이 넘치고 자기도취에 빠져 야심적으로 무모하게 계획을 세워 앞뒤를 가리지 않고 추진하다가 낭패를 초래하지만 잘못을 인식하지 못한다. 활력이 넘쳐 말이 많고 집중이 산만하여 한번 시작하면 그치지 않고 다른 사람의 말에 끼어들며 정상적 대화가 어렵다. 때로는 기분이 고양되지 않고 짜증스럽고 신경질적으로 나타난다. 심한 조증에서 과대망상과 환각 뿐 아니라 일급증상의 망상과 환각도 빈번하게 나타난다. 조증에서도 기분증상과 함께 불면증이 가장 빈번하다. DSM-IV-TR에는 조증, 경조증 그리고 혼재성 삽화의 진단기준을 명시하였다.

DSM-IV-TR의 조증 삽화 진단기준

A. 비정상적으로 지속적으로 고양되거나, 확장되거나 또는 신경질적 기분이 지속되는 기간이 적어도 1주일 이상이다(입원을 요하는 경우 기간 기준은 필요

하지 않다.).

B. 기분장애 기간 동안 다음의 증상들 중 3가지 이상이 지속적으로 의미 있게 나타난다(신경질적 기분에서는 4가지 이상).

(1) 자존감의 팽창과 과대사고

(2) 수면 요구의 감소

(3) 평소보다 말이 많고 계속 이야기하고 싶은 압박감

(4) 사고의 비약 혹은 생각이 빠르다는 주관적 지각

(5) 산만함(예를 들어 중요하지 않거나 상관없는 자극에 주의가 쏠림)

(6) 목적지향적 활동의 증가(사회적, 직업수행, 학교, 성생활에서) 혹은 정신운동성 흥분

(7) 심각한 어려움을 일으킬 수 있는 쾌락 활동에 몰두

C. 증상은 혼재성 삽화의 기준에 맞지 않다.

D. 기분 증상은 일상 사회 기능, 직업 기능, 대인관계에서 손상을 일으킬 정도로 심하거나 자신이나 타인에게 위해를 방지하기 위하여 입원을 요할 정도이거나 또는 정신병적 상태이다.

E. 증상은 물질(예: 남용약물, 치료약물, 혹은 다른 치료제)로 인한 직접 생리적 효과나 일반의학적 상태에 기인하지 않는다.

DSM-IV-TR의 경조증 삽화 진단기준

A. 지속적으로 고양되거나, 확장되거나 또는 신경질적 기분이 지속되는 기간이 적어도 4일 이상이며 이러한 기분 상태는 우울하지 않은 일상 기분과 확실하게 다르다.

B. 기분장애 기간 동안 다음의 증상들 중 3가지 이상이 지속적으로 의미 있게 나타나다(신경질적 기분에서는 4가지 이상).

(1) 자존감의 팽창과 과대사고

(2) 수면 요구의 감소

(3) 평소보다 말이 많고 계속 이야기하고 싶은 압박감

(4) 사고의 비약 혹은 생각이 빠르다는 주관적 지각

(5) 산만함(예를 들어 중요하지 않거나 상관없는 자극에 주의가 쏠림)

(6) 목적지향적 활동의 증가(사회적, 직업수행, 학교, 성생활에서) 혹은 정신운동성 흥분
(7) 심각한 어려움을 일으킬 수 있는 쾌락 활동에 몰두

C. 삽화는 환자가 증상이 없었을 때와는 다르게 확실한 기능적 변화와 연관되었다.
D. 기분장애와 기능의 변화를 다른 사람이 관찰할 수 있다.
E. 삽화는 현저한 사회적 또는 기능적 장애를 일으킬 정도로 또는 입원할 정도로 심하지 않으며 정신병 증상이 없다.
F. 증상은 물질(예: 남용약물, 치료약물, 혹은 다른 치료제)로 인한 직접 생리적 효과나 일반의학적 상태에 기인하지 않는다.
주 : 항우울 약물로 유발된 경조증 유사 삽화는 양극성장애 II형 진단기준으로 간주하지 않는다.

DSM-IV의 혼재성 삽화 진단기준

A. 적어도 1주일 이상 조증 삼화와 주요우울장애 삽화의 기준에 맞다.
B. 기분 증상은 일상적 사회적 기능, 직업적 기능, 대인관계에서 손상을 일으킬 정도로 심하거나 자신이나 타인에게 위해를 방지하기 위하여 입원을 요할 정도이거나 또는 정신병적 상태이다.
C. 증상은 물질(예: 남용약물, 치료약물, 도는 다른 치료제)로 인한 직접 생리적 효과나 일반의학적 상태에 기인하지 않는다.

2. 진단 분류

1) 양극성장애 I형

32세 여자는 5일전부터 잠을 자지 못하고 기분이 좋다고 하며 들떠 있다가 자신의 형편에 대하여 한탄하며 소리 내어 울다가 사소한 일에 쉽게 짜증을 내며 욕설을 하는 과격한 행동으로 가족이 동행하여 내원하였다. 내원 1개월 전 1년 전부터 사귀던 남자 친구가 헤어지자고 하여 속상하여 우울하였으며 평소와 달리 어머니에게 짜증을 자주 내었다. 내원 2주 전 갑자기 "힘이 넘쳐 난다.

무엇을 해도 잘 할 자신이 있다."라는 말을 하면서 자신감에 찬 모습을 보였고 학원에 등록하고 매일 조깅을 하고 하루에도 3,4회씩 쇼핑을 나가 물건을 사는 등 행동이 과다하였다. 내원 7일전 남자 친구가 다른 여자와 결혼한다는 소식을 듣고 갑자기 기가 죽어 보이며 엉엉 울면서 안절부절 못하며 말을 걸면 짜증을 내면서 소리를 지르고 하였다. 식사도 하지 않고 잠도 1~2시간 밖에 자지 못하였다. 죽고 싶다는 소리도 자주 하였다. 이 환자는 17세에 우울증으로 발병하여 치료를 받았으며 이후 우울증이 수차례 재발하였으며, 20세에 조증 삽화가 처음 발병하였다. 지금까지 조증과 우울증 삽화로 8회 입원 치료받았다.

이 환자는 확실한 조증과 우울증 삽화의 병력이 있었으며 현 삽화가 혼재성 삽화로 추정되어 양극성장애 I형, 혼재성 삽화로 진단된다.

양극성장애 I형은 이전에 조증 삽화의 병력이 있거나 현재 조증 삽화가 있는 경우에 진단된다. 현재 삽화가 조증, 우울증 또는 혼재성 삽화인가에 의하여 아형을 분류한다. DSM-IV-TR에서 양극성장애 I형에서 최근 삽화가 조증 삽화, 경조증 삽화, 우울증 삽화 그리고 혼재성 삽화의 진단기준은 다음과 같다.

DSM-IV-TR의 양극성장애 I형, 단일 조증 삽화 진단기준

A. 하나의 조증 삽화가 있으며 우울증 삽화의 과거력은 없다.

주의 : 재발은 우울증 삽화로부터 기분 극성이 바뀌었거나 적어도 2개월간 조증 증상 없는 기간이 있는 것으로 정의한다.

B. 조증 삽화는 분열정동장애로 더 잘 설명되지 않으며, 정신분열병, 정신분열형장애, 망상장애 혹은 달리 규정되지 않은 정신병장애에 추가된 것이 아니어야 한다.

DSM-IV-TR의 양극성장애 I형, 최근 삽화 조증 진단기준

A. 최근 삽화 조증: 현 삽화 혹은 최근 삽화가 조증이다.

B. 이전에 우울증 삽화, 조증 삽화 혹은 혼재성 삽화가 적어도 1번 있었다.

C. 기준 A와 B의 기분증상은 분열정동장애로 더 잘 설명되지 않으며, 정신분열병, 정신분열형장애, 망상장애 혹은 달리 규정되지 않은 정신병장애에 추가된

것이 아니어야 한다.

DSM-IV-TR의 양극성장애 I형, 최근 삽화 우울증 진단기준

A. 현 삽화 혹은 최근 삽화가 우울증이다.

B. 이전에 조증 삽화 혹은 혼재성 삽화가 적어도 1번 있었다.

C. 기준 A와 B의 기분증상은 분열정동장애로 더 잘 설명되지 않으며, 정신분열병, 정신분열형장애, 망상장애 혹은 달리 규정되지 않은 정신병장애에 추가된 것이 아니어야 한다.

DSM-IV-TR의 양극성장애 I형, 최근 삽화 경조증 진단기준

A. 현 삽화 혹은 최근 삽화가 경조증이다.

B. 이전에 조증 삽화 혹은 혼재성 삽화가 적어도 1번 있었다.

C. 기준 A와 B의 기분증상은 분열정동장애로 더 잘 설명되지 않으며, 정신분열병, 정신분열형장애, 망상장애 혹은 달리 규정되지 않은 정신병장애에 추가된 것이 아니어야 한다.

DSM-IV-TR의 양극성장애 I형, 최근 삽화 혼재성 진단기준

A. 현 삽화 혹은 최근 삽화가 혼재성이다.

B. 이전에 조증 삽화, 혹은 우울증 삽화가 적어도 1번 있었다.

C. 기준 A와 B의 기분증상은 분열정동장애로 더 잘 설명되지 않으며, 정신분열병, 정신분열형장애, 망상장애 혹은 달리 규정되지 않은 정신병장애에 추가된 것이 아니어야 한다.

2) 양극성장애 II형

31세 남자는 1주일 전부터 기분이 우울하다고 하며 아무 활동을 하지 않고 집에서 멍하게 지내며 죽고 싶다는 생각이 계속 들고 개인위생을 전혀 돌보지 않아 내원하였다. 식사는 거의 하지 않고 잠도 하루 3시간 정도 잤다. 사람들이 환자를 욕하고 해칠 것 같아 불안해하였다. 만사가 귀찮고 의욕이 없어 일을 할 수 없어 회사도 출근하지 못하였다. 환자는 5년 전 현재 회사에 취업하여 열심히 근무하였다고 한다. 한 달 전부터 평소와 달리 의욕이 넘치어 열심히 일하여보겠다고 마음먹고 다른 사람보다 일찍이 출근하여 늦게까지 근무하였다. 잠자는 시간도 줄어 아침에 일찍 일어나 운동을 하고 회사에 출근하였다. 그러나 일상생활에 지장은 없었다고 한다. 환자는 10년 전 지금과 비슷한 우울증이 발병하였으며 1개월 정도 약물 치료 후 호전되어 치료를 중단하였다. 그 후 6년 전 다시 우울증이 재발하여 1개월 정도 치료 후 안정되었다.

이 환자는 이전에 두 번의 우울증 삽화가 있었으며 이번 우울증 삽화 발병전 경조증의 삽화가 있어 양극성장애 II형으로 진단된다.

양극성장애 II형은 우울증 삽화와 경조증 삽화가 각각 1회 이상 있을 때 진단한다. 우울증 삽화는 주요우울장애의 진단기준을 충족하는 증상이 있어야 하며 경조증 삽화는 조증보다 증상이 경하며 사회적 및 직업적 기능장애가 경미하다. DSM-IV-TR의 양극성장애 II 진단기준은 다음과 같다.

DSM-IV-TR의 양극성장애 II 진단기준

A. 1회 이상 주요우울장애 삽화(병력상 혹은 현 삽화)

B. 적어도 1회 이상 경조증 삽화(병력상 혹은 현 삽화)

C. 조증 혹은 혼재성 삽화는 없었다.

D. 기준 A와 B의 기분증상은 분열정동장애로 더 잘 설명되지 않으며, 정신분열병, 정신분열형장애, 망상장애 혹은 달리 규정되지 않은 정신병장애에 추가된 것이 아니어야 한다.

E. 증상은 사회적, 직업적, 혹은 중요한 기능 영역에서 임상적으로 의미 있는 고통이나 손상을 일으킨다.

현 삽화나 최근 삽화를 구체적으로 명시하라.

경조증 삽화: 현 삽화나 최근 삽화가 경조증

우울증 삽화: 현 삽화나 최근 삽화가 우울증

3) 기분순환장애

20세 남자는 군 신검에서 정신과적 평가를 위하여 의뢰되었다. 환자는 어려서부터 성격이 외향적이며 활발하였다고 한다. 친구도 잘 사귀었으며 일상생활에 어려움은 없었다. 군 신검에서 심리검사를 받았는데 성격이 불안정하다고 하였다고 한다. 환자는 약 2년 전부터 기분 변화가 자주 있었다고 한다. 한 달에 절반은 기분이 좋았으나 절반은 기분이 좋지 않았다고 한다. 기분이 좋을 때는 의욕이 생기고 공부도 잘 되고 친구들도 자주 만나며 활동을 많이 하지만, 기분이 좋지 않을 때는 의욕이 저하되고 사람 만나는 것도 싫어 혼자 지내는 시간이 많았다. 기분 변화는 거의 매달 규칙적으로 나타나지만 일상생활은 지장 없었다. 환자는 대학2학년 재학중이며 성적은 상위를 유지하였다.

기분순환장애는 주기적으로 기분 변화의 병력이 있으나 그 정도는 주요우울장애나 조증의 진단기준에 미치지 못한다. 기분순환장애와 양극성장애 I형 혹은 II형과 관계는 충분히 규명되지 않았다. 기분순환장애의 유병율은 1%로 추정된다. 여자에서 남자에서 보다 빈도가 높으며 첫 발병은 15~25세로 보고되었다.

기분순환장애의 원인으로 생물학적 및 사회심리적 요인이 관련하는 것으로 추정된다. 기분순환장애 환자의 30%에서 가족에서 양극성장애의 병력이 있으며 lithium 치료에 효과 있다는 것이 기분순환장애와 양극성장애가 생물학적 특성을 공유할 가능성을 시사한다. 정신분석 이론은 기분순환장애는 유아기 외상으로 구강기에 고정되었으며 경조증은 우울증에 대한 방어로 본다.

DSM-IV-TR의 기분순환장애 진단기준

A. 적어도 2년 동안 주요우울장애의 진단기준을 충족하지 않는 우울증상과 경조증 증상의 기간이 아주 많이 있었다. 주의: 소아와 청소년에서 기간은 적어도 1년이어야 한다.

B. 적어도 2년 동안(소아와 청소년에서 기간은 적어도 1년 동안) 증상이 없었던 기간이 한번에 2개월 이상 지속되지 않아야 한다. 주의: 기분순화장애로 진단 후 2년이 지나서 조증이나 혼재성 삽화가 있으면 기분순화장애와 함께 양극성장애 I형이 공존하는 것으로 진단하며, 주요우울장애 삽화가 있으면 기분순

환장애와 주요우울장애가 공존하는 것으로 진단한다.

C. 장애가 있은 처음 2년 동안 주요우울장애, 조증 삽화, 혼재성 삽화가 없어야 한다.

D. 기준 A의 증상이 분열정동장애로 설명할 수 없으며, 정신분열병, 정신분열형 장애, 망상장애 그리고 다른 정신병 장애에 부가된 것이 아니어야 한다.

E. 증상은 물질(예: 남용약물, 치료약물, 혹은 다른 치료제)로 인한 직접 생리적 효과나 일반의학적 상태에 기인하지 않는다.

F. 증상은 사회적, 직업적, 그리고 다른 중요한 기능에 임상적으로 의미 있는 고통과 장해를 초래한다.

3. 치료

1) 약물치료

약물치료는 급성기 증상의 안정과 재발을 예방하는 것을 목표로 한다. 조증과 경조증 삽화는 일차적으로 기분안정약물에 잘 반응한다. 기분안정약물의 혼재성 삽화에 대한 효과는 조증 삽화에 대한 효과보다 떨어진다. 기분안정약물 치료에 충분히 반응하지 않는 조증, 혼재성 삽화 환자는 기분안정약물과 항정신병약물을 함께 치료하는 것이 필요하다. 양극성장애 우울 삽화 치료는 기분안정약물이 일차적 선택이다. 기분안정약물에 충분히 반응하지 않는 환자는 항우울 약물을 함께 치료할 수 있다. 그러나 양극성장애 우울 삽화에서 항우울 약물 치료는 조증으로 전환할 수 있음으로 주의를 요한다. 최근 양극성장애 우울 삽화 치료에 이세대 항정신병약물이 효과 있다고 보고되었다.

2) 정신치료

양극성장애 환자의 재발을 예방하기 위하여 약물치료가 필수적이지만 약물치료와 함께 정신사회적 치료의 중요성에 대한 인식이 높아가고 있다. 양극성장애는 만성으로 재발하는 장애이므로 환자는 재발을 예방하기 위하여 질병의 특성을 잘 이해하고 약물치료에 잘 순응하는 것이 중요하다. 양극성장애에서 환자와 가족에게 질병의 특성, 재발 과정, 치료에 대한 교육은 중요하다. 나아가서 효과적인 대인관계와 스트레스에 대한 대응 능력을 향상시키는 것은 일상생활의 스트레스를 완화시킬 수 있다.

최근 인지행동치료와 대인관계치료를 양극성장애에 효과적으로 적용하고 있다. 양극성장애의 인지행동치료 특별히 양극성장애에서 나타나는 인지왜곡으로 목적성취(goal attainment)와 반의존성(antidependence)이 강하다고 하였다. 목적성취는 "나는 열심히 노력하면 무엇이든지 성취할 수 있다." 왜곡으로 나타나며, 반의존성은 "나는 다른 사람의 허락을 받을 필요가 없으며 내가 원하는대로 할 수 있다."로 나타난다.

4. 경과와 예후

양극성장애는 만성으로 재발하는 장애이다. 양극성장애는 첫 삽화가 우울 삽화로 시작하는 빈도가 조증 삽화로 시작하는 빈도보다 높으며, 10~20%는 조증 삽화만 경험한다. 양극성장애 I형의 장기 추적 조사에서 증상을 갖고 있는 기간이 전체 기간의 약 50% 정도였으며 우울증 기간이 더 길었다. 첫 발병한 조증 삽화 환자의 90%는 재발하며 50%는 2년 이내 재발한다. 양극성장애에서 정신병 증상의 동반, 청소년기 발병, 우울 삽화는 상대적으로 예후가 좋지 않다.

제12장

불안장애

개 관

1. 개념과 역사

불안은 일상적으로 경험하는 정상적 감정 상태의 하나이다. 불안을 뜻하는 영어 'anxiety'는 라틴어 'anxietas'에서 기원하였으며 이는 "조이다(squeeze)" 혹은 "짐으로 누르다(weight down with burdens)"를 뜻한다. 이것은 불안에 나타나는 신체적 압박감, 대상이 없이 나타나는 심리적 두려움, 장래에 대한 부정적 생각을 내포하여 불안이 신체적 및 심리적 현상임을 뜻한다. Rollo May는 "불안은 개인이 인격체로서 필수적으로 간주하는 가치가 위협받는 것을 감지할 때 경험하는 염려"라고 하였다. 개인이 지각하는 위협은 신체적 손상과 죽음 뿐 아니라 희망, 사랑, 존경과 같은 심리적 상태와 추상적 의미와 가치에 대한 위협으로 나타난다. 그리고 위협의 근원은 구체적이고 분명하기보다 불분명하고 광범위한 것으로 경험된다. 특정한 대상에 대한 두려움은 공포(phobia)라 하며 개인이 가진 안전망에 의하여 조정할 수 있으나 불안은 이러한 안전망 자체가 위협을 받을 때 나타나는 감정이다. 불안은 개인의 안정망이 근본적으로 위협받는 상황에서 개인은 객관적으로 위협의 실체를 지각하지 못하여 자신이 알지 못하는 것으로 극복하는데 무력감을 경험한다. Harry Stack Sullivan은 자신에 대한 이해는 외부 세계의 대상에 대한 이해와 관계있으며 불안은 자신이 외부의 객체와 연관된 주체라는 지각을 저해시킴으로 자신에 대한 이해를 저하시킨다고 하였다. 그리하여 불안에서 주체와 객체의 분별의 정도는 불안의 정도와 비례한다.

일상생활에서 경험하는 불안 그 자체는 병적 상태가 아니지만 그 정도가 지나치거나 적응에 지장이 있을 때 병적 불안으로 간주한다. 정상 불안과 병적 불안은 그 질과 정도에서 차이가 있다. Rollo May는 정상 불안은 객관적 위협에 비례하여 나타나며, 억압이나 다른 신경성 방어기제로 대응하지 않으며, 의식적이고 건설적으로 대응하여 해결하는 것이 특징이라 하였다. 정상 불안은 그 정도가 인간의 생애 주기에서 보편적으로 경험하는 위협에 대하여, 개인은 자신의 특이한 대응 방법이 아니라 보편적으로 누구나 대응하는 방법으로 대응하여 그 경험으로부터 건설적으로 배워 더욱 성숙하여지는 과정에 경험하는 것이다. 병적 불안은 객관적 위협의 정도에 비하여 그 불안의 정도가 심하며, 신경성 방어기제로 대응하여 불안이 여러가지 변형된 모습으로 나타난다. 위협에 대하여 객관적으로 평가하는 정도보다 더 심한 불안을 경험하는 것은 심적 갈등으로 현실을 왜곡하여 인식하고 반응하는 것이다. 병적 불안은 심적 갈등을 억압하고 일련의 방어기제로 불안을 직접적으로 경험하지 않도록 하지만 억압된 불만과 적개심이 강박증상이나 공포증상으로 경험하는 것 같이 불안이 여러 가지 변형된 모습으로 나타난다. 병적 불안은 불안이 독립적으로 주된 증상으로 나타나는 경우와 다른 심리적 혹은 신체적 장애에 동반하여 나타나는 경우로 나눌 수 있다.

오늘날 사용되는 진단 기준상 불안장애에 포함된 공황장애, 공포장애, 강박장애, 사회공포증, 외상 후 스트레스 장애, 범불안장애 들은 이전에 여러 사람들이 독립적으로 기술하였던 것이 점차적으로 통합되어 오늘에 이르렀다. 프랑스에서 Pierre Janet는 다양한 정신적 및 신체적 증상으로 나타나는 신경증을 의식의 변화에 동반하여 나타나는 감각운동 증상으로 나타나는 전환장애와 공포, 강박, 우울 등 정신증상으로 나타나는 신경쇠약증으로 분류하였다. 그는 자아의 통제아래 정신기능은 신경에너지에 의하여 통합되어 정상적으로 기능하지만, 신경계의 퇴행으로 신경에너지가 약화되면 정신기능은 해리현상으로 통제되지 않고 분산되어 여러 가지 증상으로 나타나며 불안은 이러한 증상 중 하나로 보았다.

Jacob DaCosta는 1871년 미국 남북전쟁에 참여한 젊은이들에서 심계항진, 과호흡, 어지름증과 같은 신체증상과 심리적 공황을 주 증상으로 하는 증후군을 '심장과민증(irritable heart)' 라고 기술하였으나 후에 이 증후군은 'DaCosta 증후군' 으로 불리었다. 그 후 일차 및 이차 세계대전 참전 군인들에서 수면장애, 두통, 어지럼증, 만성피로, 심계항진, 집중력 장애를 호소하여 이들 증후군은 노력증후군(effort syndrome), 전투스트레스 반응(combat stress reaction)으로 불렸다. 이들 증상들은 현행 진단기준에서 외상 후 스트레스 장애나 공황장애에서 나타나는 증상들이다.

Martin Roth는 공황삽화, 광장공포증, 그리고 이인증을 나타내는 공황-불안-이인증 증후군이 항우울 약물 치료에 잘 반응한다고 하며 우울증의 특이한 증후군이라 제안하였다.

그러나 Donald Klein은 광장공포증을 동반하거나 동반하지 않는 공황장애는 우울장애의 아형이라기보다 불안장애의 아형으로 분류하는 것이 적절하다고 하였다. 광장공포증은 Carl Westphal이 1872년 처음으로 기술하였으며 이후 불안장애의 아형으로 인정받게 되었다.

외상 후 스트레스 장애는 1980년도 발간된 DSM-III에서 독립된 정신장애로 분류되었으나 심한 스트레스를 경험한 사람들이 경험하는 특이한 증상군은 오랫동안 알려져 왔다. 외상 후 스트레스 장애에 관한 최초의 기술은 1878년 Ambrose Tardieu가 성범죄 피해자에서 기술하였다. 이후 Pierre Janet가 보다 체계적으로 연구하여 피해자가 외상의 기억을 자신의 기억의 흐름에 통합하지 못하여 인격의 발달이 정지된 현상이라 하였다. Sigmund Freud는 외상성 신경증이 심각한 장애를 나타내는 것을 기술하였다. 월남전 참전 군인들에서 정신적 및 신체적 부적응 증상들의 빈도가 높아 이를 연구하면서 외상 후 스트레스 장애로 칭하게 되었다.

오늘날 강박장애는 불안장애의 아형으로 분류되었으나 강박장애는 오랫동안 정신병으로 간주되었다. 19세기말 신경학자 Hughlings Jackson은 강박장애를 뇌 병변에 의한 신경쇠약증이라 하였다. Sigmund Freud는 정신성발달 단계에서 항문기 갈등과 그에 대한 방어기전으로 인하여 나타나는 신경증이라 하였으며 이 견해가 오랫동안 정신의학계에서 지배적 견해이었다.

미국 정신의학회에서 제정한 DSM-I과 DSM-II에서는 기본적으로 정신역동적 이론에 근거하여 불안을 주 증상으로 하는 정신장애를 정신신경증으로 분류하였다. 그러나 경험에 근거하여 원인보다 증상의 기술에 중점을 두는 진단체계로 바뀌면서 DSM-III와 DSM-IV에서 불안은 증상의 특성에 따라 더욱 세분 되어 현행 DSM-IV-TR에서는 9개 진단으로 분류하였다.

2. 역학

지금까지 보고된 역학조사에서 불안장애의 빈도는 지역에 따라 그리고 연구방법에 따라 차이가 있으나, 일반인에서 상당히 빈도가 높은 정신장애이다. WHO가 14개국에서 지역사회 표본조사를 통하여 시행한 정신건강조사에서 DSM-IV 진단기준에 의한 전체 불안장애 평생유병율은 미국 28.6%, 프랑스 22.0%, 콜롬비아 19.5%, 네덜란드 15.2%, 독일 14.1%, 벨기에 13.3%, 레바논 13.3%, 멕시코 11.9%, 우크라이나 11.3%, 이태리 10.9%, 스페인

10.0%, 일본 8.4%, 나이지리아 5.8%, 중국 3.9%, 순으로 국가들 사이에 차이가 있었다. 일년간 유병율은 미국에서 18.2%로 가장 높았으며 중국에서 2.6%로 가장 낮았다. 우리나라에서 시행한 지역사회 역학조사에서 불안장애의 평생유병율은 9.1%, 일년유병율은 6.2%로 나타나 WHO 14개국 조사와 비교하면 이태리, 스페인, 일본과 유사하여 비교적 낮은 군에 속하였다. 지금까지 지역사회 역학 조사에서 나타난 불안장애 아군의 평생유병율도 국가간 차이가 있었으며 공황장애는 0.4%에서 3.8%, 범불안장애는 2.3%에서 12.1%, 사회불안장애는 0.5%에서 13.3%, 특정 공포장애는 5.4%에서 11.3%, 강박장애는 0.5%에서 4.4%, 외상후 스트레스장애는 2~15%로 보고되었다. 우리나라에서 2001년 조사된 불안장애 아형별 유병율은 표1에 제시하였다.

불안장애의 발병과 관련된 요인들은 연령, 성별, 사회적 계층, 가족환경, 그리고 개인의 기질 특성 등이 있다. 불안장애는 청소년기에 처음 발병하지만 불안장애의 특성에 따라 발병 연령에 차이가 있다. 이별불안과 특정 공포장애는 비교적 어린 나이에 발병하며, 공황장애, 범불안장애, 강박장애 순으로 발병 연령이 늦어진다. 불안장애 유병율은 아군에 따라 그리고 성별에 따라 차이가 있다. 공황장애, 범불안장애, 광장공포증, 특정 공포장애, 사회불안장애는 여자에서 2배 정도 높다. 강박장애는 남자와 여자 사이에 차이가 없다. 불안장애는 사회경제적 지위와 교육 정도와 관계가 있어 저소득층과 낮은 교육 정도에서 상위 계층보다 유병율이 높았다.

[표 1] 우리나라에서 불안장애 아형별 유병율(%)

	평생 유병율			1년 유병율			1개월 유병율		
	남자	여자	전체	남자	여자	전체	남자	여자	전체
공황장애	0.07	0.72	0.40	0.07	0.29	0.19	0.01	0.17	0.09
특정공포장애	2.43	7.82	5.16	1.67	6.59	4.17	1.62	5.77	3.73
사회불안장애	0.08	0.35	0.22	0.08	0.23	0.16	0.06	0.21	0.13
강박장애	0.62	1.04	0.83	0.47	0.70	0.58	0.34	0.67	0.51
외상후스트레스장애	0.86	2.54	1.71	0.07	1.26	0.68	0.07	1.13	0.61
범불안장애	1.19	3.37	2.30	0.65	1.42	1.04	0.46	1.19	0.83
불안장애 전체	**4.95**	**13.24**	**9.11**	**2.93**	**9.38**	**6.20**	**2.48**	**8.24**	**5.40**

조맹제 등(2004)에서 참조

3. 원인

인간은 불안을 경험하고 그 불안을 신체적으로 그리고 정신적으로 대응할 수 있는 기능을 갖고 있다. 인간이 경험하는 불안은 적절하게 대응할 때 긍정적으로 작용하여 생활의 동인이 되지만 그렇지 못할 때 비적응적으로 병적으로 발전하게 있다. 성장과정에 경험을 통하여 구체적 위협에 대응하는 방법을 습득하여 인간은 각자에게 특이한 대응방법을 갖는다. 그러므로 인간이 경험하는 불안은 타고난 유전적 특성에 의하여 결정되는 생물학적 요인과 성장과정에 경험하는 환경적 요인에 의하여 결정된다. 개인이 가진 특이한 유전적 특성이 병적 불안을 일으킬 수 있는 소인이 되지만 삶의 주기에 경험하는 스트레스와 특히 심한 외상은 불안의 직접적인 요인이 된다. 인간은 정신과 신체가 통합된 전인적 존재이나 편의상 불안의 발생과 경과를 생물학적 요인, 심리적 요인 그리고 사회환경적 요인으로 나누어 고찰한다.

1) 생물학적 요인

인간이 경험하는 사고와 감정은 뇌에 의하여 조정됨으로 불안에 나타나는 정신적 및 신체적 증상은 뇌 기능의 변화에 의하여 나타나는 현상이다. 불안장애는 아형에 따라 차이가 있으나 전반적으로 가족원들 사이에 높은 빈도로 나타나 유전적 성향이 있으나 그 유전 기전은 아직 규명되지 않았다. 불안장애는 성격적으로 새로운 상황에 직면하여 접근하기보다 회피하고 억제하는 성향과 관계있으며, 불안장애의 유전은 불안에 취약한 이러한 성격 특성이 유전될 가능성이 있다.

정서적 활동에 관련된 뇌 부위는 변연계와 전두엽으로 알려져 있다. 동물에서 변연계를 자극하면 심한 공포를 나타내며 이 부위가 손상되면 위험에 직면하여도 공포를 나타내지 않고 오히려 길들어진 행동을 보인다. 불안장애 환자에서 뇌 영상 연구는 변연계, 특히 측두엽과 대상피질에 이상 소견을 나타내었다. 불안을 완화시키는 약물들은 세로토닌, 노레피네프린, 가바 등 신경전달물질에 영향을 미치는 점에 미루어 이들 신경전달물질이 불안장애에 관계할 것으로 추정되었다. 실제로 불안장애에서 신경전달물질에 대한 연구들은 이들 신경전달물질 체계의 부조를 나타내었다. 세로토닌 기능을 항진시키는 약물들은 불안을 완화시키는 효과가 있어 불안장애에서 세로토닌 기능은 저하된 것으로 추정된다. 노레피네프린 기능을 항진시키는 약물들은 불안을 악화시키며 노레피네프린 기능을 저하시키는 약물들은 불안을 완화시키는 효과가 있어 불안장애에서 노레피네프린 기능은 증가된 것으로 추정된다. 또한 가바 기능을 강화시키는 약물은 불안을 완화시키는 효과가 있어 불안장애에서 가바 기능이 저하된 것으로 추정된다.

2) 정신분석 이론

Sigmund Freud의 정신분석학 이론은 불안을 역동적으로 설명하였으며 그의 불안 이론은 몇 과정을 거쳐 형성되었다. 초기 이론은 불안은 리비도가 발산되지 않아 쌓이는 상태에서 나타나며 이를 불안신경증이라고 하였다. 그 후 마음의 지형학적 이론에서 의식에 받아들일 수 없는 생각이나 감정은 무의식에 억압되며 이 억압된 생각과 감정이 불안으로 나타난다고 하였다. 그러나 마음의 구조이론을 확립하면서 불안은 내적 혹은 외적 위험에 대한 신호 역할을 한다고 신호 불안이라고 하였다. 즉 불안은 이드와 초자아에 대한 자아의 반응이며 자아는 불안을 완화시키기 위하여 일차적으로 억압하지만 충분히 통제되지 않을 때 여러 가지 다른 방어기제를 사용한다. 자아의 방어기제는 불안은 완화시키지만 사용하는 방어기제에 따라 불안은 그 얼굴을 바꾸어 여러 가지 신경증으로 나타난다. 개인이 경험하는 위험은 실제 경험한 스트레스에 기인할 뿐 아니라 실제 상황이 아니며 예상하는 위험에 대한 신호로 기능한다.

Melanie Klein의 대상관계이론은 성장과정에 단계적으로 불안이 변화한다고 하였다. 유아가 가장 먼저 경험하는 불안은 소멸 공포(fear of annihilation)로 인한 것으로 가장 근원적 불안이다. 유아는 소멸 공포를 극복하면서 편집분열 자세(paranoid-schizoid position)와 우울 자세(depressive position)의 두 발달 단계를 거친다. 편집분열 자세는 소멸 공포를 극복하기 위하여 분리(splitting)와 투사(projection)의 기전으로 자신의 모든 나쁜 면을 엄마에게 투사하는 단계이며 모든 나쁜 것을 엄마에게 투사하여 나쁜 엄마로부터 피해당하는 것에 대한 불안을 경험한다. 우울 자세는 자기와 대상의 좋은 점과 나쁜 점을 통합하면서 엄마의 좋은 점과 나쁜 점을 인식하게 되는데 유아는 엄마에 대한 공격적 공상이 엄마를 해치지 않을까 우려하면서 사랑하는 대상을 잃는데 대한 우울과 죄책감을 경험하는 시기이다. 유아는 상상에서의 손상을 회복하기 위하여 엄마에 대하여 사랑의 행위를 보인다. Heinz Kohut를 중심으로 한 자기심리학파는 성장과정에서 충동과 이로 인한 심적 갈등보다 성숙한 자기로 성장하는데 필요한 유아의 필요가 충족되지 못하여 경험하는 자기 결핍에 초점을 두고 있다. 유아는 건강한 자기상을 형성하기 위하여 부모와 동일시하며, 부모로 부터 인정받고, 나아가서 부모로부터 공감을 필요로 한다. 건강한 자기상을 형성하지 못하면 자기 분열(self-disintegration)과 분열 불안(disintegration anxiety)을 경험한다. 유아는 부모나 다른 돌보아 주는 의미 있는 사람으로부터 공감과 인정을 받지 못하면 자기상을 유지하기 위하여 병적 행동을 추구하게 되며 이것은 성장하면서 다양한 정신병리로 발병한다.

불안은 내적 및 외적 위험에 대한 반응으로 발달 과정에 경험하는 위험에 의하여 불안의 위계를 구성할 수 있다. 모든 사람은 정도의 차이는 있을지라도 다양한 불안을 경험하며 심한 스트레스 상황에서 보다 미숙하고 원시적 불안이 활성화된다. 불안의 위계를 이해하는 것은 역동정신치료에서 중요한 지침이 된다. 발달 과정에서 가장 상위에 있는 불안은 초자아와 관련된 죄책감에 의한 것이다. 초자아는 사회의 규범과 자신의 이상을 반영하며 사회적 규범을 어겼을 때 죄책감을 경험하며 자신의 이상에 미치지 못하였을 때 수치감을 경험한다. 다음 단계는 오이디푸스 단계로 이성의 부모에 대한 애착과 동성의 부모에 대한 경쟁으로 기인하는 거세불안(castration anxiety)이다. 이불안은 소아에서는 실제 혹은 상상의 신체 손상과 관련되어 나타나며 성인에서는 경쟁 상황에서 경험한다. 다음 단계는 사랑의 상실과 관련된 불안이다. 부모 혹은 의미 있는 사랑의 대상을 잃을까 두려워하며 사랑받고 인정받기 위하여 노력한다. 다음 단계는 대상의 항상성이 이루어지지 않은 단계에서 대상의 상실과 관련된 불안으로 사랑의 상실보다 미숙한 단계이다. 다음 단계는 Klein의 피해 불안이며 가장 미숙한 단계는 Kohut의 분해 불안 단계이며, 이 두 가지 불안은 심한 정신병 상태에서 나타난다.

3) 인지행동 이론

인지행동 이론은 인간이 경험하는 감정은 사건 자체에 기인하는 것이 아니라 사건을 어떻게 이해하고 해석하는가에 의하여 결정된다고 한다. 다양한 감정 상태는 일상에 경험하는 다양한 사건에 대한 특이한 해석에 의하여 결정된다. 불안은 경험하는 사건을 자신에게 위험으로 인식할 때 경험하는 감정 반응이다. 불안의 발생과 유지에는 두 가지 악 순환의 고리가 일어난다. 첫째, 불안에 동반하는 신체 증상 자체가 위험의 신호로 인식되어 불안을 증폭시킨다. 예를 들어 남들 앞에서 자신이 바보같이 행동하였다고 생각할 때 얼굴이 붉어진다. 그리고 얼굴이 붉어지는 것을 창피한 것으로 해석한다면 얼굴은 더욱 붉어지고 창피하게 느끼는 악순환이 계속된다. 또 불안할 때 심장이 두근거리지만 심장이 두근거리는 것이 심장병으로 생각되면서 더욱 불안해지고 심장이 더욱 두근거리게 된다. 둘째, 위험을 지각한 사람은 그러한 위험이 일어나지 않도록 애쓰지만 지각한 위험 그 자체가 현실로 일어나는 상황이 아니기 때문에 그것을 예방하고자 하는 노력은 성공할 수 없다. 예를 들어 불안 발작 중 경험하는 비정상적 경험으로 자신이 정신 이상이 되지 않을까 걱정하면서 그 생각을 없애고자 노력하지만 노력할수록 그 생각이 더욱 더 들수 있다. 인지 모형은 불안 장애에서 볼 수 있는 특이한 증상은 인지적 특징에 의하여 결정된다고 한다.

4. 증상과 진단

불안장애는 불안으로 인한 정신적 및 신체적 증상으로 나타난다. 그러나 불안 증상은 불안장애 뿐 아니라 기분장애나 정신분열병에서도 나타나는 빈번한 증상이다. 불안 증상의 발병은 급성으로 나타나기도 하지만 만성으로 진행된다. 불안장애는 증상의 특징에 따라 공황장애, 공포장애, 사회불안장애, 강박장애, 외상 후 스트레스 장애, 그리고 범불안장애로 분류한다.

급성으로 나타나는 불안은 갑자기 발작적으로 나타나는 경향이 있어 불안 발작이라고 한다. 환자는 불안 발작의 유발 요인을 알지 못하는 경우가 많으나 스스로 유발 요인을 인지하는 경우도 있다. 불안 발작은 갑자기 나타났다가 아무 후유증 없이 치료받지 않아도 사라지는 경우가 있는가 하면 주기적으로 나타나 만성으로 진행되기도 한다. 불안 발작은 갑자기 가슴이 답답하며 심한 불편감을 경험하는 증상으로 시작된다. 점차 그 강도가 증가되면서 숨이 차고 현기증을 느끼며 쓰러지기도 한다. 불안 발작은 신체적으로 가슴이 답답하고 숨이 차고 과호흡을 하며 심장이 두근거리며 맥박이 빨라지고 전신에 힘이 빠지고 어지러우며 손발에 땀이 나는 증상이 나타난다. 불안 증상이 심할 때 곧 죽을 것 같은 두려움을 경험한다. 환자는 이러한 증상을 몸의 이상에 기인하는 것으로 생각하며 특히 심장에 이상이 생겼다고 걱정하게 된다. 처음에는 신체 이상을 걱정하지만 발작이 반복되면서 신체적 이상에 대한 걱정이 증가하면서 발작이 재발하는 것을 걱정하며 두려워하는 예기 불안으로 나타난다.

만성 불안은 급성 불안 발작으로 시작하여 서서히 진행되기도 하지만 불안 발작을 경험하지 않고 점진적으로 진행되는 경우가 많다. 만성 불안 환자는 항상 긴장되고 안절부절못하며 심리적으로 안정되지 않아 사소한 일에도 지나치게 예민하게 반응하고 걱정한다. 만성 불안은 심혈관계, 신경계, 근골격계 등 여러 신체 부위 증상으로 나타나 신체적 질병으로 오인할 수 있다. 가슴이 답답하고 숨이 차서 호흡에 곤란을 느끼며, 심장이 두근거리고 맥박이 빨리 뛰며, 머리가 띵하며 자주 아프다. 정신이 맑지 않고 집중이 되지 않아 만성불안 환자는 기억장애를 호소하기도 한다. 위장계 증상으로 속이 더부룩하며 소화가 되지 않으며 변비 혹은 설사가 자주 나타난다. 만성 긴장으로 근육과 관절 통증, 손 떨림, 안면 열감, 발한,

전반적 피로감, 의욕 저하, 기력저하를 경험한다.

5. 치료

1) 정신치료

불안장애 치료를 위해서는 먼저 환자의 정확한 평가와 진단이 선행되어야 한다. 불안은 불안장애의 주 증상이지만 동시에 정신분열병, 우울장애, 양극성장애, 물질남용장애 등의 정신장애에서 빈번한 증상이며, 동시에 갑상선 장애, 심장 및 혈관 장애, 위장관 장애 등 다른 신체질병에서도 빈번한 증상이다. 불안장애를 정확하게 진단하고 그 정도를 평가하는 것이 치료를 결정하는데 필요하다. 불안의 특성과 정도, 그리고 불안으로 인한 주관적 고통과 기능적 장애 정도에 따라 치료 방향을 결정할 수 있다. 불안으로 인하여 주관적 고통과 기능적 장애가 경미할 때 치료의 목표는 불안을 완화시키는 것보다 불안을 야기하는 요인에 초점을 맞추어 정신사회적 치료를 일차적으로 고려한다. 그러나 증상이 고도로 심하며 주관적 고통이 심하고 기능적 장애가 현저할 때는 일차적으로 증상을 완화시키는 것이 우선적이다. 환자의 불안이 성격 특성으로 인하여 만성적으로 경험하는 불안인가 아니면 발병 전 비교적 안정되어 생활해오다가 생활사의 변동으로 급성 스트레스를 경험하여 발병하는가를 감별하는 것이 필요하다. 전자는 보다 근본적 성격적 특성과 적응 방법을 교정하는 것이 필요하며, 후자에서는 현재 스트레스에 대한 대응이 치료의 일차적 목표이다.

불안장애의 정신분석적 정신치료는 두 가지 관점에서 이해하는 것이 필요하다. 첫째, 불안을 야기하는 내적 충동은 무엇인가? 둘째, 내적 충동이 어떻게 변형되어 나타나는가? 불안은 이드의 충동과 초자아의 가치와 규범 사이의 갈등으로 나타난다. 이드의 충동은 주로 성적이나 공격적 특성을 가지며, 이러한 충동이 초자아가 수용하지 못할 때 여러 가지 방어기제로 변형되어 증상으로 나타난다.

불안장애의 인지행동치료는 불안 삽화에 동반한 부정적 사고를 파악하여 교정시키고 나아가서 이러한 사고가 뿌리를 내린 근원의 신념을 바꾸는데 있다. 개별 불안장애는 불안을 유발하는 역기능적 사고를 공유하는 점이 있으나 독특한 증상을 유발하고 유지하는 특이한 인지적 특성을 갖고 있다. 인지적 특성에 근거하여 개별 불안장애에 대한 전문적 치료 모형들이 개발되었다. 인지행동치료는 1) 환자의 평가, 2) 환자가 위험하게 지각하는 생각, 대상, 사건 혹은 상황을 감당할 수 있도록 하는 기법, 3) 스트레스 관리를 위한 교육과 훈련, 4) 인지적 교정을 위한 기법, 4) 사회기술 훈련 기법의 네 가지 요소를 갖고 있다.

2) 약물치료

불안 증상이 중등도 혹은 그 이상으로 이로 인한 주관적 고통이 심하면 약물치료를 우선적으로 고려한다. 그리고 불안장애에 공존하는 우울장애나 정신장애가 있을 때 약물치료가 효과적이다. 치료 약물의 선택에서 고려할 점은 범불안장애와 같이 증상이 지속적으로 나타나는 경우에는 지속적인 치료가 필요하고 일상적으로 불안을 경험하지 않으나 대중들 앞에서 말을 하든지 혹은 공연을 할 때 심한 불안을 경험하면 지속적으로 약물치료하기보다 간헐적으로 필요할 때만 치료하는 것이 효과적이다.

범불안장애, 공황장애, 강박장애, 외상 후 스트레스 장애에서는 지속적 약물치료가 필요하다. 이 때 사용하는 약물들은 벤조다아제핀계 약물들과 항우울 약물들이 있다. 약물치료의 효과는 공황장애에서는 60~70%에서 증상의 현저한 호전이 있다고 보고되었으나, 강박장애에서 호전 비율은 30~40% 정도로 보고되었으며, 외상 후 스트레스 장애에서는 50% 정도로 보고되어 불안장애 아형에 따라 차이가 있다. 대중 앞에서 불안을 경험하는 경우 특정 역할을 수행하기 전 베타 아드레날린 차단 약물(beta adrenergic blocker)이나 벤조다아제핀계(benzodiazepines) 약물을 복용하면 수행에 따른 불안을 예방할 수 있다. 약물치료는 환자 스스로 불안을 극복할 수 있는 방법을 찾아야 중단할 수 있으며 불안장애 환자들 중 일부는 약물치료만으로 충분하지만 많은 환자들은 약물치료와 함께 정신사회적 치료가 필요하다.

공황장애

P씨는 37세 남자로 내원 10일전 친구들과 등산하다가 가슴이 두근거리고 불안하며 어지러운 증상으로 응급실에 내원하여 검사받았으나 신체적으로 이상이 없었다. 그러나 2일 후 업무를 마치고 퇴근하면서 운전하는데 가슴이 두근거리고 답답하며, 심장이 펄떡거리고, 숨이 차며, 현기증이 나며, 전신에 힘이 빠지고, 손발에 땀이 나며, 마음이 불안하여 응급실에 내원하였다. 환자는 심장에 이상이 있다고 생각하며 걱정하였으나 검사상 이상이 없었으며 정신과로 의뢰되었다. 이 환자는 모 건설회사에 근무 중 6개월 전 다른 회사에 이사로 스카우트 되어 근무하였다. 다른 사람에게 약점을 보이지 않는 성격으로 평소 업무에 대한 책임 의식이 투철하며 업무를 완벽하게 처리하였다. 새 회사에

옮겨온 후에 업무가 증가하였고 다른 사람들의 견제가 심하여 일하는데 어려움이 있었다고 하였다.

1. 증상과 진단

공황장애는 공황발작이 예기치 못하게 반복적으로 나타나는 것을 특징으로 하는 불안장애의 아형이며 DSM-III-R에서 공포장애로부터 분리되었다. 심한 불안과 이에 동반하는 신체증상이 갑자기 나타나는 것을 특징으로 한다. 공황발작은 여러 상황에서 나타날 수 있다. 예를 들어 건강한 사람도 갑자기 위험에 직면할 때 공황발작을 경험할 수 있다. 병적 공황발작은 자연스럽게 나타나는 경우, 항상 특정 상황에서 나타나는 경우, 그리고 특정 상황과 연관되어 잘 나타나는 경우로 구별할 수 있다. 자연스럽게 나타나는 공황발작은 아무 암시나 경고 없이 나타나지만 상황으로부터 위험의 암시가 있을 때도 나타난다. 상황과 연관되어 나타나는 공황발작은 공포 자극에 노출되거나 대면을 예상할 때 나타난다. 공황발작이나 유사한 증상이 발생하는 것을 예기치 못했거나 혹은 공황 발생 시 도움을 받기 어려운 장소나 상황에 처해있는 것을 두려워하며 혼자 외출하거나 군중 속에 있거나 여행하는 것이 어려운 경우는 광장공포장애로 진단된다. 공황발작, 공황장애, 그리고 광장공포장애의 진단기준의 진단기준을 아래에 제시하였다.

공황장애는 광장공포장애, 사회공포장애, 범불안장애 같은 다른 불안장애 혹은 우울장애와 병발하는 빈도가 높다. 광장공포증은 도움을 받기 어렵거나 도피하기가 어려운 상황이나 장소에 있을 때 심한 불안 발작으로 나타난다. 불안을 유발하는 상황이나 장소를 회피하여 혼자 외출하거나 여행하는 것을 회피하며 도움을 받을 수 있는 사람과 함께 집에 있기를 고집한다. 광장공포증은 독립적으로 나타나기보다 공황장애에 병발하는 빈도가 훨씬 높다. 공황발작은 여러 가지 신체질병에 동반하여 나타나는 경우가 있으므로 공황장애는 신체질병에 동반하여 나타나는 공황발작과 감별하는 것이 필요하다. 공황발작을 동반하는 신체질병은 갑상선 기능항진증, 황색종, 저혈당 삽화, 간질장애, 전정기능장애, 약물 중독 증상 혹은 금단 증상, 부정맥, 천식 등이 있다. 그러므로 공황발작이 있을 때 이와 같은 신체질병을 확인하기 위한 검사가 필요하다.

공황장애의 평생유병율은 세계적으로 0.4~3.8%로 보고되었으나 우리나라에서는 0.4%로 낮게 보고되었다. 유병율은 여자에서 남자에 비하여 2~3배 높다. 공황장애는 청소년기에 처음 발병하며 절반 정도에서는 경과가 호전과 악화를 반복하는 만성 경과로 진행된다.

DSM-IV-TR의 공황발작 진단기준

공황발작은 심한 공포와 불편감과 함께 다음 증상들 중 4가지 이상의 증상들이 갑자기 나타나서 10분 이내에 증상이 최고조에 이른다.

(1) 심계항진, 가슴이 심하게 두근거림, 빈맥

(2) 발한

(3) 몸이 떨리거나 후들거림

(4) 숨이 차고 답답함

(5) 숨이 막히고 질식하는 느낌

(6) 가슴 통증과 불편감

(7) 메스꺼움과 복부 불편감

(8) 어지럼증, 걸음걸이가 불안정함, 현기증

(9) 이인증 혹은 비현실감

(10) 스스로 통제하지 못하고 미칠 것 같은 느낌

(11) 죽을 것 같은 공포

(12) 감각이상

(13) 냉감 혹은 열감

DSM-IV-TR의 공황장애 진단기준

A. 다음의 (1)과 (2)가 함께 나타나다.

(1) 반복적이고 예기치 못한 공황발작이 있다.

(2) 최소한 1번이상의 공황발작과 더불어 1달 이내에 다음 중 한 가지 이상의 증상이 있다.

(a) 발작이 다시 있을까 계속하여 걱정하다.

(b) 발작의 의미나 그 결과에 대하여 걱정한다.(예, 심장병이 아닌가, 심적 통제를 잃고 정신병이 아닌가를 걱정)

(c) 공황발작 시 행동에 변화가 있다.

B. 광장공포증이 있거나 없다.

C. 공황발작이 물질의 직접적인 생리적 영향 때문이 아니다.

D. 공황발작이 사회공포증, 특정공포증, 강박장애, 외상 후 스트레스장애, 분리

불안장애와 같은 다른 정신질환에 의해 더 잘 설명되지 않는다.

DSM-IV-TR의 광장공포장애 진단기준

A. 즉각적으로 피하기 어렵거나 피하는 것을 창피하게 느끼는 장소나 상황에 처해 있는데 대한 불안, 또는 공황발작이나 공황과 유사한 증상이 발생하는 것을 예기치 못했거나 혹은 공황 발생 시 도움을 받기 어려운 장소나 상황에 처해있는데 대한 불안. 광장공포는 특징적으로 혼자 외출하거나, 군중 속에 있거나, 줄서거나, 다리위에 있거나, 버스, 자동차, 기차로 여행하는 경우에 나타나다.

주의 : 만약 회피가 한 가지 혹은 소수의 특정 상황에 한정되어 있다면 특정공포장애의 진단을 고려하고 회피가 오로지 사회적 상황에만 국한되어 있다면 사회불안장애의 진단을 고려한다.

B. 상황을 회피하거나(예: 여행을 제한함), 공황발작이나 공황과 유사한 증상이 일어나는 것으로 인하여 심한 불편감이나 불안을 참고 견디어야 하거나 혹은 동반자를 필요로 한다.

C. 불안이나 공포로 인한 회피가 다른 정신장애에 의하여 잘 설명되지 않는다. 다른 정신장애란 사회불안장애, 특정공포증, 강박장애, 외상 후 스트레스장애, 분리불안장애 등을 말한다.

2. 원인

공황장애 환자의 일차 가족에서 공황장애의 빈도가 4~8배 높으며 쌍생아 연구에서 일란성 쌍생아에서 공황장애의 일치율이 이란성 쌍생아에서보다 높아 공황장애에서 유전적 요인이 관여한다고 할 수 있다. 여자 쌍생아 연구에서 공황장애는 17세 이전에 부모를 사별하였거나 이별한 사람에서 빈도가 높아 소아기 상실과 이별불안이 공황장애와 관련이 있다는 정신분석 이론을 지지한다.

공황장애 환자는 대부분 공황 발작이 특별한 심리적 유발 요인이 없이 발병하였다고 하지만 이들을 주의 깊게 면담하면 공황 발작을 선행하여 역동적으로 의미 있는 스트레스를 경험하는 빈도가 높다. 흔히 경험하는 유발 요인들은 직장에서 책임이 증가되거나 정서적으로 중요한 사람을 상실하는 경우이다. 공황장애 환자는 성장 과정에 부모를 여위었거나 부모와 갈등이나 심한 이별 불안을 경험하며, 성인이 되어 건전한 애착관계을 이루지 못하고 지나치게 의존적이어서 대인관계가 불안정하다. 이들은 내적 갈등을 반동형성, 취소, 신체화, 외형화 등의 방어기제로 신체화하거나 외부 대상에게 돌려 자신의 문제를 직시하지 못하게 한다. 성인이 되어 소아기 갈등을 재경험하면서 심한 불안을 경험하는 것이 공황 발작이다.

인지행동 모형에서 공황 발작은 단순히 신체의 생화학적 현상이 아니라 개인이 신체 징후를 실제보다 더 위험하게 임박한 재난으로 인식함으로써 나타나는 현상으로 본다. 신체 징후를 임박한 재난으로 인식할 때 불안이 악화되는 불안의 악순환이 활성화된다. 신체 징후에 대한 두려움은 이러한 징후에 대하여 더욱 주의하고 민감하여지게 하여 다른 사람은 무시하는 징후에도 민감하게 반응하게 된다. 또한 이러한 사람은 건강에 대하여 더욱 세심하게 주의를 기울임으로써 자신이 가진 신체 징후에 대한 역기능적 사고를 강화시킨다.

3. 치료와 예후

공황장애 환자는 약물치료와 인지행동치료에 효과가 좋다. 약물치료는 SSRI 항우울약물과 항불안약물이 사용된다. 약물치료의 효과는 공황장애에서는 60~70%에서 증상의 현저한 호전이 있다고 보고되었다.

인지행동치료는 환자로 하여금 공황발작 증상을 스스로 통제하고 완화시키는 것을 목적으로 한다. 공황발작과 신체 증상에 동반한 부정적 사고를 파악하여 공황발작의 악순환의 고리를 차단하는 것이 필요하다. 많은 환자들은 예기치 못한 공황발작을 신체 질병으로 잘못 생각한다. 임상적으로 환자의 증상 특성에 따라 치료 기법에 차이가 있으나 신체 증상을 통제하기 위하여 호흡조절 기법, 인지적 증상을 치료하기 위하여 인지기법 그리고 행동수정을 위한 행동기법을 사용한다. 호흡조절 기법은 과호흡과 근육긴장을 완화시키는데 효과적이며, 인지기법은 공황증상에 대한 교육을 통하여 신체 증상을 이해시키고 나아가서 환자의 부정적이고 역기능적 사고를 파악하고 이해하도록 한다. 행동기법은 과호흡이나 다른 방법으로 공황발작을 유발하여 공황 증상이 신체 질병과 관계없음을 이해하도록 한다. 다른 행동기법은 공황발작시 자신을 보호하기 위하여 취하는 안전행동을 중지시킴으로 그들의 부정적 사고를 검증하게 한다. 공황장애의 인지행동치료는 위약치료보다 효과가 우수하며 약물치료와 대등한 효과가 있다.

공황장애의 장기 추적 조사는 공황장애 환자의 30~40%는 증상 없이 생활하며 50%는 경한 증상을 갖고 있으며 10~20%는 상당한 증상이 계속된다고 한다.

특정 공포장애

A씨는 45세 남자로 비행기 여행에 대한 공포로 내원하였다. 환자는 20세 초반 처음 비행기를 타면서 혹시 추락하는 것은 아닌가하는 걱정이 되어 불안하였다. 그러나 비행기 여행을 자주하지 않아 어려움이 없었다. 일 년 전 해외 업무담당 이사로 승진하면서 비행기 여행이 잦아졌으며 환자의 비행기 여행에 대한 공포와 불안이 증가하였다. 일주일전 해외여행으로 공항에 나갔으나 심한 불안 발작으로 여행을 할 수 없어 취소하는 일이 있어 내원하였다. 당일 집에서 공항으로 출발하면서 이번 비행기가 사고를 당하여 추락할 것이라는 생각이 머리에서 떠나지 않아 불안이 점차 증가하였다. 공황에 도착하여 출국 검사를 받으면서 심한 불안으로 도저히 비행기를 탑승할 수 없었다.

1. 증상과 진단

특정 공포장애는 특정한 대상, 상황 혹은 사람에 대하여 지나친 공포를 가지며 그 상황에 직면하거나 심하면 상상만 하여도 심한 불안 발작으로 나타나는 불안장애의 아형이다. 그러나 불안은 특정한 대상이나 상황을 직면할 때 나타나지만 그것을 회피하면 불안은 나타나지 않는다. 공포 대상은 1) 동물, 곤충 같은 생물, 2) 폭풍, 물, 산과 같은 자연 환경, 3) 주사, 피, 상처 질식, 구토 같이 질병 관련, 4) 운전, 비행기, 엘리베이터 같은 특정 상황 등이 된다. 공포장애 환자는 공포 대상으로부터 위해를 당하는 것이나 혹은 창피를 당하는 것을 두려워한다. 공포의 대상은 흔히 하나 이상일 수 있다. 특정 공포장애는 환자가 대상을 회피하면 공포를 피할 수 있으므로 불안장애나 우울장애를 동반하든지 일상생활에 심한 장애가 없으면 그냥 지내다가 일상생활에 장애가 있을 때 진료 받고자 한다.

특정 공포장애의 평생유병율은 서구에서 10% 정도로 보고되었으나 우리나라에는 5.1%로 낮게 보고되었다. 특정 공포장애는 아동기와 청년기에 유병율이 높으며, 여자에서 유병율은 남자에서보다 2배 정도 높다.

DSM-IV-TR의 특정 공포장애 진단기준

A. 특정 대상이나 상황에 직면하거나 예상하여 지나치고 비합리적으로 나타나는 심하고 지속적인 공포 (예: 비행기 타기, 고소, 주사 맞기, 채혈, 특정 동물 등)

B. 공포 자극에 노출되면 예외 없이 상황과 연관되거나 관계되어 공황 발작으로 나타나는 불안 반응을 즉각적으로 일으키다.

주의 : 소아에서 불안은 울음, 분노발작, 냉담함, 칭얼대기 등으로 나타난다.

C. 공포가 너무 지나치거나 비이성적이라는 것을 인지한다.

주의 : 소아에서는 이러한 증상은 나타나지 않을 수 있다.

D. 공포가 나타나는 사회적 상황이나 활동을 회피하려 하며, 그렇지 못할 때 심한 불안과 고통을 경험한다.

E. 공포가 나타나는 상황에 대하여 회피, 예기불안, 이로 인한 고통으로 일상생활, 직업적 기능, 또는 사회적 활동이나 관계 형성이 심각하게 저해되거나, 공포로 인하여 심한 고통을 경험한다.

F. 18세 이하에서는 적어도 6개월 이상 지속되어야 한다.

G. 특정 대상이나 상황과 연관되어 나타나는 불안, 공황발작, 공포성 회피는 강박장애 (예: 감염에 대한 강박 사고를 가진 사람이 쓰레기에 대한 불안과 공포), 외상 후 스트레스장애(예: 외상자극을 회피), 분리불안장애(예: 학교 거부), 사회불안장애(예: 수치감과 당혹감으로 사회적 접촉의 회피), 광장공포증을 동반한 공황장애, 공황장애를 동반하지 않은 광장공포증과 같은 다른 정신장애로 잘 설명할 수 없다.

분류: 동물형, 자연 환경형, 혈액과 손상형, 상황형, 기타 유형

2. 원인

Freud는 심적 갈등으로 인한 불안은 직접 나타날 수 있으나 전혀 관계없는 특정 대상에 대한 공포장애로 나타나기도 한다고 하였다. 그는 "little Hans"를 분석하면서 아버지에 대한 두려움이 전치되어 말에 대한 공포로 나타났다고 하였다. 이때 불안을 경험하는 대상은 마음의 갈등을 상징적으로 나타내며, 특정 대상에 대한 불안은 그 대상을 회피하므로 불안을 경험하지 않을 수 있다는 이점이 있다.

심리학자 John B. Watson은 "little Albert"라는 사례에서 조건화 모형으로 털 장난감을

두려워하지 않는 생후 9개월 된 Albert에게 털 장난감에 대한 공포불안을 발생시켰다. 고전적 조건화 이론은 조건화로 불안이 나타난다고 하지만 조작적 조건화 이론은 불안을 경험하는 사람은 어떤 방법으로든지 불안을 회피하려 하지만, 불안을 회피하는 회피행동이 반복되면서 회피하는 대상에 대한 불안을 강화시킨다고 한다. 특정 공포장애는 특정 대상에 대한 회피행동이 고정되어 나타난 것으로 본다.

3. 치료와 예후

특정 공포장애는 소아기에 발병하여 성인이 되어도 계속된다. 그러나 이들은 공포 대상을 회피하고 생활하며 치료를 구하는 경우는 드물다. 치료를 원하는 사람에게는 노출기법이나 탈감작기법과 같은 행동치료가 효과 있다.

사회불안장애

S군은 22세 남자로 대학 3학년 재학 중이며 가족들의 권유로 내원하였다. 평소 성격이 내성적이며 부끄럼을 많이 타며 완벽주의자였다. 고등학교 1학년 때 체육시간에 달리기 하던 중 넘어져서 다른 급우들이 웃어 창피를 당하였다. 그 후로는 다른 사람으로부터 창피당하는 것을 지나치게 의식하며 사람들 앞에 나가는 것이 부끄러워 회피하였다. 사람들 앞에 나가면 얼굴이 붉어지고 목소리가 떨리고 가슴이 두근거리고 불안하여졌으나 혼자 있으면 마음이 편하여 혼자 지내는 시간이 많았다. 대학 진학 후 사람을 대하기가 싫어서 혼자서 지내며 친구가 없다.

1. 증상과 진단

사회불안장애는 사회적 상황에서 사람을 대면할 때 당혹해하고 불안을 경험하는 것을 특징으로 한다. 이들은 사회적 관계에서 스스로 무능하여 다른 사람들이 받아들일 수 없도록 행동할까 두려워한다. 이들은 자신이 곤란을 야기하여 체면이 손상되고 다른 사람으로부터 배척당할까 두려워하며 사회적 관계를 회피한다. 모든 사회적 관계에서 이러한 일이 실제로 일어나지 않았음에도 불구하고 두려움과 불안은 지속된다. 사람은 누구나 낯선 사람을 만나거나 그들 앞에서 업무를 수행하는 것에 불편을 경험할 수 있다. 지역사회 역학 조사에서 응답자의 삼분의 일 정도는 사회적 상황에서 자신이 다른 사람들보다 긴장한다고 하였다. 그러나 사회불안장애 환자는 그 정도가 심하여 사람들과 만나는 것을 회피하여 일상생활에 심한 지장을 받는 경우를 칭한다. 이들은 다른 사람들로부터 자신이 어떻게 평가받는가에 대하여 지나치게 민감하며 나아가서 다른 사람들로부터 평가를 받는 상황에서 심한 불안발작을 경험한다. 이들은 연설하는 것, 글 쓰는 것, 심지어는 음식 먹는 것이나 변소보는 것까지 두려워한다. 이들은 다른 사람들이 자신을 멍청하고 불안정하고 약하게 생각할까 두려워한다. 때로는 자신으로 인하여 다른 사람이 피해를 입을까 걱정하기도 한다.

사회불안장애 평생유병율은 국가 간 차이가 있어 0.5%에서 2%로 보고되었으며 우리나라에서 0.22%로 보고되어 서양에서보다 낮다. 남자보다 여자에서 빈도가 높으며 첫 발병은 청소년기에서 높다.

DSM-IV-TR의 사회불안장애 진단기준

A. 한 가지 혹은 그 이상의 사회적 상황이나 활동에 대한 현저하고 지속적인 공포, 즉 개인이 친숙하지 못한 사람에게 노출되거나 사람들이 주목하는 것에 대한 공포. 자신이 다른 사람에게 수치스럽거나 당혹스럽게 행동할까(또는 불안해할까) 두려워하다.

주의 : 소아에서는 친한 사람들과 연령에 적절한 관계를 맺을 수 있는 능력이 입증되어야 하며, 불안은 성인과의 관계뿐 아니라 또래와의 관계에서도 일어나야 한다.

B. 공포가 나타나는 사회적 상황에 노출되면 예외 없이 불안이 나타나며, 이는 상황과 연계되거나 관계되어 공황발작으로 나타나다.

주의 : 소아에서 불안은 울음, 분노발작, 냉담함, 칭얼대기, 모른 사람과 사회적 관계의 위축 등으로 나타나다.

C. 공포가 너무 지나치거나 불합리한 것을 인지한다.

주의 : 소아에서는 이러한 증상은 나타나지 않을 수 있다.

D. 공포가 나타나는 사회적 상황이나 활동을 회피하려 하며, 그렇지 못할 때 심한 불안과 고통을 경험한다.

E. 공포가 나타나는 상황에 대하여 회피, 예기불안, 이로 인한 고통으로 일상생

활, 직업적 기능, 또는 사회적 활동이나 관계 형성이 심각하게 저해되거나, 공포로 인하여 심한 고통을 경험한다.

F. 18세 이하에서는 적어도 6개월 이상 지속되어야 한다.

G. 공포나 두려움이 물질이나(예: 물질남용, 약물복용), 일반의학적 상태에 의한 직접적인 생리적 효과로 인한 것이 아니며 다른 정신장애(예: 광장공포증을 동반하지 않은 공황장애, 분리불안장애, 신체변형장애, 전반적 발달장애, 분열성 인격장애)로 잘 설명되지 않는다.

H. 만약 신체적 질병이나 다른 정신장애가 존재한다면 진단기준 A에서 공포는 이들 장애와 연관되는 것이 아니어야 한다(예를 들어 공포가 말더듬이, 파킨슨씨병의 수전증, 신경성 식욕부진증, 혹은 신경성 폭식증에서의 비정상적인 섭식 행위로 기인한 것이 아니어야 한다).

일반화 : 공포가 모든 사회적 상황에서 나타나는 경우에 분류한다.

2. 원인

사회불안장애의 발병은 기질적 특성과 성장과정의 영향이 복합적으로 작용하는 것으로 추정된다. 장래 사회불안장애를 나타내는 사람은 어려서부터 부끄럼이 많으며 억제된 행동을 나타내는 경향이 있으며 부모는 지나치게 과보호하거나 반대로 자녀의 요구를 적절하게 수용하지 못하고 거절하거나 돌보지 않는 경향이 있다. 정신분석적으로 이별불안, 거세불안, 형제간 경쟁심 등이 사회불안장애 환자에서 주요 갈등으로 제기된다.

인지행동 이론은 사회불안장애는 성장 과정에 자신과 사회적 관계에 관하여 역기능적 가정을 형성하여 다음과 같이 생각한다. “사람들이 나에게 좋아하는 행동을 보이지 않는 것은 그들이 나를 싫어하는 것이다. 사람들이 나를 좋아하지 않으면 나는 쓸모없는 사람이다. 내가 불안하게 행동하면 사람들은 나를 이상하게 볼 것이다.” 이러한 역기능적 가정들은 정상적인 사회관계를 위험하게 인식하게 되어 다음의 두 가지 경로로 불안이 발생하고 악화된다. 첫째, 사회불안장애 환자는 자신이 다른 사람으로부터 부정적 평가를 받는다고 생각하면 자신의 행동에 지나치게 주의하여 자신의 수행 능력을 저하시키게 되어 자신의 역기능적 가정을 강화시키는 결과를 초래한다. 예를 들어 사람들 앞에 긴장하여 손 떨림을 경험하는 사람은 자신의 손 떨림을 다른 사람에게 보이지 않으려고 애를 쓰면 더욱 긴장하여 떨리게 된다. 둘째, 사회불안장애 환자는 자신의 사회적 수행을 향상시키기 위하여 안전 행동을 추구하지만 이러한 행동은 실제로 불안과 두려움을 완화시키지 못하고 오히려 사람들로부터 격리시키는 결과를 초래한다. 예를 들어 사람들 앞에 바보 같은 이야기를 할까 두려워하는 사람은 자신의 이야기에 지나치게 주의하다가 다른 사람들의 화제에 맞추지 못하게 된다.

3. 치료와 예후

사회불안장애 증상은 불안을 유발하는 사회적 상황에서 경험하는 불안의 특징과 이 상황에서 환자가 경험하는 자의식 그리고 이에 대응하기 위하여 행동하는 안정 행동으로 나눌 수 있다. 불안 상황에서 환자는 불안이 자신의 부족과 잘못에 기인한다고 스스로 비하하는 왜곡된 자의식을 갖고 있다. 환자는 불안한 상황을 회피하기 위하여 안전 행동을 추구한다. 환자들은 다른 사람들과 대면하는 것이 불편하여 불안을 느낀다고 하지만 실제로는 자신이 경험하는 불안의 정도에 의하여 다른 사람들이 자기를 인식하는 태도를 추정하게 된다. 환자의 잘못된 생각을 교정하는 것이 필요하지만 일상적 대인관계에서 자신의 행동에 대하여 피드백 받을 기회는 드물다. 치료자는 환자와 역할극을 통하여 환자는 통상적인 안전 행동이 불안을 완화시키지 못하고 오히려 악화시키는 것을 이해하도록 한다. 환자가 일상으로 안전 행동을 사용할 때와 이들 안전 행동을 사용하지 않을 때 경험하는 불안의 정도를 비교하여 안전 행동이 오히려 불안을 증가시키는 것을 알게 된다. 왜곡된 생각을 파악하고 교정하는데 인지적 질문기법을 사용한다. 예를 들어 "사람들이 나를 좋아하지 않는다면 나는 쓸모없는 사람이기 때문이다."라 하면 치료자는 "다른 사람이 당신을 좋아하지 않는다는 것을 어떻게 알 수 있습니까?", "사람들이 당신을 좋아하지 않을 이유가 무엇입니까?" 등의 질문을 통하여 환자로 하여금 자신의 생각이 잘못되었다는 것을 이해하고 교정하도록 한다.

사회불안장애는 청소년기에 처음 발병하여 만성으로 일생동안 진행되어 개인의 일상생활에 심각한 영향을 미친다. 사회불안장애 환자를 장기간 추적한 연구에서 병전상태로 회복하는 비율은 35%로 다른 불안장애 아형보다 낮았으며 회복한 환자들에서 재발률은 34%였다.

강박장애

O씨는 28세 가정주부이며 약 1년 전부터 외출하고 돌아오면 세균으로 감염

되지 않았나하는 생각으로 손을 깨끗하게 씻어야 하였다. 손을 씻지 않으면 감염되었다는 생각이 떠나지 않아 불안하였다. 약 6개월 전부터 이러한 증상이 더욱 심하여져 온몸을 씻지 않으면 불결하게 느껴서 괴로웠다. 최근에는 4세 아들이 밖에서 놀다가 들어오면 불결하게 느껴 씻겨야 하고, 남편이 외출하고 돌아오면 남편도 목욕하기를 권하여 남편과 불화가 있었다. 병전에도 일상생활에서 지나치게 깔끔하고 청결하게 하는 버릇이 있었다. 환자는 자신의 행동이 부적절하고 이해할 수 없다고 하면서도 스스로 통제할 수 없다고 하였다.

1. 증상과 진단

강박장애는 강박사고와 강박행동을 특징으로 한다. 강박사고는 의식에 끊임없이 침투하여 고통스럽게 경험하는 부적절한 생각, 충동 및 심상을 말한다. 예를 들어 "세균에 오염되었다.", "집을 잠그지 않았다.", "다른 사람에게 피해를 주었다."는 생각들, 혹은 다른 사람에 대한 공격적 충동, 성적 충동 등이 있다. 환자는 자신의 생각이 부적절하다고 이해하지만 그 생각을 중단하지 못한다. 강박행동은 강박사고에 동반한 불안을 해소하기 위하여 반복적으로 행하는 행위를 말한다. 예를 들어 감염되었다는 생각에 손 씻는 것, 청소하는 것, 문을 잠갔는지 확인하는 것, 액운을 피하기 위하여 반복하여 특정 숫자 외우기, 길을 걸으며 보도블록의 금을 밟지 않기 등이 있다. 이러한 행동을 반복하지 않으면 심한 불안을 경험하며 행동을 수행하면 일시적으로 불안이 완화된다. 강박증상은 그 양상이 다양하지만 크게 몇 가지 양상으로 나타난다. 첫째, 가장 빈번한 양상은 감염되거나 혹은 오염된다는 강박사고와 이를 극복하기 위하여 씻는 행동과 오염된 대상과 접촉을 회피하는 강박행동으로 나타난다. 오염 대상은 세균, 대변, 먼지 등과 같이 회피하기 어려운 것이며, 지나치게 씻어 피부가 마모되고 손상을 입기도 한다. 둘째, 병적 의심과 이를 확인하는 강박행동으로 나타난다. 가스를 잠그는 것 혹은 집 문을 잠그는 것 등을 행하였는지 의심하고 확인한다. 그리고 적절한 행동을 하지 않았다는 생각에 죄책감을 갖는다. 셋째, 자신이 길가는 사람을 밀어 사고를 내었다는 강박사고와 같이 끊임없이 끼어드는 성적 혹은 공격적 및 충동적 생각으로 나타난다. 넷째, 어떤 행위를 정확하게 하기 위하여 반복적 강박행동으로 나타난다. 그 외 주술적으로 특정 숫자나 주문을 반복하는 것, 종교적 생각, 물건을 수집하는 것 등으로 나타난다. 이상에 열거한 강박 증상으로 일상생활에 현저한 장애가 나타날 때 강박장애로 진단되며 강박장애의 진단기준은 아래에 제시한다.

강박장애의 국가별 평생유병율은 0.7%에서 4.4%로 보고되었으며 우리나라에서 평생유병율은 0.83%로 보고되었다. 일반적으로 남자와 여자 사이에 유병율에 차이는 없으나 남자에서 발병 연령이 여자에서보다 빠르다. 강박증상은 심한 스트레스 상황에서 처음 나타나지만 그 후 스트레스와 관계없이 지속된다.

DSM-IV-TR의 강박장애 진단기준

A. 강박사고나 강박행동이 있다.

강박사고는 (1), (2), (3) 그리고 (4)로 정의된다.

(1) 장애 동안 어떤 때에 지속적이고 반복적으로 끼어들고 부적절한 것으로 경험되지만 현저한 불안과 고통을 일으키는 사고, 충동 혹은 영상

(2) 이런 사고, 충동, 혹은 영상은 실생활에서 문제로 인한 과도한 걱정 수준을 넘는다.

(3) 이런 사고, 충동 혹은 영상을 무시하거나 억제하려고 시도하거나 혹은 다른 사고나 행동으로 중화시키려고 한다.

(4) 이런 강박적 사고, 충동, 혹은 영상(사고주입처럼 없는 것에서 생기는 것이 아니고)은 자기 마음에서 기인한다는 것을 안다.

강박행동은 (1)과 (2)로 정의된다.

(1) 강박사고에 대한 반응으로 또는 엄격히 지켜야만 할 것 같다고 느껴 반복하는 행동(예: 손 씻기, 헤아림, 검토하기) 혹은 정신적 활동(예: 기도, 수 세기, 조용히 단어 반복하기).

(2) 이 행동이나 정신적 활동은 고통을 줄이거나 두려운 사건이나 상황을 방지하는데 목적이 있다: 그러나 이 행동과 정신적 활동은 현실적으로 중화시키거나 막기 위해 고안된 방법과는 연관이 없거나 관련이 있더라도 명백히 지나치다.

B. 이 장애의 경과 중 어느 시점에, 개인은 강박사고나 강박행동이 과도하거나 비이성적이라는 것을 알고 있다(주: 어린이의 경우에는 적용되지 않는다).

C. 강박 사고나 행동으로 현저한 고통을 받고, 시간을 소비하거나(하루 한 시간 이상 씀), 개인의 정상적 일상생활, 직업적(혹은 학문적인) 기능, 혹은 일상적 사회생활 혹은 관계에 명백한 장애를 준다.

D. 만일 다른 I 축의 장애가 존재하면 강박사고 혹은 강박행동의 내용은 그 장애

에만 제한되어 있지 않다(예: 식사장애에서 보이는 음식에 대한 집착, 발모광에서 머리카락 뽑기, 신체변형장애에서 외모에 대한 관심, 물질사용장애에서 약물에 대한 집착, 건강염려증 환자에서 병에 대한 집착, 주요 우울증에서 죄책감의 반추).

E. 이 장애는(예: 약물남용이나 처방 같은) 물질 혹은 일반의학적 상태에 의한 직접적인 생리적 영향에 의한 것은 아니다.

병식이 없는 경우: 현 삽화의 대부분 시간에서 강박사고, 강박행동이 과도하거나 비이성적이라고 깨닫지 못하는 경우

2. 원인

강박장애의 발병은 생물학적 요인과 환경적 요인이 복합적으로 관여하는 것으로 추정된다. 강박장애 가족에서 강박장애의 빈도가 높으며 쌍생아 연구에서 일란성 쌍생아에서 강박장애의 일치율이 높으며, 뇌영상 연구는 강박장애에서 전두엽과 기저핵에서 혈류가 증가되었다.

정신분석 관점에서 강박장애는 오이디푸스 갈등에 대한 고립, 취소, 반동형성의 방어기제로 나타난다. 남근기에 경험하는 공격성과 성적 충동과 관련된 고통스러운 감정을 억압하는 과정에 항문기로 퇴행하여 고통스러운 감정은 제거되고 강박 행동과 사고로 나타난다.

인지행동 이론은 강박장애 환자의 사고 내용은 정상인과 크게 다르지 않으나 그에 대한 해석에 차이가 있다고 한다. 그들은 자신이 강박 행동을 행하지 않으면 그들의 생각으로 인하여 자신이나 다른 사람이 큰 피해를 입는다고 해석하여 불안을 경험한다. 그래서 강박장애 환자는 피해를 회피하기 위하여 반복적인 생각이나 충동으로 중화시키려 한다. 그리고 이러한 반복적인 생각과 행동을 억제하려는 시도는 역설적으로 이런 생각과 행동을 더욱 강화시키게 된다. 실험적으로 강박장애 환자는 정상인이나 다른 불안장애 환자에 비하여 자기 생각에 대한 책임을 강하게 느끼며 책임을 완화시키면 불편감과 강박증상이 줄어든다.

3. 치료와 예후

강박장애는 만성으로 진행되며 치료에 잘 반응하지 않는다. 치료는 일차적으로 약물치료가 효과 있다. 강박행동을 통제하기 위하여 선택된 환자들에서 탈감작기법, 사고중단, 노출

치료기법들을 이용한 행동치료가 효과 있다. 정신분석적 정신치료만으로 효과는 미미하지만 지지정신치료는 환자의 약물치료 순응도를 높이고 스트레스 상황에 대한 이해를 높일 수 있다.

강박장애는 청소년기에 처음 발병하여 만성으로 진행되어 예후가 좋지 않아 적절한 치료를 받으면 20~30%는 거의 완치되지만, 40~50%는 증상이 상당히 호전되며, 20~40%는 증상이 호전되지 않거나 악화된다. 발병 연령이 낮으며, 증상이 괴이하며, 우울장애를 동반한 경우 예후가 좋지 않았다.

외상 후 스트레스 장애

P씨는 35세 남자로 1년 전 운전하던 중 충돌 사고로 의식은 잃지 않았으나 늑골 골절상을 입어 탈출하지 못하고 1시간 정도 갇혀 있다가 구조되었다. 조수석에 승차하였던 친구가 사망하여 심한 충격을 받았다. 환자는 늑골 골절은 회복하여 일상생활에 지장은 없다. 그러나 악몽으로 시달리며 잠을 편히 잘 수 없었다. 얼굴에 심한 출혈을 입은 친구가 살려달라고 고함치는 소리에 놀라 잠을 깨고 한다. 친구의 죽음에 대하여 심한 죄책감을 느끼고 마음이 우울하다. 운전하는 것이 불안하여 운전을 하지 못하며, 다른 사람이 운전하는 차를 타고 가면서도 다가오는 차와 충돌할 것 같아 깜짝깜짝 놀란다.

1. 증상과 진단

외상 후 스트레스 장애는 사람이 신체적 혹은 심리적 극심한 외상을 직접 경험하거나 혹은 간접적으로 듣거나 볼 때 나타나는 비적응적 증후군을 말한다. 외상 후 스트레스 장애는 스트레스 사건에 노출된 후 1) 외상을 반복하여 재경험하며, 2) 외상과 연관된 경험을 회피하며, 3) 신체적 각성 증상의 세 가지 증상이 1개월 이상 지속될 때 진단된다. 외상 후 증상 기간이 한 달 미만일 때는 급성 스트레스 장애로 진단된다. 그리고 증상의 지속기간이 3개월 미만일 때 급성 외상 후 스트레스 장애로 3개월 이상 지속될 때는 만성 외상 후 스트레스 장애로 진단된다. 외상 후 스트레스 장애와 급성 스트레스 장애의 진단기준은 아래에 제시하였다

지역사회에서 외상 후 스트레스 장애의 평생유병율은 미국에서 7.8%로 보고되었으며 한국에서는 1.71%로 미국보다 낮았다. 외상 후 스트레스 장애 평생유병율은 남자에서 보다 여자에서 높다. 미국에서 여자(10.4%)에서 남자(5.0%)에서 보다 높았으며, 한국에서도 여자(2.54%)에서 남자(0.86%)에서 보다 높았다. 외상 후 스트레스 장애는 외상 후 짧게는 수일 후 나타나지만 길게는 수년 후 지연되어 발병한다. 외상 후 스트레스 장애 환자의 2/3에서 우울장애 혹은 다른 불안장애가 공존한다.

DSM-IV-TR의 외상후 스트레스장애 진단기준

A. 외상성 사건을 경험한 사람에게 다음 2가지 증상이 모두 나타나다.

(1) 자신이나 타인에게 죽음이나 신체적 손상이 일어났거나 죽음이나 신체적 손상을 위협하는 사건을 경험하였거나 목격하였거나 직면하였다.

(2) 사건에 대하여 극심한 두려움, 무력감, 공포감으로 반응한다.

주의 : 소아에서는 이런 반응 대신 지리멸렬이나 초조함으로 나타난다.

B. 외상성 사건을 다음과 5가지 증상들 가운데 한 가지(또는 그 이상)방식으로 지속적으로 재경험할 때:

(1) 사건에 대하여 반복적이고 집요하게 떠오르는 고통스러운 회상(영상, 생각, 지각을 포함)

주의 : 소아에서는 사건의 주제나 특징이 표현되는 반복적 놀이를 한다.

(2) 사건에 대한 반복적이고 괴로운 꿈

주의 : 소아에서는 내용이 인지되지 않는 무서운 꿈

(3) 마치 외상성 사건이 재발하고 있는 것 같은 행동이나 느낌(사건을 다시 경험하는 듯 착각, 환각, 해리성 환각의 재현 삽화들, 이런 경험은 잠에서 깨어날 때 혹은 중독 상태에서의 경험을 포함한다.)

주의 : 소아에서는 외상의 특이한 재연(놀이를 통한 재경험)이 나타난다.

(4) 외상성 사건과 유사하거나 상징적인 내적 또는 외적 단서에 노출되었을 때 심각한 심리적 고통.

(5) 외상성 사건과 유사하거나 상징적인 내적 또는 외적 단서에 노출되었을 때 생리적 재반응.

C. 외상과 연관되는 자극을 지속적으로 회피하려 하거나, 일반 반응의 마비(전에는 없었던)가 다음 중 세 가지 이상일 때:

(1) 외상과 관련된 생각, 느낌, 대화의 회피
(2) 외상이 회상되는 행동, 장소, 사람을 회피
(3) 외상의 중요한 부분의 회상 불능
(4) 중요한 활동에 대한 흥미나 참여의 현저한 저하
(5) 다른 사람으로부터 고립되고 소외되는 느낌
(6) 정서의 위축(예: 사랑의 감정을 느끼지 못함)
(7) 미래가 없는 것 같은 느낌(예: 직업, 결혼, 자녀, 정상적 삶을 기대하지 않음)

D. 외상 전 존재하지 않았던 2가지 이상의 각성 반응의 증상들
(1) 잠들기가 어렵거나 계속 잠자기 어려움
(2) 자극에 과민함 혹은 분노의 폭발
(3) 집중하기 어려움
(4) 과민 경계
(5) 지나친 놀람 반응

E. 장애(진단기준 B,C,D)의 기간이 1개월 이상이다.

F. 증상이 임상적으로 심각한 고통이나 사회적, 직업적, 다른 중요한 기능 영역에서 장해를 초래한다.

다음의 경우를 기술한다.
급성: 증상의 기간이 3개월 이하
만성: 증상의 기간이 3개월 이상
지연 발병: 증상이 외상 6개월 후 발병할 때

급성 스트레스 장애 진단기준

A. 외상성 사건을 경험한 사람에게 다음 2가지 증상이 모두 나타나다.
(1) 자신이나 타인에게 죽음이나 신체적 손상이 일어났거나 죽음이나 신체적 손상을 위협하는 사건을 경험하였거나 목격하였거나 직면하였다.
(2) 사건에 대하여 극심한 두려움, 무력감, 공포로 반응한다.

B. 고통스러운 사건을 경험할 때 혹은 경험한 후 다음의 해리 증상들 중 세 가지 혹은 그 이상을 경험한다.
(1) 주관적 마비, 고립, 정서적 무반응의 느낌

(2) 자신과 주변에 대한 인지능력의 저하(예, 망연자실함)
(3) 비현실감
(4) 이인감
(5) 해리성 기억장애(예: 사건의 중요한 면을 회상하지 못함)

C. 다음 중 한 가지 양상으로 외상 사건을 지속적으로 재경험: 반복적 심상, 생각, 꿈, 환각, 플레쉬백, 경험 속에 다시 살고 있는 느낌, 외상 사건을 회상하게 하는 것에 노출될 때 불편함.

D. 외상을 회상하게 하는 자극에 대한 현저한 회피(예: 생각, 느낌, 대화, 활동, 장소, 사람).

E. 현저한 불안과 각성의 증상들(예: 수면장애, 신경질, 집중장애, 과민경계, 지나친 놀람 반응, 안절부절 못하는 행동)

F. 임상적으로 사회적 직업적, 혹은 다른 중요한 영역에서 장애가 있거나 외상의 경험을 가족들에게 이야기함으로 개인적 자원을 동원할 수 있는 능력의 손상이 나타나다.

G. 장애가 최소 2일 이상 최대 4주간 지속되며 증상은 외상 후 4주 이내에 발병하다.

H. 장애는 물질이나 약물의 직접적 생리적 효과나 일반의학적 상태에 기인하는 것이 아니며, 단기 반응성정신병이나 이전에 있던 I축과 II축의 정신장애로 설명되지 않는다.

2. 원인

외상후 스트레스 장애의 발병은 일차적으로 스트레스에 의하지만 스트레스를 받았다고 모든 사람이 발병하는 것은 아니며 개인의 적응능력이 중요한 변인이다. 스트레스 상황에서 사람은 다양한 방법으로 대응하고 적응하여 복원하고 회복하는 능력을 가졌다. 그러나 개인이 스트레스로 인한 부담을 감당하지 못할 때 부적응 증상으로 나타나며, 부적응 증상은 스트레스와 개인의 적응능력의 불균형에 의하여 결정된다. 외상 후 스트레스 장애 발병에 영향을 미치는 요인들은 성장기 외상 경험, 사회적 지지체계의 부족, 이전의 정신장애 병력, 최근 생활의 변화와 스트레스, 그리고 경계성 인격, 의존적 인격, 반사회적 인격 성향 등이 중요하다. 그리고 스트레스 요인으로 스트레스의 정도와 영향 그리고 개인적 의미가 중요하다. 개인의 스트레스에 대한 반응은 유전적으로 결정되며 유전적 취약성은 신경전달물질의 발현으로 나타난다고 하였다. 외상 후 스트레스 장애 환자들에서 노레피네프린, 아편류, HPA 축의 이상이 보고되었다.

외상 후 스트레스장애 환자는 외상이 이미 지난 상황으로 받아들이지 않고 지속되는 것으로 인식하며 외상으로 인하여 지금까지 가졌던 자신과 세상에 대한 긍정적 인식을 깨뜨리고 이전에 갖고 있던 부정적 인식을 강화하게 된다. 외상 후 스트레스 장애에 대한 정신분석 이론은 이전에 해결되지 않았던 심리적 갈등이 잠재되어 있다가 외상이 잠재되었던 갈등을 재현하여 나타나는 것이라 한다. 지난날 해결되지 않았던 갈등을 재경험하면서 정서적 및 신체적 증상을 경험한다. 이런 고통스러운 경험을 하지 않기 위하여 부정, 해리, 분리, 투사와 같은 방어기제를 사용한다.

인지행동 이론은 정보처리 관점에서 외상은 일시적으로 개인이 처리하기 너무 많은 정보가 생성되어 인지적으로 적절하게 처리하지 못하여 원래 상태로 남아 외상은 이미 지났으나 재경험하고 이를 회피한다고 가정한다. 또 다른 관점은 외상으로 인하여 개인이 가진 기본적 신념의 혼란이 일어나 혼란과 무기력 상태에 빠지게 된다고 하였다. 외상 후 스트레스 장애를 경험하는 사람들은 공통적으로 자신의 안정성에 대한 신념, 세상에 대한 신뢰, 그리고 자기 가치에 대한 신념에 왜곡을 나타낸다. 학습이론은 먼저 외상 경험이 무조건 자극으로 공포 반응을 유발하여 외상과 관련된 자극이 조건화된다. 그리고 공포 반응을 유발하는 조건 자극이 외상과 관계없이 공포 반응을 지속시킨다.

3. 치료와 예후

외상을 경험한 사람에 대한 접근은 일차적으로 이들이 자신의 경험을 이야기할 수 있도록 지지하고 격려하며 나아가서 적응할 수 있도록 적응 방법을 찾도록 하는 것이다. 지지정신치료와 인지행동치료가 효과 있다. 그리고 증상을 완화시키기 위하여 약물치료가 필요하다.

심한 외상은 환자로 하여금 자신이 사는 세상이 얼마나 위험하고 자신이 얼마나 취약한가를 절감하게 하여 여러 방어기제로 적응하고자 한다. 외상 후 스트레스 장애 환자는 흔히 부정, 해리, 퇴행, 투사 등의 방어기제를 사용한다. 심한 외상 후 인지적으로 수용할 수 없어 해리 상태가 나타나며, 정서적으로 둔마되거나 정서적 부조로 심한 불안으로 나타난다. 자신이 피해를 입었다는 것에 심한 분노를 경험하여 이를 외부 대상에 투사하기도 한다. 치료는 불안을 완화시키고 외상을 자신의 삶의 한 부분으로 수용하여 이를 극복하여 개인의 통전성을 재확립하는 것이다. 치료자는 주의 깊게 환자가 외상을 회상하고 통제된 상황에서 정서적으로 외상을 재경험하여 자기상에 통합하도록 한다.

외상 후 스트레스 장애 환자의 예후는 30%는 치료를 받지 않아도 자연 회복하지만 40%는 경도의 증상이 지속되며 30%는 중등도 혹은 그 이상 증상이 지속된다고 한다. 일반적으로 외상 후 발병기간이 짧고, 발병 전 기능이 양호하며, 사회적 지지가 강하고, 발병 전 정신장애의 병력이 없는 경우에 예후가 좋다.

범불안장애

G씨는 50세 남자로 잠을 잘 자지 못한다고 내원하였다. 환자는 약 5년 전 회사가 구조 조정을 하면서 직원들을 명예퇴직 시켰으나 환자는 직장을 유지할 수 있었다. 그러나 그 후부터 퇴직하면 어떻게 살 것인가에 대하여 많이 생각하고 걱정하기 시작하였다. 회사에서는 관리직으로 근무하였으며 상사로부터 일하는 것은 인정받으나 회사 사정이 여의치 않으면 직원을 명예퇴직 시킬 것이고 다음에는 자신이 대상이 될 것이라고 생각하며 걱정한다. 그러나 아직 회사가 다시 구조 조정을 할 계획은 없다. 걱정을 많이 하면서 항상 긴장되고 종종 가슴이 답답하게 느끼며 심장이 두근거리는 것을 느낀다. 머리가 띵하고 맑지 않으며 집중을 잘 하지 못한다. 잠자리에 들어도 잠이 잘 들지 않고 뒤척거린다. 환자의 병전 성격은 소심하지만 일은 열심히 그리고 완벽하게 하는 편이다.

1. 증상과 진단

범불안장애는 과도하고 지속적인 걱정과 불안을 특징으로 한다. 사례의 환자에서 보는 바와 같이 걱정하지 않아도 될 것을 지나치게 걱정하며 불안해하는 것이다. 사람은 누구나 일상생활에서 어느 정도의 불안을 경험하며, 정상 불안과 범불안장애에서 불안은 그 정도에 차이가 있다. 범불안장애에서 걱정과 불안은 거의 매일 있으며 6개월 이상 계속될 때 진단된다. 불안을 유발하는 요인은 가정, 직장, 대인관계 등 일상적으로 경험하는 여러 가지 스트레스이다. 일상생활에서 경험하는 정상적 걱정과 불안을 병적 상태와 감별하는 것이 중요하다. 범불안장애에 대한 DSM-IV-TR 진단기준은 불안의 정도와 기간, 다른 정신적 혹은 신체적 장애와 관계, 그리고 기능적 장애를 고려하여 평가하도록 하였다. 스스로 조절하기 어려운 정도의 지나친 걱정과 불안이 6개월 이상 지속되며, 이로 인하여 일상생활에 주요 기능을 수행하는데 명확하게 지장이 있으며, 걱정과 불안이 신체적 생리 현상의 결과가 아니며, 그리고 다른 정신장애에 의하여 나타나는 현상이 아닐 때 범불안장애로 진단한다. 범불안장애의 진단 기준은 아래에 제시하였다.

외국에서 조사에 의하면 전체 인구의 10% 정도가 만성으로 걱정하지만, 지역사회에서 범불안장애 평생유병율은 4~7%, 일년유병율은 2~5%로 보고되었다. 우리나라에서 평생유병율은 2.3%, 일년유병율은 1% 정도로 보고되어 외국에 비하여 낮다. 범불안장애 유병율은 남자보다 여자에서 높으며 인종 간에 차이는 없다. 그러나 사회경제적으로 하위 계층에서 유병율이 높으며 이것은 하위 계층에서 생활과 관련된 스트레스 정도가 높기 때문이라 추정된다. 연령적으로 범불안장애는 10대 후반에서 20대 초반에 처음 발병하지만 중년기에 유병율이 높다. 범불안장애는 그 경과가 만성으로 진행되어 환자가 어느 정도 적응되어 불편하지만 참고 지내다가 스트레스 상황에서 증상이 악화되어 내원한다. 그러므로 범불안장애 환자가 내원할 때 범불안장애 단독으로 내원할 때도 있으나 공황장애나 우울장애와 같은 다른 정신장애와 공존하는 경우가 많다. 범불안장애는 다른 정신장애와 공존하는 비율이 높아 그 경과가 다양하게 차이가 있다.

DSM-IV-TR의 범불안장애 진단기준

A. 최소 6개월간 직장이나 학업과 같은 일상 활동에 지나치게 걱정하고 불안해 하는 날이 그렇지 않았던 날보다 많다.

B. 이런 걱정을 조절하기 어렵다.

C. 불안과 걱정은 다음의 증상들 중 3가지 이상을 동반한다. 지난 6개월간 적어도 몇 가지 증상이 있었던 날이 없었던 날보다 많다.

1) 안절부절못함, 긴장됨, 과민함

2) 쉽게 피로함

3) 집중하기 어려움

4) 신경질적

5) 근육 긴장

6) 수면장애(잠들기 어려거나 자다가 자주 깨거나 숙면을 하지 못함)

D. 불안과 걱정의 초점이 다른 1축 정신장애 증상으로 기인하지 않는다.(예: 불안이나 걱정이 공황장애의 공황발작, 사회불안장애에서 사람들 앞에서 당황함, 강박장애에서 강박증상, 분리불안장애에서 집이나 친지로부터 떨어지는 것, 거식증에서 체중증가, 신체화장애에서 신체증상, 건강염려증에서 신체증상으로 인한 것이 아니다.) 그리고 불안이나 걱정이 외상 후 스트레스 장애 경과 중 일어나지 않아야 한다.

E. 불안이나 걱정 또는 신체증상이 임상적으로 심각한 고통을 유발하거나 사회적, 직업적, 혹은 다른 중요한 기능에 장애를 일으킨다.

F. 증상이 물질이나 일반의학적 상태로 인한 생리적 영향에 의하여 발병하지 않으며 정신병이나 전반적 발달장애의 경과 중에 국한하여 발생하지 않는다.

2. 원인

범불안장애의 발병은 생물학적, 심리적 및 사회환경적 요인이 복합적으로 관여하는 것으로 추정된다. 장래 범불안장애 환자는 기질적으로 취약하며 성장과정에 해결되지 않은 갈등으로 불안을 경험하며 자란다. 이들은 인지적으로 왜곡되어 자신에 대한 위험에 지나치게 민감하게 경계하여 불확실한 사건들을 자신에게 위험으로 지각한다. 이러한 역기능적 사고는 통제, 책임, 능력, 그리고 수용 등 자신과 관련된 것들이다.

3. 치료와 예후

범불안장애는 만성으로 진행되며 이들 환자는 정신적 신체적 환경적 스트레스에 취약하며 많은 외상을 경험한다. 이들이 호소하는 지나친 걱정은 정신적 불편을 회피하기 위한 방어기제이다. 치료는 지지와 격려를 통하여 적응능력을 향상시키는 것이다. 치료자는 환자로 하여금 진정한 불안이 무엇인지 이해하며 극복하도록 지지한다. 경도의 불안은 특별한 치료를 요하지 않는다. 중등도 혹은 그 이상으로 불안 증상이 지속적으로 나타나며 주관적 고통이 심하면 지속적인 약물치료를 우선적으로 고려한다. 특히 공존하는 우울장애가 있을 때 약물치료가 효과적이다.

제13장

신체형장애

개관

1. 개념과 역사

신체형장애는 문자적으로 "신체 모양(somatoform)"으로 나타나는 장애, 즉 신체 병변 없이 신체 증상의 모습으로 나타나는 다양한 장애를 말한다. 신체형장애는 정신적 갈등과 고통이 정신신체 기전을 통하여 신체 증상으로 나타난다고 가정하지만 그 기전은 아직 분명하게 밝혀지지 않았다.

신체형장애의 개념은 고대 그리스 시대에서 시작되었다. 히포크라테스와 그후 그리스인들은 정서 장애는 신체 기관의 병변에 기인하다고 생각하였다. 히스테리(hysteria)는 여자에서 빈번하여 자궁의 병변으로 자궁이 신체의 여러 부위로 돌아다님으로 생기는 병으로 생각하였으며 건강염려증(hypochondriasis)은 흉곽아래 늑하부(hypochodrium)의 병변으로 남자에서 빈번한 소화기 증상과 정서적 장애를 지칭하였다. 그러나 17세기 신경학자 Thomas Willis는 히스테리와 건강염려증은 뇌의 병변에 기인한다고 주장하였으나 Thomas Sydenham은 이들 장애는 신체의 병이 아니라 마음의 병이라 주장하였다. 이 후 신경병리에 대한 관심이 높아지면서 이들 장애에서 뇌의 병변을 찾고자 하였으나 찾지 못하였다. 20세기 초 정신분석은 이들 장애가 뇌의 병변에 기인하기보다 일차적으로 정신적 장애로 인식하게 되었다. DSM-II에서 설명할 수 없는 신체 증상으로 나타나는 장애를 신경증과 정신신체장애에 분류하였으나 DSM-III에서 독립된 신체형장애로 분류되었다. 현재 신체형장애가 독립된 장애인가에 대한 논의가 계속되며, 특히 설명할 수 없는 신체 증상은 기분장애, 불안장애 및 정신병 장애에서도 빈번하게 나타나 이들 장애들과 감별이 중요하다.

신체형장애의 분류는 증상 특징에 따라 분류하며 DSM-IV-TR에서 신체화장애(somatization disorder), 전환장애(conversion disorder), 건강염려증(hypochondriasis), 신체이형장애(body dysmorphic disorder), 통증장애(pain disorder), 미분화 신체형장애(undifferentiated somatoform disorder)로 분류한다. 그리고 DSM-IV-TR에서 신체형장애에 포함되지 않았으나 신체적 이상을 나타내지 않으나 다양한 신체증상을 특징으로 하는 장애로 만성 피로증후군(chronic fatigue syndrome)과 신경쇠약증(neurasthenia)이 있다. 신체화장애는 신체 병변이 없이 다양한 비특이성 신체 증상을 특징으로 한다. 전환장애는 급성으로 스트레스 상황에서 발병하며 감각신경 혹은 운동신경 마비 증상을 특징으로 한다. 건강염려증은 신체 증상에 민감하며 질병에 대한 지나친 염려를 특징으로 한다. 신체이형장애는 자신의 신체 모습에 대한 변형을 특징으로 한다. 통증장애는 다양한 통증을 특징으로 한다. 만성 피로증후군은 바이러스 감염 후 만성으로 지속되는 피로감을 주 증상으로 한다. 신경쇠약증은 만성 피로, 두통, 근육 통증 그리고 여러 가지 비특이성 증상을 특징으로 한다.

2. 역학

우리나라에서 신체형장애 평생유병율은 남자 0.27%, 여자 1.0% 전체 0.64%였으며, 일년유병율은 남자 0.24%, 여자 0.72% 전체 0.49%였다. 아형별 평생유병율은 전환장애 0.33% 통증장애 0.19%, 건강염려증 0.17%이었다. 사회경제적으로 하위 계층에서 빈도가 높다. 신체형장애 환자는 의사를 찾아다니는 경향이 다른 질병에 비하여 상대적으로 높다.

3. 원인

신체형장애의 발병 기전을 이해하기 위하여 1) 이 장애가 특이한 스트레스에 대한 반응인지 혹은 일반적 스트레스에 대한 신체의 특이한 반응인가를 규명하고, 2) 특이한 신체적 반응을 일으키는 신체적 혹은 정신적 기전이 무엇인가를 규명하는 것이 필요하다. 신체형장애가 특이한 스트레스에 대한 반응이라기보다 일반적 스트레스에 대한 신체의 특이한 반응이라는 것이 일반적 견해이다. 스트레스 상황에서 신체는 각성되어 대응하며 스트레스가 해소되면 신체는 정상으로 돌아온다. 신체형장애 환자는 신체 자극과 생리적 현상에 대한 지각역이 낮고 민감하며 사소한 신체 자극을 심각하게 인식하고 반응한다. 흔히 정상적인 생리적 현상에도 민감하여 병적으로 평가하여 악화시킨다. 또한 이들은 자신감이 부족하고 자신을 부정적으로 평가하는 경향이 있으며 스트레스에 대한 대응이 취약하여 스트레스-신체 반응의 악순환이 계속된다.

신체형장애 환자로 하여금 스트레스를 신체적으로 특이하게 경험하게 하는 요인으로 기질 특성, 성장 과정, 가족관계, 생활 스트레스 등이 중요하다. 사람이 자신의 감정을 어떻게 표현하는가는 개인 사이에 차이가 있으며, 성장 과정에 개인은 감정과 신체 감각을 어떻게 표현하는가를 학습한다. 아이들은 부모들의 행동을 본받아 신체적 표현을 배우며 신체의 특정 부위에 집중하면서 그 부위에서 감각을 지각하는 능력이 향상된다.

신체형장애 환자에서 생물학적 특이성이 있다는 근거는 희박하다. 신체형장애 가운데 신체화장애만이 가족에서 빈도가 높아 유전적 요인을 시사한다. 정신분석적 관점에서 신체형장애는 비정상적 자기애와 관련이 있다고 한다. 유아가 성장하면서 자기와 대상의 존재를 인식하면서 분리와 개별화가 시작된다. 유아에게 부모는 대상으로 존재하지만 때로는 대상을 상실하여 존재하지 않는다고 경험하는 과정이 반복하면서 유아는 버림받는 것에 대한 두려움, 불안 그리고 분노를 경험한다. 유아는 자신을 돌보아 주는 대상에 의존하면서 또한 자기를 버리는 대상을 두려워하는 양가감정을 갖게 된다. 대상에 대한 양가감정으로 자신에 대한 신뢰를 잃게 되어 자기의 행동에 대하여 확신을 갖지 못하고 자기-대상 결합체를 위험하게 만든다. 자기-대상 결합체를 보호하기 위하여 유아는 방어적으로 관심이 자기에게 향하게 된다. 인지적으로 성숙하지 못한 단계에서 자기에게 향한 비정상적인 양가감정은 신체자기, 신체적 감각과 지각에 고정되어 향후 스트레스 상황에서 신체형장애의 요인으로 작용한다는 것이다. 신체화장애와 전환장애 환자들은 생활스트레스를 많이 경험하지만 지지가 취약하고 대처방식이 빈약하다고 보고되었다.

4. 치료

신체형장애의 치료에서 정신분석적 정신치료는 한계가 있으며, 일반적으로 지지정신치료나 인지행동치료가 약물치료와 함께 적용된다. 신체형장애의 아형에 따른 구체적 치료는 해당 장애에서 기술할 것이며 여기서는 일반적 원칙에 대하여 기술한다.

신체형장애의 치료는 다른 어떤 장애보다 의사 환자관계가 중요하다. 의사는 환자의 호소하는 증상이 신체적 근거가 없다고 할지라도 환자의 호소를 존중하고 수용하고 돌보는 자세가 중요하다. 환자가 이야기하는 것을 듣고 비언어적으로 전달하는 것을 통하여 환자가 직접 이야기하지 않는 것을 파악하고 이해하도록 한다. 나아가서 환자가 여러 가지 방법으로 전달하는 것을 환자에게 반사하여 의사가 환자에게 관심을 갖고 있다는 것을 느낄 수 있도록 한다. 의사는 의사소통은 분명하게 하기 위하여 환자가 이야기하는 것과 자신이 환자에게 이야기한 것이 정확하게 전달되었는지를 확인하고 명료화하는 것이 필요하다.

신체형장애 환자들은 유아기로부터 부모나 권위자에게 감사를 잘 표현하지 않아서 감사하도록 강요받아 대상에 대한 부정적 인식을 갖고 있다. 환자는 의사의 진료에 만족하지 못하고 감사하지 않는 부정적 태도를 보임으로 의사는 환자를 거부하고 회피하게 된다. 그러므로 의사는 환자에게 감사를 강요하지 않음으로 환자로 하여금 대상에 대한 부정적 인식을 벗어날 수 있도록 한다. 의사는 환자의 의사에 대한 태도와 자신의 반응을 정확하게 인지하는 것이 중요하다.

신체형장애는 객관적 검사 소견보다 환자의 주관적 호소에 의하여 진단하게 되므로 의사는 환자의 질병이 신체적 요인에 의하기보다 마음의 문제에 기인하는 것으로 받아들인다. 환자는 의사가 마음의 문제에 관심을 보이면 자신의 신체적 호소를 듣지 않고 관심을 보이지 않는 것으로 해석하게 된다. 그러므로 의사는 신체형장애는 객관적 소견이 없어도 환자에게 고통을 주는 장애로 인식하고 필요한 검사를 시행하지만 또한 지나치게 환자의 요구에 끌려가지 않도록 주의하여야 한다.

신체형장애 진단이 확진되면 환자에게 질병의 특징과 치료 계획에 대하여 설명한다. 특히 정신사회적 요인의 중요성을 설명하고 자세한 정신사회적 발달력을 청취한다. 그러나 신체 증상과 관련된 심리적 요인을 너무 조급하게 해석하면 환자는 심리적 부담을 감당하지 못하여 방어적으로 퇴행하든지 혹은 치료를 포기할 수 있음으로 환자로 하여금 스스로 깨달을 수 있도록 서서히 진행하는 것이 필요하다.

치료에 주의하여야 할 다른 점은 환자는 신체 증상으로 고통을 받으나 이 증상이 간접적으로 이익을 줄 수 있다는 것이다. 정신분석적 견해는 신체형장애는 억압된 감정과 갈등이 상징적으로 신체증상으로 표현된 것이다. 의식에 받아들일 수 없는 감정은 억압하여 소멸되는 것이 아니라 다양한 방어기제로 위장하여 발현된다. 신체형장애는 감정이 위장되어 표현됨으로 억압된 감정을 처리하여 심리적 균형을 유지하는 이점이 있다. 신체 증상은 심리적 균형을 유지하는데 기여할 뿐 아니라 또한 이차적으로 이 증상들로 인하여 사회적 의무를 회피하는 방법으로 이용된다. 그러므로 신체형장애는 개인에게 고통스러우면서도 개인이 책임을 회피할 수 있는 이점도 있어 쉽게 포기할 수 없어 지속될 수 있다.

신체화장애

A씨는 49세 기혼 여자로 내원 6개월 전부터 자다가 갑자기 가슴이 답답하고 목이 졸리는 것 같아 잠이 깨었으며, 이후 목에 뭐가 걸린 것 같은 이물감을 느끼며 목이 졸리는 것 같아 고통스러웠다. 이런 증상은 신경을 쓰면 악화되었다. 이런 증상이 점점 악화되어 내원 시 신경 쓰면 속이 치받치고 트림이 나고, 얼굴이 화끈거리고 열감을 느꼈다. 팔다리에 힘이 없고 손발에 쥐가 나서 집안일도 하기가 힘들었다. 내시경 검사와 이비인후과에서 검사를 받아도 이상이 없다고 하였다. 이 환자는 청소년기부터 머리가 자주 아프고 몸이 피로하였다. 신경 쓰는 일이 있으면 속이 치받았고 소화가 잘 되지 않았다. 이런 증상들은 점차 악화되었으며 10여 년 전부터 심해졌다. 일 년 전부터 아들 문제로 신경을 많이 썼다.

1. 증상과 진단

오늘날 신체화장애를 시사하는 기록은 고대 이집트에서도 발견되었으며 자궁이 몸에 떠돌아다녀 발병하였다고 히스테리(hyteria)로 불렸다. Paul Briqeut는 다양한 신체증상을 만성으로 호소하는 것을 특징으로 하는 장애를 기술하였으며 후에 이들 장애를 Briquet 증후군으로 불렸으나 DSM-III에서 신체화장애로 명명되었다. 신체화장애는 30세 이전에 발병하여 장기간 지속되는 여러 신체 기관의 다양한 증상을 특징으로 한다. 환자는 신체 증상에 지나치게 집착하여 일상생활에 장애가 있다. 신체화장애는 호소하는 증상이 다양하며 여러 신체 기관이 관련된 점에 있어 다른 신체형장애와 차이가 있다. 이 장애는 만성으로 경과하며 상당한 정신적 고통을 동반하며 사회적 및 직업적 장해를 초래하며 지나치게 의사를 찾게 한다.

외국에서 신체화장애 평생유병율은 남자에서 0.2% 여자에서 0.2~2.0%로 보고되었으나 우리나라에서 유병율은 통계로 제시되지 않을 정도로 낮았다. 그러나 일반인에서 신체 증상을 호소하는 빈도가 높게 보고되었다. 신체화장애는 여자에서 빈도가 높으며 도시보다 시골에서 기혼자 보다 미혼자에서 빈도가 높다고 보고되었다. 그리고 문명권에 따라 호소하는 증상 유형에 차이가 있다. 신체화장애 환자는 의사를 찾는 경향이 다른 질병에 비하여 상대적으로 높으며 일반의를 찾는 환자의 5~10%로 추정된다.

DSM-IV-TR의 신체화장애 진단기준.

A. 다양한 신체 증상들이 30세 이전에 시작하여 만성으로 경과하며 이를 치료받으려 하였거나 혹은 이들 증상으로 인하여 사회적, 직업적 혹은 다른 중요한 기능에 장애가 있다.

B. 이 장애의 경과 중 한 시점에 다음의 기준을 충족하여야 한다.

(1) 적어도 네 가지 이상의 부위나 기능과 관련된 통증(예, 두통, 복통, 요통, 관절통, 상하지 통증, 흉통, 월경통, 성교 통증, 항문 부위 통증)

(2) 통증 이외 두 가지 이상의 소화기 증상(예, 오심, 구토, 복부 팽만감, 설사)

(3) 한 가지 이상의 성적 증상(예: 성적 무관심, 발기 혹은 사정 부전, 월경 장애, 임신구토)

(4) 통증 이외 신경학적 장애를 시사하는 한 가지 이상의 유사 신경학적 증상(예: 운동 협응 혹은 균형 손상, 감각 마비, 연하 장애, 목에 덩어리, 실성증, 배뇨장애, 촉각 혹은 통각 상실, 이중시, 시각상실, 청각상실, 발작, 의식상실, 기억 상실)

C. 다음의 (1)이나 (2)

(1) 기준 B의 증상들이 적절한 검사로 일반의학적 상태나 물질(물질 남용이나 약)의 직접적 효과로 설명할 수 없다.

(2) 일반의학적 상태와 관련이 있을 때, 신체 증상이나 이로 인한 사회적 혹은 직업적 장해가 병력, 이학적 검사 혹은 검사실 소견으로 예측할 수 있는 정도를 초월한다.

D. 이들 신체 증상들은 허위성 장애나 꾀병처럼 의도적으로 구며 낸 것이 아니다.

2. 원인

신체화장애의 원인은 확실하게 규명되지 않았으나 생물학적 및 사회심리적 요인이 관여한다고 추정된다. 가족연구에서 신체화장애의 일차가족에서 유병율이 일반인에서 보다 높아 유전적 요인이 추정된다. 신체화장애에 나타나는 다양한 증상들은 자율신경계 기능과 관련 있다. 스트레스 상황에서 자율신경 기능은 활성화되어 반응하며 자율신경계의 활성화는 정신적 및 신체적 증상을 유발한다. 개인 사이에 자율신경 기능 반응은 차이가 있으며 스트레스 상황에서 개인 간의 반응 차이는 더욱 다양하다. 신체화장애 환자는 신경생리검사에서 집중과 인지 기능 장해로 인하여 신체 감각을 잘못 인지하고 평가한다는 보고가 있다.

정신분석 이론은 신체화 증상은 감정이 위장되어 표현된 것으로 억압된 감정을 처리하여 심리적 균형을 유지한다. 신체화 증상은 심리적 균형을 유지하는데 기여할 뿐 아니라 이차적으로 이들 증상으로 인하여 사회적 의무를 회피하는 방법으로 이용된다. 예를 들어 배우자에 대한 분노와 불만을 가진 사람은 신체 증상으로 가사를 충실히 할 수 없으며 이는 간접적으로 배우자에 대한 불만을 표현하는 방법으로 나아가서 보복하는 방법으로 이용된다. 신체적 장해없이 할 일을 하지 못한다면 비난을 받아야 하지만 신체적 장해로 할 일을 하지 못하는 경우 직접적인 비난을 회피할 수 있다. 그러므로 신체화 증상은 개인에게 고통스러우면서도 개인이 책임을 회피할 수 있는 이점도 있어 쉽게 포기할 수 없어 지속된다.

학습이론은 성장과정에 자녀들이 부모의 행동을 본받는 것은 학습에서 중요하다. 아이들은 부모나 주위 사람들의 행동을 모방하여 학습하게 된다. 성장과정에 몸이 아픈 아이는 주위의 관심을 받음으로 이러한 행동이 강화되어 나타난다. 신체화장애 환자는 성장과정에 가정환경이 불안정하고 신체적 학대의 경험이 높다는 것은 이러한 학습이론을 부분적으로 지지한다. 인지이론은 개인이 경험하는 사건을 어떻게 인지하고 해석하는가에 의하여 행동이 결정된다고 한다. 신체화장애에서 나타나는 특이한 인지적 특성에 관심을 갖는다.

3. 치료와 예후

신체화장애 환자는 다양한 비특이성 증상을 호소하며 자신의 신체 증상을 즉각 해결하고자하는 기대로 이 의사 저 의사를 찾는 경향이 있다. 환자와 좋은 관계를 형성하여 한 의사로부터 진료 받을 수 있도록 하는 것이 중요하다. 의사는 그들의 호소를 경청하지만 신체 증상에 대한 지나친 검사는 삼가하고 이들 증상이 정서적 불안정에 기인한 것을 인식하도록 한다. 환자로 하여금 신체 증상과 생활 스트레스의 관계를 관찰하여 그 관계를 인식하도록 한다. 나아가서 신체 증상에 집착할수록 증상이 완화되는 것이 아니라 더욱 악화되며 생활 스트레스에 잘 대응할수록 증상이 완화되는 관계를 이해하고 일차적으로 신체 증상보다 생활 스트레스를 완화시키는 것에 치료의 초점을 둔다. 또한 신체화장애에 동반하는 우울장애와 불안장애를 적절하게 치료하는 것도 중요하다. 신체화장애 환자에 대한 정신치료는 이들 환자들이 사용하는 의료비를 절감할 수 있으며 삶의 질을 높이는데 기여한다.

전환장애

B씨는 25세 미혼 여자이며 갑자기 말을 하지 못한다고 가족들이 데리고 내원하였다. 면담 시 환자는 표정이 멍하고 피로하게 보였으며, 질문을 이해하고 질문에 대답할 때 소리를 내려고 "흐흐" 하였으나 말을 하지 못하였다. 신경과적 및 이비인후과적 검사에서 병적 소견은 보이지 않았다. 나중에 환자가 회복한 후 발병 과정을 다음과 같이 이야기 하였다. 환자는 일 년 전부터 한 남자를 사귀어 서로 결혼을 약속하였다. 그러나 한 달 전부터 남자 친구가 쌀쌀하게 대하며 태도가 변하였으나 구체적인 이유를 말하지 않아 신경을 많이 썼다. 발병하는 날 저녁 남자 친구를 만나 다투었다. 남자는 결혼할 수 없다고 하며 헤어지자고 하여 억장이 무너지는 것 같았다. 그러면서 말을 하려고 하여도 소리가 나오지 않았다고 한다. 당시 환자는 심한 분노와 적개심을 느끼며 남자 친구를 죽이고 싶은 강한 충동을 느꼈다. 남자 친구에게 욕이라도 하고 싶었으나 말이 나오지 않았다고 한다.

1. 증상과 진단

전환장애는 이전에 히스테리성 장애로 불렸으며 정신적 스트레스가 신체 증상으로 전환되어 나타나는 장애라는 뜻으로 명명되었다. 전환장애는 갑작스런 신체 감각 기능과 수의 운동기능의 장애로 나타나며 이들 장애는 해부학적 혹은 생리학적 개념과 일치하지 않는 것이 특징이다. 또한 전환장애는 전형적으로 급성 스트레스 상황에서 발병하며 상당한 기능적 손상을 동반하지만 안정을 취하면서 빠르게 회복할 수 있다. 전환장애의 주요 증상은 감각 기관과 운동 기관의 장애로 나타나며 크게 네 가지로 분류할 수 있다. 1) 운동 기능의 장애는 신체 일부 근육의 마비 혹은 근력의 감소, 협응 기능의 손상, 목소리를 내지 못함, 음식을 삼키지 못함 등으로 나타난다. 2) 감각 기능의 장애는 신체 부위의 감각 마비 혹은 이상 감각, 시각 장애, 청각 장애 등으로 나타난다. 3) 갑작스런 경련 발작으로 나타난다. 4) 이들 세 가지 증상이 복합적으로 나타난다. 전환장애에서 운동 기능 이상이나 감각 기능 이상은 신경학적 분포를 따라 나타나지 않으며 환자가 알고 있는 질병 지식에 근거하여 나타남으로 신체질병에 의한 것과 감별된다. 예를 들어 장갑 분포에 따라 손의 감각 마비를 호소하지만 해부학적으로 신경 병변이 이러한 양상으로 나타날 수 없으며, 시각 장애를 호소하면서도 장애물을 피하여 걸려 넘어지지 않는다. DSM-IV-TR에서 전환장애 진단기준은 아래에 제시하였다.

국내 역학 조사에서 일반인에서 평생유병율은 0.2%로 보고되었다. 종합병원 입원 환자에서 유병율은 5%이며 특히 신경과 입원환자에서 유병율은 20~40%로 높게 보고되었다. 여자에서 유병율이 남자에서보다 2~10배 높으며, 성별에 따른 유병율의 차이는 사회문화적으로 여자에서 의존적 역할과 관계있다고 한다. 또한 전환장애는 안전사고가 일어날 수 있는 사업장이나 군대에서 자주 나타나며 꾀병과 감별이 필요하다.

DSM-IV-TR의 전환장애 진단기준

A. 한 가지 혹은 그 이상의 수의 운동이나 감각 기능과 관련된 증상이나 결핍이 있으며 이것들은 신경학적 혹은 의학적 상태를 시사한다.

B. 증상이나 결핍의 발병과 악화가 갈등이나 다른 스트레스에 뒤따르기 때문에 심리적 요인이 이들 증상이나 결핍과 관련이 있다고 판단된다.

C. 증상이나 결핍은 의도적으로 가장하였거나 꾀병이 아니다.

D. 증상이나 결핍은 적절한 검사를 통하여 일반의학적 상태나 물질의 직접적 효과로 설명할 수 없으며 문화적으로 인정되는 행동으로 설명할 수 없다.

E. 증상이나 결핍은 임상적으로 현저하게 고통을 주거나, 직업이나 다른 중요한 영역에서 기능적 손상을 주거나, 의학적 검사를 필요하게 한다.

F. 증상과 결핍은 통증이나 성기능장애에 한정되지 않고, 신체화장애 경과 중에만 일어나지 않으며 다른 신체적 질병으로 설명되지 않는다.

전환장애는 증상에 따라 운동 증상과 결핍을 동반, 감각 증상과 결핍을 동반, 간질과 발작을 동반, 그리고 혼합 양상으로 세분한다.

2. 원인

전환장애는 인간 행동의 비정상적 현상으로 발병 과정은 정신적, 사회적, 및 생물학 요인들이 복합적으로 관여하는 것으로 추정되며, 아직 정확한 기전은 밝혀지지 않았다. 전환장애에서 뇌영상 검사와 신경생리학적 검사들은 뇌 기능에 이상이 있음을 시사한다. 특히 전환 증상이 신체의 좌측에 편중하는 경향이 높아 뇌 우반구의 병변과 관련이 있을 가능성이 제기되었다. 전환장애 환자의 뇌영상 검사는 우세 반구에서 뇌 대사가 감소되었으나 열세 반구에서는 증가되어 양 반구사이 소통 장애에 기인하다고 하였다. 또한 대뇌 피질의 각성이 증가되어 대뇌와 망상활성계 사이에 피드백이 저해되어 전환증상이 발병한다는 보고도 있다.

Freud는 오늘날 전환장애로 진단되는 젊은 여성 Anna O를 치료하면서 무의식에 억압된 부정적 경험을 의식으로 회상할 때 이들 증상이 해소되는 것을 관찰하였다. 그리고 히스테리성 장애는 무의식에서 본능적 욕구가 충족되지 않음으로 인한 갈등이 신체 증상으로 전환되어 갈등을 해결하는 것이라 하였다. 전환장애에서 신체 증상은 무의식에 억압된 욕구를 상징적으로 나타내며 심내 갈등을 해결하는 역할을 한다. 환자는 신체 증상으로 고통을 받기도 하지만 동시에 다른 사람으로부터 배려와 돌봄을 받을 수 있는 이차적 이득이 있다. 그러므로 치료는 무의식에 억압된 갈등을 이해하고 해결하는 것을 목표로 한다.

인지행동 이론은 전환장애는 고통스러운 경험에 대하여 적응하는 과정으로 이해한다. 어려서부터 신체적 장애가 개인적으로 고통스러우나 다른 사람의 관심과 배려를 받게 함으로 불안을 완화시키는 경험을 반복적으로 학습하여 이루어진 것이라 한다.

3. 치료와 예후

전환장애는 환자가 정신적으로 안정되면 비교적 빠르게 회복된다. 그러나 환자의 25%에서 스트레스 상황에서 재발한다고 보고되어 이들 환자에서 스트레스에 대한 대응을 향상시키고 재발을 예방하기 위하여 정신치료가 필요하다. 정신치료에 가장 중요한 요인은 의사가 환자와 신뢰할 수 있는 관계를 이루는 것이다. 정신치료는 증상을 일으키는 마음의 갈등을 이해하는 것과 이들 갈등을 유발하는 대인관계 갈등에 대한 조정 능력과 스트레스 관리 능력을 향상시키는 것에 초점을 둔다.

건강염려증

C씨는 42세 남자로 내과 의사의 권유로 내원하였다. 환자는 "소화가 잘 되지 않으며, 속이 답답하고, 뱃속에서 꼬르륵 하는 소리가 나고, 복부에 덩어리 같은 것이 만져진다."고 호소하며 위암이 의심되어 내과에서 진료 받았다. 진료 결과 이상 소견은 나타나지 않았으나 환자는 의사가 실수하여 발견하지 못하지 않았을까 걱정을 하였다. 환자는 15세경 몸이 심하게 앓은 적이 있으며 그 후부터 항상 소화가 잘 되지 않아 속이 더부룩하여 식사를 주의하였다. 이런 증상은 점차 악화되었으며 환자는 더욱 건강에 관심을 갖고 주의하였다. 5년 전 아버지가 위암으로 사망한 후 자신도 위암이 잠복되었을 거라는 걱정을 자주 하였다.

1. 증상과 진단

건강염려증 환자는 자신들이 심각한 신체질병을 앓고 있으나 의사들이 진단하지 못한다고 확신한다. 또한 여러 가지 검사를 시행하여 이상 소견이 없다고 하여도 자신들이 병을 앓고 있다는 생각을 바꾸지 못한다. 환자의 신체 증상은 망상과는 달리 괴이하지 않으며 일반인들은 별 관심을 두지 않는 신체 증상에 집착하여 호소하는 것이 특징이다. DSM-IV-TR에서 건강염려증은 증상의 지속기간이 6개월 이상일 때 진단한다. 그러나 스트레스에서 일시적으로 건강염려증의 증상을 경험하다가 스트레스가 완화되면서 증상도 호전되는 경우는 훨씬 많다. 건강염려증의 경과는 스트레스와 관계가 있으며 스트레스 상황에서 발병하여 수개월 내지 수년간 계속되다가 호전되는 삽화성 경과를 간다. 경과는 스트레스의 정도와 함께 사회경제적 상태, 동반한 우울증상과 불안증상의 치료반응, 급성 반응, 병전 성격장애, 동반한 신체 질병 등에 의하여 영향을 받는다. 간강염려증 환자는 우울장애와 불안장애와 동반하여 이환하는 비율이 높다. 건강염려증의 DSM-IV-TR에서 진단기준은 아래에 제시하였다.

DSM-IV-TR의 건강염려증 진단기준

A. 신체 증상에 대하여 잘못 이해함으로 인하여 심각한 질병을 가졌다는 생각이나 혹은 두려움에 집착한다.

B. 이러한 집착은 적절한 의학적 검사나 확인에도 불구하고 지속된다.
C. A 기준에서 신념은 망상장애에서 볼 수 있는 정도로 심하지 않으며, 신체이형 장애에서 나타나는 외모에 대한 관심에만 한정된 것은 아니다.
D. 집착으로 인하여 임상적으로 현저하게 고통을 주거나, 직업이나 다른 중요한 영역에서 기능적 손상이 있다.
E. 장애의 기간은 적어도 6개월 이상이다.
F. 집착은 불안장애, 강박장애, 공황장애, 주요우울삽화 이별불안 혹은 다른 신체형장애로 설명되지 않는다.

만약 현 삽화 기간의 대부분 기간 동안 심각한 질병을 가졌다는 생각이 지나치고 이해할 수 없다는 것을 인식하지 못하면 '병식이 없는' 것으로 명기한다.

2. 원인

건강염려증에 대한 정신분석 이론은 다른 사람에 대한 공격성과 적개심이 억압과 전치의 방어기제를 통하여 신체증상으로 변형되었다고 본다. 건강염려증 환자는 정상인보다 신체증상에 대하여 민감하여 사소한 증상에도 경각심을 갖는다. 이들은 신체 증상에 대한 생리적 변별역이 낮아 민감하게 지각한다. 또한 이들에서 증상은 환자로 역할 하도록 하여 사회적 책임과 의무를 회피할 수 있는 구실이 된다. 또 다른 이론은 건강염려증은 우울장애나 불안장애의 한 변형으로 본다. 건강염려증 환자의 80%에서 우울장애를 동반한다는 보고가 있다.

3. 치료와 예후

건강염려증 환자는 자신은 신체적 질병을 앓는다고 믿고 정신과 치료를 거부하는 경향이 높다. 그러므로 치료자는 환자와 지지 관계를 유지하여 질병에 초점을 두지 않고, 증상과 정신사회적 스트레스 관계를 점검하여 환자로 하여금 스트레스가 증상의 발병과 유지에 어떤 영향을 미치는가를 이해하도록 한다. 나아가서 환자가 직면한 스트레스를 파악하고 스트레스 대응 전략을 찾도록 한다. 동반하는 우울증상과 불안증상에 대한 적절한 약물치료가 필요하다.

신체이형장애

D씨는 22세 여자로 자라면서 자신의 외모에 열등감을 갖고 있었다. 고등학교 때 자신은 쌍꺼풀이 없으며 광대뼈가 튀어 나와 못생겼다고 심한 열등감을 느끼고 친구들과 어울리지 못하였다. 고등학교를 졸업하고 20세에 성형외과 진료를 받으니 쌍꺼풀은 수술할 수 있지만 광대뼈는 문제가 없으며 수술할 정도가 아니라고 하였다. 쌍꺼풀 수술을 받았으나 오른쪽 쌍꺼풀은 잘 되었는데 왼쪽 쌍꺼풀이 너무 커 마음에 들지 않는다고 하여 다시 수술 받았다. 환자는 재수술 받았으나 역시 마음에 흡족하지 않다고 하며, 의사에게 다시 수술하여 달라고 하였으나 의사 더 이상 수술할 수 없다고 하여 성형외과 의사의 권유로 내원하였다. 환자는 하루 종일 거울을 보고 지내며 자신의 외모를 한탄하며 보내었다. 또한 자신을 이 모양으로 만든 성형외과 의사에게 심한 분노를 갖고 있었다. 항상 자신의 외모만 생각하면 기분이 우울하여 죽고 싶은 생각뿐이라 하였다.

1. 증상과 진단

신체이형장애는 오래전부터 알려졌으며 Emil Kreapelin은 강박장애의 일종으로 신체 외모에 집착하는 것을 이형공포증(dysmorphophobia)라 명명하였다. 신체이형장애는 정상적 외모에도 불구하고 외모나 특정 부위가 못생겼거나 결함이 있다고 심각하게 느끼는 것을 특징으로 한다. 환자는 자신이 다른 사람에게 매력적이지 못하며 오히려 혐오감을 일으킨다는 신념을 벗어버리지 못한다. 대부분의 신체이형장애 환자들은 신체가 정상이며 이 사실을 설명하여도 받아들이지 않는다. 신체이형장애에서 이형을 호소하는 신체부위는 안면 부위가 가장 빈번하며 피부, 치아, 유방, 성기 등 다양하며 이들 부위는 장애의 경과 중 바뀐다.

신체이형장애의 유병율은 알려지지 않았으나 대학생을 대상으로 한 연구에서 25%에서 상당한 정도의 신체 외모로 인하여 일상생활에 어려움을 경험한다고 하였다. 신체이형장애는 청소년기에부터 서서히 진행되어 만성의 경과로 진행한다. 이들은 신체이형에 대한 집착으로 일상생활에 심각한 장애를 경험한다. 환자들은 자신들의 신체이형을 다른 사람에게 노출하는 것을 기피하며 숨기려하여 사람들과 접촉을 회피하는 경향이 높다. 우울증장애와 불안장애를 동반하는 비율이 높으며 자살 위험도 높다.

DSM-IV-TR의 신체이형장애 진단기준

A. 상상하는 외모 결함에 대하여 집착한다. 만약 신체적으로 약간의 이상이 있다면 그 관심이 지나치게 과장되어 나타난다.
B. 이러한 집착이 임상적으로 현저한 고통을 유발하며 사회적 직업적 혹은 다른 주요한 영역에서 기능 장애를 초래한다.
C. 이러한 집착은 다른 정신장애로 설명되지 않는다.

2. 원인

신체이형장애의 원인은 잘 규명되지 않았다. 오늘날 우리 사회에서 외모에 대한 관심이 높아 신체에 대한 관심이 높아지게 하는 요인으로 작용할 것이다. 정신분석 이론은 억압된 성적 및 정서적 갈등이 신체 장기로 전치되었다고 한다. 인지이론은 신체에 대한 선택적이고 지나친 관심으로 발병한다고 한다. 신체이형장애에서 우울장애의 동반 이환율이 높으며, 가족원에서 기분장애의 빈도가 높으며, SSRI가 치료에 효과 있다는 것은 세로토닌 기능이상과 관련 있음을 시사한다.

3. 치료와 예후

신체이형장애 환자는 정신과를 찾기보다 일차적으로 성형외과, 피부과 혹은 치과를 찾는 경우가 많다. 그러나 신체이형에 대한 성형 수술은 소기의 결과를 얻는 경우가 드물며 더욱 악화시키는 경우가 많다. 치료는 먼저 동반하는 우울장애나 불안장애 혹은 다른 정신장애를 치료하는 것이 필요하다. 약물치료는 SSRI가 효과 있다.

통증장애

P씨는 50세 여자로 온 몸이 아프다고 호소하며 내원하였다. 환자는 10여년 전부터 머리가 자주 아파서 약국에서 두통약을 구입하여 복용하고 지냈다. 두통은 항상 뒷머리 부위가 조이고 욱신거리며 그러다가 심할 때는 바늘로 찌르는 것같이 찌릿찌릿한 통증이 두정부에서 목뒤로 내려오는 것이 견디기 어렵

다고 하였다. 두통이 점차 악화되면서 약 5년 전부터 팔 다리가 욱신거리며 관절 통증으로 활동에 지장이 있었다. 그 동안 신경과와 정형외과에서 뇌의 MRI, 근전도 검사, 관절검사 등을 시행하였으나 원인을 찾지 못하였으며 신경성이라고 하였다. 이런 증상은 신경을 쓰면 악화되었다. 환자는 2남 2녀 중 맏이로 출생하였으며 부모님이 함께 장사하여 집안일을 하며 동생들을 돌보았다. 환자가 16세 때 아버지가 교통사고로 사망하였으며 어머니를 도와 동생들을 양육하였다. 동생들이 자라면서 환자는 어머니를 도와 함께 장사를 하였으며 동생들 뒷바라지 하느라고 결혼을 하지 못하였다. 이제 동생들은 독립하여 생활하지만 환자는 어머니를 돌보며 함께 생활한다. 몸이 아파서 3년 전 하던 장사를 그만 두었다. 동생들에 대한 섭섭한 마음이 많이 있다.

1. 증상과 진단

통증장애는 한 곳 이상의 신체 부위에 통증이 주된 증상이다. 육체노동을 많이 한 사람에서 중년기에 빈도가 높다. 통증장애 환자는 두통, 요통, 근육통, 안면통증 등 다양한 증상을 호소한다. 이들은 만성의 경과를 가면서 많은 의사로부터 진료를 받아온 병력이 있으며 또 다른 검사와 약물을 요구한다. 이들은 자신의 통증이 신체적 원인이 있다고 믿으며 심리적 요인을 무시하는 경향이 강하다. 통증장애 환자들에서 우울기분은 60~100%에서 나타나며, 25~50%에서 주요우울장애로 진단되었다. 통증장애의 DSM-IV-TR 진단기준은 다음에 제시하였다.

DSM-IV-TR의 통증장애 진단기준

A. 임상적으로 호소하는 주된 초점은 해부학적으로 한 가지 이상의 부위에서 통증이며 그 정도는 임상적으로 주목하여야 할 정도로 심하다.

B. 통증은 임상적으로 현저한 고통을 유발하며 사회적 직업적 혹은 다른 주요한 영역에서 기능 장애를 초래한다.

C. 심리적 요인이 통증의 발병, 정도, 악화 및 유지에 중요한 역할을 하는 것으로 평가된다.

D. 증상이나 결함은 의도적으로 가장하였거나 꾀병이 아니다.

E. 통증은 기분장애, 불안장애, 정신병 장애로 설명되지 않으며 성교통증의 진단

기준을 충족되지 않는다.

심리적 요인이 통증의 발병, 정도, 악화 및 유지에 중요한 역할을 하는 것으로 평가되면 심리적 요인과 관련된 통증장애로 진단하며, 일반의학적 상태가 통증의 발병, 정도, 악화 및 유지에 중요한 역할을 하는 것으로 평가되면 일반의학적 상태와 관련된 통증장애로 진단하며, 심리적 요인과 일반의학적 상태가 함께 관련이 되었으면 심리적 요인과 일반의학적 상태와 관련된 통증장애로 진단한다. 신체화장애의 진단기준을 충족시키면 통증장애로 진단하지 않는다.

2. 원인

통증의 발병에 신체적 요인과 심리적 요인이 중요하다. 통증은 신체적으로 말초 감각 신경에 가하여진 자극이 대뇌피질에 투사하여 경험한다. 그러나 신체적 병변 없이 심리적 요인에 의한 통증의 발병 기전은 잘 밝혀지지 않았다. 또한 신체적 병변에 의한 통증에서도 심리적 상태가 통증의 경험에 중요한 역할을 한다. 부정적 정동 상태에서는 통증이 증가되며 긍정적 정동 상태에서 통증은 감소된다. Melzack은 말초로부터 전달된 통증 지각은 중추신경계로 전달되는 과정에 중추신경계 감각 영역, 인지 영역, 및 정서 영역을 활성화시켜 통합하여 지각하게 한다고 하였다. 또한 신경전달물질 엔도르핀과 세로토닌은 통증 감수성에 영향을 미치며 통증장애에서 그 기능이 저하된 것으로 추정된다. 통증장애 환자의 가족원에서 통증장애의 빈도가 높으며 우울장애, 불안장애, 그리고 물질관련장애의 빈도가 높아 이들 장애와 연관성을 시사한다.

정신분석이론은 통증은 다양한 심리적 의미를 갖고 있다고 본다. 신체적 병변 없이 나타나는 통증은 무의식의 갈등을 상징적으로 해결하는 이점이 있으며, 특히 감정을 직접으로 표현하는 것이 어려운 감정표현불능증(alexithymia)에서 그러하다. 정서적 고통을 자신의 나약함으로 간주하여 표현하지 못하는 사람에서 내적 갈등을 신체적 통증으로 표현함으로 체면을 잃지 않고 의존적 욕구를 충족시킬 수 있다. 또한 통증으로 잘못에 대하여 충분히 처벌받음으로 용서받아 죄책감을 완화시킬 수 있다. 방어기제로 전치, 대치, 억압 등이 흔히 사용되며 통증을 알고 있는 사람과 동일화도 주요한 기제로 관여한다.

행동이론은 통증은 보상을 통하여 강화되며 처벌을 통하여 억제된다. 통증은 고통스러운 활동을 회피할 수 있도록 하며 다른 사람의 관심과 금전적 보상을 얻는 수단으로 이용될 수 있다.

3. 치료와 예후

통증장애의 치료는 환자로 하여금 통증의 발병과 경과에 심리적 요인의 중요성을 교육하고 대응방법을 탐구하도록 하는 것 중요하다. 정신치료는 일부 환자에서 효과가 있음으로 환자를 잘 선별하는 것이 필요하다. 통증은 스트레스 상황에서 악화됨으로 스트레스 관리를 교육하고 훈련하는 것이 필요하다. 통증이 고통스러울지라도 현실적 한계를 인정하고 수용하는 방법을 찾도록 한다. 통증은 긍정적 기분에서 완화되고 부정적 기분에서 악화됨으로 통증을 직접 통제할 수 없으나 기분 상태를 잘 관리하면 통증이 완화될 수 있다. 신체적으로 가능한 상태에서 활동에 참여하는 것이 필요하다. 항우울 약물은 일부 환자에서 상당히 효과 있다.

미분화 신체형장애

미분화 신체형장애는 신체적 병변으로 설명할 수 없는 한 가지 혹은 그 이상의 신체증상들이 6개월 이상 지속되는 경우 혹은 신체증상의 정도가 신체형장애의 진단기준에 미치지 못하는 경우에 진단한다. 이전에 신경쇠약증은 DSM-IV-R 미분화 신체형장애로 분류되었다. 흔히 호소하는 증상들은 자율신경계 증상이나 만성 피로감. 식욕저하, 소화 장애, 빈뇨증 등이다.

DSM-IV-TR의 미분화 신체형장애

A. 한 가지 이상의 신체적 증상(예를 들어; 피로감, 식욕저하, 소화장애, 빈뇨증 등)을 호소한다.

B. 다음 (1) 혹은 (2) 중 한 가지가 있다.

(1) 적절한 검사를 하여도 일반의학적 상태나 물질의 직접적 효과로 증상이 설명되지 않는다.

(2) 일반의학적 상태가 관련이 있을 때 신체적 호소나 이로 인한 사회적 및 직업적 손상이 병력과 이학적 검사 혹은 검사실 검사로 예상할 수 있는 정도

를 초월한다.

C. 증상은 임상적으로 현저한 고통을 유발하며 사회적 직업적 혹은 다른 주요한 영역에서 기능 장애를 초래한다.

D. 장애 기간은 적어도 6개월 이상이다.

E. 장애는 다른 신체형장애, 성기능장애, 기분장애, 불안장애, 수면장애 및 정신병 장애와 같은 다른 정신장애로 설명되지 않는다.

F. 증상은 의도적으로 가장하였거나 꾀병이 아니다.

신경쇠약증

1. 증상과 진단

신경쇠약증은 만성 피로, 두통이나 근육 통증 그리고 여러 가지 비특이성 증상을 특징으로 한다. ICD-10에는 정신장애의 진단으로 분류되었으나 DSM-IV-TR에는 미분화 신체형장애에 포함되었다. ICD-10 진단 기준은 피로 증상으로 1) 특별한 정신적 노력을 요하지 않는 일상 작업 수행과 같은 경한 노력 후 탈진감을 지속적으로 호소하며 고통스러워하는 것, 2) 경한 신체적 노력 후에 피로와 신체적 허약함을 지속적으로 호소하며 고통스러워하는 것 중 하나가 있어야 한다. 그리고 피로 증상과 함께 근육 통증, 어지럼증, 긴장성 두통, 신경질, 불면증, 이완하지 못함의 여섯 가지 증상 중 하나가 있어야 한다. 또한 이들 증상들은 휴식, 이완, 혹은 오락으로 회복되지 않으며 6개월 이상 지속되어야 한다. 신경쇠약증은 청소년기에 시작하여 적절하게 치료하지 않으면 만성으로 진행한다. 신경쇠약증 증상은 우울장애와 불안장애 증상과 유사하여 이들 장애와 감별하여야 한다.

2. 원인

신경쇠약증이라는 진단을 처음 사용하였던 George Beard는 신경계가 취약한 사람이 심한 스트레스를 받으면 여러 가지 증상이 발병하며, 이것은 신경계에 저장되었던 영양분이 소진된 신경의 탈진 상태에 기인한다고 하였다. Freud는 신경쇠약증은 성 에너지가 적절하게 발산되지 않을 때 발병한다고 하였다.

3. 치료와 예후

신경쇠약증이 비록 신체적 병변이 없어도 장해를 초래하는 질병으로 인식하고 환자의 호소를 받아 주는 것이 필요하다. 그러나 증상에 상응하는 신체적 병변이 있는가를 확인하기 위하여 필요한 의학적 검사를 시행하여 확인하는 것은 필요하다. 먼저 증상을 완화시키기 위한 대응치료가 필요하며 항우울 약물과 항불안 약물이 어느 정도 효과 있다. 이와 함께 증상을 악화시키거나 완화시키는 사회환경적 스트레스를 파악하여 관리한다.

만성 피로증후군

E씨는 40세 여자로 6개월 전 "독감"을 앓았으며 그 후 잘 회복하지 못하고 심한 피로와 근육 통증으로 치료를 받다가 주치의 권유로 의뢰되었다. 6개월 전 독감을 앓고 2주 정도 요양을 하고 직장, 초등학교 교사로 복귀하였다. 그러나 일주일 정도 근무하니 몸이 피로하여 근무할 수 없어 1년간 휴직하고 요양한다. 집에서 쉬면서도 항상 몸이 피로하고 무기력하며 온몸의 근육이 빼근하며 간헐적으로 쑤시며 통증이 심하였다. 조금만 활동을 하면 쉽게 피로하며 회복하는데 2~3일이 걸린다고 한다. 면담시 환자는 몸이 아프니 기분이 좋지 않지만 우울하지는 않다고 하였다. 잠은 자는데 아침에 일어나면 기분이 상쾌하지 않다. 환자는 성격이 소심하지만 책임감이 강하여 맡은 일은 잘 수행하였다. 평소에도 환절기에는 감기를 자주 앓았다고 한다. 그러나 지금같이 장기간 일을 할 수 없을 정도로 피로하고 아팠던 적은 없었다.

1. 증상 및 진단

만성 피로증후군은 바이러스 감염 후 만성으로 지속되는 피로감을 주 증상으로 하며 근육 통증, 발열, 인후염, 임파선 통증, 기억 저하, 집중장애, 관절 통증, 현기증, 불면증 등 다양한 신체증상으로 나타난다. 만성 피로증후군의 80% 정도에서 주요우울장애로 진단된다. 일반인에서 만성 피로는 빈도가 높으며 성인의 25%에서 2주 이상 지속되는 피로를 경험한다고 한다. 만성 피로증후군의 진단기준은 1988년 미국 질병 통제 및 예방 센터(Center for

Disease Control and Prevention, CDC)에서 만들었으며 아래에 제시하였다. 만성 피로증후군의 유병율은 0.2~0.4% 정도로 보고되었으며, 남자보다 여자에서 빈도가 높으며 연령적으로 20~40세에서 빈도가 높다.

CDC의 만성 피로증후군 진단기준

1. 설명할 수 없는 심한 피로감이 6개월 이상 지속되며 다음과 같은 특징이 있다.
   (1) 새로이 발병하거나 발병이 분명하다.
   (2) 지속적인 운동으로 의한 것이 아니다.
   (3) 휴식으로 회복되지 않는다.
   (4) 기능적 장애가 있다.
2. 다음 증상들 가운데 4가지 혹은 그 이상이 동반한다.
   (1) 기억장애나 집중장애
   (2) 인후통증
   (3) 임파선 통증
   (4) 근육통증
   (5) 몇 군데 관절 통증
   (6) 새로운 유형의 두통
   (7) 숙면을 취하지 못함
   (8) 운동 후 피로감이 24시간 이상 지속

2. 원인

만성 피로증후군의 원인은 명확하게 규명되지 않았으나 Epstein-Barr herpes virus 감염에 기인한다고 추정한다. 또한 만성 피로증후군 환자들에서 면역기능이 저하되었다는 보고가 있다.

3. 치료와 예후

만성 피로증후군의 치료에 대한 효과적인 치료는 알려지지 않았으며 증상에 대한 대응적 지지치료를 시행한다. 치료자는 환자의 증상을 근거가 없다고 무시하지 않고, 증상을 유발하는 원인이 있는지를 적절한 검사를 실시하여 확인하여야 한다. 환자는 가능한 한 일상의 활동을 계속하는 것이 바람직하다. 일부 환자에서 항우울 약물은 통증을 완화시키고 수면과 인지기능을 호전시키는 효과가 있다.

제14장

해리장애

해리장애는 자신, 환경 혹은 시간에 대한 의식의 연속성이 단절되는 것을 특징으로 하며 의식, 기억, 행동 및 자아정체성의 장애로 나타난다. 해리는 정상인에서도 빈번하게 나타나지만 심한 외상을 받았을 때 심리적으로 현장으로부터 떠나 외상을 조망하며 해결방안을 생각할 수 있는 시간을 벌 수 있다. 그 정도가 심하여 일상생활에 장애를 초래하는 정도일 때 해리장애로 진단한다. DSM-IV-TR에서 해리장애는 그 특징에 따라 1) 해리성 기억상실증(dissociative amnesia), 2) 해리성 둔주(dissociative fugue), 3) 해리성 주체성장애(dissociative identity disorder), 그리고 4) 이인화 장애(depersonalization disorder)로 분류하였다.

해리성 기억상실증

경찰이 23세 여자를 응급실에 데리고 왔다. 환자는 심히 지친 모습으로 의복이 남루하고 얼굴은 그을렸으며 개인위생 상태가 좋지 않았다. 환자는 멍한 표정으로 질문은 이해하는 듯 하였으나 생각이 느려 대답하는데 간격이 길었다. 환자는 이름과 집 주소를 알고 있었으며 지난 2일간 일을 기억하지 못하였다. 환자는 뇌영상 검사상 이상이 없었으며 의학적 검사상 경도의 탈수 소견을 보였다. 환자가 회복 후 환자와 가족으로부터 얻은 정보에 의하면 환자는 내원 2일전 사귀던 남자가 헤어지자고 하여 심히 충격을 받았으며 환자는 집에 들어오지 않았다. 환자는 너무 충격을 받아 그냥 걸었다고 하며 그 후 어디서 무엇을 하였는지 기억하지 못하였다.

1. 증상과 진단

해리성 기억상실증은 심인성 기억상실이라 부르기도 한다. 과거 경험을 기억하지 못하는 것을 주 증상으로 한다. 사례에서 보는 바와 같이 기억 상실은 심한 심리적 외상의 경험과 관계있으며 그 기간은 수 시간에서 수개월 또는 수년에 이를 수 있다. 기억상실에 비하여 의식이나 현실감의 장애는 현저하지 않는 경우가 많다. 상실한 기억의 내용은 특정한 사건과 관련된 제한적 정보에 한정될 수 있으나 때로는 개인의 전반적 정보를 기억하지 못하는 경우도 있다. 해리성 기억장애는 단순한 건망증이나 망각으로 설명하기에는 그 정도가 심하고 광범위하다. 해리성 기억상실증은 해리장애 중 가장 빈번하지만 그 유병율은 알려지지 않았다. 남자보다 여자에서 빈도가 높다. 전쟁과 천재지변 등 심한 스트레스 상황에서 높게 나타나며 가정과 사회에서 폭력도 중요한 요인이다.

DSM-IV-TR의 해리성 기억상실증 진단기준

A. 중요한 개인 정보를 회상하지 못하는 삽화가 한번 혹은 그 이상 있는 것이 주된 장애이며, 이것은 일반적으로 외상이나 스트레스에 기인하며 일상적인 망각으로 설명하기에 너무 광범위하다.

B. 장애가 해리성 주체성장애, 해리성 둔주, 외상후 스트레스 장애, 급성 스트레스 장애 혹은 신체화장애의 기간 동안 나타나는 것이 아니며, 물질(예: 약물남용, 투약)이나 신경학적 상태 혹은 일반의학적 상태에 의한 것이 아니어야 한다.

C. 증상은 임상적으로 심각한 고통을 초래하거나 사회적 직업적 또는 다른 중요한 기능영역에서 장해를 초래한다.

2. 원인

해리성 기억상실증는 강한 정서적 반응을 동반한 사건과 관련된 기억의 회상에 장애를 특징으로 한다. 정신분석 이론은 강한 감정적 반응을 유발하는 사건을 의식의 주류에서 제외함으로 그에 동반하는 감정을 경험하지 않으려는 현상으로 본다. 심리적으로 억압, 해리,

부정을 주된 방어기제로 사용한다. 기억은 일련의 신경생리 과정을 통하여 저장되어 회상된다. 학습이론은 기억은 상태의존 현상으로 기억한 정보를 회상하는 능력은 그 정보를 학습할 때 상태와 유사한 상태에서 그 정보를 더욱 잘 회상한다고 한다. 이 상태는 개인의 사고와 감정 뿐 아니라 신경생리 상태와도 관련 있다. 이 이론에 의하면 해리성 기억상실증을 유발하는 상황이 너무나 특이하여 일반적 상황에서 그 기억을 회상하지 못한다는 것이다.

3. 치료와 예후

해리성 기억상실증은 감당할 수 없는 심한 심리적 외상에 대한 반응이므로 환자를 안정시키는 것이 필요하다. 대부분 환자는 심리적으로 안정되면 기억을 회복한다. 환자의 회복을 돕기 위하여 최면요법이나 수면유도 약물인 sodium amytal을 이용하여 가벼운 수면상태를 유도하여 환자로 하여금 심리적 억제를 완화시키어 외상 기억을 회상하도록 할 수 있다. 해리성 기억상실증은 심리적으로 안정을 회복하면서 빠르게 회복되어 예후는 양호하다.

해리성 둔주

경찰이 50대 중반으로 추정되는 남자를 응급실로 데리고 왔다. 환자는 3일 전 여관에 투숙하였으나 숙박비를 지불하지 않고 행동이 이상하여 경찰에 연락하였다. 환자는 신원을 확인할 주민등록증이나 다른 증명을 갖지 않았으며 자신의 거주지 주소를 기억하지 못하였다. 경찰이 가출자 명단을 확인하여 환자의 신원을 확인하였다. 환자는 15일 전 가출하였으며 환자는 자신의 이름은 xxx라고 하였으나 실제 이름이 아니었다. 환자는 언제 무슨 이유로 가출하였는지에 대하여 전혀 알지 못하였다. 아내에 의하면 환자는 중소기업을 경영하였으며 1개월 전 부도가 나서 채권자들로부터 많이 시달렸다. 내원 15일 전 가족과도 상의하지 않고 가출하였다. 가출 후 가족들에게 한 번도 연락이 없었다. 환자에 대한 의학적 검사는 정상이었다.

1. 증상과 진단

해리성 둔주는 비교적 드문 장애이며 그 빈도는 정확하게 보고되지 않았다. 해리성 둔주는 환자가 갑자기 집이나 직장을 떠나 홀로 방황하면서 자신이 왜 낯선 곳을 방황하는지를 모르는 극적인 행동으로 나타난다. 그리고 환자는 방황하였던 기간에 무슨 일이 있었는지 기억하지 못한다. 해리성 기억상실증 환자는 자신이 기억하지 못한다는 것을 인식하지만 해리성 둔주 환자는 자신이 기억을 하지 못한다는 것 자체를 알지 못한다. 해리성 둔주 환자는 다른 사람들이 보기에 크게 이상하게 보이지 않게 행동하며 비교적 단순 업무를 수행하는데 지장이 없다. 그래서 해리성 둔주 환자는 새로운 곳에서 새 이름과 직장을 갖고 생활하기도 한다. 그러나 해리성 정체성장애와 달리 옛 자기와 새로운 자기가 번갈아 교대로 나타나는 것은 아니다.

DSM-IV-TR의 해리성 둔주 진단기준

A. 주된 장해는 갑자기 그리고 예기치 않게 집이나 평소 활동 장소를 떠나 여행하며 자신의 과거를 회상하지 못하는 것이다.

B. 개인의 주체성에 대한 혼돈이 일어나거나 새로운 주체성(부분적 혹은 완전한)이 형성된다.

C. 장해가 해리성 주체성장애의 기간에만 일어나는 것이 아니며, 물질(예: 약물 남용, 투약)이나 신경학적 상태 혹은 일반의학적 상태에 의한 것이 아니어야 한다.

D. 증상은 임상적으로 심각한 고통을 초래하거나 사회적 직업적 또는 다른 중요한 기능 영역에서 장해를 초래한다.

2. 원인

해리성 둔주는 심리적으로 고통스러운 상황에서 발생하여 그 상황에서 회피하고자 하는 심리 상태와 관계가 있다. 해리성 둔주는 우울장애, 인격장애, 물질남용 등 다른 정신장애에 동반하여 나타나는 빈도가 높으며 특히 알코올이나 약물 복용 후 잘 나타난다.

3. 치료와 예후

해리성 둔주의 치료는 해리성 기억상실증과 유사하다. 일차적으로 환자를 안정시키어 환자가 지난 기억을 회상할 수 있도록 돕는 것이다. 고통스러운 경험을 기억에서 제외하는 것이 아니라 자신의 한 부분으로 받아들이고 수용하는 것이 필요하다. 최면술과 약물을 이용한 면담이 도움이 된다.

해리성 주체성장애

D씨는 35세 여자로 내원 한 달 전부터 그녀의 5세 된 딸이 납치될 것이라는 생각을 마음에서 지울 수 없으며 이로 인하여 심한 불안 발작을 경험하여 내원하였다. 내원 한 달 전 딸이 아파트 놀이터에서 놀다가 집을 찾지 못한 일이 있었으며 환자는 딸이 납치되었다고 심히 걱정하였으며 이 사건 후 발병하였다. 면담중 환자는 어린아이 목소리로 "무서워, 무서워"하며 소리를 질렀다. 무엇이 무서운가 물었을 때, 환자는 "아빠가 와요, 아빠가 와요, 잘못했어요, 용서해 주세요."하면서 흐느껴 울었다. 얼마 후 울기를 중단하고 나이든 어른의 목소리로 "xx야(환자의 이름), 괜찮다. 할미가 있으니 괜찮다."고 하였다. 그리고 어른의 목소리로 언성을 높여 아버지를 욕하며 꾸짖었다. 그리고 환자가 자라온 배경을 이야기하였다. 나중에 환자의 형제들에게 확인하니 환자의 이야기가 사실이었다. 환자는 1남 3녀 중 맏이로 출생하였다. 가정이 경제적으로 어려웠으며 부모는 함께 행상으로 생활하였다. 아버지는 자주 술을 마시고 행패 부렸으며, 환자를 폭행하는 일도 자주 있었다. 어려서부터 할머니가 환자와 형제들을 돌보아 주었으며 환자는 할머니를 좋아하였다. 환자는 중학교를 졸업하고 산업체 고등학교 진학하여 일하였다. 현 남편과 10년 전 결혼하였으며 경제적으로 어려워 직장에서 일한다. 환자는 8세 아들과 5세 딸이 있다. 할머니는 1년 전 사망하였으며 할머니 사망 후 환자는 상당히 우울해 하였다. 남편에 의하면 할머니 사망 후 환자는 가끔 정신이 멍하게 보일 때가 있었으며, 무슨 생각을 하는가 물으면 놀라며 아무 것도 아니라고 대답하였다고 한다.

1. 증상과 진단

해리성 주체성장애는 이전에 이중인격 혹은 다중인격 장애로 지칭되었으나 DSM-IV-TR에서 새 이름으로 명명되었다. 해리성 주체성장애는 서양에서 18세기까지 귀신들림으로 취급받았으나 Marin Charcot, Pierre Janet, Sigmund Freud 등의 연구로 정신장애로 분류되었다. 해리성 주체성장애는 두 가지 혹은 그 이상의 별개의 인격이 독립적으로 존재하여 행동하는 것이 특징이다. 한 연구는 102명의 해리성 주체성장애 환자들에서 나타나는 증상을 조사하니 몸속에 다른 사람의 존재함, 환청, 다른 사람이 통제함 등의 정신병 증상과 기억상실 삽화, 외상경험의 회상, 소아기 기억상실 등의 외상 관련 증상, 우울기분, 자살 사고와 자해행동 등의 기분 증상 그리고 두통, 현기증 등의 다양한 신체 증상을 호소한다. 그리하여 해리성 주체성장애 환자는 경계성 인격장애, 정신분열병, 및 기분장애로 오진되는 경우가 빈번하다.

DSM-IV-TR의 해리성 주체성장애 진단기준

A. 두 가지 또는 그 이상의 각기 구별되는 인격 주체나 상태가 존재한다(각각의 주체는 환경과 자기를 지각하고 관계하고 생각하는 상대적으로 지속적이며 독특한 방식을 갖고 있다).

B. 적어도 둘 이상의 인격 주체나 상태가 반복적으로 개인의 행동을 통제한다.

C. 일반적인 망각으로 설명하기에는 너무 광범위하며 중요한 개인 정보를 회상하지 못한다.

D. 장애가 물질(예: 알코올 중독 상태에서 일시적 의식상실 또는 무질서한 행동)이나 일반의학적 상태의 직접적 생리적 효과에 의한 것이 아니다.

2. 원인

해리성 주체성장애의 발병에 유전적 취약성, 외상 경험, 환경적 요인 그리고 사회적 지지의 결여의 네 가지 요인들이 관여하는 것으로 생각된다. 해리성 주체성장애 환자에서 소아기 심리적 외상의 빈도가 높다. 한 연구는 100명의 해리성 주체성장애 환자의 병력을 조사하여 95%에서 성적 학대 혹은 신체적 학대 혹은 모두를 경험하였다고 하며 다른 연구에서도 비슷한 빈도의 소아기 외상을 보고하였다. 유전적 취약성은 분명하게 규명되지 않았으나 일부 해리성 주체성장애 환자에서 뇌파검사상 이상 소견을 보였으며 측두엽에서 뇌혈류가 증가되어 해리성 주체성장애가 간질과 관계가 있다는 주장도 있다. 해리성 주체성장애는 스트레스가 갑자기 감당할 수 없을 정도로 증가되었을 뿐 아니라 스트레스 상황에서 외부로부터 도움을 받지 못하여 개인이 대응하는 방안을 찾지 못하였을 때 발병한다고 추정된다.

3. 치료와 예후

해리성 주체성장애의 치료는 해리된 인격을 통합하여 적응기능을 향상시키는 것을 목표로 한다. 정신치료는 단계적으로 진행된다. 먼저 환자가 갖고 있는 해리된 인격들의 실체를 이해하고 나아가서 해리된 인격들 중 가장 중심적 인격을 파악하는 것이다. 다음 단계는 환자가 이전에 경험한 외상을 이해하고 수용하여 더 이상 외상 경험을 억압하고 배제하지 않고 인격에 통합하는 과정이다. 중심적 인격이 다른 인격을 이해하고 수용하여 해리된 인격들을 통합하는 것이다. 그러나 인격들 사이의 통합이 어려울 경우 인격들 사이에 조화로운 협력을 이루어 새로운 적응방법을 개발하여 만족한 삶을 영위하도록 한다.

이인화 장애

1. 증상과 진단

이인화 장애는 자기가 평소와 달리 변화하였다는 느낌이 지속적이고 반복적으로 나타나는 것을 특징으로 한다. 이인화 환자는 자신이 꿈속에 있는 것같이 느끼거나 현실과 떨어져 있다고 느낀다. 환자는 스스로 이러한 경험을 지각하며 불편하게 느낀다. 이인증과 달리 자기 주변에 대한 지각에 변동이 있어 이상하게 느끼는 것은 비현실감이라 한다. 이인화 장애는 내적 심리 상태와 외부 환경은 이전과 다름이 없으나 개인에게 의미와 관계에 있어 이전과 다르게 느낀다. 신체의 한 부분이나 전체가 이전에 경험하였던 것과 전혀 상이하게 경험할 수 있다. 흔히 팔이나 다리의 한 쪽이 다른 쪽보다 길게 느끼며 몸의 한쪽이 존재하지 않는 것같이 느낀다. 또한 영혼이 몸 밖으로 나와서 자신의 신체를 관찰하기도 한다. 환자들은 자신의 변화에 대한 상당한 불안을 느낀다.

DSM-IV-TR의 이인화 장애 진단기준

A. 자신이 외부의 관찰자인 것처럼 자신의 정신 과정이나 신체로부터 분리되었다는 느낌을 지속적이고 반복적으로 경험한다.

B. 이인증을 경험하는 동안 현실 검증 능력은 손상되지 않고 유지된다.

C. 이인증은 임상적으로 심각한 고통을 초래하거나 사회적, 직업적 또는 다른 중요한 기능 영역에서 장해를 초래한다.

D. 이인증 경험이 정신분열병, 공황장애, 급성 스트레스장애, 또는 기타 해리장애의 경과 중에만 일어나는 것이 아니며 물질(예: 약물남용, 투약)이나 일반의학적 상태(예: 측두엽 간질)의 직접적 생리적 효과에 의한 것이 아니다.

2. 원인

Janet는 정신적 기능은 신경에너지에 의하여 이루어지며 이인화 장애는 신경에너지의 감소로 기인한 것이라 하였다. 그러나 당시 신경과학의 발달로는 신경에너지를 규명할 수 없었다. 이인증은 정신분열병, 기분장애, 다른 정신장애에 동반하여 나타날 뿐 아니라 간질이나 내분비장애, 물질중독에 의하여 나타나기도 하며 심한 정신적 스트레스 상황에서 발병한다. 이러한 사실은 이인증이 신체적 심리적 및 환경적 요인들의 상호작용에 의하여 발병하는 것을 시사한다.

3. 치료와 예후

이인화 장애 치료는 일차적으로 환자가 경험하는 불안을 완화시키는 것과 환자에서 동반한 다른 정신장애를 치료하는 것이 중요하다. 정신분석적 정신치료는 환자가 경험한 외상을 이해하고 통합시켜 내적 갈등을 완화시키어 안정시키는데 효과 있다. 이인화 장애는 급성으로 발병하여 다양한 경과로 진행된다. 일부는 증상이 호전과 재발로 순환하며 다른 환자들에서 만성으로 지속되기도 한다.

제15장

성기능과 성주체성 장애

성기능 장애

1. 성기능의 발달

인간에서 성은 종족 보존과 쾌락을 위하여 중요한 삶의 영역이다. 인간의 성은 성장주기에 따라 단계적으로 발달하며, 성 기능과 활동은 신체적, 심리적, 및 사회문화적 요인에 의하여 영향을 받는다. 만족한 성생활을 위하여 성행위를 수행할 수 있는 신체적 성숙, 성행위에 참여 하는 당사자의 심리적 안정과 사랑의 관계, 그리고 인간의 성 기능과 행위에 대한 이해가 필수적이다. 우리나라 성인을 대상으로 한 조사에서 85~90%가 성생활의 만족이 삶에 필수적이라고 응답하여 만족한 성생활이 얼마나 중요한가를 알 수 있다. 그러나 응답자의 절반 정도는 현재 성생활이 만족스럽지 못하다고 하였다.

정상 성기능은 신체적 및 심리적 성장과 함께 단계적으로 이루어진다. 건전한 성기능은 건강한 신체적 성장과 함께 심리적으로 성주체성을 확립하고(sexual identity), 남자와 여자로서 성역할을 배우고(gender identity), 성충동의 대상을 선정하는 성지향성(sexual orientation)과 사회문화적으로 수용할 수 있는 성행동(sexual behavior)을 학습하는 것을 포함한다.

성주체성이란 태아가 남자와 여자의 성 기관을 갖고 태어나서 태어날 때 갖고 있는 해부학적 성으로 인정받아 성장하는 것을 지칭한다. 태아의 성은 유전적으로 남자와 여자로 결정되지만 수정 후 6주에서 12주 사이에 배아는 남성호르몬 안드로겐(androgen)의 영향을 받아 남자와 여자로 분화하여 성장한다. 이 시기에 호르몬 분비가 부적절하면 성기관의 발육이 부전하여 태어날 때 성기관이 남자인지 혹은 여자인지 분별하기 어려워 해부학적 성으로 양육 받지 못하는 경우가 있다.

성역할 주체성은 남자와 여자에 관련된 행동의 심리적 측면으로 정의하며 유아가 자라면서 남자와 여자의 인식을 갖고 그 역할을 배워 행동하는 것이다. 유아는 자라면서 주위 사람들이 자기를 대하는 행동으로부터 배워 2~3세경이 되면 자신이 남자인지 혹은 여자인지를 인식하며 그렇게 행동한다. 여러 가지 이유로 해부학적 성과 일치하지 않는 성으로 양육 받으면 해부학적 성과 다른 성역할 주체성을 형성한다.

성지향성은 성충동의 대상이 이성인지 혹은 동성인지에 따라 동성애(homosexual), 이성애(heterosexual), 그리고 양성애(bisexual)로 분류한다.

DSM-IV-TR에서 성장애는 성기능 장애, 성도착증 그리고 성주체성 장애로 분류한다. 성기능 장애는 성 기능을 수행하는데 장애가 있는 것으로 성적 욕구 장애, 성적 흥분 장애, 극치감 장애, 성교 통증 장애, 물질 유발성 성기능 장애로 세분한다.

2. 성반응 주기

성반응은 성적 자극에 대한 정신신체적 현상으로 정상 남녀에서 욕구기, 흥분기, 극치기 그리고 해소기의 네 단계로 구분된다. 성적 욕구와 충동은 남자와 여자 사이에 차이가 있다. 성적 관심과 생각과 성적 자극에 대한 민감성은 남자에서 높다. 남자는 여자의 나체와 같은 시각적 자극에 여자보다 민감한 반면 여자는 열정적이며 헌신적인 남자의 로맨스에 강하게 반응한다.

1) **욕구기** : 성적 공상이나 성행위에 대한 욕구를 갖는 것이 특징이며, 개인의 인격, 동기 그리고 성적 충동과 관련이 있다.
2) **흥분기** : 사랑의 대상의 존재나 공상으로 인한 심리적 자극이나 신체 부위의 자극에 의하여 정신적 및 신체적으로 각성되고 흥분된 상태이다. 신체적으로 성기관에 울혈이 나타나 남성에서 음경이 발기하며, 여자에서 질의 윤활과 유방의 울혈이 일어난다. 그리고 정신적으로 쾌감을 경험한다.
3) **극치기** : 남자는 성적 쾌감이 극치에 이르러 참을 수 없는 사정 욕구가 일어나 사정하며, 여자는 질과 자궁, 그리고 회음부 근육이 주기적으로 수축하여 성적 쾌감이 극치에 이른다. 극치기에 일시적으로 정신이 몽롱해지는 것을 경험한다.
4) **해소기** : 성기관으로 부터 혈액이 빠져나가 정상 상태로 돌아가는 단계이다. 극치감

을 경험하면 전신 근육이 이완되고 주관적 행복감과 전반적 이완을 경험하면서 성기관의 울혈이 빠르게 풀리게 된다. 그러나 극치감을 경험하지 못하면 긴장이 지속되어 불쾌감을 느끼며 서서히 해소가 일어난다. 남자는 극치감을 경험한 후 일정시간 성적 흥분이 일어나지 않는 불응기가 있으나 여자에서는 불응기가 없어 극치감을 반복하여 경험할 수 있다.

3. 성기능 장애의 분류

1) 성욕구 장애

성반응 주기에서 욕구기의 기능적 장애를 말하며 성욕구 감퇴 장애와 성혐오 장애로 나타난다. 성욕구 감퇴 장애는 성욕구 뿐 아니라 성에 대한 공상도 없거나 현저하게 감소된 상태이며 남자보다 여자에서 빈도가 높다. 한 연구에서 남자의 3%, 여자의 16%가 상당한 기간 동안 성활동에 대한 욕구가 거의 없었다고 하였다. 성욕구는 신체적 상태, 성 상대로서 자존감, 이전의 성 경험, 성 상대의 유무, 성 상대와의 관계 등에 의하여 영향을 받는다. 성욕구 장애는 우울장애, 정신분열병과 같은 정신장애 및 내분비 장애와 같은 신체장애 그리고 알코올이나 다른 약물 복용 시 증상으로 나타난다. 성욕구 장애는 심리적으로 성에 대한 무의식의 두려움이 있어 성욕구를 억압하거나, 성 상대에 대한 관심의 저하와 적개심의 발현일 수 있다.

성혐오 장애는 성적 대상과 성기의 접촉을 지속적이고 반복적으로 그리고 극심한 정도로 두려워하고 혐오하는 것이 특징이다. 이들은 성장과정에 성적 외상의 경험이 있거나 혹은 심리적 갈등으로 성을 불결한 것으로 지각하며 심한 죄책감을 경험하다.

2) 성흥분 장애

성흥분 장애는 성주기 흥분기에 신체적 반응이 충분히 일어나지 않아 정상적인 성 관계를 수행할 수 없는 것을 특징으로 한다. 남자에서는 발기부전(impotence)으로 음경을 질에 삽입하는 것이 어려운 것으로, 그리고 여자에서는 질의 윤활과 팽창이 충분하지 않은 상태로 나타난다. 우리나라에서 일반인을 대상으로 한 조사에서 발기에 불만을 가진 비율은 76%였으나 남자에서 발기부전은 전체 남자의 25% 정도 그리고 성장애로 치료받는 남자의 50% 정도로 보고되었다. 여자에서 성적 흥분 장애 빈도는 기혼 여자에서 30% 정도로 보고되었다. 남자에서 발기부전은 신체적 요인의 빈도가 높아, 일차적으로 당뇨병, 고혈압, 알코올 남용과 같은 신체적 요인을 감별하는 것이 필요하다. 또한 고혈압 치료약물이나 우울장애와 정신분열병 치료 약물이 남성에서 발기부전을 유발할 수 있다.

3) 극치감 장애

극치감 장애는 여성에서는 극치감을 경험하지 못하는 것이 주요 증상이며, 남자에서는 너무 빨리 극치감을 경험하고 사정하는 조루증과 극치감과 사정이 지나치게 지연되는 지연사정이 있다. 기혼 여자에서 상당한 비율은 수년간의 결혼 생활에서도 극치감을 경험하지 못하지만 성 경험이 증가하면서 극치감을 경험하는 빈도가 높아지는 점으로 보아 기혼 여자에서 극치감 장애의 상당한 비율은 성 교육의 부족에 기인한다고 추정된다. 여자에서 극치감 장애는 임신에 대한 두려움, 성 상대로부터 버림받는 것에 대한 두려움, 남자에 대한 적개심 등 심리적 갈등이 관계가 있다.

남자에서 극치감을 경험하지 못하거나 지나치게 지연되는 빈도는 여자에서 보다 낮다. 신체적 및 정신적 장애 없이 극치감 장애를 경험하는 남자는 일반적으로 친밀한 대인관계를 형성하지 못하며, 성을 불결한 것으로 지각하여 성적 욕구에 대한 지나친 죄책감을 갖는 등 심각한 심리적 문제를 나타낸다.

조루증은 원하는 것보다 빨리 사정하여 극치감을 경험하는 것으로 상대방과 성적 만족을 나누지 못하는 것이 문제이다. 그러나 시간적으로 조루증을 진단하는 기준은 없으며 일반적으로 남자가 상대 여자가 충분히 만족할 때가지 사정을 통제하지 못하고 그 전에 사정하는 것을 말한다. 조루증은 기혼 남자의 30% 정도에서 보고되었으며 교육 정도가 높을수록 그 빈도가 높다. 조루증은 신체적으로 피로하거나 신경이 지나치게 민감하여 나타날 수 있으며 또한 심리적으로 성에 대한 두려움을 갖거나 불안해하는 경우에 나타난다. 성 경험이 없는 젊은이에서 빈도가 높다.

4) 성통증 장애

성통증 장애는 남자나 여자에서 신체적 병변이 없이 성관계시 심한 통증을 경험하는 성교통증(dyspareunia)과 성관계시 여자에서 질 경련으로 음경의 삽입을 어렵게 만드는 질경련(vaginimus)이 있다. 성교통증은 성장 과정에 성폭행을 경험한 여자에서 잘 나타난다. 성교통증은 성에 대한 불안과 긴장으로 골반 근육이 긴장되어 나타날 수 있다. 남자도 성교통증을 경험할 수 있으나 빈도는 드물며 대부분 성기의 병변에 기인한다. 질경련은 무의식적으로 성관계를 회피하는 현상이며, 교육 수준이 높은 여자에서 빈도가 높으며, 성장 과정에 성폭행의 경험과도 관련이 있다.

5) 성기능 장애의 치료

성기능 장애의 치료는 배우자가 함께 참여하는 것을 원칙으로 한다. 배우자가 함께 참여하는 이중성치료(dual sex therapy)는 Master와 Johnson이 처음 개발하여 보편화되었다. 이중성치료는 부부에서 성기능의 장애는 부부 관계의 의사소통의 문제를 반영하는 것으로 보고 치료한다. 성기능 장애는 성에 대한 이해가 부족하고 나아가서 잘못 이해함으로 서로의 욕구를 이해하지 못하고 충족시키지 못한다. 그러므로 부부에게 성생활에서 신체적 및 심리적 측면을 교육하고 이해시키며 성관계에 필요한 기교를 학습시킨다. 그리고 성관계에서 의사소통을 향상시켜 서로의 요구를 이해하고 만족을 얻도록 한다.

성도착증

성도착증(paraphilias)은 비정상적인 방법으로 성적 만족을 추구하는 것을 특징한다. 성도착증은 여러 가지 형태로 나타난다. 노출증(exhibitionism)은 성기를 타인에게 노출시켜 성적 흥분을 경험하는 행위로 남자에서 나타나며, 상대방을 놀라게 하여 남성으로 우월감을 나타낸다. 소아성애증(pedophilia)은 법적으로 동의할 수 없는 소아에게 성적 흥분을 경험하여 성행위를 강요하는 것이다. 여성물건애(fetishism)은 여성의 내의, 신발 등 여성의 물건에 성적 흥분을 경험하여 이들 물건들을 수집한다. 의상도착증(transvestism fetishism)은 성적 흥분을 경험하기 위하여 이성의 의상을 입는 것이다. 남자가 여자 옷을 입는 빈도가 높다. 관음증(voyeurism)은 성적 흥분을 얻기 위하여 다른 사람의 나체나 성 활동을 관찰하는 것으로 남자에서 빈도가 높다. 성적 가학증(sexual sadism)은 성 배우자에게 고통을 가하여 성적 흥분을 경험하는 것으로 거세불안에 대한 방어로 나타나며 남자에서 빈도가 높다. 성적 피학증(sexual masochism)은 성 배우자로부터 고통과 수치를 받음으로 성적 흥분을 경험하는 것으로 Freud는 파괴 본능이 자기에게 향하여 나타난 것이라 하였다. 접촉도착증(frotteurism) 혼잡한 장소에서 자신의 성기를 여성의 몸에 접촉하여 문질러 성적 흥분을 경험하는 것으로 범법자들은 수동적이며 고립되어 성적 상대를 구할 수 없는 경우가 많다. 전화 혹은 컴퓨터 외설증(telephone or computer scatologia)은 전화나 컴퓨터에서 외설적 표현하는 것을 말한다. 동물기호증(zoophilia)은 동물을 대상으로 성 행위를 수행하는 것을 말하며 고립되어 성적 상대를 구할 수 없는 경우에 나타난다. 사체성애증(necrophilia)은 사체로부터 성적 흥분을 경험하는 것이다.

치료는 성에 대한 교육, 대인관계 기술 훈련, 그리고 스트레스 관리를 통하여 사회적으로 용납 받는 정상적인 성 활동을 할 수 있도록 한다. 일부 환자들에서 성 충동을 조절할 수 있도록 항안드로겐 약물도 사용할 수 있다.

성주체성 장애

1. 증상과 진단

성주체성 장애(sexual identity disorders)는 자신의 해부학적 성과 상이한 성을 열망하며 동일화하여 행동하는 것을 특징으로 한다. 이 장애는 남자에서 빈도가 높다. 성주체성 장애 남아는 어려서부터 여아의 행동에 관심을 갖고 여아의 옷을 입고 여아 같이 행동하며 놀이에서도 여아의 역할을 즐겁게 한다. 철이 들면서 자신은 여자로 태어나야 하는데 조물주의 실수로 남자로 태어났다고 생각한다. 나아가서 자신의 해부학적 성에 대하여 혐오감과 불편감을 갖는다. 청소년기에 이들은 이성의 옷을 입고 외모를 이성과 같이 꾸미고 행동하며 나아가서 호르몬 치료와 성전환 수술을 받아 일차 성 특성을 바꾸고자 한다. 여아는 반대로 남아 옷을 입고 남아같이 행동한다. 외국에서 성주체성 장애의 유병율은 남자에서 30,000당 1명, 여자에서 100,000명당 1명으로 보고되었다.

2. 원인

인간의 성 행동은 성장기 호르몬에 의하여 영향을 받는다. 인간은 수정시 여자이지만 남자는 Y 염색체에 의하여 안드로겐의 영향으로 남자로 분화하고 성장하며 여자는 Y 염색체가 없어 안드로겐의 영향을 받지 않아 여자로 성장한다. 안드로겐은 해부학적 성기관의 분화에 영향을 미칠 뿐 아니라 뇌의 발육에 영향을 미쳐서 남자와 여자로 기능하게 한다. 그러나 아직 성주체성 장애에서 생물학적 요인은 밝혀지지 않았다.

인간에서 성주체성은 출생 후 2~3년 사이에 부모의 양육을 통하여 형성되며 유아의 기질, 부모의 양육 방법, 그리고 사회문화적 성역할 등이 영향을 미친다. 부모가 유아의 해부학적 성을 존중하여 귀하게 양육하면 유아는 자신의 성을 자랑스럽게 여기며 자신감을 가질 것이지만 반대로 부모가 유아의 해부학적 성에 불만을 나타내면 자신과 성에 대하여 불만을 갖게 되며 성주체성에 혼란을 경험하게 된다.

3. 치료

성주체성 장애 환자는 성 역할에 대한 생각이 고정되어 쉽게 고치려하지 않는다. 환자가 현저한 정신병리를 보이지 않고 자신의 성을 전환하기를 원하면 먼저 호르몬 치료를 받아 적응하여 보고, 잘 적응하면 다음 단계로 성전환 수술을 시행할 수 있다. 성전환 수술을 받은 환자의 70~80%는 만족한 삶을 산다고 보고되었다.

동성애

동성애는 개인의 성지향성 선택으로 간주되어 정신장애로 분류되지 않는다. 동성애는 동성에게 성적 관심과 쾌감을 경험하는 것이다. 일생동안 동성애를 경험한 빈도는 2%, 일년간 동성애를 경험한 빈도는 1%로 보고되었다. Freud는 동성애는 정신성발달 과정에 성장이 정지된 상태라 하였다. 장래 남자 동성애자는 아버지와 동일화하여 남성상을 형성하지 못하고 어머니에게 고착되어 나타나며, 장래 여자 동성애자는 남근에 대한 선망이 해결되지 않아 나타난다고 하였다. 그러나 Freud는 동성애를 병적으로 간주하지 않았다. 동성애는 병적 장애로 간주되지 않으나 본인이 동성애로 적응하지 못하고 불편을 경험하면 치료할 수 있다.

제16장

식사장애

신경성 식욕부진증

1. 증상과 진단

신경성 식욕부진증은 의도적으로 식사와 활동을 조절하여 체중을 저하시키는 것을 특징으로 한다. 신경성 식욕부진증 환자는 식사를 제한하거나 지나치게 활동을 증가하는 방법을 사용한다. 그러나 일부 환자는 스스로 식사를 제한하는 것을 감당하지 못하여 지나치게 많이 먹는 폭식과 먹은 후 체중 증가에 대한 두려움으로 스스로 구토하거나 하제, 이뇨제 혹은 관장을 이용하여 먹은 음식을 제거하는 방법으로 체중을 줄이고자 한다. 지나친 식사 조절과 활동으로 연령이나 신장을 고려하여 최소한 정상 체중이나 그 이상을 유지하지 못하고 정상 체중의 85%에 미치지 못할 때 신경성 식욕부진증으로 진단된다. 이들은 스스로 체중이나 체형을 지나치게 중요하게 생각하며, 비만과 체중 증가에 대한 두려움이 심하며, 자신의 신체상이 왜곡되어 스스로 체중이 증가되어 비만하다고 지각한다. 나아가서 저체중의 심각성을 부정한다. 신경성 식욕부진증 환자에서 강박장애, 우울장애, 불안장애 등을 동반하는 빈도가 높다.

선진 사회에서 신경성 식욕부진증은 청소년에서 1% 정도로 보고되었으며 여자에서 남자에서 보다 10~20배 높다. 청소년 여자에서 신경성 식욕부진증의 진단기준은 충족하지 못하나 증상을 나타내는 비율은 5% 정도로 추정된다. 첫 발병은 10대 후반에 가장 높으며, 사회경제적으로 상위 계층에서 빈도가 높다.

DSM-IV-TR의 신경성 식욕부전증 진단기준

A. 연령이나 신장을 고려하여 최소한 정상 체중이나 그 이상을 유지하기를 거부하다.(예, 체중 감소로 예상되는 정상 체중의 85%이하를 유지하거나 성장과정에 예상되는 체중 증가가 일어나지 않아 예상 체중의 85%에 미치지 못하다.)

B. 정상 체중에 미달하지만 체중 증가나 비만함에 대한 지나친 두려움이 있다.

C. 자신의 체중이나 체형을 인식함에 있어 장애가 있으며, 자기 평가에 있어 체중이나 체형을 지나치게 강조하거나 현재 저체중의 심각성을 부정하다.

D. 가임기 여성에서 계속하여 세 번 이상 월경 주기가 없는 무월경증(여자에서 호르몬 치료 후에만 월경이 있으면 무월경증으로 간주)

아형분류

제한형 : 신경성 식욕부진증의 현 삽화 기간 중 규칙적으로 폭식이나 스스로 구토하거나 하제, 이뇨제 혹은 관장을 남용하는 제거행동이 없다.

폭식-제거형 : 신경성 식욕부진증의 현 삽화 기간 중 규칙적으로 폭식이나 스스로 구토하거나 하제, 이뇨제 혹은 관장을 남용하는 제거행동이 있다.

2. 원인

신경성 식욕부진증의 원인으로 오늘날 사회문화적 요인, 심리적 갈등, 그리고 유전적 요인들을 생각할 수 있다. 오늘날 청소년은 식생활의 향상으로 체중이 늘어나고 체격이 커지지만 날씬한 외모를 강조하는 사회적 분위기로 인하여 갈등하며 많은 청소년들은 자신의 외모에 불만을 갖는다. 청소년들은 연예인, 운동선수, 모델 등과 동일화하여 외모를 다듬어 자신의 정체성을 유지하고자 한다. 식사조절이나 운동으로 외모를 다듬는 것이 보편적으로 되었으나 일부 환자는 자신의 모든 문제를 외모로 해결하려고 시도하는 것이 지나쳐 병적으로 진행되는 것이다.

신경성 식욕부진증이 발달 단계에서 청소년이 부모로부터 독립하는 시기에 발병하는 점으로 미루어 부모로부터 독립과 관계된 심리적 갈등이 식생활의 변화와 연관된 것으로 생각된다. 이들 환자들은 부모에게 의존하여 자율성과 자존감이 결여되었으며 자신이 부모의 통제아래 있다고 느끼면서도 벗어나지 못하며 갈등한다. 이들은 자기 체중을 통제하는 극단적 방법으로 자신의 자율성을 확인하며 나아가서 부모의 통제로부터 벗어나는 것을 확인하고

자 하는 것이다. 그러나 이러한 시도는 병적으로 진행되어 성공하지 못한다.

신경성 식욕부진증 가족에서 신경성 식욕부진증의 유병율이 높아 유전적 요인이 관여하는 것으로 추정되지만 그 기전은 규명되지 않았다.

3. 치료와 예후

신경성 식욕부진증 치료의 일차적 목표는 환자의 영양 상태를 회복하는 것이다. 환자의 식사와 행동을 교정하기 위하여 인지행동치료가 효과적이다. 행동을 평가하여 긍정적 식사를 강화시키고 부정적 제거행동을 소멸시키도록 계획한다. 환자가 가진 신체상과 식생활에 대한 왜곡된 생각을 교정한다. 또한 환자에게 동반하는 정신장애를 평가하여 적절하게 치료를 하는 것도 중요하다.

신경성 식욕부진증 환자들을 10년간 장기 추적하니 약 25% 정도는 완전히 회복하였으며, 50% 정도는 상당히 회복하여 일상생화에 큰 어려움이 없었으나 25% 정도는 만성으로 회복되지 않았다.

신경성 대식증

1. 증상과 진단

신경성 대식증은 일정한 시간동안 대부분의 사람들이 먹을 수 있는 양보다 더 많은 양의 음식을 먹으며 스스로 먹는 것에 대한 조절 능력을 상실하였다고 느끼는 것을 특징으로 한다. 신경성 대식증은 폭식 삽화와 함께 폭식으로 인한 체중 증가에 대한 두려움으로 인위적으로 구토를 유도하거나 하제, 이뇨제, 관장으로 폭식에 대하여 보상하고자 하여 폭식과 보상 행동이 반복되어 나타난다. 폭식 삽화는 심한 죄책감과 우울감을 야기하여 환자는 폭식을 보상하고자 부적절한 행동을 하게 된다. 구토와 다른 제거행동으로 인하여 신체적 질병이 병발하는 경우가 있다. 신경성 대식증은 제거행동이 동반되는가에 따라 제거형과 비제거형으로 나눈다. 신경성 식욕부진증과 달리 신경성 대식증 환자는 정상 체중을 유지한다. 신경성 대식증에서 우울장애와 불안장애를 동반하는 빈도가 높다.

DSM-IV-TR의 신경성 대식증 진단기준

A. 반복되는 폭식 삽화가 있으며 폭식 삽화는 다음의 두 가지의 특징이 있다.
(1) 일정한 시간동안 대부분의 사람들이 먹을 수 있는 양보다 더 많은 양의 음식을 먹는다.
(2) 이 삽화동안 먹는 것에 대한 조절 능력을 상실하였다고 느낀다.(예; 스스로 먹는 것을 중지할 수 없거나 얼마나 많은 양을 먹을 것인가를 조절하지 못한다.)

B. 체중 증가를 방지하기 위하여 스스로 구토를 유도하기, 하제, 이뇨제, 관장약의 남용과 같은 부적절한 보상 행동을 반복적으로 한다.

C. 폭식 삽화와 보상 행동이 주 2회 이상 적어도 3개월간 지속된다.

D. 자기 평가는 체형이나 체중에 의하여 지나치게 영향을 받는다.

E. 이러한 장애가 전적으로 신경성 식욕부진증 삽화기간에만 일어나지 않는다.

아형분류

제거형 : 신경성 대식증의 현 삽화동안 환자는 정기적으로 스스로 구토를 유도하거나, 하제, 이뇨제, 관장약을 남용한다.

비제거형: 신경성 대식증의 현 삽화동안 환자는 정기적으로 스스로 구토를 유도하거나, 하제, 이뇨제, 관장약을 남용하지 않으며 굶거나 지나친 운동하는 것과 같은 다른 부적절한 보상행동을 하지 않는다.

2. 원인

신경성 대식증의 원인은 분명히 규명되지 않았으나 사회환경적, 심리적, 및 생물학적 요인이 복합적으로 작용하는 것으로 추정된다. 신경성 대식증 환자는 신경성 식욕부진증 환자와 같이 신체 외모를 강조하는 오늘날 사회 환경에 영향을 받아 신체 외모에 대한 관심이 높다. 성장과정에 부모로부터 사랑을 받지 못하였다고 느끼며 돌보는 사람들과 분리에 어려움을 경험하였으며 가족들로부터 소외감을 느낀다. 신경성 대식증 환자는 식욕 조절 뿐 아니라 다른 영역에서 충동 조절에 어려움을 경험한다.

3. 치료와 예후

신경성 대식증 환자는 정신적 혹은 신체적 장애를 동반하지 않은 경우 자발적으로 치료를 원하는 경우는 드물다. 먼저 동반하는 정신장애를 평가하여 치료하는 것이 중요하다. 신경성 대식증은 인지행동치료가 효과 있다. 치료는 스스로 행하는 폭식과 식사 조절의 악순환을 끊으며 환자의 자기 평가와 체중, 식생활에 대한 역기능적 사고를 교정하는 것으로 진행된다.

폭식장애

폭식장애는 폭식 삽화가 신경성 대식증이나 신경성 식욕부진증 삽화 기간에 일어나지 않으며 단독으로 일어나는 것을 말한다. DSM-IV-TR에서 공식 진단으로 분류되지 않았으나 연구 진단으로 분류되었다. 폭식장애는 비만증 환자들에서 빈도가 높아 체중 조절을 원하는 여자에서 30% 정도로 보고되었다. 폭식장애는 폭식 삽화가 적어도 6개월간 평균 주 2일 이상 있으며, 폭식은 부적절한 제거행동(예: 하제 사용, 굶기, 심한 운동)을 동반하지 않으며, 신경성 대식증이나 신경성 식욕부진증 삽화 기간에 일어나지 않을 때 진단된다. 폭식 회수를 계산하는 방법에 있어 신경성 대식증 진단기준과 차이가 있으며, 폭식이 일어난 날수를 계산하는 것과 폭식 삽화 수를 계산하는 방법 중 어느 방법이 좋은지는 앞으로 연구하여야 할 것이다. 폭식장애 환자는 식사 행동이 특이하며 폭식으로 인하여 심한 고통을 느낀다. 폭식장애 환자의 식사 행동은 1) 정상 보다 빠르게 식사하며, (2) 배가 불러 불쾌감을 느낄 때까지 식사하며, 3) 신체적으로 배가 고프지 않아도 많은 양을 식사하며, 4) 스스로 먹는 양이 부끄러워 혼자 식사하며, 5) 과식하고 자신이 혐오스럽게 느끼거나 우울감이나 죄책감을 느끼는 것을 특징으로 한다.

DSM-IV-TR의 폭식장애 진단기준

A. 반복되는 폭식 삽화가 있으며 폭식 삽화는 다음의 두 가지의 특징이 있다.

(1) 일정한 시간동안 대부분의 사람들이 먹을 수 있는 양보다 더 많은 양의 음식을 먹는다.

(2) 이 삽화동안 먹는 것에 대한 조절 능력을 상실하였다고 느낀다. (예; 스스로

먹는 것을 중지할 수 없거나 얼마나 많은 양을 먹을 것인가를 조절하지 못한다.)

B. 폭식 삽화는 다음 중 3가지 이상과 연관이 있다.

(1) 정상 보다 빠르게 식사한다.

(2) 배가 불러 불쾌감을 느낄 때까지 식사한다.

(3) 신체적으로 배가 고프지 않아도 많은 양을 식사한다.

(4) 스스로 먹는 양이 부끄러워 혼자 식사한다.

(5) 과식하고 나서 자신이 혐오스럽거나 우울감이나 죄책감을 느낀다.

C. 폭식으로 인하여 심한 고통을 느낀다.

D. 폭식 삽화가 적어도 6개월간 평균 주 주2일 이상 있다.

참고: 폭식 회수를 계산하는 방법에 있어 신경성 대식증 진단기준과 차이가 있다. 폭식이 일어난 날수를 계산하는 것과 폭식 삽화 수를 계산하는 방법 중 어느 방법이 좋은지는 앞으로 연구하여야 할 것이다.

E. 폭식은 부적절한 제거행동(예: 하제 사용, 굶기, 심한 운동)을 동반하지 않으며 신경성 대식증이나 신경성 식욕부진증 삽화 기간에만 일어나지 않는다.

비 만

1. 증상과 진단

우리나라에서 식생활이 개선되면서 비만은 심각한 건강문제로 대두되고 있다. 비만은 체지방이 증가한 것으로 근육질의 사람은 체중이 증가하여도 비만하지 않을 수 있으며 역으로 마른 사람은 정상 체중을 유지하여도 체지방이 증가될 수 있다. 서양에서 건강한 정상인에서 체지방은 남자에서 체중의 25% 여자에서 18%로 보고되었다. 비만을 측정하는 방법은 여러 가지 방법이 있으나 체질량지수(Body Mass Index, BMI)가 보편적으로 이용된다. 체질량지수는 체중을 kg로 측정하여 신장을 m^2로 환산하여 나눈 값이며, 18.5이하 저체중, 18.5~24.9 정상 체중, 25.0~29.9 과체중, 30이상 비만으로 평가한다. 우리나라에서 2005년 국민영양조사에서 체질량지수가 25이상인 사람의 비율은 20세 이상 남자에서 35.2%, 여자에서 28.3%이었다. 남자는 40대와 50대에서 유병율이 높았으며 여자는 50대와 60대에서 높았다. 남녀 모두 읍면지역의 유병률이 높았고, 남자는 가구 소득 수준이 높을수록, 여자는 가구 소득 수준이 낮을수록 유병률이 더 높았다. 20세 미만 소아 청소년에서 유병율은 남자 11.5%, 여자 9.7%였으며 연령이 증가할수록 빈도가 높아지는 경향을 보였다.

비만은 신체의 모든 장기에 영향을 미친다. 특히 심혈관질환, 뇌혈관질환, II형 당뇨병, 고혈압, 고지혈증, 직장암, 유방암, 관절질환, 수면무호흡 등 다양한 질병의 위험을 높인다. 비만은 다른 질병, 특히 심혈관질환으로 인한 사망률을 높일 뿐 아니라 비만 자체가 사망률을 높인다. 오늘날 외모를 강조하는 사회에서 비만한 사람은 사회적 편견으로 고용의 기회에 불이익을 당하고 대인관계에서 어려움을 당하므로 많은 생활 스트레스를 경험하며 삶의 만족도가 낮다. 일반인을 대상으로 한 역학 조사는 비만 환자에서 정신장애의 빈도가 높으며 특히 우울장애, 불안장애, 공황장애, 회피성 인격장애, 반사회성 인격장애의 위험도가 높다.

2. 원인

체중은 유전적 요인과 음식을 섭취하고 에너지를 사용하는 환경적 요인에 의하여 영향을 받는다. 비만은 유전적 요인에 영향을 받으나 최근 비만이 증가하는 것은 생활환경의 변화에 기인한다. 생활이 풍요로워지면서 음식 섭취량이 증가하였으며 질적으로도 지방 섭취가 증가하였다. 반면에 개인의 운동량은 급속하게 감소하였다. 비만은 섭취하는 에너지와 사용하는 에너지 사이에 불균형으로 일어난다. 식욕과 음식 섭취에 유전적 요소가 25~40% 영향을 미치는 것으로 보고되었다. 지금까지 식욕과 음식 섭취와 관련된 물질로 neuropeptide Y, leptin, ghrelin이 알려졌으나 이 보다 더 많은 유전자와 물질들이 복합적으로 작용할 것으로 추정된다. Neuropeptide Y는 뇌에서 합성되며 식욕을 증가시킨다. Leptin은 지방조직에서 분비되며 정상 상태에서 식욕을 억제하는 기능을 한다. 동물에서 체지방이 증가하면 leptin 분비가 증가하며 음식 섭취를 억제한다. Ghrelin은 위에서 분비되며 식욕을 증가시키는 기능이 있으며 식사 전 증가되었다가 식사 후 감소된다.

개인 사이에 식욕과 음식 섭취에 차이가 있을 뿐 아니라 운동량과 대사 속도, 특히 휴식기 대사 속도(resting metabolic rate)에 차이가 있다. 휴식기 대사는 앉아 일하는 사람에서 총 에너지 소비의 60~75%를 감당하여 비만에 중요한 요인이다. 장기 추적 조사에 의하면 휴식기 대사 속도가 낮은 사람은 정상이나 높은 사람에 비하여 비만의 위험이 높았다. 쌍생아 연구에서 유전적 요인이 개인의 신체적 활동 성향에 영향을 미치는 것이 밝혀졌다.

비만한 사람은 섭식 습관이 정상인과 차이가 있다. 식사량에 대한 연구들은 비만한 사람은 정상인에 비하여 그들이 섭취하는 식사량을 30~40% 정도 적게 계산하였다. 비만한 사람은 자신들이 섭취하는 음식량을 실제보다 적게 평가하여 실제보다 더 많은 양의 음식을 섭취한다. 비만한 사람은 폭식을 하며 폭식은 우울 기분과 관련이 있었다. 그리고 비만한 사람은 야식을 하는 비율이 높았다.

비만 환자에서 정신장애의 빈도가 높을 뿐 아니라 정신적 스트레스가 비만을 유발할 수 있다. 일부 비만 환자는 스트레스가 증가하면 음식 섭취가 증가하여 음식 섭취가 생활 스트레스를 회피하는 방법으로 이용한다고 생각된다. 일부 내분비 질환과 유전적 질병은 비만을 동반하며, 스테로이드, 항우울 약물, 항정신병약물들은 식욕을 증진시키므로 환자를 평가할 때 유의하여야 한다.

3. 치료와 예후

오늘날 비만 치료에 다양한 방법이 개발되었으나 이들 방법들이 모든 비만 환자에게 효과가 있는 것은 아니다. 환자의 필요를 잘 평가하여 적절한 치료를 시행하여야 효과가 있다. 비만 치료는 일차적으로 체중을 줄이는 것이다. 치료 목표는 이상 체중을 회복하는 것이 바람직 하지만 최근 연구는 5~10% 정도 감량하여도 건강에 긍정적 효과가 있다고 한다.

비만 치료는 환자의 체질량지수와 동반하는 위험 인자에 근거하여 시작한다. 체질량지수가 40이상이며 이전에 다른 치료에 실패한 환자는 일차적으로 수술 치료를 고려할 필요가 있다. 반면에 체질량지수가 상대적으로 낮은 군에서는 약물치료와 행동치료를 시도하는 것이 좋다. 그리고 폭식이 주 증상인 환자는 정신과적 평가가 필요하다. 비만 환자의 생활 습관을 바꾸고, 자존감을 향상하고, 그리고 스트레스에 대한 대응 기술을 습득하기 위하여 인지행동치료가 보편적으로 시행된다. 비만 치료에 사용하는 약물은 크게 식욕을 저하시키는 약물과 지방흡수를 차단하는 약물이 있다. 식욕억제약물은 효과가 빨리 나타나지만 장기간 사용시 우울증이나 정신병을 유발할 수 있음으로 주의를 요한다.

제17장 수면장애

1. 수면의 생리

수면은 생리적으로 상대적 휴식상태이며 외부자극에 대한 반응역이 높아진 상태이다. 수면은 낮 동안 누적된 피로를 풀어주고 신체 기능을 회복시키는 역할을 한다. 적절한 수면을 취하는 것은 신체적 건강뿐 아니라 정신적 건강을 위하여 필요하다. 인간은 하루의 1/3정도를 수면으로 보낸다. 수면은 신체적, 정신적 및 환경적 요인에 의하여 영향을 받음으로 수면장애는 이들 요인들을 잘 이해하여 치료하는 것이 중요하다.

인간은 매일 일정 시간 잠을 자고 일정 시간 깨어 생활하는 규칙적인 수면-각성 주기를 갖고 있다. 외부로부터 단서가 없으면 자연 상태에서 인간의 수면-각성 주기는 25시간 주기로 반복한다. 그러나 인간은 낮과 밤이나 일상생활 주기로 훈련받아 출생 후 2년경이면 수면-각성 주기는 24시간으로 고정된다. 인간은 수면주기와 함께 심박동, 호흡, 체온, 호르몬분비 등 생리적 현상이 주기적으로 변화한다. 인간에서 수면을 조절하는 부위는 뇌간에 있으며 수면을 촉진하는 부위와 수면을 억제하는 부위가 밝혀졌다. 수면 조절에는 세로토닌, 노레피네프린, 아세틸콜린 신경계들이 중요한 기능을 한다. 노레피네프린 신경계는 망상활성계를 활성화하여 각성 상태를 유지하며, 세로토닌 신경계는 수면을 시작하고 비렘수면을 증가시키며, 아세틸콜린 신경계는 렘수면을 활성화한다.

수면 상태는 외형상 일정하게 보이지만 뇌파로 검사하면 주기적으로 변화가 있다. 수면은 수면 중 빠른 안구운동(rapid eye movement)이 있는지에 따라 렘수면(REM, rapid eye movement sleep)과 비렘수면(NREM, non rapid eye movement sleep)으로 나눈다. 그리고 비렘수면은 수면의 깊이에 따라 얕은 수면에서 깊은 수면으로 단계적으로 I, II, III, IV

단계 수면으로 분류한다. 렘수면 시 뇌와 생리 기능은 활발하게 활동하여 뇌파는 각성기와 유사한 양상을 보이며 호흡, 수면, 맥박 등 생리적 기능은 비렘수면기보다 증가되어 외형상으로 잠을 자고 있으나 생리적 기능은 각성 시와 유사하게 활동하여 역설적 수면(paradoxical sleep)이라고도 부른다. 렘수면기에 전신 근육은 이완되어 운동이 없으나 남성 성기는 발기하는 것이 특징이며 이를 이용하여 발기부전을 평가한다. 반면에 비렘수면 시 생리적 기능은 각성시 보다 떨어지지만 규칙적이며 불수의 운동을 볼 수 있다. 렘수면과 비렘수면은 주기적으로 반복한다. 처음 잠들면 비렘수면으로 I, II, II, IV 단계로 진행하다가 렘수면으로 전환하며, 다시 렘수면에서 비렘수면으로 전환하는 과정을 하루 밤 중 4~5회 반복한다. 렘수면은 하루 밤중 4~5회 나타나며 취침 후 첫 렘수면은 10분 정도이지만 그 후 점차 증가되어 새벽에는 45분 정도 지속된다. 전체 수면에서 렘수면의 비율은 유아에서는 50% 정도로 높으나 점차 감소하여 성인이 되면 25% 정도로 낮아진다. 렘수면이 꿈과 관련이 있다고 알려졌으나 최근 연구는 비렘수면기에도 꿈꾸는 것이 밝혀졌다. 사람들은 수면 중 꿈을 꾸지만 꿈이 나타날 때 잠이 깨면 꿈을 기억할 수 있으나 꿈이 나타나지 않을 때 잠이 깨면 꿈을 기억할 수 없다.

3. 수면장애의 분류

수면장애는 다른 정신적 및 신체적 장애에 동반하여 나타남으로 이들 장애에 동반하여 나타나는 수면장애와 다른 동반장애 없이 독립적으로 나타나는 수면장애를 감별하는 것이 필요하다. DSM-IV-TR에서 신체적 혹은 정신적 장애에 동반하지 않고 수면장애가 일차적으로 발병하는 것을 일차 수면장애라 한다. 일차 수면장애는 다시 수면이상(dyssomnia)과 사건수면(parasomnia)으로 나눈다. 이상수면은 불면증(insomnia), 과다수면(hypersomnia), 일주기 리듬 수면장애(circadian rhythm sleep disorder)를 포함하며, 사건수면은 악몽(nightmare), 야경증(sleep terror), 몽유병(sleepwalking)을 포함한다. 그러나 미국수면장애학회는 수면장애는 증상과 원인에 따라 1) 밤에 잠을 자지 못하거나 낮에 지나치게 잠이 오는 수면이상 2) 수면중 특이한 정신적 혹은 신체적 사건이 나타나는 사건수면, 3) 의학적 혹은 정신과적 장애에 동반한 수면장애, 4) 아직 분류되지 않은 기타 수면장애로 분류하였며 그 아래 특징에 따라 다시 세분한다.

3. 불면증

불면증은 흔히 경험하는 증상으로 일반인의 20~35%에서 불면증을 경험하며 10% 정도는 만성 불면증으로 고통 받는다고 한다. 불면증은 정신적 혹은 신체적 장애에 동반하여 나타날 뿐 아니라 환경의 변화에 의하여 나타난다. 많은 사람은 새로운 환경에서 수면의 어려움을 경험하며 수면 환경이 적절하지 않으면 숙면하기 어렵다. 불면증이 다른 신체적 혹은 정신적 장애에 동반하지 않고 독립적으로 나타날 때 일차성 불면증이라 한다. 불면증은 잠이 들지 못하는 것, 잠자다가 자주 깨는 것, 그리고 새벽 일찍 잠이 깨어 다시 잠들지 못하는 것, 그리고 잠을 편히 충분히 자지 못하여 아침에 일어나서 정신 맑고 상쾌하지 못한 것이 주요 증상이다.

불면증과 관계되는 요인은 다양하다. 불면증은 나이가 들수록 그리고 여자에서 빈도가 높다. 불면증은 여러 가지 스트레스에 의하여 유발되며 불규칙적인 수면이나 주야 교대근무 같이 일주기의 변동은 불면증을 악화시킨다. 불면증은 모든 정신장애의 주요 증상이며 불면증을 호소하는 환자에서 정신장애의 빈도가 높다. 그러므로 불면증을 호소하는 환자에서 정신장애를 감별하는 것이 필요하다. 또한 불면증은 일차적으로 어떤 원인에 의하여 발생하여도 쉽게 조건화되어 만성으로 진행되는 경향이 있다. 불면증이 나타나면 잠을 자지 못하는 것을 지나치게 걱정하며 잠을 자야 된다는 강박감에 사로 잡히게 되고, 잠을 자려고 노력하면 할수록 더욱 잠을 못자는 악순환이 계속된다. 오히려 잠을 자지 않고 TV를 본다든지 다른 활동을 하면서 잠에 집착하지 않을 때 잠들게 된다.

DSM-IV-TR에서 불면증의 진단기준은 1) 수면의 지장이 1달 이상 지속되고, 2) 수면의 지장으로 인하여 주관적으로 고통을 경험하며 일상생활에서 사회적, 직업적 혹은 다른 주요한 영역에서 기능적 장애를 나타내며, 3) 수면의 지장이 기면증, 호흡관련 수면장애, 일주기 리듬 수면장애 사건수면의 경과 중에 발생하지 않으며, 4) 수면의 지장이 다른 정신적 혹은 신체적 장애로 기인하는 것이 아니며, 5) 수면의 지장이 물질의 직접적 생리적 효과에 기인하는 것이 아닐 때 일차성 불면증으로 진단한다. 미국에서 일반인을 대상으로 조사한 연구에서 수면의 지장은 상당히 빈번하여 아침에 일어나서 정신이 상쾌하지 못한 것(72%), 잠자다가 중간에 잠이 깨는 것(67%), 잠이 깨었다가 다시 잠들지 못하는 것(57%), 쉽게 잠들지 못하는 것(56%) 순으로 나타났다. 최근 우리나라에서 조사에 의하면 일반인에서 수면장애 유병율은 27.5%였으며 여자(30.3%)에서 남자(24.9%)보다 높았다. 수면장애 증상으로 잠들기 어려움(11.8%), 그리고 잠자다가 깬 후 다시 잠들기 어려움(22.7%)이 빈번하였다.

다른 정신장애나 신체장애를 동반하지 않고 스트레스 상황에서 일시적으로 나타나는 불면증은 자연적으로 회복된다. 그러나 만성 불면증은 장기간 지속되어 일상생활에 상당한 지장을 초래한다. 불면증이 있는 사람은 사고의 위험이 높으며, 두통, 요통, 근육통, 소화 장애 등 다양한 신체 증상으로 고통을 받는 빈도가 높으며, 일상생활에서 활동이 저하되며 생활의 만족도가 낮다. 불면증으로 인한 생산성의 감소와 의료비를 계산하면 막대한 경제적 손실이 발생한다.

불면증의 치료는 먼저 불면증의 원인을 평가하는 것이 필요하다. 불면증이 다른 정신장애나 신체 질병에 동반하였으면 이들 동반장애를 치료하는 것이 중요하다. 일차성 불면증의 치료는 먼저 환자의 수면 습관을 점검하여 건강한 수면 위생을 교육하여 습관화 하는 것이 필요하다. 건강한 수면 위생으로 향상되지 않으면 단기간 약물치료가 필요하다. 불면증 치료를 약물치료에만 의존하면 약물 복용이 장기간 계속될 수 있다. 수면을 향상시키기 위하여 다음과 같은 수면 위생을 추천한다.

1) 매일 기상 시간을 일정하게 한다. 기상 시간을 일정하게 고정함으로써 신체는 필요한 수면 주기를 회복하게 된다.
2) 침대에 누워 있는 시간을 불면증 발병 이전 상태로 줄인다. 잠을 충분히 자지 못하였다고 계속 누워있지 않도록 한다.
3) 중추신경계를 자극하거나 수면 주기에 영향을 주는 커피, 알코올, 담배 등을 끊거나 적어도 줄인다. 특히 오후에 커피를 마시지 않는다.
4) 낮잠은 30분 이내로 제한한다. 사람이 하루에 필요한 수면 시간은 일정하며 낮에 자면 밤에 그 만큼 잠을 자지 못한다.
5) 저녁 시간에 지나친 운동을 하지 않고 오후 시간에 적당한 운동을 한다. 저녁 시간에 지나친 운동은 오히려 수면 장애를 초래할 수 있다.
6) 취침 전 1 시간이내에 정신적으로 흥분시키는 활동을 하지 않도록 하고 조용히 마음을 안정시키도록 한다.
7) 취침 30분 전에 따뜻한 물에 목욕한다.
8) 식사는 규칙적으로 하며 취침 전 밤참을 먹지 않는다.
9) 취침 전 이완훈련을 한다.
10) 안락한 수면 환경을 유지한다.

4. 과다수면

과다수면(hypersomnia)은 지나치게 수면 시간이 길거나 낮 시간에 지나치게 졸림을 호소하는 것으로 나타난다. 과다수면은 일반인의 5% 정도가 경험하는 것으로 보고되었다. 과다수면은 정신장애, 신체 질병, 및 물질관련 장애, 뇌염, 대사성 장애, 여성에서 생리와 동반하는 경우가 있다. 과다수면이 다른 장애에 동반하지 않고 원인을 찾을 수 없는 경우를 일차 과다수면이라 한다. 일차 과다수면은 수면 시간이 길어지지만 수면검사상 수면의 구조는 정상 구조를 유지한다. 과다수면의 치료는 중추신경계 각성 약물이 효과 있다.

5. 기면병

기면병(narcolepsy)은 지나친 주간 졸림과 갑자기 잠에 빠지는 수면 발작을 특징으로 한다. 수면 발작은 갑자기 나타나며, 발작 시 전신 근육의 긴장이 풀려 체위를 유지할 수 없다. 수면 발작 시 뇌파 검사는 특이한 렘수면을 나타내는 것이 특징이다. 일반적으로 수면 발작은 하루에 2~6번 정도 나타나며 한번에 10~20분 정도 계속된다. 수면발작이 수시로 나타남으로 위험을 초래할 수 있으며 환자는 지속적인 각성이 필요한 운전이나 기계 조작은 피하여야 한다. 수면 발작은 간질 발작이 아니며 렘수면 억제 기능의 이상으로 발병하는 수면장애이다. 기면병에 동반하는 증상으로 환각과 이상 지각을 경험하여 정신병과 감별이 필요하다. 특징적 병력과 수면검사로 진단은 어렵지 않다. 치료는 중추신경 자극약물 치료가 효과 있다.

6. 호흡 관련 수면장애

수면 중 호흡곤란으로 인하여 수면장애가 나타나며, 대표적인 장애로 수면 무호흡 증후군(sleep apnea syndrome)과 중추성 폐포 저환기 증후군(central alveolar hypoventilation syndrome)이 있다. 정상인에서도 나이든 사람이나 비만한 사람에서 수면 중 호흡이 일시적으로 중단되는 현상이 나타나지만 수면 무호흡은 수면 중 입이나 코로 공기흐름이 10초 이상 중단된 상태를 말한다.

수면 무호흡은 양상에 따라 중추성과 폐쇄성으로 분류한다. 중추성 수면 무호흡은 호흡중추의 저산소증을 모니터하는 수용체의 이상으로 발병하며, 폐쇄성 수면 무호흡은 인후부 근육의 긴장 저하, 인후부 구조의 이상, 인후부의 비대로 인하여 인후부가 폐쇄되어 공기 흐름을 막아 나타난다. 주요 증상은 수면 중 코골이를 심하게 하며, 숨이 막히어 헐떡이다가 입과 코로 강하게 숨을 내어 쉬는 것을 주기적으로 반복한다. 이 때 잠을 깨우면 정상적인 호흡을 할 수 있다. 또한 수면 중 몸부림을 심하게 하며 잠이 깨면서 두통을 자주 경험한다. 주간에 심한 졸음이나 수면 발작이 나타나기도 하며 환자는 기억장애와 정서적 불안과 우울을 호소한다. 수면다원검사로 수면 중 호흡기류가 정상의 20% 이하로 감소하는 무호흡이나 50%이하 감소하는 저호흡이 시간당 5회 이상 나타나면 수면 무호흡 증후군으로 진단된다.

치료는 비만한 환자에서는 체중을 줄이는 것이 필요하다. 수면제나 진정제는 수면 중 코골이를 증가시킴으로 줄이거나 중단하는 것이 필요하다. 수면 중 일정 압력의 공기를 지속적으로 공급하는 지속적 상기도 양압술(continuos positive airway pressure)이 효과 있다. 그러나 일부 환자에서는 수술 치료가 필요하다.

중추성 폐포 저환기 증후군은 수면 중 호흡량과 호흡회수가 저하되어 호흡에 지장이 있다. 치료는 인공적으로 호흡을 도우는 장치를 이용하여 호흡을 높이는 것이 필요하다.

7. 일주기 리듬 수면장애

일주기 리듬 수면장애는 신체의 수면-각성 주기가 신체의 일주기와 일치하지 않아 수면장애가 나타나는 것이다. 환자는 자고 싶을 때 잠들지 못하고 깨어 있어야 할 때 잠이 오는 것이 특징이다. 잠자고 나도 충분히 쉬었다고 느끼지 못하며 기분이 상쾌하지 못하다. 주야간 교대 근무로 인한 수면장애, 장거리 여행 시 경험하는 시차부적응 증후군(jet leg syndrome), 수면위상 지연 증후군(delayed sleep phase syndrome), 수면위상 전진 증후군(advanced sleep phase syndrome), 불규칙 수면-각성 양상(irregular sleep-wake pattern) 등을 포함한다.

주야간 교대 근무자의 25% 정도에서 수면이 불규칙하여 수면장애를 경험한다. 교대 근무자는 예정된 교대 근무에 맞추어 수면 주기를 조정하는 것이 필요하다. 교대 근무의 일정은 시계방향으로 낮-저녁-밤 순서로 하는 것이 적응이 쉽다. 교대 근무에 적응하는데 필요한 기간은 개인 간에 차이가 심하지만 가능하면 그 기간을 충분히 적응할 수 있도록 잡는 것이 좋다. 그리고 교대 근무자는 휴일에도 수면 주기를 지키는 것이 신체 주기를 유지하는데 도움이 된다.

장거리 여행 시 시차 적응에 어려움을 경험하지만 그 정도는 여행 거리, 여행 방향 그리고 개인의 감수성에 의하여 차이가 있다. 서에서 동으로 여행하는 것은 잠을 늦게 자고 늦게 일어나는 것과 같으며 동에서 서로 이동하는 것은 잠을 일찍 자고 일찍 얼어나는 것과 같다. 일반적으로 동에서 서로 이동하는 것이 적응에 어려움이 크다. 여행 시차 부적응은 2~7일 지나면 자연적으로 적응하지만 어려움이 큰 경우 여행 전 1~2일간 여행지 시간에 맞추어 생활함으로 적응을 빨리 할 수 있다. 여행 시 수면주기에 맞추어 멜라토닌을 복용하면 도움이 된다.

8. 주기성 사지 운동장애

주기성 사지 운동장애(periodic limb movement disorder)는 수면중 사지 근육이 불규칙하게 운동하는 것을 특징으로 하며 이로 인하여 불면증을 호소한다. 이 장애는 나이가 들면서 빈도가 높아 60세 이상 노인에서 30% 정도로 나타난다고 보고되었다. 원인은 아직 밝혀지지 않았으며 치료는 안정제나 도파민 작동제가 효과 있다.

9. 하지 불편 증후군

하지 불편 증후군(restless leg syndrome)은 하지에 마치 곤충이 기어다니는 것과 같은 불편감을 느끼며 안절부절 못하게 느끼는 것을 특징으로 한다. 밤에 잠들려 하면 심해져 다리를 주무르며 잠을 자지 못하고, 걷든지 운동을 하면 좋아진다. 하지 불편 증후군에서 주기성 사지 운동장애를 동반하는 빈도가 높다. 치료는 도파민 작동제가 효과 있다.

10. 야경증

야경증은 수면 중 갑자기 놀라 소리지르며 흥분하는 행동으로 나타난다. 비렘수면 중에 나타나는 현상이다. 야경증이 있을 때 완전히 각성하지 않았으며 잠에서 깨어나면 이 삽화를 기억하지 못한다. 환자를 각성시키면 안정된다. 야경증의 원인은 밝혀지지 않았으며 소아의 3% 정도에서 나타난다. 치료는 비렘수면을 억제하는 약물치료가 효과 있다.

11. 악몽

악몽은 잠을 자다가 무서운 꿈을 꾸며 잠이 깨는 현상이다. 잠이 깨면서 지남력을 유지하며 꿈 내용을 잘 기억하다. 악몽은 렘수면중에 나타난다. 악몽은 일반인에서 5% 정도 나타난다고 보고되었다.

12. 몽유병

몽유병은 잠에서 완전히 깨어나지 않은 상태에 걸어 다니는 것을 특징으로 한다. 아동기에 발생 빈도가 높아 소아의 15% 정도는 적어도 한 번 이상 경험하였다는 보고가 있다. 환자는 완전히 각성되지 않은 상태이며 현실감이 없으며 반응이 느리거나 반응하지 않으며 행동이 서투르며 목적 없이 돌아다닌다. 원인은 밝혀지지 않았으나 비렘수면 중에 나타난다. 치료는 비렘수면을 억제하는 약물이 효과 있다.

제18장 충동조절장애

개 관

충동조절장애는 다른 사람이나 자신에게 해로운 특정 행위를 하고자 하는 충동이나 유혹을 반복적으로 경험하여 저항할 수 없는 것을 특징으로 한다. 개인은 행위를 수행하기 전에 긴장과 각성이 심히 증가하는 것을 경험하며 행위를 수행하고 나면 즉각적으로 긴장이 완화되고 만족감을 경험한다. 그러나 만족감에 이어서 자신의 행위에 대한 심한 자책, 후회, 죄책감, 그리고 두려움을 경험한다. 충동적 행위는 다른 사람 몰래 은밀하게 이루어지며 이로 인하여 치료받을 기회를 갖지 못하고 장기간 지속된다.

개인에서 충동 조절은 생물학적, 심리적 및 사회적 요인에 의하여 영향을 받는다. 생물학적 관점에서 전두엽이나 변연계에 장애가 있을 때 행동을 억제하지 못하고 충동적으로 행동하며, 우울장애에서 충동적으로 자살한 환자에서 뇌 척수액에서 신경전달물질 세로토닌 농도가 낮은 것에 미루어 세로토닌 신경계가 충동적 행동과 관계가 있다고 추정된다. 정신역동적으로 내적 충동은 본능적 욕구의 증가가 있거나 자아와 초자아 조절 능력이 저하되었을 때 행동으로 나타날 수 있다. 충동조절장애는 공통적으로 심적 갈등으로 인한 분노, 우울, 죄책감과 같은 고통스러운 감정을 회피하는 방법으로 행동화하는 것이다. 갈등을 행동화함으로 심리적 만족을 얻으며 고통스러운 감정을 완화시키는 효과가 있다. Heinz Kohut는 충동조절장애는 불완전한 자기상과 관련이 있다고 하였다. 이들은 대상관계에서 자기상을 확인할 수 있는 의미 있는 반응을 얻지 못하여 자기상이 분열되며 분열된 자기상을 회복하기 위하여 자기 파괴적 행동을 한다는 것이다. 충동조절장애 환자에서 성장과정에 신체적 심리적 및 성적 외상을 경험한 비율이 높았다.

DSM-IV-TR에서는 다른 장애로 진단되지 않은 충동조절장애에 간헐적 폭발장애(intermittent explosive disorder), 병적 도벽(kleptomania), 병적 방화(pyromania), 병적 도박(pathological gambling), 발모광(tricotillomania) 그리고 기타 충동조절장애(impulse control disorde, not otherwise specified)를 포함한다. 충동조절장애에 공식적으로 포함되지 않았으나 인터넷 중독(internet addiction), 성적 강박(sexual compulsion), 구매강박(compulsive buying)도 충동조절과 관련되어 함께 다루고자 한다.

간헐적 폭발장애

1. 증상과 진단

간헐적 폭발장애는 공격적 충동을 자제하지 못하여 폭발하여 신체적 손상이나 물건의 파손을 일으키는 것을 특징으로 한다. 특히 폭력적 행동은 자존심에 심한 손상을 입은 상황에서 나타나며, 상황에 비하여 지나친 분노를 억제하지 못하여 공격적 행동으로 나타난다. 진단은 이러한 분노와 폭발적 행동이 수차례 반복하여 나타날 때 진단된다. 그리고 분노 폭발이 다른 정신분열병, 양극성 장애, 행실장애, 주의력결핍 과잉행동장애, 반사회적 인격장애, 경계성 인격장애, 약물남용, 기질성 정신장애 등의 다른 정신장애에 동반하여 나타나는 경우는 간헐적 폭발장애로 진단하지 않는다. 뇌손상 시 폭발적 행동을 동반하는 빈도가 높아 폭발적 행동이 있는 경우에 뇌기능을 평가하는 것이 필요하다.

간헐적 폭발장애의 유병율은 분명하게 알려지지 않았으나 남자에서 빈도가 높으며 청소년기와 청년기에 처음 발병하는 빈도가 높다.

DSM-IV-TR의 간헐적 폭발장애 진단기준

A. 공격적 충동을 제어하지 못하여 심각한 공격적 행위와 재물에 대한 손상의 삽화가 수차례 있다.

B. 폭발 삽화에 나타난 공격성의 정도는 정신사회적 스트레스에 비하여 지나치게 심하다.

C. 분노 폭발을 다른 정신장애(예: 반사회적 인격장애, 경계성 인격장애, 정신병, 양극성 장애, 행실장애, 주의력결핍 과잉행동장애)나 약물의 생리적 효과나

일반의학적 상태(예: 두부 손상, Alzheimer병)에 의한 것으로 설명하지 못한다.

2. 원인

간헐적 폭발장애의 원인은 분명하게 규명되지 않았으나, 생물학적, 심리적 및 사회환경적 요인이 복합적으로 작용하는 것으로 추정된다. 환자의 직계 가족에서 간헐적 폭발장애, 기분장애, 물질남용장애의 유병율이 높으며, 뇌 기능의 장애와 충동적 행동 사이에 관계가 있어 유전적 생물학적 요인이 추정된다. 장래 간헐적 폭발장애 환자는 성장 과정에 심한 폭력을 경험하였으며, 자신은 쓸모없는 무용지물이라는 심한 자괴감을 갖고 있으며 자존감이 심히 취약하게 자랐다. 정신분석에서 폭발적 행동은 자신의 자존감이 손상 받을 때 공격자와 동일화하여 나타나며, 이런 폭발적 행동은 자기상의 손상에 대한 반응으로 다른 사람으로부터 거리를 둠으로 더 이상의 자기상의 손상을 방지하려는 것이다.

3. 치료와 예후

간헐적 폭발장애의 치료는 폭발적 행동을 제한하는 것이 쉽지 않아 어려움이 있다. 일부 환자에서 약물치료는 폭발적 행동을 완화시키는데 효과 있다. 정신분석적 정신치료보다 인지행동치료가 효과적이다. 정신치료는 환자로 하여금 자신의 행동에 선행하는 생각과 감정을 이해하고 말로 표현함으로써 행동화하는 것을 방지하며 자제하도록 하는 것을 목표로 한다.

병적 도벽

1. 증상과 진단

물건을 훔치고 싶은 강한 충동을 억제하지 못하고 훔치는 행위를 실행하는 것을 특징으로 한다. 개인적으로 필요하지 않는 물건을 훔치어 금전적 이익을 추구하는 것이 아니다. 또한 이들은 훔친 물건을 구매할 수 있는 능력도 있으며, 일반적으로 훔친 물건에 관심을 갖지 않고 버리든지 보관하든지 한다. 금전적 목적으로 훔치는 경우는 병적 도박으로 진단하지 않는다. 이들은 훔치는 행위는 계획한 것이 아니며 충동적으로 일어나지만 많은 경우 가정, 직장 혹은 대인관계에서 스트레스 요인들이 선행한다. 이들은 훔치는 행위를 실행하기 전 내적 충동과 도덕적 억제 사이에 번민하며, 정서적으로 두려움과 쾌감이 혼재하는 감정을 경험하며, 훔친 후에 심한 죄책감을 경험한다. 병적 도벽은 여자에서 빈도가 높으며 강박구매와 함께 나타나는 경향이 높다. 사춘기에 시작되어 산발적으로 지속된다. 병적 도벽은 주요우울장애에서 높은 빈도로 나타난다.

2. 원인

병적 도벽 환자의 일차 가족에서 주요우울장애와 강박장애의 빈도가 높으며, 항우울 약물이 주요우울장애와 강박장애 뿐 아니라 병적 도벽에도 효과가 있다는 것은 이들 장애 사이에 유사한 신경전달물질의 이상이 있음을 추정하게 한다. 정신분석적으로 도벽은 성장 과정에 경험한 외상으로 유아기적 욕구를 충족하고 손상된 자존감을 회복하기 위한 행위이다. 또한 지나치게 강한 초자아를 가진 부모아래에 성장한 자녀들은 부모들이 수용할 수 없는 무의식의 욕구를 자녀에게 투사하여 자녀에서 초자아의 결손을 초래하여 비도덕적 행위를 할 수 있도록 한다.

3. 치료와 예후

병적 도벽 환자는 자신의 행위가 법적으로 문제가 되기 전에 치료를 원하는 경우는 드물다. 치료 의지가 있는 환자에게 정신분석적 정신치료나 인지행동치료가 효과 있다.

병적 방화

1. 증상과 진단

병적 방화는 뚜렷한 동기가 없이 의도적으로 그리고 반복적으로 방화하는 것을 특징으로 한다. 이들은 방화하기 전 방화하고 싶은 강한 충동을 경험하며 각성이 고조되며 긴장감을 경험하며 방화하면 만족감과 쾌감을 느끼며 긴장이 완화되는 것을 경험한다. 이들은 화재를 목격하면서 쾌감을 경험하며 화재와 관련된 것에 관심이 많다. 병적 방화는 경제적 이득이나 보복으로 방화하는 것과 감별하여야 한다. 병적 방화는 남자에서 빈도가 높으며 또한 정신지체와 알코올장애에서 빈도가 높다.

2. 원인

정신분석에서 방화는 성적 흥분, 권력, 사회적 성취를 상징하며 억압된 성적 및 공격적 욕구를 나타낸다. 병적 방화 환자는 성장과정에 아버지가 집에 있지 않는 경우가 많았으며 또한 반사회적 성향을 나타내었다.

3. 치료와 예후

병적 방화 환자는 자발적으로 치료를 원하는 경우가 드물며 치료에 대한 동기가 약하여 효과적 치료가 어렵다. 우울증을 동반한 경우에는 항우울 약물 치료가 상당히 효과 있다.

병적 도박

1. 증상과 진단

병적 도박은 도박으로 인하여 경제적, 직업적 및 사회적 부적응에도 불구하고 반복적으로 계속하는 것을 특징으로 한다. 오락적 도박과 다음과 같은 점에 차이가 있다. 이들은 도박에 지나치게 집착하며, 점차 판돈을 증가하여 원하는 흥분을 얻고자 하며, 잃은 돈을 만회하기 위하여 도박을 계속하며, 도박 자금을 구하기 위하여 불법적인 방법도 감행하며, 주위 사람에게 자신이 도박하는 것을 속이며, 직업이나 개인적 손실을 감수하고 도박을 계속하며, 도박을 중단하려고 노력하지만 성공하지 못한다. 또한 도박을 현실의 문제를 회피하는 방법으로 사용한다.

우리나라에서 병적 도박 평생유병율은 3.8%로 보고되었으며 미국에서 평생유병율 0.9% 보다 높다. 그리고 우리나라의 카지노와 경마이용자에서 문제성 도박자와 병적 도박자는

25%에 이르러 미국에서 보고된 15%보다 높았다. 병적 도박은 남자에서 빈도가 높으며 특히 도박이 법적으로 허용된 지역에서 빈도가 높다. 우리나라에서 병적 도박자들은 문제가 없는 도박자와 비교하여 가정과 직장과 대인관계, 경제적, 건강에 대한 스트레스를 높게 경험하였으며 스트레스에 대하여 비적응적 대처방식으로 대응하였다. 그리고 이들은 도박 욕구가 높았으며 도박에 대한 지나친 기대를 갖고 있었다. 이들은 자존감이 저하되었고 우울 정도가 높았으나 우울증상이 병적도박에 선행하는 요인인지 혹은 병적 도박의 후유증으로 인한 이차적 현상인지에 대한 논의가 있다.

DSM-IV-TR의 병적 도박 진단기준

A. 다음 중 5가지 또는 그 이상 항목에 해당하는 비적응적 도박 행위가 지속적이고 반복적으로 나타나다.
- (1) 도박에 집착한다.(예: 과거 도박 경험을 재현하는 것에 집착, 다음 도박을 예상하고 계획하기, 도박할 돈을 구하는 것에 집착)
- (2) 도박에서 원하는 흥분을 얻고자 판돈을 올린다.
- (3) 스스로 도박 행위를 조절하거나, 줄이거나, 중지하고자 노력하지만 실패한다.
- (4) 도박 행위를 줄이거나 중지하고자 할 때 안절부절 못하거나 신경과민이 된다.
- (5) 문제로부터 회피하고 불쾌한 기분을 완화하기 위하여 도박한다.(예: 무력감, 죄책감, 불안, 우울)
- (6) 도박으로 돈을 잃은 후 만회하기 위하여 다시 도박한다.
- (7) 자신이 도박하는 것을 숨기기 위하여 가족, 치료자, 다른 사람에게 거짓말 한다.
- (8) 도박 자금을 위하여 위조, 사기, 절도, 횡령 등 불법 행위를 한다.
- (9) 도박으로 인하여 대인관계, 직업, 교육과 출세 기회를 위험하게 하거나 잃는다.
- (10) 도박으로 인한 절망적 경제 상태를 벗어나려고 다른 사람에게 돈을 빌린다.

B. 도박 행위가 조증 삽화로 인한 것이 아니다.

2. 원인

병적 도박의 발병은 생물학적, 심리적, 그리고 사회환경적 요인이 복합적으로 작용하는 것으로 추정된다. 우리나라에서 도박이 심각한 사회적 문제가 되어, 비록 도박이 합법적으로 허용되었으나 불법 도박이 판을 치고 있으며 많은 사람들이 도박의 유혹에 빠지고 있다.

그러나 비록 도박의 유혹이 편재하여도 도박에 빠지는 사람과 빠지지 않는 사람이 있다. 병적 도박에 빠지는 사람은 성격적으로 두 가지 유형이 있다. 첫째 유형은 자극추구형으로 이들은 활력이 넘치며 경쟁적이며 모험을 즐기는 사람이다. 이들은 자극과 경쟁을 추구하여 도박에 빠지게 된다. 둘째 유형은 첫 번 유형과 반대로 내성적이며 대인관계가 적으며 혼자 조용히 지내는 것을 좋아하며 사회적응이 어려운 사람이다. 이들은 내적 공허감과 우울감으로 부터 벗어나기 위하여 도박에 빠진다. 셋째 유형은 반사회적 인격 성향을 가진 사람이다.

3. 치료와 예후

병적 도박자들은 스스로 치료를 원하는 경우는 드물며 법적인 문제나 가족의 권유로 내원하므로 치료의 동기가 약하다. 정신치료는 환자의 동기를 부여하는 것으로부터 시작하여 환자에게 적절한 치료 전략을 사용한다. 정신분석적 정신치료보다 인지행동치료가 단기간에 효율적이라 보고되었다. 환자와 함께 가족이 치료에 참여하는 것이 필요하다. 그리고 병적 도박자들의 단도박 모임은 서로 지지하며 위기를 극복하는데 도움을 줄 수 있다. 일부 환자들은 항우울 약물 치료에 좋은 반응을 보인다.

발모광

발모광은 몸의 털을 뽑고 싶은 충동을 억제하지 못하는 것이 주 증상이다. 털을 뽑는 행동을 하기 전에 긴장이 높아지고 불쾌감을 경험하지만 털을 뽑고 나면 긴장이 완화되고 쾌감을 경험한다. 털을 뽑는 부위는 머리털이 가장 빈번하지만 눈썹이나 다른 부위의 털을 뽑기도 한다. 대부분 발모 행동은 스트레스 상황에서 처음 발병하며, 특히 최근 대상의 상실이 중요하다. 정신치료가 효과 있다는 보고가 있으며 약물치료가 효과 있다.

인터넷 중독

1. 증상과 진단

인터넷 중독(internet addiction disorder)이란 용어는 Ian Goldberg가 1996년 처음 사용하였다. 인터넷 사용에서 자기 조절능력을 상실하고 이로 인하여 사회적 기능의 현저한 손상을 초래하며 주관적 고통을 경험하지만 인터넷 사용을 금지할 경우 심리적 혼돈과 무기력에 빠지는 것을 특징으로 한다. 인터넷은 익명으로 여러 가지 활동을 할 수 있도록 하며, 방대한 자료에 직접 접근할 수 있어 만족감을 경험하게 하며, 다른 사람과 상대적으로 거리를 두고 관계를 형성할 수 있게 하며, 가상의 공간에서 다양한 역할을 할 수 있게 하는 특성이 있어 쉽게 몰입하게 되며 중독되게 된다. 통상적으로 중독이라 하면 특정 물질이 뇌에 영향을 미쳐 의존과 금단 증상을 일으키는 것을 특징으로 한다. 그러나 인터넷 중독은 뇌에 직접 영향을 미치는 물질이 아니지만 행동 양태는 물질의존에서 볼 수 있는 것과 유사한 내성과 금단 증상을 나타낸다. 인터넷의 과도한 사용은 두통, 피로감, 식욕 저하 등과 같은 신체적 불편을 유발할 뿐 아니라, 사회적 관계를 회피하고 개인적 공간에 칩거하며, 이로 인하여 학업 저하와 사회적 기능의 장해를 유발한다. 그리고 인터넷 중독자에게 인터넷 사용을 중단시키면 심한 분노, 심리적 무기력과 혼란을 경험한다.

최근 통계에 의하면 우리나라에서 인터넷 사용은 만 6세 이상 인구의 70% 정도가 월 1회 이상 사용하는 것으로 조사되었다. 특히 인터넷 사용자 연령이 낮아지면서 소아청소년에서 중독이 심각한 문제가 되고 있다. 청소년에서 인터넷 사용에 대한 조사에서 대상군에 따라 차이가 있으나 30% 정도에서 과다한 사용이 있으며 5% 내외에서 중독 증상을 나타내는 것으로 보고되었다. 인터넷 중독의 유병율은 조사 방법에 따라 약간씩 차이가 있으나, 정보통신부에서 매년 6월 발표하는 인터넷 중독 통계를 기준으로 할 때, 2006년 인터넷 중독 청소년은 약 15%로 추정되며, 이들 중 치료가 필요한 고위험군이 2.1%로 약 21만 명에 이른다.

2. 원인

인터넷은 정보에 접근성, 익명성, 가상공간에서의 관계, 즉각적인 피드백 등으로 이전에 경험하지 못한 새로운 경험으로 새로운 형태의 욕구 충족을 경험할 수 있게 한다. 인터넷 중독의 원인은 인터넷 자체의 속성과 개인의 성격특성과 정신병리 등 다양한 요인들이 관여하는 것으로 추정되지만 아직 분명하게 규명되지 않았다. 인터넷 중독 환자는 성장과정에 심리적 외상 경험을 경험한 적이 있으며, 성격이 내향성이며 강박적이고 우울증과 충동성을 보였다고 한다. 인터넷의 과도한 사용은 개인의 심리적 상태에 부정적 영향을 미쳐 우울장애, 불안장애, 정신병 장애와 같은 정신장애를 유발할 수 있을 뿐 아니라 인터넷 과다사용 자체가 내재한 불안장애, 우울장애, 사회공포장애와 같은 정신장애의 표현일 수 있다.

3. 치료와 예후

오늘날 인터넷은 일상생활에서 필수 불가결한 요소가 되었다. 그러므로 인터넷 중독의 치료는 인터넷을 적절하게 분별하여 사용할 수 있도록 하는 것을 목표로 한다. 먼저 인터넷 중독과 함께 동반한 다른 정신장애를 감별하여 치료하는 것이 필요하다. 그리고 환자로 하여금 인터넷 관련 문제를 이해시키고 조절하는 방법을 찾도록 하는 것이 필요하다.

성적 강박

1. 증상과 진단

성적 강박(sexual compulsion)이란 성적 생각과 행동이 지나치게 심하여 스스로 자제할 수 없을 뿐 아니라 이로 인하여 사회적 기능 장해가 있는 것을 특징으로 한다. 성적 강박은 성중독이라고 불리기도 하지만 물질중독에 동반하는 내성이나 금단증상이 나타나지 않음으로 중독이라 부르는 것은 부적절하며 성적 강박이 더욱 적절하다는 의견이 지배적이다. 반복적으로 성적 환상에 사로잡히고 강한 성적 욕구를 경험하여 충동적으로 다른 사람과 성관계를 갖게 된다. 때로는 변태 성 행위를 나타내기도 하지만 대부분 동성 혹은 이성과 성관계 혹은 자위행위로 나타난다. 성 행위 후 스스로 자신을 통제하지 못하는 것에 대하여 후회하고 죄책감을 경험한다. 성적 강박은 우울과 불안과 같은 부정적 정서를 동반하여 나타나는 빈도가 높으며, 성행위는 해리와 유사한 상태에서 일어나는 빈도가 높다. 일반적으로 우울장애나 불안장애에서 성욕이 감소되는 것과 대조적이다. 성적 강박은 아직 DSM-IV-TR에 공식 진단명으로 등제되지 않았으며 공식적 진단기준은 발표되지 않았다. 성적 강박의 빈도는 일반인의 5~6%로 보고되었으며 남자에서 빈도가 높다.

2. 원인

성적 강박 환자에서 성장과정에 성적 외상의 경험 빈도가 높아 성장과정에 성적 외상이 비정상적인 성 행위와 관계가 있다고 추정된다. 성장과정에 성적 외상의 피해자는 외상 경험의 재경험을 통하여 성적 강박으로 발전하게 된다는 것이다.

3. 치료와 예후

성적 강박 환자는 다양한 정신장애를 동반함으로 이들 정신장애를 평가하여 치료하는 것이 중요하다. 정신치료는 인지행동기법을 이용하여 성적 행위에 대한 통제 능력을 향상시키는 기법이나 알코올장애에서 효과적인 12단계를 적용하여 효과가 있다고 하였다.

구매강박

1. 증상과 진단

구매강박(compulsive buying)은 구매 충동을 조절하지 못하고 지나치게 쇼핑하여 심한 고통을 당하는 것을 특징으로 한다. 우리나라에서 구매강박의 성향을 나타낸 비율은 20~30대에서 30%정도로 보고되었으며, 미국에서 비교적 엄격한 구매강박의 기준을 적용할 때 평생유병율은 1%로 보고되었다. 구매강박은 여자에서 빈도가 높으며 10대 후반에 처음 시작되어 간헐적으로 만성으로 진행되어 20대에 경제적 문제를 경험하게 된다. 구매강박은 시장 경제 체제에서 경제적으로 풍요로운 사회에서 빈도가 높다. 구매강박 환자에서 불안장애, 물질남용장애, 식사장애 등의 공존장애의 빈도가 50~60% 정도로 보고되었다.

구매강박은 DSM-IV-TR에 공식 진단으로 등재되지 않았으나 충동장애의 기준에 준한다는 것이 전문가의 의견이다. 즉, 1) 구매에 대한 생각에 사로잡히고 구매 충동을 경험하고 이로 인하여 상당한 심리적 불편감을 경험하며, 2) 자신에게 필요하지 않거나 혹은 경제적으로 감당할 수 없는 정도로 구매하여, 3) 이로 인하여 심한 경제적 법적 문제를 경험하며, 4) 이러한 구매 행위가 조증 상태에 일어나는 것은 제외한다.

2. 원인

구매강박은 다양한 심리적 요인으로 나타난다. Valence 등은 구매강박을 그 양상에 따라 감정적 구매, 충동적 구매, 열광적 구매, 그리고 조절불능 구매로 분류하였다. 이들 아형들은 각각에 관련된 심리적 요인에 차이가 있다. 감정적 구매는 상징적 의미를 가진 물건을 구매하여 대리 만족을 얻으며, 충동적 구매는 심리적 갈등으로 양가감정을 경험하여 순간적으로 구매 충동을 경험하며, 열광적 구매는 어떤 특정 품목에 지나치게 집착하고 수집하기 위하여, 조절불능 구매는 심리적 김장과 불안을 완화하기 위하여 강박적으로 구매한다.

3. 치료와 예후

구매강박에서 공존하는 정신장애의 빈도가 높음으로 공존하는 정신장애를 파악하여 치료하는 것이 중요하다. 치료는 부적응적 구매 행동을 조절하는 것을 목표로 하며 일반적 지지치료와 인지행동치료가 상당히 효과 있다고 보고되었다. 일부 환자에서 항우울약물 치료가 구매 충동을 완화시킨다고 한다.

제19장

기질성 정신장애

개 관

기질성 정신장애는 뇌의 구조적 혹은 기능적 장해로 인하여 나타나는 정신증상을 특징으로 한다. 정신 기능은 근본적으로 뇌의 기능에 의한 것으로 추정되지만 현재 뇌의 기능을 확인하는 검사에는 한계가 있어 대부분 정신장애에서 뇌의 구조적 혹은 기능적 이상을 확인할 수 없다. 그러므로 DSM-IV-TR에서 기질성 정신장애는 현재 가능한 검사로 뇌의 구조적 혹은 기능적 장해를 확인할 수 있는 정신장애를 말한다. 뇌의 기능적 장해는 뇌의 구조적 병변뿐 아니라 뇌 이외의 다른 기관의 병변으로 뇌기능의 장해가 나타난다. 그러므로 다양한 신체 질병, 약물중독, 약물금단 등이 기질성 정신장애의 원인이 된다. DSM-IV-TR에서 기질성 정신장애는 다음과 같이 분류하며, 이 장에서는 섬망, 치매 그리고 기억상실장애에 대하여 기술한다.

1) 섬망, 치매, 및 기억장애와 기타 인지장애(delirium, dementia, and amnestic, and other cognitive disorders)
2) 일반의학 상태에 의한 정신장애(mental disorder due to general medical conditions not elsewhere classified)
3) 물질관련 장애(substance related disorders)

섬 망

1. 증상과 진단

섬망은 급성으로 나타나는 뇌 기능의 장해로 인하여 의식의 장해를 특징으로 하는 증후군이다. 증후군이란 단일 질병으로 분류할 수 없으나 여러 가지 원인에 의하여 나타나는 유사한 증상과 증후를 한 부류로 분류한 것이다. 섬망은 나이가 들수록 그 빈도가 높으며 한 시점 유병율은 18세 이하에서 0.4%이나 55세 이상에서 1.1%로 증가한다. 섬망은 심장 수술, 뇌 수술 그리고 다른 중한 수술 후 특히 빈도가 높으며 알코올 중독, 약물 중독, 말기 암, 치매 환자들에서도 빈도가 높다. 섬망은 급성으로 발병하며 의식의 혼탁과 인지기능의 장해를 특징으로 한다. 주의를 집중하고, 유지하고, 이동하는 능력이 현저하게 저하되며, 또한 착각이나 환각과 같은 지각장애, 피해망상, 지리멸렬한 언어, 수면장애, 시간, 장소 사람에 대한 지남력 장애, 정신운동성 흥분, 기억장애 등을 동반한다. 치매와 동반하여 나타날 수 있으므로 치매 환자가 급성으로 의식이 혼란스럽고 흥분되면 섬망을 의심하여야 한다.

DSM-IV-TR의 섬망 진단기준

A. 주의의 집중, 유지, 이동 능력의 저하를 동반한 의식장해(예: 환경에 대한 의식의 명료함이 감소)

B. 인지기능의 변화(기억 저하, 지남력 장해, 언어 장해, 지각 장해)가 있으며, 이전에 있었거나 새로 나타나는 치매로 설명할 수 없다.

C. 장애가 단 기간(대개 수 시간에서 수 일)에 나타나며, 하루 중에도 변화하는 경향이 있다.

D. 병력, 이학적 검사 및 임상 검사에서 장애가 일반의학적 상태의 직접 생리적 결과에 기인한다는 근거가 있다.

2. 원인

원인이 되는 신체 질병은 뇌질환, 심장병, 간질환, 내분비 장애, 알코올 장애, 약물중독과 금단 등 다양하다.

3. 치료와 예후

원인이 되는 신체장애가 치료되면 빨리 회복될 수 있으므로 신체장애를 치료하는 것이 중요하다. 환각, 착각, 망상 등의 정신병 증상으로 흥분된 환자는 항정신병약물 치료로 안정시키는 것이 필요하다. 환자는 자극에 예민하고 변화에 적응할 수 있는 능력이 저하되어 있으므로 안정된 환경에서 낯익은 사람이 돌보는 것이 도움이 된다. 환자가 지남력을 유지할 수 있도록 환경을 유지하는 것이 필요하다.

치 매

1. 증상과 진단

치매의 유병율은 65세 이상 노인에서 10% 정도로 추정되며, 연령이 증가하면서 유병율은 급속하게 증가하여 80세 이상에서 유병율은 20% 정도이다. 여자에서 빈도가 높다. 치매는 뇌 신경세포의 손상으로 기억장애, 언어장애, 실행증, 실인증, 시공간능력 장애, 판단 능력, 사고 능력 등 인지기능의 장해를 특징으로 한다. 이로 인하여 일상생활, 가정생활, 직장생활, 및 사회적 활동을 유지하기가 어렵다.

치매는 초기에는 증상이 가벼워 포착하기 힘들지만 진행되어 증상이 악화되면 쉽게 발견된다. 일반적으로 기억장애가 가장 먼저 나타나는 증상이며, 초기에는 전화번호를 기억하지 못하거나, 하루 중 있었던 일들 가운데 일부를 기억하지 못하거나, 만났던 사람 이름을 기억하지 못하는 등 최근 기억에 대한 장해가 나타난다. 치매가 진행하여 심해지면 고향이나 생일을 기억하지 못하며 가까운 친지도 알아보지 못한다. 기억 장해와 함께 시간 장소 사람에 대한 지남력 장해가 나타난다. 언어장해는 표현이 부정확하고 모호하며 지리멸렬하여 이해하기가 어렵다. 사물의 이름을 말하지 못하고(실어증), 감각하는 기능은 건재하지만 사물을 인지하지 못하며(실인증), 운동기능은 건재하지만 어떤 일을 수행하는 동작을 수행하지 못하며(실행증), 과제를 연결하여 수행하는 능력이 손상된다. 치매 환자는 문제해결 능력이 저하되어 새로운 상황에 직면하여 심한 불안을 경험하며 지나치게 흥분하는 경우가 있다. 또한 경한 치매 환자는 자신의 인지기능이 저하되었다는 것을 인식하고 숨기기 위하여 모른체 주제를 바꾸거나 농담을 하여 모면하려고 행동하기도 한다.

인지기능의 손상과 함께 성격 변화가 흔히 나타난다. 성격 변화는 이전의 성격 특성이 더욱 강화되어 외향성 사람은 외향성 경향이 증가하며 괴팍한 사람은 괴팍한 성향이 증가되는 경향을 보인다. 정서적 변화가 심하여 우울, 불안, 분노 같은 감정을 조절하지 못하거나 반대로 감정의 표현이 둔마되고 위축되기도 한다. 성격과 감정의 변화는 뇌의 손상 부위와 관련이 있다. 말기에 이르면 환자가 무엇을 생각하며 어떻게 느끼는지를 표현하지 못하며 이해할 수 없는 상태가 된다. 그러나 치매가 심히 악화되어도 의식의 변화는 없다.

DSM-IV-TR의 알츠하이머형 치매 진단기준

A. 여러 가지 인지기능 결핍이 있으며 다음의 두 가지 모두 나타나다.
(1) 기억장해(새로운 정보를 학습하거나 이전에 학습한 정보를 회상하는 능력에 손상)
(2) 다음의 인지장애 중 하나 혹은 그 이상
(a) 실어증(언어장애)
(b) 실행증(운동기능이 건재함에도 불구하고 운동 활동을 수행하지 못함)
(c) 실인증(감각기능이 건재함에도 불구하고 대상을 인지하지 못함)
(d) 수행기능의 장애(예: 기획, 조직, 연결, 추상)
B. A1과 A2 기준의 인지적 결함이 각각 사회적 및 직업적 기능의 유의한 손상을 초래하며 과거 기능 수준으로부터 유의한 저하가 나타나다.
C. 경과는 점진적 발생과 지속적 인지기능의 저하가 특징이다.
D. A1 및 A2의 인지기능 결함은 다음의 어느 것 때문이 아니다.
(1) 기억과 인지기능의 점진적 결함을 야기하는 중추신경계의 상태(예: 뇌혈관장애, 파킨슨병, 헌팅톤병, 경막하 혈종, 정상압 수두증, 뇌종양)
(2) 치매를 야기하는 것으로 알려진 전신상태(예: 갑상선 기능정하증, 비타민 B2, folic acid 결핍증, 혹은 niacin 결핍, 칼슘과잉증, 신경매독, HIV감염)
(3) 물질유도성 상태
E. 결함이 전적으로 섬망의 경과 중 나타나지 않는다.
F. 장애가 다른 I축의 장애로 더 잘 설명되지 않는다.

DSM-IV-TR 혈관성 치매 진단기준

A. 알츠하이머형 치매와 동일하다.

B. 알츠하이머형 치매와 동일하다.

C. 국소적 신경학적 증후와 증상(예: 건반사 항진, 바빈스키 반사, 가성연수 마비, 보행이상, 사지근력 저하) 혹은 이학적 검사 소견상 뇌혈관성 장애(예: 피질과 피질하 백질을 포함하는 다발성 경색)가 현 장애의 원인으로 관련됨이 나타나다.

D. 결함이 전적으로 섬망의 경과중 나타나지 않는다.

DSM-IV-TR의 다른 일반의학적 상태에 의한 치매 진단기준

A. 알츠하이머형 치매와 동일하다.

B. 알츠하이머형 치매와 동일하다.

C. 병력, 신체 이학적 검사, 혹은 임상검사 소견상 치매가 알츠하이머병과 뇌혈관장애이외 일반의학적 상태(예: HIV 감명, 파킨슨병, 헌팅톤병, 픽스병, 크로이츠펠트-야콥병, 정상압 수두증, 갑상선 기능저하증, 뇌종양 혹은 비타민 B2 결핍) 중 하나의 직접적 생리적 결과라는 증거가 있다.

D. 결함이 전적으로 섬망의 경과 중 나타나지 않는다.

2. 원인

치매의 원인은 뇌 신경세포에 손상을 일으키는 모든 의학적 상태이며, 크게 알츠하이머 치매, 혈관성 치매, 그리고 기타 일반의학적 상태에 인한 치매로 분류한다. 알츠하이머형 치매는 치매 환자의 50% 정도를 점유하며, 65세 이전 비교적 젊은 나이에 발병하여 점진적으로 진행하며, 여자에서 빈도가 높다. 유전적 요인이 관계있는 것으로 추정되며 뇌에 특징적 퇴행성 병변이 있어 다른 치매와 감별된다. 알츠하이머형 치매 환자는 발병 후 평균 생존기간은 8년으로 보고되었다. 혈관성 치매는 치매 환자의 20~30%로 추정되며, 뇌혈관성 질환의 소견이 있으며 갑자기 발병하는 것이 알츠하이머형 치매와 차이가 있다. 원인이 되는 뇌혈관 질환을 적절하게 치료하면 치매 증상도 호전된다. 이외에 파킨슨병이나 헌팅톤병과 같은 뇌의 퇴행성 질환, 뇌종양, 뇌의 감염 질환, 약물 중독, 뇌의 외상 등이 치매를 유발하는 원인이 된다.

3. 치료와 예후

치매의 치료는 일차적으로 원인을 찾아 치료하는 것이다. 혈관성 치매와 뇌 질환에 의한 치매는 그 원인을 찾아 치료하면 상당히 호전될 수 있으므로 원인을 잘 감별하는 것이 중요하다. 혈관성 치매는 뇌혈관 질환을 예방하면 치매를 예방할 수 있으므로 예방에 각별히 주의하여야 한다. 알츠하이머형 치매는 치료뿐 아니라 예방에 한계가 있다. 알츠하이머형 치매는 그 원인과 예방이 정확히 알려지지 않았으며, 현재 사용되는 약물 치료는 치매의 진행을 어느 정도 완화시킬 수 있으나 인지기능을 완전히 회복시키지는 못한다.

치료를 해도 회복되지 않는 비가역성 치매는 경과가 진행되면서 기억과 인지기능이 점차 악화되어 스스로 돌볼 수 없는 상태에 이르게 된다. 치매의 정도에 따라 환자들이 적응할 수 있는 환경과 돌봄을 제공하는 것이 필요하다. 치매 환자들의 인지기능을 유지하기 위하여 적절한 환경으로 부터 자극이 필요하다. 고립된 환경에서 인지기능은 더욱 빠르게 악화되지만 적절한 자극을 받으면 인지기능의 손상이 지연된다고 보고되었다. 주위 사람들과 접촉을 유지하며, 과거 경험을 회상하여 기억하게 하고, 중요한 정보를 반복적으로 암기하도록 하고, 게임이나 과제를 재미있게 즐기도록 하며, 규칙적으로 적당한 운동하는 것이 도움이 된다.

기억상실장애

1. 증상과 진단

기질성 기억상실장애는 학습할 수 있는 능력을 습득한 후 의식의 혼탁이나 인지기능의 장애 없이 정보를 학습하고 회상하는 능력의 장해를 특징으로 한다. 정상 수준의 학습 능력을 습득하지 못하여 인지기능이 저하된 것은 정신지체로 진단한다. 심리적 요인으로 기억장애가 나타나는 심인성 기억장애와 분별하여 진단한다. 유병율은 알려지지 않았다.

핵심 증상은 새로운 정보를 학습하지 못하며 이전에 학습한 정보를 회상하는 능력이 저하되었다. 이로 인하여 사회적, 직업적 기능에 현저한 장해를 경험한다. 기억장애는 최근 기억에서 현저하며 오래 전 기억은 상당히 심한 상태에서도 보전된다. 기억장애는 경도의 인지기능의 장해를 동반할 수 있으나 치매에서 같이 인지기능의 장해가 심하지 않다. 또한 경한 성격의 변화를 동반하기도 한다. 정서적으로 둔마되고 주도적으로 행동하지 못하고 때로는 신경질적으로 흥분하기도 한다.

DSM-IV-TR의 기억상실장애 진단기준

일반의학적 상태에 기인한 기억장애

A. 새로운 정보를 학습할 수 있는 능력의 장해로 나타나거나 혹은 이전에 학습한 정보를 회상하지 못하는 것으로 나타나는 기억장애의 발생.

B. 기억장애가 사회적 및 직업적 기능의 현저한 장해를 일으키고 과거 기능 수준으로부터 유의한 퇴보를 나타낸다.

C. 기억장애가 전적으로 섬망이나 치매의 경과 중에 나타나지 않는다.

D. 일반의학적 상태에 의한 기억장애: 병력, 이학적 검사 및 임상 검사에서 장해가 일반의학적 상태의 직접 생리적 결과에 기인한다는 근거가 있다.

물질 유도성 지속성 기억상실장애

A. 위와 같음.

B. 위와 같음.

C. 기억장애가 전적으로 섬망이나 치매의 경과 중에 나타나지 않으며 물질의 중독이나 금단의 기간을 지나서 지속한다.

D. 병력, 이학적 검사 및 임상 검사에서 장해가 물질 사용의 지속적 효과에 기인한다는 근거가 있다.

2. 원인

가장 흔한 원인은 만성 알코올 남용에 의하여 나타나는 비타민 B2 결핍이다. 만성 비타민 B2 결핍 시 간뇌에 괴사가 나타난다. 또한 두부 손상, 뇌경색, 뇌종양, 뇌염, 등에서도 기억장애가 나타난다. 또 다른 원인으로 물질남용이 있다.

3. 치료와 예후

치료는 일차적으로 원인 장애의 치료가 중요하다. 만성 비타민 B2 결핍시 나타나는 기억장애는 건강한 식생활로 비타민을 보충하면 상당히 회복할 수 있다.

제20장

물질관련 장애

개 관

1. 분류

물질 관련 장애(substance related disorder)는 물질에 의한 영향으로 다양한 심리적 및 신체적 장해가 일어나는 장애이다. 현행 진단분류는 물질 관련 장애를 물질 사용 장애(substance use disorder)와 물질 유발성 장애(substance induced disorder)로 나눈다. 물질 사용 장애는 뇌에 영향을 미치는 물질을 사용함으로 인하여 심리적 기능이 손상되어 가정, 직업, 대인 관계에 현저한 장해를 나타낼 뿐 아니라 신체적 장애를 동반하는 것을 특징으로 한다. 진단적으로 물질사용으로 인한 장해 정도에 따라 물질남용(substance abuse)과 물질의존(substance dependence)으로 분류한다. 물질남용은 특정 물질을 사용함으로 인하여 정신적, 신체적 및 사회적 피해를 입음에도 불구하고 물질을 과다하고 반복적으로 사용하는 것을 특징으로 한다. 또한 물질사용으로 인하여 상당한 정도의 정신적, 신체적, 및 사회적 기능의 손상과 곤란을 경험한다. 물질의존은 장기간 물질을 사용함으로 인하여 신체가 특정한 물질에 길들어져 그 물질 없이 정상적으로 기능하지 못하는 상태인 내성이 나타나는 것을 특징으로 한다. 내성이란 바라는 효과를 얻기 위하여 복용하는 물질의 양을 현저하게 증가하여야 하거나 또는 동일한 양의 물질을 계속하여 사용할 때 그 효과가 현저하게 감소되는 것으로 나타난다. 또한 물질사용으로 인하여 상당한 정도의 정신적, 신체적 및 사회적 손상과 곤란을 경험한다.

물질 유발성 장애는 특정 물질의 섭취나 복용으로 인하여 나타나는 다양한 정신장애이며 물질중독(substance intoxication), 물질금단(substance withdrawal), 그리고 물질로 인하여 유발된 섬망, 치매, 정신병, 기분장애, 불안장애, 수면장애 등을 포함하다. 물질중독은 최근 특정 물질을 섭취하거나 노출된 후 그 물질의 영향으로 인하여 나타나는 특이한 증후군이다. 특정 물질이 중추신경계에 미치는 영향으로 말미암아 임상적으로 의미 있는 부적응적 행동이나 심리적 변화가 나타난다. 예를 들어 호전적 태도, 정서적 변화, 인지적 장해, 판단 장해, 사회적 및 직업적 기능 손상 등이 나타난다. 물질금단은 장기간 사용한 물질을 중단하거나 그 양을 감소함으로 인하여 나타나는 물질 특이한 증후군이며 이로 인하여 정신적, 신체적 및 사회적으로 심한 곤란과 손상을 나타낸다.

DSM-IV-TR에서 물질 관련 장애를 유발하는 원인 물질로 (1) 알코올, (2) 니코틴, (3) 카페인, (4) 흡입제, (5) 아편류 (6) 코카인, (7) 환각제, (8) 대마계 제제, (9) 암페타민 유사물질, (10) 펜사이클린과 유사물질, (11) 진정제, 최면제 또는 항불안 약물이 제시되었다. 이들 11개 물질에 대하여 물질사용 장애와 물질유발성 장애의 진단이 가능하다.

DSM-IV-TR의 물질남용 진단기준

A. 물질사용의 부적응적 양상으로 인하여 임상적으로 상당한 장해나 곤란이 있으며, 지난 12개월 동안 다음 중의 1가지 또는 그 이상이 나타나다.
 (1) 반복되는 물질사용으로 인하여 직장, 학교 혹은 가정에서 주요 임무를 수행할 수 없다(예: 물질사용으로 인한 반복되는 결근과 업무수행의 불능, 반복되는 결석, 정학, 혹은 제명, 자녀양육 혹은 가사로부터 태만).
 (2) 신체적으로 해로운 상황에서도 물질사용을 반복하다.
 (3) 물질과 관련하여 법적 문제가 거듭하여 발생하다.
 (4) 물질의 영향으로 인하여 사회적 혹은 대인관계 문제가 일어나거나 혹은 악화됨에도 불구하고 계속하여 물질을 사용하다(예: 물질 중독으로 인한 행동으로 배우자와 다툼, 신체적 싸움).

B. 위의 기준을 충족시키면서 동시에 물질의존의 기준이 충족되지 않는다.

DSM-IV-TR의 물질의존 진단기준

A. 물질사용의 부적응적 양상으로 인하여 임상적으로 상당한 장해나 곤란이 있으며, 지난 12개월 동안 다음 중 3가지 혹은 그 이상으로 나타난다.

(1) 다음 중 하나로 나타나는 내성
(a) 중독이나 바라는 효과를 얻기 위하여 물질의 양을 현저하게 증가하다.
(b) 동일한 양의 물질을 계속하여 사용할 때 그 효과가 현저하게 감소되다.
(2) 다음중 하나로 나타나는 금단
(a) 물질에 대한 특이한 금단증후군(특정 물질 금단 기준 A와 B를 참조하라).
(b) 금단증상을 완화시키거나 회피하도록 하기 위하여 동일한 물질을 사용
(3) 물질을 의도하였던 양보다 더 많은 양을 사용하거나 장기적으로 사용하다.
(4) 물질 사용을 중단하거나 조절하고자 하는 욕망이 지속적으로 있거나, 노력하여도 성공하지 못하다.
(5) 물질을 얻기 위한 활동(예: 여러 의사를 방문하기, 먼 곳을 찾아가기), 물질을 사용하는 활동(예: 줄담배 피우기), 혹은 물질의 효과로부터 회복에 많은 시간을 낭비하다.
(6) 물질 사용으로 인하여 중요한 사회적, 직업적 혹은 오락 활동을 포기하거나 단축하다.
(7) 물질 사용으로 인하여 신체적 또는 심리적 장애가 지속되거나 재발될 가능성이 있다는 것을 알고 있음에도 불구하고 물질사용을 계속하다.

2. 원인

물질 사용 장애가 발생하는 과정은 관련된 물질의 특성, 개인의 심리적 및 신체적 특성, 그리고 사회 환경적 특성의 상호작용에 의하여 결정된다. 물질 사용에 영향을 미치는 사회적 요인으로 물질에 대한 사회의 태도, 동료 집단의 행동, 물질의 이용 가능성, 물질의 비용, 통제 물질에 대한 법집행 등이 있으며 이들 요인들은 물질 사용 단계마다 그 중요도와 영향에 있어 차이가 있다. 담배와 술과 같이 사회적으로 널리 사용되는 물질은 가격과 이용 가능성이 남용에 중요한 요인이 되며, 구입이 통제되거나 가격이 비싸면 소비가 감소한다. 마약류와 같은 통제 물질의 사용은 물질이 얼마나 쉽게 구입할 수 있는가에 의하여 영향을 받는다. 예를 들어 필로폰과 같은 마약류는 도시 유흥가에서 구입이 용이하여 많이 남용된다. 물질의 습득 가능성, 사회적 수용도, 동료로부터 압력 등은 물질을 처음 사용하는 단계에 중요한 영향을 미치는 반면, 개인의 성격이나 생물학적 특성은 물질의 반복적인 사용과 중추신경계에 미치는 영향을 결정하는데 중요하다.

물질의존은 뇌의 보상체계와 관련이 있으며 복측 피개부(ventral tegmentum area), 중격핵(nucleus accumbens), 편도(amygdala) 등이 관련된다. 여기에 관련하는 신경전달물질은 도파민, 가바, 아편 신경계이다. 아편류, 암페타민, 코카인, 알코올, 니코틴은 복측 피개부에서 기시하는 도파민 신경을 통하여 행동 강화 작용이 일어나 의존이 나타난다. 코카인, 알코올, 니코틴이 행동에 미치는 효과는 차이가 있으나 행동을 강화하는 효과는 동일한 신경계를 통하여 나타난다.

물질 사용을 설명하는 심리적 이론은 크게 정신분석 이론과 행동이론으로 나눌 수 있다. 초기 정신분석 이론은 물질 사용은 불안에 대한 방어이며 구강기로 퇴행하여 욕구를 충족시키는 것으로 해석하였다. 그러나 자아심리학은 현실을 직면하여 만족을 얻지 못하는 자아기능의 결합으로 나타난다고 설명한다. 물질 사용과 관련된 성격 특성으로 반사회적 인격이 중요하다. 물질 사용 장애자의 35~60%에서 반사회적 인격장애로 진단할 수 있었다. 모든 물질남용에 이용되는 물질들은 긍정적 효과와 함께 부정적 효과가 있다. 행동이론은 물질을 추구하게 하는 양적 강화와 물질을 거부하게 하는 부적 강화에 초점을 맞춘다. 물질사용자는 긍정적 효과를 경험하는 물질과 부정적 효과를 경험하는 물질을 분별하는 단서를 통하여 물질 추구 행동이 강화된다. 또한 물질사용 장애에서 우울증의 빈도가 높으며 물질사용 장애자의 40~50%에서 주요우울장애가 진단되었다. 물질사용은 자살 유발요인으로 가장 빈도가 높으며 물질관련 장애자는 일반인보다 자살의 위험이 약 20배 정도 높다.

3. 치료

물질 사용 장애 환자들 중 상당한 부분은 정규적 치료를 받지 않아도 나이가 들면서 혹은 다른 이유로 물질사용으로부터 회복한다. 정규적인 치료를 받지 않거나 혹은 아주 단기치료로 물질사용으로부터 회복한다는 것은 개인의 의지와 결단이 물질사용의 치료에 중요한 요인이라는 것을 말한다. 물질사용 장애의 치료에 의지와 결단이 중요하지만 많은 물질 사용 장애 환자들은 의지와 결단만으로 중단할 수 없으며 전문적 치료가 필요하다. 현제 물질 사용 장애 치료에 약물치료, 개인정신치료, 가족치료, 사회기술 치료, 자조모임 등 다양한 치료 기법이 이용되며 이들 치료 기법들은 전문가의 도움을 받아 적절하게 사용하면 효과가 있다. 그러나 모든 환자에게 모든 기법이 효과가 있는 것이 아니라 개인의 상황에 맞추어 적절한 치료를 적용하는 것이 중요하다.

알코올 관련 장애

1. 알코올 대사와 효과

알코올은 위와 소장에서 흡수되며 음주 후 30분에서 60분 사이에 혈중 농도가 최고치에 이른다. 알코올의 흡수는 음식 복용과 관계가 있으며 공복시 흡수가 빠르다. 양주 한잔(30ml)에 알코올 함량은 12gr 정도이며 체중 70kg 성인이 음주할 때 최고 혈중 농도는 0.02% 정도에 이른다. 알코올은 간에서 대사되어 배출된다. 알코올 대사는 알코올 탈수소효소(alcohol dehydrogenage)와 알데하이드 탈수소효소(aldehyde dehydrogenase)가 관여한다. 건강한 성인은 한 시간에 대략 양주 1잔의 알코올 양인 15gr 정도의 알코올을 대사한다. 한국인의 65% 정도는 알코올을 대사하는 효소가 충분히 기능하지 못하여 알코올 대사가 늦다. 이들은 체질적으로 알코올에 민감하며 술을 마시지 못하거나 술을 마시면 심한 안면 홍조와 열감, 심장 빈맥, 두통 등의 증상으로 심한 불편감을 경험한다.

알코올은 뇌, 간, 심장 등 전신에 영향을 미친다. 뇌 기능에 영향을 미쳐 혈중 농도에 따라 사고 감정 지각 운동 등 다양한 기능에 장해가 나타난다. 알코올은 처음에는 각성되고 고양된 기분을 느끼어 중추신경계에 흥분 작용을 하는 것으로 생각되지만 실제로는 뇌 기능을 마비시키는 최면작용을 한다. 단지 저 혈중 농도에서 뇌의 상위 통제 기능을 마비시키어 억압되었던 하위 기능이 활성화되어 기분이 고양되고 각성된 것으로 경험한다. 알코올은 점진적으로 뇌기능을 억제하며, 먼저 이성적 판단을 통제하는 대뇌피질을 억압하여 하위 감정과 욕구가 통제되지 않고 발현되며, 다음으로 감정과 욕구를 관장하는 변연계 기능에 대한 영향이 나타나고, 마지막으로 생명을 유지하는 기능에 영향을 미친다. 알코올의 혈중 농도에 따른 신체적 및 정신적 효과는 표 1에 제시한다.

[표 1] 알코올 혈중농도와 신체 효과

혈중농도(%)	효 과
0.01 – 0.06	인지기능 : 각성, 집중, 사고, 판단, 조정 능력의 저하 정서반응 : 이완, 안녕감, 즐거움의 증가, 자제력 상실
0.06 – 0.10	인지기능 : 시각, 지각, 반사의 저하 정서반응 : 외향성, 자제력 상실, 감정의 둔마, 성적 쾌감 장해
0.11 – 0.20	운동기능 : 반응시간 저하, 균형장애, 비틀거림, 언어장해

	정서반응 : 분노, 슬픔, 자랑 등 감정의 변화와 과대한 표현,
0.21 - 0.29	운동기능 : 심한 장해 인지기능 : 의식장해, 기억장해
0.30 - 0.39	인지기능 : 의식 상실 신체기능 : 호흡과 심장 기능 장해, 소변 실조
0.40 이상	심장, 호흡 기능 정지

2. 역학

우리나라에서 알코올 사용 장애 평생유병율은 1984년 40.27%였으나 2001년 17.24%로 보고되었다. 두 조사 방법에 차이가 있어 직접 비교하는 것은 한계가 있으나 자가 운전자의 증가로 음주 형태에 변화가 있는 것으로 추정된다. 2001년 조사에서 남자에서 28.4%, 여자에서 6.4%로 남자에서 4.4배 정도 높았다.

3. 원인

알코올 관련 장애의 발병과 경과에 유전적, 심리적 및 사회환경적 요인에 의하여 영향을 미친다. 알코올 관련 장애는 가족원에서 유병율이 4배 정도 높으며, 일란성 쌍생아에서 심한 알코올 관련 장애의 일치율이 이란성 쌍생아에서 보다 높으며, 알코올 관련 장애를 가진 부모에서 출산하여 입양된 사람에서 알코올 관련 장애 유병율이 생부모에서 알코올 관련 장애가 없는 부모에서 출산하여 입양된 사람에서 보다 4배 정도 높았다는 사실들은 알코올 관련 장애에서 유전적 요인의 중요성을 입증한다. 또한 알코올 관련 장애를 가진 부모에서 출산한 자녀들에서 신경인지기능과 뇌기능의 장애를 보여 이러한 뇌기능 장애가 알코올에 취약하여 알코올 관련 장애로 발병하는 것으로 추정된다.

정신분석 이론에 의하면 알코올 관련 장애는 심리적 성장 과정의 구강기에 고정되어 나타나는 현상이다. 초자아가 지나치게 엄격하고 처벌 경향이 강하여 무의식의 갈등을 억제하는 사람에게 알코올은 초자아의 억압을 완화시키어 심적 갈등과 긴장을 해소시킬 수 있다. 알코올 관련 장애를 가진 사람은 성격적으로 부끄럼이 많으며, 소외되었고, 과민하며, 불안하며, 성적으로 억압된 경향이 높으며, 이들은 심적 갈등, 고통, 불안을 완화시키기 위하여 알코올을 이용한다. 그리고 알코올 장애에서 다른 성격적 특성은 반사회적 인격 장애의 유병율이 높다.

알코올은 특정 집단에서 다른 집단에서보다 광범위하게 사용된다. 인종적으로 동양계는 백인들 보다 알코올 사용이 낮으며, 대학생층에서 알코올 사용이 성인에서보다 많으며 개신교인은 다른 종교에 비하여 알코올 사용이 낮다. 또한 가정에서 부모의 음주 행위는 자녀에게 영향을 미친다.

4. 장애 분류

알코올은 광범위하게 사용되는 물질로 섭취 용량과 기간에 따라 다양한 신체적 및 정신적 장애를 나타낼 뿐 아니라 사회적 문제를 동반한다. 알코올 관련 장애는 크게 알코올 사용 장애와 알코올 유발성 장애로 분류한다. 세계보건기구(WHO), 미국 국립알코올연구원(NIAAA), 그리고 미국정신의학회(APA)는 각각 문제가 되는 알코올 사용에 대한 기준을 제시하였다. WHO는 비교적 간단하게 알코올 사용으로 인하여 여러 가지 부작용을 경험하는 상태를 위험한 음주(hazardous drinking), 그리고 알코올 사용으로 인하여 심리적 및 신체적 장해가 일어날 때 해로운 음주(harmful drinking)로 분류한다. NIAAA는 음주량에 의하여 중등도 음주(moderate drinking)와 위험음주(at-risk drinking)로 분류하였다. 중등도 음주는 남자는 일일 2잔 이상 여자는 일일 1잔 이상, 그리고 65세 이상은 일일 1잔 이상으로 정하였다. 위험 음주는 남자는 일주일에 14잔 이상, 한번 음주시 4잔 이상, 그리고 여자는 일주일에 7잔 이상 한번 음주시 3잔 이상으로 정하였다. APA의 DSM-IV-TR은 음주로 인한 문제에 따라 알코올 남용과 알코올 의존으로 분류하였다. 알코올 유발성 장애는 알코올의 직접적 생리적 영향에 의하여 나타나는 정신적 장애이며, 알코올 중독, 알코올 금단, 알코올 유발성 기억장애, 알코올 유발성 정신병 장애, 알코올 유발성 기분장애, 알코올 유발성 불안장애, 알코올 유발성 성적 장애, 알코올 유발성 수면장애를 포함한다.

5. 증상과 진단

1) 알코올 남용

A씨는 35세 남자로 최근 간 장애가 있어 치료를 받던 중 의사로부터 음주 치료를 권유받고 내원하였다. 이 분은 20세경부터 술을 마시기 시작하였으며 점차 주량이 늘어 갔다. 개인 사업을 하고 있어 술 마실 기회가 많았다. 내원

전 2년간 일주일에 3~4일 정도 술을 마셨으며 술을 마신 다음날에는 피로하여 일하는 것이 힘들 때가 자주 있었다. 술 마시는 문제로 부인과 자주 다투었다. 이 년 전 건강검진 시 간 효소가 증가되어 의사가 금주를 권고하여 2-3개월 술을 마시지 않다가 다시 술을 마셨다. 이 분은 술이 자신의 건강에 악영향을 미친다는 것을 알고 있었으나 술을 마시면 스트레스가 풀리고 기분이 좋아져 술 마시는 자리를 찾아가거나 스스로 만들어왔다. 이 분은 술로 인한 건강 문제가 발생하였으며 직장과 가정에도 영향을 미쳐 알코올 남용으로 진단된다.

DSM-IV-TR에서 알코올 남용은 알코올을 부적응적 방법으로 사용하여 상당한 정도의 장애와 곤란을 경험하며, 지난 12개월 동안 다음에 제시한 4가지 양상 중 1가지 이상이 나타날 때 진단된다. (1) 거듭되는 음주로 인하여 직장, 학교 혹은 가정에서 주요한 임무를 수행할 수 없다. (예: 음주로 인한 되풀이되는 결석, 정직, 정학, 혹은 학교로부터 제명, 자녀양육 혹은 가사로부터 태만) (2) 신체적으로 해가 되는 상황에서도 음주를 반복한다. (3) 음주와 관련하여 법적 문제가 거듭하여 발생한다. (4) 음주로 인하여 사회적 혹은 대인관계 문제가 일어나든지 혹은 악화됨에도 불구하고 계속하여 음주를 계속한다(예: 음주 후 배우자와 다툼, 신체적 싸움). 이 기준을 충족시키면서 동시에 물질 의존의 기준에 미달할 때 물질 남용으로 진단한다.

2) 알코올 의존

D씨는 52세 남자로 급성 맹장염으로 응급 수술을 받았으며, 그날 밤 잠을 자지 못하고 불안해하며 병실에 쥐가 돌아다니고 침상에도 올라온다고 불안해하였다. 이 분은 정신이 혼란스러웠으며 자신이 병원에 입원하였다는 사실도 알지 못하였다. 나중에는 간호사를 술집 종업원으로 알고 술을 달라고 하였다. 이 분은 20세경부터 술을 마시기 시작하였으며 점차 주량이 증가하였으나 10여 년 전부터 주량이 오히려 줄었다. 주량은 최근 5년간 거의 매일 소주 1~2병을 마셨다. 술을 많이 마신 다음날 아침에 술 마신 전후 있었던 일을 기억하지 못할 때가 있었으며, 아침에 손이 떨릴 때가 자주 있었다. 5년 전 의사로부터 간경화가 있다고 금주를 권유받았으나 술을 계속 마셨다. 또한 직장 상사로부터 업무에 지장이 있다고 금주를 권유받기도 하였으며, 음주로 부부간에 다툼도 자주 있었다. 이 분은 수술 후 술을 갑자기 중단하여 금단증상이 발생하였

으며 음주로 인하여 건강에 간경화가 발생하였으며 또한 직장과 가정에도 문제 나타나 알코올 의존으로 진단된다.

알코올 의존은 알코 남용보다 심한 상태이다. DSM-IV-TR에서 알코올 의존은 알코올을 부적응적 방법으로 사용하여 상당한 장애나 곤란을 경험하며, 지난 12개월 동안 다음에 제시한 7가지 양상 중 3가지 혹은 그 이상이 나타날 때 진단된다. (1) 알코올에 대한 내성이 나타난다. 음주 시 바라는 효과를 얻기 위하여 이전에 비하여 음주 양을 현저하게 증가하여야 하거나 또는 동일한 양을 음주 시 그 효과가 현저하게 감소되는 것을 경험한다. (2) 음주를 중단하거나 음주량을 줄이면 알코올 금단증상이 나타난다. 그리고 금단증상을 완화시키기 위하여 술을 계속하여 마신다. (3) 음주 시 의도하였던 것보다 더 많은 양을 마시거나 장기간 음주한다. (4) 음주를 중단하거나 조절하고자 하는 욕망이 지속적으로 있거나, 노력하여도 성공하지 못한다. (5) 음주 기회를 만들며, 충분한 양의 술을 확보하고자 노력하며, 음주 후 회복하는데 많은 시간이 걸린다. (6) 음주로 인하여 중요한 사회적, 직업적 혹은 오락활동을 포기하거나 단축한다. (7) 음주로 인하여 신체적 또는 심리적 장애가 지속되거나 재발될 가능성이 있다는 것을 알고 있음에도 불구하고 음주를 계속한다.

3) 알코올 중독

알코올 중독은 일반적으로 '술 취한 상태'이며 알코올로 인한 뇌기능의 부전으로 발생한다. 음주 중 혹은 음주 후 부적절한 성 행동, 공격적 행동, 감정의 변동, 판단 장해, 사회적 혹은 직업적 기능의 장해로 나타난다. 신체적으로 어둔한 언어, 균형조정장애, 비틀거리는 걸음걸이, 안구진탕증, 집중과 기억 장해, 혼미 혹은 혼수 등이 나타난다. 그리고 이러한 증상들은 일반적 신체적 질병에 기인한 것이 아니다. 치료는 음주를 중단하고 금단 증상을 조절하기 위하여 적절한 약물치료를 한다.

4) 알코올 금단

알코올 금단은 알코올을 장기간 복용하여 의존증상을 나타내는 사람이 음주를 중단하거나 음주량을 줄일 때 나타나는 현상이다. 주요 증상은 발한이나 빈맥으로 나타나는 자율신경계 과반응, 손떨림, 불면증, 오심과 구토, 일시적으로 나타나는 환시, 환청, 환촉 등의 환각, 정신운동성 흥분, 불안, 대발작 등이 나타나며 이들 증상들은 일반적 신체적 질병으로 인한 것이 아니다. 그리고 이들 증상으로 인하여 사회적, 직업적, 혹은 가정에서 기능에 심각한 장해가 있다. 알코올 금단증상은 그 정도에 따라 다양하게 나타나며, 심한 금단증상은 심각한 후유증을 일으킬 수 있음으로 입원치료를 요한다.

5) 알코올 금단 섬망

알코올 금단 섬망은 심한 알코올 금단 현상으로 음주를 중단한 후 2일에서 7일 사이에 나타난다. 심한 자율신경계 과반응, 정신 착란, 환각, 정신운동성 흥분 등을 특징으로 한다. 알코올 관련 문제로 입원 치료 환자의 5%정도에서 섬망이 나타나며 적절한 치료를 받지 않으면 폐렴, 신부전증, 심장 부전증, 간기능 부전증으로 사망률이 20%에 이른다.

6) 알코올 유발성 기억장애

알코올을 장기간 복용한 환자에서 단기 기억에 장해가 나타난다. 오래전 있었던 장기 기억은 비교적 잘 기억하지만 최근에 경험한 사건을 기억하지 못한다. 이는 알코올 음주 시 균형 있는 영양 섭취가 이루어지지 않아 비타민 B2의 부족에 기인한다. 장기간 알코올 남용자들 중 일부는 단기 기억뿐 아니라 심한 치매 증상을 나타내며, 이는 알코올의 뇌세포 독성작용에 기인하는 것이다. 치료는 음주를 중단하고 적절한 영양을 섭취하면 상당히 호전된다.

7) 알코올 유발성 정신병

알코올 유발성 정신병은 알코올의 급성 중독기 혹은 금단기에 망상이나 환각을 특징으로 하는 정신병을 칭한다. 알코올 유발성 정신병은 알코올 복용 시기와 연계되어 나타나는 것으로 다른 정신병과 감별한다. 치료는 정신병 치료와 동일하다.

8) 알코올 유발성 기분장애

알코올 유발성 기분장애는 장기간 알코올 복용자에서 알코올 중단 후 우울증, 조증 혹은 혼합형 양상으로 나타나며 알코올 중단하고 2~3주 후 기분증상이 호전되는 경과를 나타내어 기분장애와 감별할 수 있다.

9) 알코올 유발성 불안장애

알코올 유발성 불안장애는 장기간 알코올 복용자에서 알코올 중단 후 나타나는 불안을 특징으로 하며 알코올 중단하고 2~3주 후 불안증상이 호전되는 경과를 나타내어 불안장애와 감별할 수 있다.

10) 특이성 알코올 중독

특이성 알코올 중독은 병적 알코올 중독으로도 불리며 아직 DSM-IV-TR에서 공식 진단으로 공인되지 않았다. 주요 증상은 알코올 중독 시 심한 정신운동성 흥분, 충동적이고 공격적 행동, 정신적 혼란, 지남력 장해, 일시적 망상과 환각으로 나타난다. 다른 사람에게 위해를 가할 수 있다. 이런 중독 증상은 수 시간 계속된 후 환자가 잠을 자고 나면 회복되지만 환자는 그 동안의 행동을 기억하지 못한다. 아직 그 원인은 분명하게 밝혀지지 않았으나 뇌손상의 병력이 있는 사람이나 알코올에 과민한 사람에서 잘 나타난다.

11) 태아 알코올 증후군

태아 알코올 증후군은 임신 중이나 수유 시 엄마가 알코올을 복용함으로 인하여 태아와 유아에 나타나는 다양한 알코올로 인한 증후군을 말한다. 임신 중 알코올 섭취는 태아의 성장을 저해하여 소뇌증, 두부 안면 기형, 사지 결손, 심장 결손 등 여러 가지 신체 기형과 함께 정신적 발육이 저해되어 정신지체가 나타난다. 미국에서 태아 알코올 증후군이 정신지체의 원인으로 가장 빈도가 높다. 알코올 장애 여성은 출산 시 35%에서 기형아를 출산할 위험이 있다.

6. 치료

1) 중재단계

알코올 관련 장애의 치료는 일반적으로 중재(intervention), 제독(detoxification), 및 재활(rehabilitation)의 3단계로 진행된다. 중재단계는 환자의 음주 문제를 대면하여 치료받도록 결단하게 하는 단계이다. 제독단계는 장기간 알코올 사용으로 인한 중독 증상과 금단 증상으로부터 회복하여 음주하지 않아도 신체적 불편을 경험하지 않도록 하는 단계이다. 재활단계는 장기적으로 알코올을 음주하지 않고 생활 할 수 있도록 하는 단계이다. 중재단계와 제독단계는 상황에 따라 그 선후가 바뀔 수 있다. 심한 금단 증상을 동반한 환자는 제독 치료를 받으면서 혹은 회복된 후 재활치료로 계속할 수 있도록 중재하는 것이 필요하다. 비교적 경한 금단 증상을 나타내는 알코올 사용 장애 환자는 대부분 제독 치료를 위하여 찾아오지 않음으로 먼저 치료의 동기를 부여하는 중재 치료가 필요하다.

알코올을 장기간 섭취하여 온 사람은 알코올로 인한 신체적 및 정신적 고통을 경험하며 나아가서 가정과 직업과 사회에서 여러 가지 어려움을 경험하지만 자신의 알코올 문제를 부정하고 직면하지 않으려 한다. 그러므로 환자로 하여금 알코올 섭취가 자신의 신체적 건강, 정신적 불안정, 가정과 대인관계에서 갈등에 어떻게 영향을 미치는가를 직면하고 대응할 수 있도록 하여야 한다. 치료자는 알코올 장애 환자의 행동이 옳고 그름을 판단하지 않고 알코올로 인한 문제를 파악하여 이해할 수 있도록 끈기를 갖고 설득하는 것이 중요하다. 한 번의 개입으로 성공하는 경우는 드물며 많은 경우 반복적으로 신뢰를 갖고 접근하는 것이 필요하다.

2) 제독단계

알코올을 장기간 섭취한 경우에 마치 배추를 소금에 절인 것같이 몸은 '알코올에 절려' 기능하고 있어 알코올이 없는 상태에서 정상적으로 기능하지 못한다. 알코올을 장기간 섭취하여 온 사람은 몸이 끊임없이 알코올의 영향아래 기능하였음으로 인하여 혈중 알코올의 농도가 높으면 중독증상을, 그리고 혈중 알코올 농도가 낮아지면 금단증상을 경험한다. 금단증상은 알코올을 음주하면 완화됨으로 알코올 음주–중독증상–금단증상–알코올 음주의 악순환이 계속됨으로 이 악순환 고리를 깨어 몸이 알코올이 없는 상태에서 기능할 수 있도록 회복시키는 것이 제독 치료의 목표이다. 경한 금단증상은 적절한 영양과 휴식과 안정으로 회복될 수 있으나 심한 금단증상은 의학적 응급 상태이다. 금단증상은 벤조다이아제핀계 약물로 안정되지만 망상, 환각, 심한 정신운동성 흥분 상태는 항정신병약물 치료가 필요하다.

3) 재활단계

알코올 사용 장애 환자는 알코올 음주가 생활의 한 부분이 되었다. 알코올 재활치료는 알코올을 음주하지 않고 생활 할 수 있도록 생활 습관을 바꾸는 치료이다. 재활치료는 환자로 하여금 1) 치료 동기를 갖도록 하며, 2) 알코올이 미치는 영향을 이해하도록 하고, 3) 알코올을 음주하지 않고 생활하도록 생활 습관을 바꾸게 하고, 4) 생활 스트레스를 관리하는 능력을 향상시키며 5) 재발을 예방하는 것을 목표로 한다. 알코올 사용 장애 환자는 알코올 문제와 함께 동반하는 기분장애, 불안장애, 성격장애를 동반하는 경우가 많음으로 이에 대한 평가와 치료가 필요하다. 재활치료는 알코올 사용 장애 환자로 하여금 알코올을 사용하지 않도록 하기 위하여 일차적으로 알코올로부터 격리된 환경에서 실시하며, 일반적으로 4~8주간 입원하여 실시한다. 알코올 사용 장애자의 자조 모임인 알코올 단주모임(Alcoholic

Anonymous)은 정기적인 모임과 24시간 도움을 줄 수 있어 위기를 극복하여 단주할 수 있도록 도움을 준다.

알코올이외 물질관련 장애

1. 진정제, 수면제 및 항불안 약물

이들 약물들은 공통적으로 중추신경계 기능을 억제하여 불안과 긴장을 완화시키고 수면을 유도하는 효과가 있다. 이들 약물을 빈번하게 처방되어 남용 가능성이 높으며 장기간 사용하면 심리적 의존과 신체적 의존이 발생한다. 장기 사용자에서 갑자기 중단하면 불안, 불면, 신경 쇠약, 간질 발작 등의 금단 증상이 나타난다.

2. 정신자극약물

일반적으로 각성제로 알려져 있으며 중추신경계를 자극하여 정신적 및 신체적 활력이 증가한다. 소량에서는 기분이 고양되어 다행감을 경험하며, 주의 집중이 증가하며, 신체적 활력이 증가한다. 그러나 과다하게 장기간 사용하면 그 효과가 저하되어 더 많은 용량을 사용하게 된다. 그리고 고용량을 사용하면 망상, 환청, 정신적 흥분 상태를 유발한다. 신체적으로 심계항진, 부정맥, 과호흡, 발한, 오심, 보행실조 등이 나타난다. 장기간 각성을 요하는 직업의 사람들이 남용하는 경향이 높다. 또한 이들 약물은 정신적 각성과 함께 식욕을 저하시키는 효과가 있어 비만 치료에 남용되기도 한다. 흔히 남용되는 약물은 필로폰으로 알려진 메스암페타민(methamphetamine)과 코카인(cocaine)이 유사한 효과가 있다.

3. 대마초

대마초에는 400여 가지 물질이 있으며 그 중 tetrahydrocanabinol라는 성분이 가장 많으며 항정신성 효과가 있다. 대마초를 피울 때 결막의 충혈, 빈맥, 구갈, 식욕 증가가 있으며 장기 사용 시 면역기능이 저하되고 염색체 이상을 초래한다는 보고도 있다. 중독 시 다행감과 이완감을 경험하며, 외부 자극에 대한 감수성이 증가되며, 시간 흐름이 늦어지는 것같이 느끼며, 이인감과 비현실감을 경험하며, 운동기능에 장해도 나타난다. 대마초를 장기간 사용한 사람에서 대마초 사용을 중단한 후에도 중독 시 경험한 지각 장해가 지속되는 경우가 있다. 비록 대마초가 남용되는 약물로 통제를 받고 있지만 항암치료 시 나타나는 오심의 치료와 만성 선천성면역장애 환자에게 사용이 허용되었다.

4. 아편류 약물

아편제제는 중추신경계와 신체 여러 부위에 있는 아편류 수용체에 결합하여 진정, 진통 및 다행감의 효과가 있다. 사용 시 신체적 내성이 빨리 발생하여 중독 초기에는 다행감을 경험지만 나중에는 불쾌감으로 바뀌며 정신운동성 흥분을 나타낸다. 중독 시 신체적으로 동공의 축소, 어둔한 언어, 집중장해, 혼미, 의식상실 까지 나타난다. 금단 증상으로 동공의 산대, 오심과 설사, 눈물, 콧물, 식은 땀, 근육통, 불면 등의 증상이 나타난다.

5. 환각 약물

환각 약물은 환각, 현실감 상실, 의식의 확장을 일으키는 물질이며, LSD(lysergic acid diethylamide), DMT(dimethyltryptamine), mescaline, psilocybin, 등이 있다. LSD가 가장 빈번하게 남용되며 중독 시 동공 산대, 발한, 빈맥, 손 떨림, 시각 흐림 등의 신체증상이 나타나며 심리적으로 지각 장해, 이인감, 비현실감, 착각, 환각 등을 경험한다. LSD를 처음 복용하는 사람은 이러한 지각 변화에 자신이 정신적으로 이상해진다고 놀라 더욱 흥분할 수 있다. 그러므로 이런 경우에 환자에게 이런 상태는 정신병이 아니라 약물에 의한 일시적 현상이며 곧 회복될 것이라는 것을 확신시키는 것이 중요하다.

6. 흡입 약물

흡입 약물은 인체에 유해한 화학 성분으로 만들어져 원래는 인체에 사용할 수 없는 물질이며, 본드, 부탄가스, 에어로졸 스프레이, 용매로 사용되는 페인트 시너, 톨루엔, 아세톤, 벤젠, 에테르 등이 남용된다. 최근 우리나라 청소년에서 급속히 확산되어 사회적 문제가 된다. 이들 물질은 흡입 후 빨리 뇌 조직에 확산되어 뇌기능을 억제하는 효과를 나타낸다. 중독증상은 흡입 약물의 종류와 상황에 따라 차이가 있으나 흥분, 공격성, 판단력 장해, 무력감, 방향 감각 상실, 자아통제 상실 등 정신적 증상과 어지럼증, 안구진탕, 어둔한 언어, 불안정안 걸음걸이, 손 떨림, 시각 장해, 의식상실, 근육조절력 감소, 코피, 두통 등 신체 증상을 유발한다.

7. 니코틴

담배 연기에는 4,000여종의 독성 화학 물질이 들어있으며, 이들 물질을 크게 타르, 니코틴, 기체 성분으로 분류한다. 타르는 담배의 독특한 맛을 내는 물질이며 20여종의 발암 물질이 포함되어있다. 니코틴은 아세틸코린 신경계의 니코틴 수용체에 결합하며, 자극효과가 있어 집중력, 반응시간, 학습, 작업 능률을 향상시킨다. 담배 한 개비를 피우면 0.5mg의 니코틴을 배출하며 니코틴 60mg을 흡입하면 치명적인 호흡마비가 나타난다. 니코틴의 경한 중독 증상은 오심, 구토, 타액 과다 분비, 설사, 복통, 근력 저하, 손 떨림, 두통, 어지럼증, 빈맥, 혈압 증가, 발한 등 다양한 신체 증상이 나타난다. 심한 중독 시 감각 장해, 집중 장해, 정신적 혼란 등이 나타난다. 니코틴은 아편과 같은 수준의 습관성 중독을 일으키는 물질이다. 니코틴 금단 증상은 담배를 피운 후 2시간 경에 나타나 24~48시간에 최고조에 달하며 수 주간 계속된다. 금단 증상으로 니코틴 갈망, 기분 저하, 긴장, 신경질, 집중 장해, 불면, 식욕 및 체중 증가, 운동기능 저하, 맥박과 혈압 저하 등이 나타난다.

흡연은 심장질환, 호흡기 질환, 암의 원인으로 WHO는 2007년 보고서에서 매년 흡연으로 인한 사망자가 540만 명에 이른다고 하였다. WHO는 포괄적인 금연 대책으로서 담배 과세와 가격의 인상, 광고 등 선전 금지, 간접 흡연자 보호, 위험성 경고, 금연 희망자 지원, 담배 유행 감시 등 6개 방안을 제시했다. 특히 WHO는 담배에 대한 세금과 가격을 올리는 것을 가장 효과적인 대책으로 지적하며 담배값을 70% 인상하면 세계 각국에서 흡연으로 인한 사망자 가운데 최대 4분의 1의 목숨을 구할 수 있다고 강조하였다. 많은 흡연자들은 흡연과 관련된 건강 문제를 알고 있으나 금연하지 못한다. 한 연구에 의하면 흡연자의 65%는 금연하고자 하지만 매년 단지 흡연자의 0.5%만이 금연에 성공한다고 하였다. 금연을 위하여 무엇보다도 의지적 결단과 주위의 지지가 중요하다.

8. 카페인

카페인은 커피, 카카오, 차의 주성분이며 정신기능을 항진시키며 정신적 피로를 제거하여 널리 애용된다. 커피 한잔에 보통 100~150mg의 카페인을 함유하며 일일 250mg 이상 섭취하면 중독증상이 나타난다. 주요 증상으로 안절부절 못함, 흥분, 불면, 안면 홍조, 오심, 다뇨, 발한, 근육 경련 등이 나타난다. 연구에 의하면 커피 사용자의 50~75%에서 금단 증상을 나타낸다고 하였다. 빈번한 금단 증상으로 두통, 피로, 불안, 신경질, 우울 기분, 운동기능 저하, 구토, 근육통 등이 나타난다. 그러나 카페인은 긍정적 효과가 있다. 한 연구에 의하면 65세 여자에서 하루 3잔 이상 커피나 차를 마시는 사람은 1잔 이하 마시는 사람에 비하여 인지능력 저하가 30% 정도 낮았다고 한다.

제21장

적응장애

인간은 매일 매일 생활에서 수많은 스트레스를 경험하면서 각자 적절하게 대응하는 방법을 배워간다. 그러나 때로는 스트레스가 너무 강하든지 혹은 개인의 대응능력이 저하되었을 때 어려움을 경험한다. 일상생활에서 경험하는 스트레스가 일정 수준이 넘어 감당하기 어려워 여러 가지 정신적 증상이 나타나는 것을 적응장애라 한다. 적응장애는 스트레스 상황 후 3개월 이내에 발병하는 것으로 한정하였다. 그러나 스트레스 후 3개월 이내에 발병하여도 정신병 증상이나 우울장애와 같이 다른 정신장애로 진단될 수 있으면 적응장애로 진단하지 않는다.

1. 역학

일반인에서 적응장애의 유병율은 5~10% 정도로 보고되었다. 여자에서 남자에서보다 빈도가 높으며 연령적으로 어느 나이에나 발병하지만 청소년에서 빈도가 높다. 신체질병으로 진료 받는 환자들에서 그 빈도는 질병의 정도와 기능 장애에 따라 차이가 있으나 10~50% 정도로 높게 보고되었다.

2. 원인

적응장애는 스트레스에 의하여 발병하는 장애이며, 스트레스의 종류, 정도, 의미, 그리고 개인의 스트레스 대응능력에 의하여 영향을 받는다. 스트레스의 영향은 스트레스의 종류, 정도, 그리고 가역성과 함께 환경 및 개인의 상황이 복합적으로 작용한다. 예를 들어 부모의 사망은 사망하는 부모의 연령, 질병의 종류, 유병 기간 등에 의하여 애도 반응에 차이가 있으며 또한 자녀의 연령과 환경도 중요한 변인이 된다. 스트레스 요인으로 청소년에서 학교 문제, 부모와 관계, 부모사이의 관계, 이성 관계, 친구 관계, 이사 등이 중요하며 성인에서는 부부관계, 경제적 문제, 직업 문제, 음주, 질병 등이 중요하다. 개인의 스트레스 대응능력은 기질 특성, 발달 단계, 아동기 경험, 이전의 스트레스 경험, 지지 체계 등이 영향을 미친다. 쌍생아 연구에서 생활 사건과 어려움 사이에 중등도 상관관계가 있으며 유전적 요인과 가족 환경이 미치는 영향이 각각 20%로 추정되었다. 초기 아동기 경험은 방어기제를 형성하는데 중요한 영향을 미치며 또한 생활 스트레스에 대하여 반응하는 능력에 영향을 미친다. 성장 단계에 스스로 통제하지 못하였던 경험은 장래 스트레스 상황에서 자신의 통제에서 벗어났다고 인지함으로 적응에 어려움을 경험할 수 있다.

3. 증상과 진단

적응장애는 일상적 스트레스 요인을 경험한지 3개월 이내에 증상이 발병하며, 스트레스가 지속되는 한 증상이 지속될 수 있으나 스트레스 요인이 종결된 후 6개월 이내에 증상도 종결되어야 한다. 증상은 정서 증상과 행실장애가 주 증상이다. 정서 증상은 우울 혹은 불안이 나타나거나 두 가지 기분이 혼합되어 나타날 수 있다. 행실장애는 나이에 적절한 사회적 규범을 준수하지 않으며 무분별하고 공격적 행동으로 나타나며 소아와 청소년에서 빈번하다. 소아와 노인에서 신체적 증상도 빈번하다. 스트레스의 정도가 일상적으로 경험하는 스트레스인지 혹은 극심한 정도인지에 의하여 급성 스트레스장애 혹은 외상 후 스트레스장애로 분별하며, 감별을 요하는 다른 장애는 애도반응, 우울장애, 반사회적 인격장애, 청소년에서 행실장애가 있다.

DSM-IV-TR의 적응장애 진단기준

A. 지난 3개월 이내에 확인할 수 있는 스트레스 요인으로 인하여 정서 혹은 행동 증상이 발생하였다.

B. 이들 증상들은 임상적으로 의미 있으며 다음의 2가지 중 하나로 나타난다.

(1) 스트레스에 노출되었을 때 통상적으로 예상되는 정도보다 심한 고통이 있다.

(2) 사회적 및 직업적(학업) 기능이 현저하게 장해가 있다.

C. 스트레스와 관련된 장해가 다른 특정한 I축 장애의 진단 기준에 맞지 않으며 단순히 기존 I축 및 II축 장애의 악화가 아니다.

D. 증상은 애도 반응이 아니다.

E. 스트레스 요인(또는 그 결과)이 종결되면 증상은 종결 후 6개월 이상 지속되지 않는다.

다음 경우에 구체적으로 기술하라.

급성: 장해가 6개월 미만 지속할 때

만성: 장해가 6개월 이상 지속할 때

적응장애는 주요 증상에 따라 아형을 다음과 같이 선택하여 기록하며 구체적 스트레스는 IV축에 기록한다.

우울 기분을 동반

불안을 동반

불안과 우울 기분이 혼합

행실 장해를 동반

불특정형

4. 치료와 예후

우울과 불안 기분을 완화시키기 위하여 약물치료를 할 수 있다. 정신치료는 단기 위기 중재기법이 적용된다. 정신적으로 지지하며 안심시키고 필요한 도움을 동원하여 스트레스 요인을 해결하도록 한다. 또한 스트레스의 의미를 이해하고 대응하는 것을 습득하는 것도 중요하다. 적응장애의 장기 추적조사에서 대부분의 경우 후유증 없이 회복되지만 스트레스에 취약한 일부 환자들은 재발하거나 다른 정신장애를 발병하였다. 특히 적응장애로 진단된 청소년에서 다른 정신장애의 발병이 높아 관심을 요한다. 대부분의 환자들은 3개월 이내에 병전 수준으로 회복하지만 일부는 우울장애, 불안장애, 약물남용장애 등으로 진행된다.

제22장 귀신들림

1. 귀신은 존재하는가?

고대로부터 인간은 귀신은 존재하며 인간에게 악영향을 미친다고 믿었다. 그리고 귀신들림을 예방하고 여러 가지 방법으로 귀신을 쫓아내고자 하였다. 중세에 '악마의 망치(The Malleus Maleficarum)' 라는 귀신들린 사람을 파악하여 귀신을 쫓아내기 위한 교본까지 있었다. 이 교본에 의하면 귀신들린 사람은 1) 알지 못하는 여러 가지 언어를 말하는 능력이 있으며, 2) 비밀을 알아내고 장래 일어날 일을 예언하는 능력이 있으며, 3) 이상한 행동을 하며, 4) 귀신이 그 사람에게 삼키게 한 것을 토하여 내는 행위를 하는 것이 특징이라 하였다. Michael Green은 귀신(사탄)이 존재한다는 근거를 일곱 가지 제시하였다. 1) 합리적 지성과 세계를 꿈꾸는 철학은 하나님 없는 인간 중심의 세계를 꿈꾸게 하며 이것은 사탄의 지배아래 있다. 2) 신학은 악한 세상을 다스리는 사탄을 인정한다. 3) 인간의 욕망은 인간의 재능을 파괴적이고 악한 목적으로 사용하며 이것은 사탄의 통제에 의하여 이루어진다. 4) 사탄은 인간으로 하여금 잘못된 것을 즐기려는 유혹을 경험하게 한다. 5) 이 세상에는 적극적으로 사탄을 숭배하는 사람들이 있다. 6) 성경은 사탄이 있음을 기술하고 있다. 7) 예수님도 사탄의 존재를 인정하였다.

성경은 성령에 대항하여 인간을 통제하려는 악령에 대하여 기술하고 있으며 이들을 사탄, 마귀, 공중권세 잡은 자, 이 세상의 주관자 등으로 불렸다. 사탄은 인간을 시험하고 유혹하고 인간의 마음을 통제하여 악을 조성하고 죄를 짓게 하여 멸망으로 인도하려 한다. 귀신은 타락한 천사들이며 이 세상을 지배하고자 하는 사탄의 지배를 받아 세상을 어지럽히는 영이다. 사탄은 귀신을 조정하여 하나님을 대적하게 하며 인간을 자기의 수하에 두고 이 세상을 지배하고자 한다. 사탄은 엄청난 능력을 갖고 있으며 속임수에 능하여 광명한 천사로 또는 진리와 의의 사도로 가장하여 인간을 속여 자신의 목적을 이루고자 한다. 사탄은 거짓 신이요 모든 이단과 사이비 종교의 우두머리이다. 사탄은 1) 인간의 약점과 한계를 이용하여 죄를 짓게 하고 모든 악한 것을 행하게 하며, 2) 하나님을 대적하여 자기중심적 삶을 살게 하며, 3) 인간이 구원받지 못하도록 한다.

오늘날 우리사회에는 점술, 무당, 역술인 등을 통하여 귀신에게 빌어 복을 받으며 장래 일을 알고자 하는 일이 광범위하게 시행되고 있다. 이런 현상이 사탄의 역사임을 알아야 할 것이다. 이러한 현상이 확산되는 이유를 몇 가지 생각할 수 있다. 인간은 근본적으로 연약하며 한계를 갖고 있으며, 초월적 존재에 대하여 맹목적으로 의존하는 속성을 갖고 있으며, 물질적 풍요로움 가운데 정신적 빈약함을 경험하면서 보다 깊은 영적 세계를 갈망하게 되었으며, 무엇보다도 말세가 가까워짐에 따라 사탄의 노력도 더욱 치열하여진 것에 기인한다는 것이 전문가의 견해이다. 이러한 상황에 기독교 정신치료자는 귀신들림 현상과 치료 방법을 분명하게 이해하는 것이 필요하다.

2. 성경에 나타난 귀신들린 사람

성경에는 귀신들림에 대한 많은 사례들이 기술되었다. 구약 사무엘상에는 "여호와의 신이 사울에게서 떠나고 여호와의 부린 악신이 그를 번뇌케 한지라."라 하여 사울의 행동이 귀신의 영향에 의한 것이라 하였다. 신약에서 예수님은 가버나움 회당에서 더러운 귀신들린 자(막1:24), 거라사 지방에서 군대 귀신들린 자(마8:29), 벙어리 귀신들린 자(마12:22-30), 스로보니게 여인의 귀신들린 딸(막7:25-30), 그리고 귀신들려 경련을 일으키는 소년(마17:14-18)에게서 귀신을 쫓아내는 사역을 행하셨다. 사도 바울은 빌립보에서 귀신들린 여종을 점치는 영으로부터 풀어주었으며(행16:17), 에베소에서 악한 귀신을 쫓아내는 사역을 행하였다(행19:9-17).

이들 사례에서 귀신은 영적 존재이며, 초자연적 능력을 갖고 있으며, 사람의 육체와 정신을 지배하는 능력을 갖고 있으며 여러 가지 육체적 및 정신적 장애를 일으킬 수 있었다. 거라사의 귀신들린 사람은 쇠사슬에 묶어두어야 할 정도로 난폭하여 제어할 수가 없었으며(막5:1-20), 회당에서 더러운 귀신들린 사람은 다른 사람이 예수님이 누구인지 알지 못하였으나 예수님이 하나님의 거룩한 자라는 것을 알 수 있었으며, 빌립보에 점치는 여종은 장래 일을 아는 초능력을 갖고 있었다. 그리고 이 귀신들은 예수님이 누구인지 알았으며 그의 능력에 굴복하며 사람으로부터 떠나갔다. 귀신들림으로부터 풀려나는 길은 예수 그리스도의 복음과 그에 대한 믿음인 것을 알 수 있다. 하나님은 인간에게 우상을 숭배하지 못하게 하시고 사탄이나 귀신과 접촉하지 않도록 명하셨다.(신18:9-12)

3. 증상과 진단

D씨는 44세 여자로 내원 1달 전부터 갑자기 말을 하지 못하고 몸에 힘을 주고 긴장되어 몸을 심하게 흔들며 다리에 힘이 없어 일어서지 못하고 기어다는 등 이상하게 행동하여 남편의 권유로 내원하였다. 이런 행동은 10여분 계속된 후 회복되었으나 내원전 1달 동안 3차례 있었다. 환자는 "나도 내 맘대로 못하겠더라. 잘 모르겠다." 라고 이야기 하였다. 환자는 귀신이 자신을 조정하는 것이라 생각하고 따르지 않으려 하니 더욱 괴롭힌다고 하였다.

D씨는 내원 1년 전 악몽이 심하여 동생의 권유로 교회에 출석하였다. 교회 출석하고 2개월 정도 되는 어느 날 성도님들과 함께 기도드리는데 갑자기 자신도 모르게 양손으로 무릎을 치다가 밖으로 나가 손을 높이 들고 흔드는 행동을 2시간 정도 계속하였다. 환자는 스스로 자제할 수 없었으며 하나님이 시키는 행동이라 생각하였다. 이후 주일날 교회에서 예배를 드리는데 갑자기 강단 앞으로 뛰어나가 손을 들고 앞으로 엎어지는 행동을 하였다. 도저히 스스로 자제할 수 없었다. 그 후 예배드리면서 강단 앞으로 뛰어나가 엎어지거나 일어서서 무용하는 것 같이 손과 몸을 흔드는 행동이 반복되었다. 목사님이 사탄의 역사라 하며 기도드렸으나 이런 행동이 계속되어 교회를 나가지 않게 되었다. 집에서도 갑자기 넘어지는 행동이 나타났으며 의지로 저항하려면 더욱 심하여졌다. 그리고 저항하여 넘어지지 않으려 하면 자기 몸을 치며 자해하는 행동을 하였다. 귀신이 자기 몸을 조정하여 자제할 수 없었다고 하였다. 약물을 복용하였더니 속에서 소리가 "약을 먹으면 네 몸이 상한다. 약 먹지 말라"고 하며, 입을 열지 못하게 하고 목을 조여 약을 복용하지 못하도록 하였다. 성경을 읽거나 기도하려면 손으로 자기 얼굴을 치며 방해하였다. 스스로 행동을 자제하지 못하는 때가 자주 있다. 갑자기 말을 하지 못하거나 갑자기 쓰러지는 행동이 있었다. 환자는 죽은 아버지 귀신, 시숙 귀신, 여자 귀신들의 소리가 들렸다고 하였다.

면담 중 갑자기 말하는 것이 어둔하여졌으며 귀신이 조정한다고 하였다. 면담자가 교회에 다시 나가라고 권하였더니 "교회 가면 안 된다."고 말하며 자기도 모르게 이 말이 튀어나왔으며 귀신이 시킨 것이라 하였다. 면담자가 환자를 위하여 기도드리니 환자는 괴로워하며 "그만, 그만"하면서 소리쳤다.

귀신들림이란 살아있는 사람에게 사탄의 지배를 받는 귀신이 들어와서 그 사람을 통제하는 현상을 말한다. 귀신들린 사람은 자신의 생각과 감정과 행동에 대한 통제 능력을 상실하고 귀신에 의하여 통제받게 된다. Dickason은 "귀신은 삶 가운데 어떤 영역이든, 어떤 행위이든 성령의 지배를 받지 않는 바로 그곳을 지배하려 한다."고 하였다. 귀신은 개인에게 침입하여 그 삶을 지배하는 것이 목적이다. 귀신은 성령이 지배하는 인간을 침입할 수 없다는 것이 신학자들의 의견이다.

귀신들린 사람은 귀신의 지배를 받아 귀신이 가진 특별한 능력을 행사한다. 귀신들린 사람은 자신이 스스로 행동하지 못하고 귀신의 지배아래 있어 자신의 의지에 반하여 귀신이 시키는 행동을 한다. 대부분의 경우 귀신은 자신이 누구인지를 알려주며 귀신들린 사람은 어떤 귀신에 의하여 지배받고 있는지 알고 있다. 귀신들린 사람은 초능력을 행사한다. 예를 들어 다른 사람의 생각을 알 수 있으며, 병을 진단하고 치료할 수 있으며, 평소와 다른 큰 힘을 행사할 수 있다. 감정과 행동은 급격히 변화하여 기복이 심하다. 이들의 행동은 괴이하고 이해할 수 없으며 정신장애자의 행동과 유사한 행동을 나타낸다. 때로는 귀신들림이 정신장애와 함께 나타나는 경우도 있다. 그러나 귀신들린 사람의 이상 행동은 정신장애를 치료하는 약물에 효과를 나타내지 않는다. 귀신들린 사람은 기독교 영성을 가진 사람을 알아보고 이에 대항하지만 결국은 굴복한다.

정신장애와 귀신들림에 대하여 잘 알지 못하는 사람에게 귀신들림과 정신장애를 분별하기가 쉽지 않다. 그러나 정신장애와 귀신들림은 치료에 명백한 차이가 있음으로 감별이 중요하다. 귀신들린 사람은 자신이 귀신들렸다는 것을 인지하지만 정신장애에서는 자신이 귀신들렸다고 하지 않는다. 귀신들림에서는 초자연적 지식이나 능력을 나타내지만 정신장애 환자는 초자연적 능력을 행사하지 않는다. 정신장애에서 나타내는 망상과 환각에서 초자연적 능력을 체험하는 것같이 인식할 수 있으나 이것은 초자연적 능력을 나타내는 것이 아니라 현실을 왜곡하여 나타나는 현상이다. 귀신들림에서 나타나는 비정상적인 언어와 행동은 정신장애에서 나타나는 것과 감별이 어려우나 자신이 귀신의 지배를 받는다는 것을 인지하는지에 따라 감별할 수 있다. 귀신들린 사람은 자신이 귀신들렸다는 것을 인지하지만 정신장애자는 그렇지 않다. 그러나 정신분열병이나 조증 상태에서 환자는 현실을 왜곡되게 인지하고 행동은 난폭하고 조절이 되지 않는데 반하여 귀신들림에서는 환자의 행동이 괴이하고 이상하여도 환자는 현실을 인지하는 능력은 훼손되지 않고 비교적 온전하게 보전되어 감별할 수 있다.

귀신들림과 정신장애의 관계는 정신장애 없이 순수한 귀신들림의 경우, 정신장애가 선행하고 귀신들림이 뒤따르는 경우, 그리고 귀신들림이 선행하고 정신장애가 뒤따르는 경우를 생각할 수 있다. 임상적으로 보면 귀신들림은 건강한 정신 상태에 나타나기보다 우울, 불안 등 정서적으로 불안정한 상태에 나타나는 경우가 많음으로 귀신들림을 평가함에 있어 함께 나타나는 정신장애를 평가하는 것이 중요하다.

개인의 행동이 귀신들림인지 아닌지는 내담자의 나타내는 표식 행동, 평가자의 영적 분별력, 내담자의 영을 시험함으로 평가할 수 있다. 일차적으로 내담자의 행동을 잘 관찰하여 위에서 열거한 특징적 행동을 파악하는 것이 중요하다. 귀신의 영향을 의심할 수 있는 행동으로 환자가 사이비 종교집단이나 신비주의 집단에 참여하였는지, 역술인이나 무당으로부터 점이나 굿에 참여하였는지, 신이 내린 경험을 하였는지, 심한 심리적 외상의 경험이 있는지 그리고 최근 심한 생활 스트레스를 경험하였는지를 평가한다. 이와 함께 난폭한 행동, 죄의 행위, 기독교에 대한 극단적 반대 행위와 비정상적인 행위는 잠재적으로 귀신의 영향에 있을 가능성을 시사한다.

영 분별의 은사를 받은 사람은 귀신들린 사람을 분별할 수 있다. 그러나 사탄은 위장하고 속이는 전문가이기 때문에 사람은 쉽게 속을 수 있으므로 주의를 요한다. 신학자들 중에는 영 분별의 은사는 사도 시대에 있었으나 지금은 나타나지 않는다고 주장하는 사람도 있다. 또 다른 방법은 귀신은 예수 그리스도를 제일 두려워하므로 예수 그리스도 이름으로 명령하여 존재를 알림으로 귀신으로 하여금 자신의 정체를 나타내게 하는 것이다.

4. 치료와 예후

우리의 싸움은 혈과 육에 대한 것이 아니요 정사와 권세와 이 어두움의 세상 주관자들과 하늘에 있는 악의 영들에게 대함이라 그러므로 하나님의 전신 갑주를 취하라(엡6:12-13).

인간은 영적, 사회심리적 그리고 생물학적 차원에서 기능하는 전인적 존재이며 이들 차원들은 역동적으로 상호작용한다. 귀신들림은 이들 차원에 부조화를 초래하여 다양한 증상으로 나타난다. 치료는 귀신으로부터 자유를 얻어 영적으로 회복하고 부적응 기능을 회복하는 것이다. 귀신들림은 영적 전쟁에서 귀신에게 굴복한 상태이므로 치료는 영적으로 승리하여 귀신을 제압하는 것이 중요하다. 귀신으로부터 풀려나기 위하여 성령의 능력으로 충만한 사람의 축사가 효과있다. 귀신은 쫓겨 가면서 순순히 물러나는 것이 아니라 반복하여 공격할 것이다. 그러므로 무엇보다 영적으로 깨어 영적 전쟁에 승리하여야 한다.

기독교 상담전문가 Robert Bufford는 귀신에 대적하는 성경적 방법으로 1) 자신을 죄에 대하여 죽은 자로 여기며, 2) 성령으로 충만하며, 3) 시험을 피하며, 4) 자신을 의의 병기로 하나님께 드리며, 5) 의로운 일을 실천하며, 6) 죄를 고백하며, 7) 하나님의 전심갑주로 무장하는 것이라 하였다. 예수 그리스도를 믿고 하나님 말씀에 순종하는 것은 성령의 인도하심에 따라 살아가면 사탄의 영향에서 완전히 자유롭지 않아도 그 영향으로부터 멀어질 것이다. 다시 귀신의 표적이 되지 않기 위하여 죄의 길에서 돌이켜 의의 삶을 사는 것이 필수적이다. 그 다음은 자신의 성격을 바꾸고 삶의 양식을 바꾸어야 하는 긴 여정이 기다리고 있다. 영적 전쟁에 가장 필요한 것은 하나님의 전신갑주이다. 진리의 허리띠를 띠고, 의의 흉배를 붙이고, 평안의 복음으로 예비한 신발을 신고, 믿음의 방패를 들고, 구원의 투구를 쓰고, 성령의 검 곧 하나님의 말씀으로 무장하여야 사탄과의 전쟁에서 승리할 수 있다.

환자가 기독교인인 경우 위의 방법으로 권면하고 지도할 수 있으나 비기독교인은 영적 전쟁에 나아가기 위하여 먼저 예수 그리스도를 구주로 영접하는 것이 필요하다. 비기독교인도 정서적으로 안정되면 일시적으로 귀신의 영향으로부터 벗어날 수 있으나 영적 전쟁에서 승리할 수 있는 아무런 준비가 되어 있지 않으므로 다시 귀신의 표적이 되어 그 영향아래 들어간다.

귀신에 완전히 장악되어 통제받는 경우에 축사가 필요하다. 축사는 예수 그리스도의 능력으로 귀신을 쫓아내는 행위이다. 성경은 믿는 사람에게 귀신을 쫓아내는 표적이 나타난다고 하였다. 전문가들은 축사를 시행할 때 주의하여야 할 점을 몇 가지 제시하였다. 축사를 시행하는 사람은 성령이 충만한 삶을 살아가며 영적으로 깨어 있는 사람이어야 한다. 인간이 아무리 성령으로 충만하여도 인간은 결코 사탄을 이길 수 없으며 예수 그리스도만이 사탄을 이길 수 있음을 믿고 하나님의 영광을 높이는 마음이 있어야 한다. 귀신을 쫓아내는 것은 간단한 일이 아니므로 기도의 동역자와 함께 시행하여야 한다. 축사 기도는 성령님께서 함께 하시어 이 자리에 있는 사람들을 사탄으로부터 보호하여 주시는 것, 성령의 능력으로 귀신을 쫓아내어 주시는 것, 귀신들을 결박하여 더 이상 찾아오지 않도록 하는 것, 귀신이 찾아올 요인들을 제거하여 치유하여 주시는 것, 그리고 하나님 아버지께 감사하는 것을 내용으로 한다. 사탄과의 전쟁은 일회성으로 끝나는 것이 아니라 지속적으로 수행하여야 하는 것이다. 그러므로 기독교 상담전문가들은 축사를 하기 전에 영적 전쟁을 위한 상담이 선행하여야 한다고 주장한다.

제23장 소아 청소년기 정신장애

정신지체(지적장애)

1. 증상과 진단

정신지체는 성장과정에 전반적 지능 발달이 정상인의 수준에 이르지 못하여 일상생활에서 적응이 어려운 상태를 지칭한다. 정신지체의 일시점 유병율은 전체 인구의 1%로 추정되며, 남자에서 빈도가 높다.

정신지체는 지능지수에 의하여 경도, 중등도, 고도 그리고 최고도로 분류한다. 경도 정신지체는 지능지수가 70-50이며 전체 정신지체의 85% 정도로 추정된다. 이들은 지능 발달이 늦으나 초등학교 상급 학년의 학업 성취 능력이 있어 초등학교 졸업할 때까지 진단하기가 어렵다. 그러나 적절한 훈련과 교육으로 단순 업무를 수행할 수 있으며 성인이 되어 약간의 도움으로 독립생활을 유지할 수 있다. 중등도 정신지체는 지능지수가 50-35이며 전체 정신지체의 10% 정도로 추정된다. 이들은 소아기에 어느 정도 언어를 습득하고 의사 소통능력을 가졌으며 초등학교 저학년 수준의 학업 성취 능력이 있다. 이들은 성인이 되어 사회성이 부족하여 대인관계의 어려움이 있으나 간단한 단순 작업을 감독을 받아 수행할 수 있다. 고도 정신지체는 지능지수가 34-20이며 정신지체의 4%로 추정된다. 이들은 소아기에 간단한 의사소통 능력을 습득할 수 있으며 성인이 되어 지도하에 집단생활을 할 수 있다. 최고도 정신지체는 지능지수가 20 이하이며 전체 정신지체의 1% 정도로 추정된다. 이들은 언어 발달에 장애가 있으며 스스로 개인위생을 돌보기 어려우며 지속적인 돌봄이 필요하다.

정신지체 환자의 2/3 정도에서 정신장애를 동반하며 정신지체 정도가 심할수록 정신장애의 빈도가 높다. 정신지체 환자에서 기분장애, 불안장애, 정신병 장애, 주의력결핍 과잉행동장애, 행실장애 등 모든 정신장애가 동반할 수 있으나 경도 정신지체에서는 행실장애를 동반하는 빈도가 높으며 고도에서는 자폐증의 빈도가 높다. 또한 정신지체에서 간질과 다른 신경학적 장애의 빈도가 높다.

DSM-IV-TR 정신지체 진단기준

A. 전반적 지적 기능이 상당한 정도로 수준이하일 때: 개인적으로 시행한 지능검사에서 지능지수가 70이하 이다(영아의 경우 임상적 판단에 의하여 유의하게 평균이하인 지적 능력).

B. 현재 적응 능력의 저하 혹은 장애가 있을 때: 의사소통, 자기보호, 가정생활, 자기관리, 학습, 작업, 여가 사용, 건강 및 안전 등 10가지 적응기술 영역 중 2가지 이상에 장애가 있다.

C. 18세 이하에서 나타난다.

지능장애 수준을 반영하는 심한 정도에 대한 분류

경도: IQ 70-50

중등도: IQ 50-35

고도: IQ 35-20

최고도: IQ 20이하

심한 정도가 평가되지 않은 정신지체: 정신지체가 강하게 시사되지만 표준검사로 개인지능을 평가하지 못할 때.

2. 원인

정신지체의 발병은 유전적 장애, 출산전후 장애, 신체장애, 그리고 사회환경적 결핍 등 다양한 요인에 의하여 영향을 받는다. 유전적 장애로 Down 증후군, Fragile-X 증후군, phenylketoruria, Rett's 장애 등이 있으며, 이들 장애에서 여러 유전자 부위에 변형이 정신지체를 동반한다. 다음으로 임신 중독증, 임신 중 감염, 조산, 출생 후 감염, 외상 등 임신과 출산 전후 의학적 문제들이 있다. 건강하게 출산하였으나 유아기에 감염, 종양, 외상 등으로 뇌 발달이 저해되어 나타날 수 있다. 그리고 유전적 장애나 의학적 장애 없이 유아-소아기 양육이 충분하지 않을 때 지능 발달에 장애가 나타난다. 유아는 신체적으로 그리고 정신적으로 건강하게 성장하기 위하여 적절한 자극을 받으며 신체적 돌봄과 함께 정신적 돌봄이 필요하다. 성장의 결정적 시기, 5세 이전에 적절하고 충분한 자극을 받지 못하면 뇌가 충분히 발달하지 못하여 지능 발달에 장애를 초래한다.

3. 치료

정신지체 정도에 따라 치료를 개별화 하는 것이 필요하다. 먼저 정신지체의 원인을 감별하여 치료하는 것이다. Phenylketonuria와 다른 대사성 장애는 조기에 진단하면 정신지체를 예방할 수 있다. 정신지체의 원인을 제거할 수 없는 경우에 정신지체 정도를 평가하여 사회생활에 적응할 수 있는 사회적 기술과 직업 훈련을 실시하는 것이 필요하다. 그리고 동반하는 정신장애를 치료하며 환자의 자긍심을 높이고 긍정적 태도를 갖도록 교육하는 것이다. 환자와 함께 가족에 대한 치료와 교육도 중요하다. 가족은 환자의 상태를 정확하게 이해하고 환자를 교육하고 지도할 수 있도록 한다. 중등도 이상의 정신지체 환자는 스스로 독립하여 생활할 수 없으며 돌보는 사람이 필요하다. 가족도 환자를 돌보는 것을 감당하기 어려울 수 있다. 그러므로 정부와 사회는 가족들에게 필요한 지지와 자원을 제공할 수 있도록 하여야 할 것이다.

학습장애

학습장애는 정상기능을 가진 아동이 읽기, 쓰기, 말하기, 듣기, 수학 등 학습에 필요한 기능의 결핍으로 학업에 장애가 있는 것을 말한다. 학령기 아동의 5% 정도가 학습장애로 추정된다. DSM-IV-TR에서 학습장애는 크게 읽기장애, 산술장애, 표현성 쓰기장애 그리고 기타 학습장애로 분류하였다. 학습장애가 있으면 학교 공부에 흥미를 읽고 학교에 가지 않으려 하며 행동장애를 유발할 수 있다. 치료는 조기에 진단하여 적절한 교정 학습을 시행하는 것이다.

1. 읽기장애

읽기장애는 읽기능력이 또래에서 예상되는 수준보다 낮은 것으로 학령기 아동의 4% 정도로 추정된다. 역학 조사에서 남녀 사이에 유병율은 차이가 없으나 읽기장애 남아들은 행실장애를 동반하는 빈도가 높아 전문가에게 의뢰되는 빈도가 높다. 읽기장애 아동의 25% 정도는 주의력결핍 과잉행동장애를 동반하며 공격적 행동의 빈도가 높으며 우울증의 빈도도 높다고 보고되었다. 읽기장애 아동은 지능은 정상 수준이지만 각 단어에서 구체적으로 발음을 나타내는 특징을 인식하여 발음하는 것에 장애가 있다. 이들은 읽을 때 단어를 빼거나 첨가하거나 왜곡하는 실수를 범하고, 읽은 글을 이해하는 능력도 저하되며, 글씨를 쓰는 것에도 어려움이 있다. 그리고 이들은 자신의 문제를 인식하고 다른 사람 앞에서 읽기를 회피한다. 대부분 초등학교에 입학하는 6~7세경에 나타난다.

읽기장애의 원인은 규명되지 않았으며 유전적 요인, 출산 전후 뇌손상, 발달장애, 학습자극의 결핍, 정서장애 등이 복합적으로 관계하는 것으로 추정된다. 읽기 장애에서 시각장애의 빈도가 높다.

읽기장애의 교정 치료는 몇 가지 방법이 소개되었다. 한 방법은 글자와 발음 사이의 연관관계를 훈련시키어 정확한 발음을 학습하는 것이다. 글자와 발음의 관계를 연관시키는 훈련이 되면 발음 단위와 단어 단위로 읽기를 훈련시킨다. 점차 진행하여 문장을 읽는 훈련을 한다. 다른 방법은 글자 단위의 발음을 훈련시키기보다 단어를 시각적으로 보고 발음하여 동시에 기억하게 하는 방법도 있다.

DSM-IV-TR의 읽기장애 진단기준

A. 정확하게 읽는 것과 이해를 평가하는 표준검사를 개별적으로 시행하여 측정한 읽기 능력이 그 사람의 연령, 측정한 지능이나 학력을 고려하여 기대수준보다 현저하게 낮다.

B. A의 장애가 읽기 기능을 요구하는 일상생활의 활동이나 학업성취에 현저한 지장을 초래한다.

C. 지각장애가 있다면 그 장애 정도보다 더 심한 읽기장애가 있다.

코드 시 주의 : 일반의학적 상태(예: 신경질환)나 지각장애가 있다면 III축에 기술한다.

2. 산술장애

산술 능력이 또래에서 예상되는 수준보다 낮은 것을 말하며, 학령기 아동의 1% 정도로 추정된다. 여자에서 빈도가 높다고 보고되었다. 산술장애는 흔히 읽기장애 또는 쓰기장애와 함께 나타나며 언어장애를 동반하는 빈도도 높다. 산술장애의 원인은 아직 규명되지 않았으며 유전적 요인, 출산 전후 뇌손상, 발달장애, 학습자극의 결핍, 정서장애 등이 복합적으로 관계하는 것으로 추정된다. 산술장애는 수를 헤아리는 것, 서수와 기수의 이해, 숫자를 인지하고 기억하는 것, 계산하는 능력의 장애로 나타난다. 초등학교 저학년에 진단할 수 있다. 조기에 진단하여 치료하는 것이 중요하며, 치료는 교육을 통한 교정이며 여러 가지 교정 학습 방법이 소개되었다.

DSM-IV-TR의 산술장애 진단기준

A. 표준검사를 개별적으로 시행하여 측정한 산술 능력이 그 사람의 연령, 측정한 지능이나 학력을 고려하여 기대수준보다 현저하게 낮다.

B. A의 장애가 산술 기능을 요구하는 일상생활의 활동이나 학업성취에 현저한 지장을 초래한다.

C. 지각장애가 있다면 그 장애 정도보다 더 심한 산술장애가 있다.

코드 시 주의 : 일반의학적 상태(예: 신경질환)나 지각장애가 있다면 III축에 기술한다.

3. 표현성 쓰기장애

표현성 쓰기장애는 쓰기 능력이 또래에서 예상되는 수준보다 낮은 것을 말하며, 학령기 아동의 4%로 추정되며 남자에서 빈도가 높다. 쓰기장애의 원인은 규명되지 않았으며 유전적 요인, 출산 전후 뇌손상, 발달장애, 학습자극의 결핍, 정서장애 등이 복합적으로 관계하는 것으로 추정된다. 표현성 쓰기장애는 단어의 철자가 틀리고 문장의 문법에 오류가 있어 단어를 바로 쓰지 못하고 띄어쓰기를 하지 못한다. 아동은 학습에 흥미를 잃어 학교를 가지 않으려 한다. 치료는 교정 학습이 필요하다.

DSM-IV-TR의 표현성 쓰기장애 진단기준

A. 표준검사(혹은 쓰기능력에 대한 기능적 평가)를 개별적으로 시행하여 측정한 쓰기능력이 그 사람의 연령, 측정한 지능과 학력을 고려하여 기대수준보다 현저하게 낮다.

B. A의 장애가 작문 혹은 문장구성(예: 문법적으로 구성된 단락과 올바른 문장의 사용)을 요구하는 일상생활의 활동이나 학업성취에 현저한 지장을 초래한다.

C. 지각장애가 있다면 그 장애 정도보다 더 심한 쓰기장애가 있다.

코드 시 주의 : 일반의학적 상태(예: 신경질환)나 지각장애가 있다면 III축에 기술한다.

발달성 조정장애

발달성 조정장애는 운동 조정능력에 현저한 장애가 있으며 학업성취나 일상 활동에 현저한 지장이 있을 때 진단된다. 유병율은 학령기 아동의 5%로 추정되며 남아에서 빈도가 높다. 발병 원인은 아직 밝혀지지 않았으나 조산아, 저체중, 저산소증, 영양 장애 등이 위험 요인으로 알려졌다. 유아기에서부터 발달성 조정장애를 시사하는 행동을 볼 수 있다. 유아기에 몸 뒤집기, 기어 다니기, 앉기, 서기 등 행동 발달에 지장이 있으며 2~4세에서 운동 조정을 요하는 행동을 수행하지 못하여 진단할 수 있다. 걸음걸이가 불안정하고, 공을 차거나 놀이가 어둔하고, 손으로 물건을 제대로 잡지 못하고, 그림 그리기 글씨 쓰기가 어렵다. 운동조정장애는 성인기까지 지속되어 일상생활에 많은 지장을 받는다. 치료는 운동 훈련 기법으로 체계적으로 운동 능력을 향상시킬 수 있다.

DSM-IV-TR의 발달성 조정장애 진단기준

A. 운동조정을 요하는 일상생활의 작업이 그 사람의 나이나 측정한 지능에 비하여 현저히 낮다. 운동발달 이정표(예: 걷기, 기어 다니기, 앉기)가 현저하게 늦게 성취되며, 물건을 잘 떨어뜨리고, 어둔하며, 운동을 잘 하지 못하며, 글 쓰는 것이 서투르다.

B. A의 장애가 학업성취나 일상생활의 활동에 현저한 지장을 초래한다.

C. 일반의학적 상태(예: 뇌성마비, 반신불수, 근이영양증)와 전반적 발달장애에 의한 것이 아니다.

D. 정신지체가 있다면 그 장애 정도보다 더 심한 운동장애가 있다.

코드 시 주의 : 일반의학적 상태(예: 신경질환)나 지각장애가 있다면 III축에 기술한다.

의사소통장애

1. 표현성 언어장애

표현성 언어장애는 어휘 구사, 문장의 시제 사용, 복합 문장 구성, 단어 회상 등 언어 능력의 현저한 장애로 의사 표현에 심한 지장이 있다. 표현성 언어장애의 유병율은 학령기 아동에서 3~5%로 추정된다. 남아에서 빈도가 높다. 음성장애나 다른 의사소통장애의 가족력이 있는 가족에서 빈도가 높다. 원인은 분명하게 규명되지 않았으나 대뇌의 손상 혹은 발달 지연에 기인한다고 추정된다. 왼손잡이나 양손잡이에서 빈도가 높다.

증상은 심한 경우 유아기에 나타난다. 아동은 '엄마' '아빠'와 같은 단순한 단어를 말하지 못하지만 비언어적 의사 소통기능은 비교적 장해가 없어 눈을 맞추고 까꿍 놀이는 할 수 있다. 아동들이 말을 하기 시작하면 표현성 언어장애는 더욱 현저하게 나타난다. 언어발달이 나이에 비하여 늦으며, 발음이 부정확하고 특정 발음하는 것이 어렵다. 대화중 표현이 분명하지 못하고 적절하지 못하며 대상의 이름을 표현하지 못하여 '그것, 물건' 등 모호한 대치 용어를 사용한다. 읽기능력도 저하되어 많은 표현성 언어장애 아이들은 학습장애를 경험한다. 이로 인하여 친구들로부터 따돌림을 당하며 자존감이 저하되고 우울이나 불안을 경험한다. 주의력결핍 과잉행동장애, 행실장애를 동반하는 빈도가 높다. 그러나 언어를 이해하는 능력은 비교적 장애가 없다. 언어치료를 통하여 상당히 교정할 수 있다.

DSM-IV-TR의 표현성 언어장애 진단기준

A. 표준검사를 개별적으로 시행하여 측정한 언어발달 점수가 표준검사에 의한 비언어성 지능 점수 및 수용성 언어발달 점수보다 확실하게 낮다. 임상적으로 어휘력이 제한되었으며, 시제 사용에 오류가 있으며, 혹은 단어를 회상하거나 적절한 길이의 문장이나 복문을 만드는데 지장이 있다.

B. 표현성 언어장애로 인하여 학업과 직업의 성취 및 사회적 의사소통에 지장이 있다.

C. 수용성-표현성 혼합 언어장애나 전반적 발달장애의 진단기준을 충족하지 않는다.

D. 정신지체, 언어 운동 혹은 지각 결핍, 또는 환경적 결핍이 있다면 이런 문제로 인한 언어장애보다 더 심하다.

코드 시 주의 : 언어 운동 혹은 지각 결핍이나 신경학적 장애가 있다면 III축에 기술한다.

2. 수용성-표현성 혼합 언어장애

수용성-표현성 혼합 언어장애는 언어를 표현하고 이해하는 능력이 함께 장애가 있는 것이다. 유병율은 학령기 아동의 3%로 추정된다. 발음장애나 학습장애, 주의력결핍 과잉행동장애를 동반하는 빈도가 높다. 일차 가족에서 빈도가 높아 유전적 요인이 추정된다. 표현성 언어장애와 함께 언어를 이해하는 수용성 언어장애가 4세 전후 나타난다. 심한 경우에는 2세 전후에 나타나며 경한 경우에는 7세경에 나타난다. 이들은 비록 비언어적 의사소통 능력은 성숙하여도 언어 이해 능력의 발달이 현저하게 지연된다. 표현성 언어장애 아동에서 청각 장해와 그림을 보고 이해하는 시각 상징에 장해가 있는 빈도가 높으며 이들은 청각과 시각 정보를 통합하는데 결함이 있다. 표현성 언어장애를 가진 18개월 아동은 간단한 명령을 이해하고 친밀한 용품을 지적하라는 명령을 수행할 수 있으나, 표현성-수용성 혼합 언어장애가 있는 아동은 명령을 이해하지 못하고 수행하지 못한다. 표현성-수용성 혼합 언어장애 아동은 마치 청각장애인 같이 보이지만 비언어성 소리에 반응한다. 표현성-수용성 혼합 언어장애 아동은 사회적 의사소통에 장애가 심하며 심한 열등감을 갖는다. 치료는 언어치료가 효과가 있다.

DSM-IV-TR의 수용성-표현성 혼합 언어장애 진단기준

A. 표준검사를 개별적으로 시행하여 측정한 수용성 및 표현성 언어발달 점수가 표준검사에 의한 비언어성 지능 점수보다 확실하게 낮다. 표현성 언어장애 증상과 함께 단어, 문장, 공간 용어와 같은 특수 용어를 이해하는데 지장이 있다.

B. 수용성-표현성 언어장애로 인하여 학업과 직업의 성취 및 사회적 의사소통에 지장이 있다.

C. 전반적 발달장애의 진단기준을 충족하지 않는다.

D. 정신지체, 언어 운동 혹은 지각 결핍, 또는 환경적 결핍이 있다면 이런 문제로 인한 언어장애보다 더 심하다.

코드시 주의 : 언어 운동 혹은 지각 결핍이나 신경학적 장애가 있다면 III축에 기

술한다.

3. 음성장애

음성장애는 언어발달이 지연되거나 부적절하여 발음이 분명하지 않는 것을 말한다. 유병율은 학령기 아동의 7~8%로 추정되며 남아에서 빈도가 2~3배 높다. 일차 가족에서 빈도가 높아 유전적 요인이 추정된다. 원인은 분명하게 규명되지 않았으며 신경계 병변에 기인하기보다 가족 내 부적절한 언어 사용에 의하여 영향 받는다고 추정된다. 음성장애는 음성을 정확하게 생성하지 못하는 것, 소리를 빠뜨리는 것, 하나의 소리를 다른 소리로 대치하는 것으로 나타난다. 빈번하게 잘못 발음하는 것은 ㅅ, ㅆ, ㅈ, ㅊ 등이며 ㅂ, ㅁ, ㅌ, ㄷ, ㄴ 등도 잘못 발음한다. 음성장애가 정신지체, 신경학적 장애, 혹은 환경의 결핍에 동반하여 나타나면 그 정도가 이런 장애에서 예상되는 것보다 심하여야 음성장애로 진단한다. 치료는 언어치료가 효과 있다.

DSM-IV-TR의 음성장애 진단기준

A. 연령과 방언을 고려하여 발달상 기대되는 언어음을 바르게 사용하지 못한다.(예: 음성 생성, 사용, 표현의 오류, ㅋ대신 ㄱ으로 발성하는 것과 같이 한 음성을 다른 음성으로 대치시키는 것이나 한 음절의 마지막 자음을 생략하는 것과 같은 음성 조직화의 오류)

B. 언어 생성의 장애로 인하여 학업과 직업의 성취 및 사회적 의사소통에 지장이 있다.

C. 정신지체, 언어 운동 혹은 지각 결핍, 또는 환경적 결핍이 있다면 이런 문제로 인한 언어장애보다 더 심하다.

코드 시 주의 : 언어 운동 혹은 지각 결핍이나 신경학적 장애가 있다면 III축에 기술한다.

4. 말더듬증

말더듬증은 불수의적으로 언어의 흐름이 중단되는 것을 말한다. 유병율은 일반인에서 1%로 추정되며 남아에서 빈도가 높다. 말더듬이는 소아에서 빈도가 높으나 80%는 성장하면서 자연적으로 회복한다. 원인은 분명하게 규명되지 않았으나 뇌의 기질적 장애, 환경으로부터 학습, 신경증적 장애 등이 있다. 심리적 갈등이나 불안으로 발병한다는 근거는 희박하지만 스트레스 상황에서 악화된다. 말더듬증은 점진적으로 진행된다. 학습이론에 따르면 말더듬증은 초기 아동기에 정상적으로 나타나는 언어가 유창하지 않은 것이 조건반응으로 강화된다고 한다. 발병의 빈도가 높은 것은 2~3세와 5~7세이며 처음에는 발음하면서 첫 자음을 반복하는 것으로 나타나며, 점차 진행되어 첫 단어를 반복하게 되며 점차 악화된다.

말더듬증은 4단계로 점진적으로 진행된다. 제1단계는 학령전기에 처음 시작되어 간헐적으로 말더듬증이 나타났다가 호전되는 것이 반복된다. 이 시기에는 회복되는 것이 빠르다. 제2단계는 초등학교 시절에 나타나며 만성으로 진행되는 시기이며 아동은 자신의 언어 문제를 지각하게 된다. 주로 말더듬증은 중요한 명사, 동사, 형용사 등에서 나타난다. 제3단계는 아동 후기부터 청소년기에 나타난다. 말더듬증은 교실에서 발표할 때, 상점에서 물건살 때, 낯선 사람을 만날 때 등 특수한 상황에서 나타난다. 제4단계는 후기 청소년기에 나타나는 전형적 말더듬증이 만성으로 진행된다. 말더듬증이 심하면 특수한 상황에서 말을 하지 않으려 하거나 특정 단어를 회피하는 현상이 나타난다. 이들은 심한 불안, 우울 등 감정 변화를 경험한다. 그러나 책을 읽거나 노래 부를 때는 말을 더듬지 않는다.

언어치료, 이완훈련, 호흡훈련으로 발성 조절을 습득할 수 있다. 그리고 손이나 팔을 움직이면서 말하기, 노래하듯 말하기, 단조롭게 말하기 등으로 말하는 것에 관심을 두지 않음으로 발성을 향상시킬 수 있다.

DSM-IV-TR의 말더듬증 진단기준

A. 유창하게 말하거나 말하는 속도에 장애가 있으며(그 사람의 나이에 부적합한) 다음에 열거한 항목 중 1가지 혹은 그 이상이 나타난다.

(1) 음 및 음절의 반복

(2) 음을 길게 발음

(3) 별안간 외치는 소리

(4) 단어의 띄엄띄엄 발음(예: 단어를 발성하는 중 쉰다.)

(5) 들리거나 들리지 않는 차단(예: 말하는 중 단어가 끼워들든지 끼워들지 않는 차단)

(6) 완곡한 언어(예: 정확하게 발음하지 못하는 단어를 피하려고 다른 단어를 대치)

(7) 말할 때 지나친 신체 긴장
(8) 단음절의 전체 단어 반복

B. 유창하게 말하지 못하는 것으로 인하여 학업과 직업의 성취 및 사회적 의사소통에 지장이 있다.

C. 정신지체, 언어 운동 혹은 지각 결핍, 또는 환경적 결핍이 있다면 이런 문제로 인한 언어장애보다 더 심하다.

코드 시 주의 : 언어 운동 혹은 지각 결핍이나 신경학적 장애가 있다면 III축에 기술한다.

전반적 발달장애

전반적 발달장애는 언어와 의사소통, 사회 기술, 행동 등 다양한 영역에서 전반적 발달이 지연되거나 왜곡되어 나타나는 장애이다. 이 장애는 증상이 초기 유아기에 나타나 아동의 성장과 발달에 심각한 영향을 미친다. DSM-IV-TR에서 전반적 발달장애군에 자폐장애(autistic disorder), 레트장애(Rett's disorder), 소아기 붕괴성 장애(childhood disintegrative disorder), 아스퍼거장애(Asperger's disorder) 기타 전반적 발달장애를 포함한다.

1. 자폐장애

1) 증상과 진단

자폐장애는 1943년 Leo Kanner가 유아기 자폐증에 대하여 기술함으로 독립된 장애로 알려졌다. 자폐장애 유병율은 0.05%로 추정되며 남자에서 빈도가 높다. 초기에는 사회경제적으로 상위 계층에서 빈도가 높다고 알려졌으나 그 후 역학 조사는 사회경제적 영향을 확인하지 못하였다.

자폐장애는 3세 이전에 발병하며, 그 증상은 1) 사회적 상호교류에서 질적 장애, 2) 의사소통의 질적 장애, 3) 행동, 관심 및 활동이 한정되고 반복적이며 상동적 양상을 특징으로 한다. 자폐장애 아동은 영아기부터 차이가 있어 사회적 미소를 보이지 않고, 눈을 맞추지 않으며, 애착행동을 보이지 않는다. 이들은 성장하면서 사회성이 결여되어 항상 돌보는 부모나 처음 보는 사람을 대할 때 분별하여 행동하지 못하며 낯선 사람에 대하여 불안을 나타내지 않는다. 일상적 생활과 활동에 변화가 있으면 적응하지 못하고 아주 불안해 한다. 다른 사람의 생각과 감정을 이해하고 공감하는 능력이 취약하다. 학령기에 또래와 어울려 친구를 사귀지 못한다. 다른 특징은 언어 발달에 장해가 있다. 이들은 말을 하지 않으려는 것이 아니라 언어 기능이 발달하지 못한 상태이다. 언어를 습득하여도 언어에 감정을 동반하여 의사소통하는 능력이 결여되었다. 말을 하여도 상대에게 상황에 적절한 의사소통 능력이 부족하다. 또 다른 특징은 반복적이며 상동적 행동이다. 이들은 자발적인 탐구행동을 보이지 않는다. 장난감을 갖고 재미있게 놀기보다 반복적으로 같은 방법으로 조작하는 행동을 나타낸다. 이들은 혼자서 빙빙 도는 행동 혹은 장난감 줄 세우기 같은 상동적 행동을 반복한다. 자폐장애 아동은 시각, 청각 혹은 촉각 등 자극에 대한 반응이 부적절하여 어떤 자극에는 반응하지 않으면서 다른 자극에는 과민하게 반응하는 것을 볼 수 있다. 또한 일부 자폐장애 아동은 정서적으로 불안정하여 심한 기분 변화를 나타낸다. 자폐장애 아동은 특징적 증상과 함께 신체적으로 경미한 이상의 빈도가 높으며 성장 과정에 신체 질병의 빈도도 높다. 자폐장애 아동의 75%는 정신지체를 나타낸다. 그러나 일부 소수에서 자폐장애로 전반적 기능의 장애가 있으나 기억력이나 계산 능력과 같이 한정된 영역에서 뛰어난 능력을 보이는 경우가 있으며 자폐천재(autistic savant)라 부른다. 영화 '레인맨(Rainman)' 은 자폐장애를 가졌으나 뛰어난 기억을 가진 자폐천재의 실화를 근거로 하였다.

DSM-IV-TR의 자폐장애의 진단기준

A. (1),(2),(3) 항목들 가운데 최소한 6개 또는 그 이상이 있으며, (1)에서 최소 2개, 그리고 (2)와 (3)에서 각각 1개 이상의 항목을 포함한다.

(1) 사회적 상호교류에서 질적인 장애로 다음에서 최소 2개 이상 나타난다.

(a) 사회적 상호작용을 조절하기 위하여 눈 맞춤, 얼굴 포정, 몸짓, 제스처와 같은 다양한 비언어적 행동을 사용함에 있어 현저한 장애가 있다.

(b) 또래 관계를 형성하지 못한다.

(c) 자발적으로 다른 사람과 함께 즐거움, 관심 또는 성취감을 공유하고자 하는 의도가 결여되었다.

(d) 사회적 또는 정서적 상호교류가 부족하다.

(2) 의사소통의 질적 장애로 다음 중 최소 1개가 나타난다.

(a) 언어발달이 지연되거나 전적으로 부족하다.(제스처 같은 다른 의사소통 방

법으로 보충하지 않는다.)

(b) 충분한 언어능력을 가진 사람에서 대화를 시작하거나 지속하는데 현저한 장애가 있다.

(c) 언어 또는 특이한 언어를 반복적이며 상동적으로 사용한다.

(d) 발달 수준에 적합한 가상 놀이 또는 사회적 상징 놀이가 부족하다.

(3) 행동, 관심 및 활동이 한정되고 반복적이며 상동적 양상으로 다음 중 최소 1개가 나타난다.

(a) 한 가지 또는 그 이상의 상동적이고 한정된 관심에 몰두하며 그 대상과 정도가 비정상적이다.

(b) 독특하고 역기능적 일상의 일 또는 관습에 변함없이 집착한다.

(c) 상동적이고 반복적인 매너리즘 동작이 있다.(예: 손 또는 손가락 흔들기나 비꼬기 또는 복잡한 전신의 움직임)

(d) 물건의 어떤 부위에 지속적으로 접촉한다.

B. 다음 중 한 분야에서 지연되거나 또는 비정상적으로 기능하며 3세 이전에 발병한다.

C. 레트 장애 또는 소아기 붕괴성장애로 인한 것이 아니다.

2) 원인

Kanner는 소아 자폐증 아동의 부모는 지적이며 추상적 활동에 집착하며 어머니의 아동에 대한 정서적 반응이 부족하다고 하였으나 이후 연구에서 자폐아 부모에서 성격이나 양육상 특이한 것은 찾지 못하였다. 이 후 연구는 자폐장애는 유전적 이상, 뇌의 구조적 및 신경생화학적 이상, 출산 시 뇌손상, 뇌 감염 등 다양한 요인들이 관련이 있다고 보고되었다. 자폐장애아 형제들에서 자폐장애 유병율이 일반인에 비하여 50배 정도 높아 유전적 요인의 영향이 추정되지만 아직 유전 기전은 밝혀지지 않았다. 자폐장애 아동에서 출산 전후 후유증의 빈도가 높아 출산과 관련된 뇌손상이 자폐장애 발병에 기여하는 것으로 추정된다. 또한 자폐장애 아동의 75% 정도에서 정신지체를 나타내며, 간질 발병율이 높으며, 그리고 뇌검사상 이상 소견의 빈도가 높아 뇌의 기능적 및 구조적 이상이 자폐장애의 발병에 관여하는 것으로 추정된다.

3) 치료

자폐장애의 치료는 사회성을 향상시키고, 언어 기능과 의사소통 기능을 향상시키고 그리고 부적절한 행동을 사회적으로 적절한 행동으로 바꾸어 사회에 적응하도록 하는 것이다. 이를 위하여 먼저 환자의 지능과 행동과 기능 상태를 평가하여 그에 맞추어 치료를 계획한다. 행동치료 기법을 잘 계획하여 적용한다. 부모에게 행동치료 원리와 기법을 잘 교육하여 시행하게 하며 이를 지도하는 것이 효과적이다. 약물치료는 동반하는 정신장애, 특히 행동문제를 조절하기 위하여 필요하며 항정신병약물이나 항우울 약물을 사용할 수 있다.

2. 레트장애 Rett's disorder

Andreas Rett가 1965년 오스트레일리아에서 출생 후 6개월 정도까지 정상으로 성장하던 유아가 점진적으로 심각한 발달장애를 나타내는 22명의 여아 사례를 발표하면서 알려졌다. 이 후 레트장애는 여자에서 X염색체의 *MECP2* 유전자 변이로 인하여 발병하는 장애로 판명되었다. 영아는 생후 6개월 정도까지 정상적으로 성장하다가 6~24개월 사이에 뇌 병변으로 뇌 발육이 지연되어, 60~75%에서 간질이 나타나며, 뇌파 검사에서 이상 뇌파가 나타난다. 특징적 증상으로 손을 의도적으로 움직이지 못하고 손가락을 빨고 물어뜯는 상동적 불수의 운동이 나타나며, 걸음걸이가 불안정하며, 점진적으로 근육이 위축되고 긴장되어 거동 장애가 나타난다. 과호흡이나 무호흡과 같은 호흡 장애가 동반한다. 언어 기능이 손상되어 듣고 말하기에 장애가 있으며 점차 언어기능을 상실한다. 치료는 증상에 대하여 대증 치료를 하며 예후는 좋지 않다.

DSM-IV-TR의 레트장애 진단기준

A. 다음의 항목들이 전부 있다.

(1) 외관상 출생 전 및 출생 시 발달이 정상이다.

(2) 외관상 5개월까지 정신운동발달이 정상이다.

(3) 출생 시 머리 둘레가 정상이다.

B. 일정기간의 정상발달 후 다음 모든 증상들이 발병한다.

(1) 생후 5-48개월 사이에 두뇌 성장이 저하된다.

(2) 생후 5-30개월 사이에 이미 습득한 손 운동능력이 상실되며 상동성 운동이 나타난다(예: 손 뒤틀기, 손 씻기).

(3) 진행초기에 사회적 관계형성이 소실된다(비록 사회적 교류가 후에 발달한다하더라도).

(4) 걸음걸이와 상체 운동이 조절되지 않는다.

(5) 심한 정신운동 지체와 표현성 및 수용성 언어발달에 심각한 장해가 있다.

3. 소아기 붕괴성 장애

Theodore Heller가 1908년 출생 후 2~3년간 정상적으로 성장하다가 수개월 사이에 언어 기능, 인지 기능, 사회적 기능 등이 빠르게 붕괴하는 사례들을 발표하면서 알려졌다. 이 장애는 남자에서 빈도가 높으며 그 원인은 규명되지 않았으나 간질, 다발성 결절과 같은 다른 신경학적 장애와 동반하여 나타나는 빈도가 높다. 진단은 특징적 병력과 증상에 의하여 감별한다. 치료는 증상에 대하여 대증 치료를 하며 예후는 좋지 않다.

DSM-IV-TR의 소아기 붕괴성 장애 진단기준

A. 최소한 생후 2세까지는 외관상 정상적 발달을 보여 나이에 적합한 언어 및 비언어 의사소통, 사회적 관계 형성, 놀이 및 적응행동을 보였다.

B. 임상적으로 이전에 습득한 기술이 현저하게 상실되어(10세 이내에) 다음 중 최소 2가지가 나타난다.

(1) 표현성 혹은 수용성 언어

(2) 사교기술 혹은 적응행동

(3) 대변 혹은 소변 가리기

(4) 놀이

(5) 운동기술

C. 다음 중 최소 2가지 이상의 기능 이상이 있다.

(1) 사회 상호교류의 질적 장해(예: 비언어성 행동장애, 친구관계 장애, 사회적 혹은 정서적 상호교류의 결핍)

(2) 의사소통의 질적 장해(예: 구어지연 혹은 결핍, 대화를 시작하거나 지속할 수 없음, 상동적이고 반복적 언어 사용, 여러 가지 위장놀이 결핍)

(3) 운동 상동성과 매너리즘이 포함된 제한되고 반복적이고 상동적 행동, 관심 및 활동 양상.

D. 장애는 다른 특정한 전반적 발달장애 혹은 정신분열병으로 설명되지 않는다.

4. 아스퍼거 장애

Hans Asperger가 1944년 자폐장애와 유사한 사회적 교류의 장애를 나타내지만 언어기능의 장애가 없으며 지능이 정상인 사례를 발표하여 명명되었다. 원인은 아직 규명되지 않았으나 자폐장애와 연관성이 추정된다. 이 장애는 사회적 상호교류에서 질적인 장애와 반복적이고 상동적으로 제한된 행동을 특징으로 한다. 사회적 상호교류에서 질적인 장애는 비언어성 의사소통에서 비정상적 행위, 또래관계 형성에서 장애, 다른 사람과 상호의존적 관계의 결핍되고, 다른 사람의 즐거움에 반응하여 감정 표현 능력의 장해가 있다. 또한 한 가지 또는 그 이상의 상동적이고 한정된 관심에 몰두, 독특하고 역기능적 일상의 일 또는 관습에 확실하고 변함없이 집착, 상동적이고 반복적인 매너리즘 동작, 물건의 어떤 부위에 지속적으로 접촉으로 나타나는 상동적으로 제한된 행동이 반복적으로 나타난다. Asperge 장애의 경과는 다양하며 높은 지능과 사회적 기능을 가진 환자는 비교적 경과가 좋았다. 치료는 사회적응 능력을 향상시키는 기법들을 이용할 수 있다.

DSM-IV-TR의 아스퍼거 장애 진단기준

A. 사회적 상호교류의 질적인 장애로 다음 중 최소 2가지가 나타난다.

(1) 사회적 상호교류를 조절하기 위하여 눈 맞춤, 얼굴표정, 몸짓 및 제스처 같은 다양한 비언어성 행동을 사용하는데 현저한 지장이 있다.

(2) 발달수준에 적절한 친구 관계를 형성하지 못한다.

(3) 다른 사람과 즐거움, 흥미, 성취를 자연스럽게 나누는 것이 부족하다.

(4) 사회적 정서적 상호 교류가 부족하다.

B. 행동, 관심, 활동이 한정되고 반복적이고 상동적이며, 적어도 다음의 1가지 이상으로 나타난다.

(1) 1가지 혹은 그 이상의 상동적이고 한정된 관심에 몰두하는데 그 강도나 집중 정도가 비정상적이다.

(2) 외관상 구체적이고 비기능적인 일상이나 의식에 고집스럽게 집착한다.

(3) 상동적이고 반복적인 운동 매너리즘(예: 손이나 손가락으로 찰싹거리거나 뒤틀기, 복잡한 전신의 몸 움직임).

(4) 물체의 한 부분에 지속적으로 집착한다.

C. 장애는 사회적, 직업적 그리고 다른 중요한 영역의 기능에 임상적으로 현저한 지장을 초래한다.

D. 임상적으로 현저한 일반 언어발달 지연은 없다.(예: 2세에 한 단어, 3세에 의사소통 구절 사용)

E. 인지발달 또는 나이에 적절한 자조기술, 적응행동(사회적 상호교류이외) 및 소아기에 보는 환경에 호기심의 발달이 임상적으로 현저한 지연을 보이지 않는다.

F. 진단기준이 다른 특정한 전반적 발달장애 또는 정신분열병 기준에 맞지 않는다.

주의력결핍 과잉행동장애

1. 증상과 진단

주의력결핍 과잉행동장애는 짧은 주의집중력, 과다활동, 충동적 행동을 특징으로 한다. 유병율은 학령기 아동에서 5%로 추정되며 남자에서 빈도가 높다. 첫 발병을 인지하는 것은 3~5세이다. 부모에서 주의력결핍 과잉행동장애, 반사회적 인격장애, 양극성장애, 알코올 장애등의 병력이 있는 경우가 많다.

주의력결핍 과잉행동장애 아동은 유아기부터 자극에 민감하여 소리, 광선, 온도 등 환경 변화에 민감하게 반응한다. 이들은 잠을 잘 자지 않고, 활발하게 활동하며, 많이 보채는 성향이 있다. 걷기 시작하면서 주위를 탐구하며 활동이 부산하고 예민하게 반응한다. 성장하면서 한 가지 활동에 집중하지 못하고 부산하게 활동하는 것이 증가된다. 자신이 하고 싶은 것을 참지 못하고 억지를 부리며, 정서적으로 불안정하여 웃고 우는 감정 변화가 심하다. 행동이 과격하고 폭발적이며 조절되지 않는다. 위험에 대하여 주의하지 못하여 사고를 잘 일으킨다. 성장하면서 자신의 문제를 인식하고 자신에 대한 부정적 생각을 하며 반사적으로 다른 사람에게 적대적으로 반응한다. 학습장애, 행실장애, 기분장애 등 다른 정신장애를 동반하는 빈도가 높다.

DSM-IV-TR의 주의력결핍 과잉행동장애

A. (1) 이나 (2)

(1) 다음의 부주의 증상 중 6가지 이상이 부적응적이며 발달수준에 맞지 않는 정도로 최소 6개월 이상 지속되어야 한다.

(a) 하나하나 세심하게 집중하지 않거나, 학업이나 일이나 활동에서 조심성이 없어 실수를 한다.

(b) 작업이나 놀이에 계속하여 집중하기가 어렵다.

(c) 다른 사람이 직접 말하는 것을 귀 기울여서 듣지 않는다.

(d) 지시대로 따르지 않아 학업이나 직장일이나 집안일을 끝내지 못한다(이는 적대적 행동이나 지시를 이해하지 못해서가 아니다).

(e) 작업 및 활동을 조직적으로 하기 어렵다.

(f) 지속적인 정신력을 요하는 작업을 피하거나 싫어하거나 거부한다.

(g) 작업이나 활동에 필요한 물건을 자주 잃어버린다(예: 장난감, 숙제, 연필, 책, 도구).

(h) 외부 자극으로 생각이 쉽게 흐트러진다.

(i) 일상적인 활동을 자주 잊는다.

(2) 다음의 과잉행동-충동성 중 6개 혹은 그 이상이 부적응적이며 발달수준에 맞지 않는 정도로 최소 6개월 이상 지속되어야 한다.

과잉행동

(a) 손이나 발을 움직거리거나 몸을 뒤트는 것과 같이 가만히 있지 못한다.

(b) 가만히 앉아 있어야 하는 교실이나 다른 장소에서 차분하게 앉아 있지 못한다.

(c) 어떤 장소에서 부적절하게 뛰어다니거나 기어오른다(청소년이나 성인에서 안절부절 못한다는 주관적 느낌으로 나타난다).

(d) 여가나 놀이 활동을 평온하게 즐기지 못한다.

(e) 계속하여 쉴 새 없이 움직인다.

(f) 말을 지나치게 자주 많이 한다.

충동성

(g) 질문이 다 끝나기 전에 불쑥 대답한다.

(h) 차례를 기다리지 못한다.

(i) 다른 사람이 하는 일을 자주 간섭하거나 방해한다.(예: 대화하거나 게임을 할 때 불쑥 끼어들어 방해한다.)

B. 과잉행동이나 충동성 증상으로 인한 장애가 7세 전부터 나타났다.

C. 이런 증상으로 인한 장해가 2가지 혹은 그 이상의 장소에서 나타난다.

D. 사회, 학업 또는 작업 기능에서 임상적으로 심각한 장애가 있다는 근거가 확실하다.

E. 증상이 주로 전반적 발달장애, 정신분열병 또는 기타 정신장애의 과정에서 발생하는 것이 아니며 다른 정신장애(예: 기분장애, 불안장애, 해리장애, 또는 인격장애)에 의한 것이 아니다.

아형에 따른 코드:

혼합형: 지난 6개월간 A1과 A2 기준을 충족한다.

주로 부주의형: 지난 6개월간 A1의 기준은 충족하지만 A2 기준은 충족하지 않는다.

주로 과잉행동-충동성형: 지난 6개월간 A2 기준은 충족하지만 A1 기준은 충족하지 않는다.

2. 원인

주의력결핍 과잉행동장애의 원인은 규명되지 않았으나 유전적, 발달적, 생물학적 그리고 정신사회적 요인들이 복합적으로 관여하는 것으로 추정된다. 형제 사이에 발병 빈도가 일반인에서보다 3배 정도 높으며 쌍생아에서 한 아동에서 발병하였을 때 다른 아동에서 발병하는 비율이 높아 유전적 요인이 관여된다고 추정되지만 아직 관여하는 유전자와 그 기전은 밝혀지지 않았다. 일년 중 9월에 출생한 아동에서 빈도가 높아 겨울철에 임신하면서 첫 3개월간 감염에 노출된 것이 관여하는 것으로 추정된다. 또한 이 장애 아동의 신경학적 검사에서 비특이성 연성 신경학적 소견을 보여 확인되지 않은 뇌 병변이 의심되며 이러한 뇌 병변은 임신 중 다양한 요인들에 의한 것으로 추정된다. 중추신경자극제가 치료에 효과 있는 점에 미루어 도파민 혹은 다른 신경전달물질이 관여하는 것으로 추정되며, 이들에서 뇌영상검사에서 전두엽에서 뇌혈류가 감소되었다는 보고도 있다. 이러한 사실에 근거하여 전두엽 기능 저하로 인하여 하위 구조에 대한 억제 기능의 부전으로 발병한다는 이론이 제안되었다. 정신사회적 요인으로 성장과정에 정서적 박탈이 발병에 관여하는 것으로 추정된다. 보육기관에서 성장한 아동들에서 주의력결핍과 과잉행동의 빈도가 높으나 이들을 입양하여 양육하면 이런 행동이 호전되었다. 지금까지 알려진 사실에 근거하여 주의력결핍 과잉행동 장애는 유전적 요인과 발달과정에서 뇌병변 등으로 취약한 아동에서 성장 환경이 정서적 안정을 제공하지 못할 때 발병하는 것으로 추정된다.

3. 치료와 예후

주의력결핍 과잉행동장애의 치료는 약물치료가 효과적이다. 중추신경자극제는 70~80%의 환자에서 과잉행동이 감소되고 주의집중력이 증가되어 학업 개선 효과가 있다고 보고되었다. 미국 FDA는 3세 이상 장애 아동에서 d-amphetamine 치료를 그리고 6세 이상 아동에서 methylphenidate 치료를 승인하였다. 약물치료는 부작용을 동반함으로 전문의의 지도에 따라 치료하여야 한다. 약물치료가 효과 있으나 충분하지는 않음으로 행동을 교정하기 위하여 여러 가지 행동치료가 도움이 된다. 아동과 부모는 장애에 대하여 충분히 이해하도록 하며 문제 해결을 위하여 함께 노력하도록 하는 것이 필요하다. 무엇보다도 성장과정에 있는 아동은 발달 단계마다 습득하여야 할 과제가 있으며 이를 잘 습득할 수 있는 환경과 지지를 제공하는 것이 중요하다. 주의력결핍 과잉행동장애는 치료와 함께 예방이 중요하다. 유전적 요인과 발달과정에서 밝혀지지 않은 뇌병변 등으로 인하여 취약한 아동에서 성장환경이 정서적 안정을 제공하지 못할 때 발병하는 것으로 추정된다. 비록 이런 요인들로 인하여 취약한 아동도 정서적으로 안정된 환경에서 사랑과 지지를 받으면 발병의 위험을 줄어들 수 있음으로 위험 요인을 조기에 파악하여 예방하는 것이 중요하다.

파탄행동장애

1. 적대적 반항장애

적대적 반항장애는 거부, 적대 및 반항 행동을 특징으로 한다. 그 빈도는 학령기 아동에서 2~16%로 보고되었으며 학령기 아동에서 20% 정도는 거부 성향을 갖고 있다고 한다. 유병율은 진단기준에 의하여 차이가 있으나 남자에서 빈도가 높다. 발달과정에 2~3세 사이에 자기주장이 강하며 상당한 반항 행동이 정상적으로 나타나지만 이러한 행동이 지속되면 병적으로 평가한다. 장래 이 장애를 발병하는 아동은 어려서부터 자기주장이 강하여 부모와 갈등이 있으며 부모는 이러한 행동에 대하여 지나친 통제와 방임의 극단적 방법으로 대응하여 문제 행동이 악화된다.

적대적 반항장애 아동은 신경질적이며 화를 잘 내고 부모나 어른에게 잘 복종하지 않는다. 의도적으로 규율을 따르지 않아 부모나 어른들과 끊임없는 갈등을 경험한다. 자신의 잘못을 인정하지 않고 다른 사람의 탓으로 돌리며 다른 사람을 비난한다. 처음에는 이런 행동이 가정에서만 있으나 점차 학교와 주위에서 잘 아는 사람에게까지 반항하지만, 만성화하면서 모든 사람에게 반항적이어서 다른 사람과 어울리지 못한다. 지능은 정상이라도 학업 성적이 떨어지고 심한 좌절감과 열등감에 사로잡히며 우울 기분을 경험한다. 적대적 반항장애 아동의 25% 정도는 수년 내 재검사시 회복되었으나, 75%는 반항적 행동이 계속되며 이중 일부는 행실장애로 진행되었다.

치료는 부모의 자녀 양육 능력과 문제 행동에 대한 대응능력을 교정하고 향상시키는 것이다. 아동은 자신의 행동이 대인관계에서 어떤 영향을 미치는가를 이해하여 보다 적응적 행동을 개발하도록 도우며 저하된 자존감을 회복하는 것도 중요하다. 또한 문제 행동을 소멸시키고 바람직한 행동을 강화시키는 행동치료도 효과 있다.

DSM-IV-TR의 적대적 반항장애 진단기준

A. 최소한 6개월간 지속되는 거부적, 적대적, 반항적 행동 양상이 다음 중 4가지 혹은 그 이상으로 나타나다.

(1) 자주 성을 내고 화를 발끈 낸다.
(2) 어른과 말다툼을 자주 한다.
(3) 어른의 요구에 응하거나 규칙을 따르는 것을 자주 반항하거나 거절한다.
(4) 다른 사람이 화낼 일을 일부러 자주 한다.
(5) 자신의 실수나 나쁜 행실에 대하여 다른 사람을 자주 비난한다.
(6) 다루기 힘들고 다른 사람 때문에 쉽게 화를 낸다.
(7) 화를 내고 성질을 잘 부린다.
(8) 심술을 부리거나 복수심이 강하다.

주 : 나이와 발달이 같은 사람들에 비하여 문제 행동이 더 빈번할 때만 진단기준을 고려한다.

B. 행동장애가 사회, 학업, 또는 직업 기능에 중대한 지장을 초래한다.

C. 문제 행동이 주로 정신장애나 기분장애의 기간 중에만 나타나는 것이 아니다.
D. 행실장애의 진단기준에 맞지 않고 18세 이상이면 반사회적 인격장애 진단기준에 맞지 않아야 한다.

2. 행실장애

행실장애는 사회적 규범을 무시하고 다른 사람에 대한 공격적 행동을 특징으로 한다. 행실장애는 소아 청소년기에 흔한 장애이며 18세 이하 남자에서 6~16%, 여자에서 2~9%로 추정된다. 사회경제적으로 하위 계층에서 빈도가 높으며 또한 부모에서 알코올장애와 반사회적 인격장애의 빈도가 높다.

행실장애의 발병에 가정에서 부모의 성격과 양육 태도가 아주 중요하다. 행실장애는 무질서한 가정환경, 부모의 강압적 태도, 신체적 및 언어적 학대와 관계있다. 부모 자신들이 많은 문제를 갖고 있으며 아동을 적절하게 양육할 수 있는 자질이 부족하며 필요한 자원을 갖지 못하였다. 무질서한 가정환경은 아동으로 하여금 발달단계에 적절한 행동을 학습할 수 있는 역할 모형을 제시하지 못하며 아동은 무절제하고 파괴적 행동을 배우게 된다. 정서적으로나 물질적으로 필요한 돌봄을 받지 못하는 환경에서 아동은 불만이 고조되고 수단방법을 가리지 않고 비정상적인 방법으로 자신의 욕구를 충족시키고자 행동한다. 반복되는 가정폭력과 아동학대는 폭력 행동을 더욱 강화시킨다. 또한 생물학적으로 행실장애 아동에서 혈장내 dopamine대사 효소인 dopamine β-hydroxylase의 농도가 낮으며 공격성이 높은 사람들에서 뇌척수 serotonin이 낮다고 보고되어 이들 신경전달물질이 관련될 가능성이 있다.

행실장애의 증상은 점진적으로 형성되어 일관성 있게 나타난다. 행실장애의 문제는 어린 나이에서는 크게 문제되지 않으나 남자에서 10~12세, 여자에서 14~16세 정도에서 문제가 되며 진단된다. 주요 증상은 1) 사람과 동물에 대한 공격적 행동으로 다른 사람을 못살게 골리기, 협박하기, 싸움질, 무기 사용, 신체적 폭행, 동물에 대한 잔인한 행위, 도적질, 강도질, 성폭행 등이며, 2) 의도적으로 불을 지르거나 재물을 손상하는 파괴 행동, 3) 사기 또는 절도 행위, 4) 부모의 허락을 받지 않고 외박, 가출, 무단결석과 같은 규정의 위반이다. 이러한 행동은 다른 사람의 권리를 침해하며 나이에 적절하지 않으며 규정을 위반하는 정도로 심하다. DSM-IV-TR 진단기준에 의하면 지난 12개월 동안 이들 중 3가지 이상이 있을 때 행실장애로 진단된다. 주의력결핍 과잉행동장애와 학습장애는 행실장애에 선행하는 경우가 많다. 그리고 청소년에서 기분장애는 행실장애의 행동을 나타내는 경우가 있어 감별을 요한다.

행실장애 치료는 환자와 함께 가정 및 사회환경적 요인을 교정하는 것이 필요하다. 가정과 사회환경적 요인들을 교정할 수 없으면 환자를 격리하는 것이 필요하다. 환자는 새로운 적응 행동을 습득하고 스스로 통제 능력을 함양하는 것이 필요하다. 치료는 환자 스스로 행동을 자제할 수 있을 때가지 상당한 기간 통제된 환경에서 진행하는 것이 필요하다. 전반적으로 예후는 좋지 않다.

DSM-IV-TR의 행실장애 진단기준

A. 다른 사람의 기본 권리나 나이에 적합한 사회규준이나 규율을 위해하는 행동양상이 반복적이고 지속적으로 있으며 다음 항목 중 3가지 혹은 그 이상이 지난 12개월 동안 있었으며 최소한 1가지가 지난 6개월 동안 나타나다.

사람과 동물에 대한 공격

(1) 자주 다른 사람을 못살게 굴거나 협박하거나 겁먹게 한다.

(2) 싸움을 자주 건다.

(3) 다른 사람에게 심한 신체 손상을 줄 수 있는 무기를 사용한다(예: 곤봉, 벽돌, 깨진 병, 칼, 총).

(4) 사람에게 신체적으로 잔인하게 대한다.

(5) 동물에게 잔인하게 대한다.

(6) 피해자와 맞대면하여 눈앞에서 도적질한다(예: 노상강탈, 날치기, 강도, 무장강도).

(7) 다른 사람에게 성행위를 강요한다.

재산파괴

(8) 심각한 파괴를 일으킬 작정으로 고의로 불을 지른다.

(9) 다른 사람의 재산을 고의로 파괴한다.

사기 혹은 절도

(10) 다른 사람의 집, 건물, 혹은 자동차를 파괴한다.

(11) 재산이나 애정을 취하거나 의무를 피하려고 자주 거짓말을 한다.

(12) 피해자와 마주치지 않고 사소한 것이 아닌 물건을 훔친다(예: 파괴하거나 침입하지 않고 물건을 사는 체하며 훔치기, 문서위조).

중대한 규칙위반

(13) 부모가 금지하는데도 자주 외박을 하며 이는 13세 이전부터 시작되었다.

(14) 부모나 또는 양부모와 같은 집에 살면서 최소 한두 번 이상 가출 혹은 외박을 한다(혹은 한번 가출하였으나 장기간 귀가하지 않음).

(15) 무단결석을 자주하며, 이는 13세 이전에 시작되었다.

B. 행동장애가 사회, 학업, 또는 직업 기능에 중대한 지장을 초래한다.

C. 18세 이상이면 반사회적 인격장애 진단기준에 맞지 않아야 한다.

발병 연령에 의한 구분

소아 발병형: 최소한 행실장애의 특징적 증상 중 1가지가 10세 이전에 있었다.

청소년 발병형: 행실장애의 특징적 증상이 10세 이전에 없었다.

증상의 심한 정도에 의한 구분

경도 : 행실장애 증상이 진단에 필요한 것보다 많다고 하더라도 아주 적고 행동문제가 다른 사람에게 가벼운 손상을 초래한다.

중등도 : 행실장애의 증상 수와 다른 사람에 끼치는 영향이 경도와 고도의 중간이다.

고도 : 행실장애의 증상이 진단에 필요한 정도보다 많거나 행실문제가 다른 사람에게 상당한 손상을 초래한다.

틱장애

1) 뚜렛장애

Georges Gilles Tourette가 1885년 운동 틱, 음성 틱, 그리고 욕설증을 나타내는 환자를 기술하여 명명되었다. 뚜렛장애는 10,000명에서 4~5명으로 추정되며 남자에서 빈도가 높다. 운동 틱은 7세경에 발병하며 음성 틱은 좀 늦은 나이에 나타난다. 가족 내에서 유병율이 높으며 일란성 쌍생아에서 한 아동에서 발병할 때 다른 아동에서 발병하는 빈도가 높아 유전적 요인이 관여한다고 추정된다. 뚜렛장애의 40~50%에서 주의력결핍 과잉행동장애가 있어 두 장애사이에 연관성이 추정된다. 뚜렛장애에서 도파민 효현제는 증상을 악화시키며 길항제는 증상을 완화시키는 점에 미루어 뇌에서 도파민 신경계의 과잉 활동이 관계있다고 추정된다.

뚜렛장애는 다양한 운동 틱과 음성 틱이 각각 혹은 동시에 1년 이상 지속될 때 진단된다. 운동 틱은 처음 얼굴에서 시작하여 점차 몸통과 상하지로 전파되며, 눈 깜박거림, 코 벌름거림, 입술 빨기, 얼굴 실룩거림, 머리 흔들거림, 목 비틀기, 어깨 들썩거림, 다리 흔들기 등 다양하게 나타난다. 음성 틱은 목을 씻어내는 마른기침, '음음', '끙끙', '악' 하는 소리, 코를 킁킁거리는 소리, 입맛 다시는 소리 등 다양하게 나타난다. 뚜렛장애의 1/3에서 성적 혹은 공격적 욕을 스스로 자제하지 못하는 욕설증이 나타난다. 전구증상으로 강박행동, 강박사고, 집중력 결핍, 충동성, 신경질 등이 흔히 나타난다. 한 연구에서 뚜렛장애의 25% 정도에서 중추신경자극약물 치료를 받았다고 하여 소아에서 중추신경자극약물 치료에 주의를 요한다.

뚜렛장애 아동은 스스로 자신의 행동을 통제하지 못함에도 불구하고 주위로부터 의도적 적대행동으로 오해받아 적응에 어려움이 있다. 먼저 가족과 학교 선생님과 동료들에게 환자의 행동이 병적 행동이며 스스로 통제하지 못한다는 것을 교육하여 편견을 해소하도록 한다. 항정신병약물 치료의 효과는 잘 규명되었음으로 적절한 약물치료가 필요하다.

DSM-IV-TR의 뚜렛장애 진단기준

A. 다양한 운동 틱과 1가지 혹은 그 이상의 음성 틱이 동시에 나타나지 않아도 경과 중 때때로 나타난다(틱은 갑자기 빠르고 반복적이고 불규칙한 상동적 근육의 움직임이나 발성이다).
B. 틱은 1년 이상 하루에 여러 번(보통 일정기간 동안) 거의 매일 같이 또는 간헐적으로 발생하고 이 기간 동안 틱이 없었던 적이 3개월을 넘지 않는다.
C. 18세 이전에 발병한다.
D. 틱은 약물의 생리적 효과나 일반의학적 상태(예: 헌팅톤씨 병, 바이러스 뇌염)에 의한 것이 아니다.

2) 만성 운동 또는 음성 틱 장애

만성 운동 또는 만성 음성 틱 장애는 운동 틱이나 음성 틱이 함께 나타나지 않고 단독으로 나타나는 것이 일 년 이상 계속될 때 진단된다. 운동 틱의 빈도가 음성 틱보다 높으며 운동 틱이나 음성 틱의 강도는 뚜렛장애에서 보다 낮다. 발병빈도는 규명되지 않았으며 첫 발병 연령은 7~8세경이다. 가족원에서 발병 빈도가 높아 유전적 요인이 추정된다. 뚜렛장애에서와 같이 약물치료가 효과적이다.

3) 일과성 틱 장애

틱이 일시적으로 나타나는 것으로 그 기간이 4주 이상이나 12개월 미만일 때 진단된다. 증상은 얼굴에서 시작하여 상지 및 하지로 옮기는 운동 틱이 나타나며, 음성 틱은 드물다. 아동이 심한 스트레스 상황에서 발병하며 기질적 요인과 심리적 요인이 복합적으로 작용하는 것으로 추정된다. 자연적으로 회복되는 경우가 많으나 드물게 만성으로 진행하는 경우도 있다. 치료는 아동을 안정시키며 틱 증상에 관심을 두지 않아 소멸시키는 것이 좋다. 심한 경우에 약물치료를 할 수 있다.

수면장애

1) 야경증

수면 후 1~2시간 경과된 시기에 갑자기 소리를 지르며 놀라는 것이 특징이다. 이 삽화 중 아동은 쉽게 정신을 차리지 못하며 안정시키기가 힘들며 그러다가 다시 잠든다. 아침에 일어나면 이 삽화를 기억하지 못한다. 야경증은 비렘수면기의 깊은 수면인 3, 4단계에서 나타나며, 정상적 발달기에 나타나는 현상이다. 일반적으로 치료를 요하지 않으며 잠을 깨워 정신 차리게 하면 안정된다. 이 삽화가 있을 때 놀라지 말고 안정하도록 돌보아주는 것으로 충분하다. 증상이 심하면 약물치료가 필요하다.

2) 악몽

악몽은 야경증과 달리 렘수면기에 나타나는 현상으로 주로 새벽에 나타난다. 일반적으로 무서운 꿈을 꾸다가 놀라 잠에서 깨어나 꿈 내용을 생생하게 기억하며 두려워한다. 소아에서 악몽은 스트레스와 관계가 있다. 스트레스를 요인을 제거하도록 하고 안정시키고 돌보아주는 것으로 충분하지만, 반복적으로 지속되면 약물치료가 필요하다.

3) 수면보행증

일명 몽유병으로 불리며 수면 중 잠자리에서 벗어나 걸어 다닌다. 표정이 멍하며 의식이 맑지 않고 행동이 이상하다. 보행과 같은 단순한 행동은 할 수 있으나 대화나 섬세한 행동은 하지 못한다. 삽화 중 위험을 인지하지 못하여 사고의 위험이 높다. 수면 초기 비렘수면기 3, 4단계에서 나타나는 현상으로 뇌간은 각성 상태이나 대뇌는 수면 상태로 해리된 상태이다. 약물치료로 상당한 효과가 있다.

배설장애

1. 유분증

일반적으로 아동은 4세경 95%, 5세경 99%에서 대변을 가릴 수 있다. 유분증은 항문 괄약근이 충분히 발달하지 않았거나 성장 과정에 배변을 학습하지 못하였거나 기타 심리적 요인으로 나타난다. 유분증은 4세 이상 아동이 한 달에 한번 이상 3개월 연속하여 대변을 가리지 못할 때 진단된다. 치료는 적절한 배변을 훈련을 시키는 행동치료가 효과 있다.

2. 유뇨증

일반적으로 방광훈련은 18개월경에 시작할 수 있으며 3세경에 50% 정도는 소변을 가릴 수 있다. 그러나 정상 아동에서 상당한 비율이 소변을 가리지 못하여 그 빈도는 4세경 26% 그리고 5세경 7% 정도이며, 그리고 청소년에서도 1~2%는 유뇨증이 있다고 보고되었다. 유뇨증은 5세 이후 유뇨증이 주 2회 이상 3개월간 지속될 때 진단된다. 유뇨증은 일차적으로 방광기능의 미성숙에 기인하지만 부모의 배뇨훈련과 사회환경적 스트레스도 발병에 중요한 요인이다. 치료는 행동치료가 효과 있다.

불안장애

1. 분리불안장애

소아 청소년기에 나타나는 불안은 범불안장애, 공포장애, 강박장애, 외상 후 스트레스 장애 등 다양하다. DSM-IV-TR에서 분리불안장애만 소아 청소년기에 발병하는 독립된 장애로 분류하였으며 다른 불안장애는 성인에서 진단기준에 준하여 진단한다.

분리불안은 모든 아동이 유아기에 경험하는 보편적 현상으로 아동이 어머니나 돌보는 사람, 애착대상으로부터 분리하는 것을 인식할 때 나타난다. 그러나 분리불안이 발달단계에 미루어 부적절하거나 그 정도에서 지나쳐 일상생활에 장해를 일으킬 때 분리불안장애로 진단된다. 분리불안장애는 소아 청소년에서 가장 빈번한 불안장애이며, 그 빈도는 4% 정도로 추정되며 어린 나이에서 빈도가 높으며 남자와 여자 사이에 차이는 없다. 학령전기에 발병하지만 7~8세에서 가장 빈도가 높다.

원인은 유전적 요인과 사회환경적 요인이 복합으로 작용하는 것으로 추정된다. 가족연구에서 불안장애의 부모를 가진 자녀에서 분리불안장애의 빈도가 높으며 유아들의 기질 특성이 유전적 요인에 영향을 받는 점에 미루어 유전적 요인이 중요하다고 추정된다. 기질적으로 부끄럼을 많이 타고 친밀하지 않은 환경에서 위축되는 아동 그리고 의존적이고 미숙한 아동에서 성장기 불안장애의 위험이 높다. 분리불안 아동의 가족은 아주 정서적으로 밀접한 관계에서 부모는 아동을 과보호하는 경향이 있다. 어머니와 아동 사이의 애착관계의 질이 중요하여 불안정한 애착관계는 아동에서 분리불안장애의 위험이 높다. 발병은 새로운 지역으로 이사와 전학, 가족원의 죽음이나 이별, 신체 질병 등과 같은 스트레스 요인에 의하여 유발되는 경향이 높다. 분리불안의 발병에 학습 효과가 중요하며, 아동은 부모의 불안을 본받아 학습한다.

분리불안장애는 애착대상으로부터 분리에 대한 걱정과 불안 정도가 발달단계로 미루어 부적절하고 그 정도가 심한 것을 특징으로 한다. 주요 증상은 집 혹은 애착대상으로부터 분리할 때 심한 불안을 경험할 뿐 아니라 주요 애착대상을 상실할까 노심초사하며 걱정하며 나아가서 애착대상으로부터 분리시키는 사건을 예상하고 걱정한다. 심한 분리불안으로 인하여 학교를 가지 않으려 하며 캠프나 여행 등 집을 떠나 다른 곳에 가는 것을 거절한다. 주요 애착대상 없이 혼자 있는 것에 대하여 걱정하며 분리와 관련되는 악몽을 꾼다. 그리고 아침에 학교 갈 시간이면 두통, 복통 오심, 구토 등 신체 증상을 호소하며 학교에 가지 않으려 한다. 아동들에서 분리불안이 어둠을 무서워하거나 상상의 대상에 대한 두려움으로 나타나기도 한다. 청소년들은 분리불안을 직접 호소하기보다 집에서 혼자 놀며 어머니이외 다른 사람에게 의존하는 행동으로 나타날 수 있다. 환자는 성장 과정에 잦은 이사, 질병, 사망 등으로 가족이나 부모와 이별을 경험한 병력이 있으며 이에 동반하는 불안을 만성적으로 경험하는 경우가 많다.

치료는 아동기에는 보호자가 장애의 원인과 증상을 잘 이해하고 점진적으로 아동이 독립하도록 하는 것이다. 긍정적 강화, 이완기법, 그리고 체계적 탈감작과 같은 행동요법이 효과있다. 예후는 발병연령, 발병기간, 다른 동반장애 등에 의하여 다양한 경과로 진행된다. 단기적으로 분리불안장애는 예후가 비교적 좋은 편이나 장기적으로 이들은 다른 불안장애나 정신장애를 발병하는 경우가 많다고 보고되었다.

DSM-IV의 분리불안장애 진단기준

A. 집 또는 애착대상과 분리에 대한 불안이 발달 단계상 부적절하고 그 정도가 지나치며 다음 중 3가지 혹은 그 이상이 나타난다.

(1) 집 또 애착대상으로부터 분리하거나 분리가 예상될 때 반복적으로 심한 불편감을 경험한다.

(2) 주요 애착대상을 상실하거나 해로운 일이 일어날 것을 지속적으로 심하게 걱정한다.

(3) 원하지 않는 사건으로 주요 애착대상으로부터 분리할 것이라는 것을 지속적으로 지나치게 걱정한다.

(4) 분리불안으로 인하여 학교나 다른 곳에 가기를 지속적으로 주저하거나 거절한다.

(5) 주요 애착대상 없이 혼자서 집이나 다른 곳에 있는 것을 지속적으로 지나치게 주저하거나 두려워한다.

(6) 주요 애착대상이 가까이 있지 않으면 학교 가는 것이나 집 떠나 잠자는 것을 지속적으로 거절한다.

(7) 분리 주제와 연관된 악몽을 반복적으로 꾼다.

(8) 주요 애착대상과 분리하거나 분리가 예상될 때 두통, 복통, 오심, 구토 등의 신체 증상을 반복적으로 호소한다.

B. 장애 기간이 최소 3주 이상이다.

C. 첫 발병이 18세 이전이다.

D. 장애가 사회적, 학업, 그리고 기타 주요 기능영역에 임상적으로 현저한 혼란이나 지장을 초래한다.

E. 장애가 전반적 발달장애, 정신분열병, 또는 다른 정신장애의 경과 중에 나타나는 것이 아니고 청소년이나 성인에서 광장공포증을 동반한 공황장애에 기인하지 않는다.

2. 과잉불안장애

과잉불안장애는 성인에서 범불안장애에 상응하는 소아기 장애이다. 후기 아동기에 아동이 인지적 및 도덕적으로 성숙하면서 내적 불안이 증가하여 나타나는 장애이다. 발병은 초등학교 상급 학년에 나타나며 유병율은 2-4%로 보고되었다. 불안장애, 기분장애 및 알코올장애 병력이 있는 가족에서 발병빈도가 높으며 성취욕이 강한 부모에서 태어난 첫 아이에서 빈도가 높다. 어렸을 때 분리불안의 병력이 많다. 아동은 나이에 비하여 성숙하며 성취욕이 강하며, 남의 평가에 민감하며 쉽게 상처를 받다. 학교 과제, 사고, 시험 등 장래 일에 대하여 비현실적이며 지나친 걱정을 많이 한다. 항상 긴장하며 두통, 복통 등 신체 증상을 자주 호소한다.

부모에게 장애의 원인과 특성을 이해시키고 아동에게 이완훈련과 인지훈련 등 인지행동치료가 효과적이다.

3. 공포장애

정상 아동은 성장 과정에 낯선 사람, 동물, 벌레, 어둠 등 실제 대상과 함께 귀신, 괴물 등 상상의 대상에 대한 공포를 갖고 있다. 또는 다른 사람을 만나는 것을 두려워하거나 공중 화장실이나 공중목욕탕에 가는 것을 두려워하기도 한다. 또는 다른 사람 앞에서 글 읽기, 쓰기, 말하기 등을 두려워한다. 아동기 공포장애 빈도는 2~9%로 보고되었으며 여아에서 빈도가 높다. 치료는 체계적 탈감작, 긍정적 강화 등 행동 요법이 효과 있다.

4. 강박장애

소아에서도 강박장애가 보고되었으며 그 빈도는 0.17~0.3%로 보고되었다. 나이가 증가할수록 빈도가 증가하여 청소년기에서 빈도는 1~4%로 보고되었다. 증상은 성인에서와 유사하며 다양한 강박행동과 강박사고를 나타낸다. 한 연구에서 기분장애, 불안장애, 틱장애, 주의력결핍 과잉행동장애 등 다른 정신장애를 동반하는 빈도가 84%로 보고되었다. 치료는 성인에서와 같이 약물치료와 인지행동치료가 효과 있다.

5. 외상후 스트레스장애

소아 청소년기에 가정에서 학대, 폭력, 천재지변 등 외상에 취약하여 외상 후 스트레스장애가 발병한다. 빈도는 대상군, 스트레스의 특성, 발달단계 등에 따라 차이가 있으나 외상에 노출된 청소년에서 25~90%에서 외상 후 스트레스장애가 발병하였다고 한다. 일반적으로 장기간 지속되어 가족관계를 파괴하는 가정에서 학대와 폭력이나 전반적 사회 지지망을 훼손시키는 전쟁은 그 영향이 극심하다. 소아 청소년에서 증상도 성인에서와 유사하며 외상의 재경험, 외상을 회상시키는 경험 회피, 자율신경계 과각성을 특징으로 한다. 성인에서 진단기준을 소아에게 적용하기 위하여 조정하는 것이 필요하다. 외상 후 스트레스장애는 기분장애, 불안장애, 주의력결핍 과잉행동장애 등 다른 정신장애를 동반하는 빈도가 높다. 치료는 외상에 대한 반응을 교육, 스트레스 대응 전략, 이완훈련에 초점을 두는 인지행동치료가 효과 있다.

기분장애

1. 주요우울장애

주요우울장애 유병율은 연령에 따라 차이가 있다. 사춘기 이전 소아에서 시점 유병율은 1%이하이지만 청소년에서는 1~6%로, 그리고 후기 청소년기에서 주요우울장애를 경험한 비율은 14~25%로 증가한다. 소아 청소년기 우울장애는 90% 이상 스트레스에 의하여 유발되며, 우울 기분, 슬픔과 눈물, 지난 날에 대한 생각에 집착, 비관적 생각, 신경질, 집중장애, 무가치감, 피로, 식욕 변화, 수면장애 등 성인의 우울장애에서 나타는 증상을 나타낸다. 이들은 스스로 불편을 호소하기보다 보다 학업부진, 등교거부, 신경질, 문제 행동 등으로 나타난다. 성장기에서 체중 변화는 체중 감소보다 예상되는 체중 증가가 나타나지 않는 것이 표지이다.

치료는 성인에서와 같이 항우울 약물 치료와 함께 인지행동 치료가 효과 있다. 적절한 치료로 90% 정도가 회복되지만 장기 추적 조사에 의하면 2년 후 재발율이 40% 그리고 5년 후 재발율이 70% 정도로 보고되었다.

2. 양극성장애

사춘기 이전에는 양극성장애의 유병율은 아주 낮다고 보고되었으나 14~18세에서 양극성장애(I형과 II형)의 평생유병율은 1%로 보고되었다. 청소년기 양극성장애는 성인에서와 유사한 양상을 나타내지만 정신병 증상을 동반하는 빈도가 높다. 소아에서 조증은 증상이 심하며 지속적이며 공격적인 비전형적 양상을 나타나며 장기 경과를 추적할 때 기분변화가 주기적으로 나타나지 않고 만성으로 지속되어 빠른 주기형 양상을 나타낸다. 소아기 양극성장애는 주의력결핍 과잉행동장애나 행실장애로 오진된다. 예후는 성인에서 보다 좋지 않다.

소아기 발병 정신분열병

정신분열병은 일반적으로 청소년기 이후에 발병하며 5세 이전에 발병하는 것은 아주 드물다. 이전에 소아 정신병으로 진단된 환자들의 대부분은 현행 진단기준에서 전반적 발달장애로 분류될 것이다. 청소년기에 정신분열병 유병율은 성인에서보다 낮아 1,000명 중 1~2명으로 추정된다. 발병은 서서히 진행되며 증상은 괴이하고 퇴행된 행동, 언어장애, 상동적 행동 등으로 나타나며 환청이나 환시, 그리고 단편적이지만 망상도 나타난다. 치료는 항정신병 약물치료가 효과 있다. 예후는 성인에서 보다 좋지 않다.

기타 장애

1. 선택적 무언증

선택적 무언증은 아동이 일상적으로 말을 할 수 있는데도 불구하고 학교에서와 같이 특정 상황에서 선택적으로 말을 하지 않는 것이 특징이다. 선택적 무언증 아동은 언어 발달이 늦으나 학교에 가기까지는 문제가 되지 않으나 학교에서 가면서 증상이 나타난다. 학교에서 특정한 상대를 선택적하여 이야기하며, 흔히 친구들과 이야기하지만 선생님에게 이야기하지 않는 경우가 많다. 이전에는 반항적 행위로 간주되었으나 이들 아동이 성인의 사회공포장애의 증상과 유사하며 사회공포장애에 효과가 있는 약물에 반응하는 점에 미루어 아동기

사회불안으로 간주한다.

DSM-IV-TR의 선택적 함구증 진단기준

A. 다른 상황에서 말을 잘하는데도 불구하고 특수한 상황(말하는 것이 예상되는 곳, 예: 학교)에서 시종일관 말을 하지 않는다.
B. 이 장애로 교육 혹은 직업 성취나 사회적 의사소통에 지장이 있다.
C. 장애의 기간은 최소 한 달이다(입학하여 첫 1달에 국한되지 않는다).
D. 말을 못하는 것이 사회적 상황에 요구되는 구어에 대한 지식이나 편안한 마음의 결핍 때문이 아니다.
D. 이 장애는 의사소통장애(예: 말더듬증)로 오는 것이 아니고 전반적 발달장애, 정신분열병, 혹은 다른 정신장애의 경과 중에 나타나지 않는다.

2. 반응성 애착장애

반응성 애착장애는 5세 이전에 사회적 유대관계를 형성하지 못하는 것을 특징으로 한다. 5세 이전 유아기에 어머니나 돌보는 사람으로부터 충분한 보살핌을 받지 못하여 나타난다. 유병율에 대하여는 자료가 없다. 발병 원인은 부모나 돌보는 사람으로부터 충분한 보살핌을 받지 못하여 발병한다. 돌봄은 일방적으로 행하는 것이 아니라 쌍방으로 일어나는 것이다. 부모와 돌보는 사람의 양육기술을 평가하는 것과 함께 적절한 돌봄을 제공하기 어렵도록 할 수 있는 소아의 요인, 기질, 행동, 그리고 발달 상태를 평가하는 것이 중요하다.

핵심 증상은 정신지체, 자폐장애, 정신장애, 그리고 신체장애가 없는데도 사회적 관계를 형성하지 못하는 것이며 나이에 따라 그 양상에 차이가 있다. 이들은 성장실패로 정상 체중에 미치지 못하며, 피부가 창백하고 근육이 탄탄하지 않고 연약하다. 자연스럽게 움직이지 않고, 돌보는 사람이나 검사에 반응이 없으며, 표정이 없고 무감동하며, 웃을 줄 모르고, 환경에 관심을 보이지 않는다.

치료는 먼저 아동을 안전하게 보호하고 돌보는 것이다. 신체 상태를 평가하여 필요한 조처를 취한다. 돌보는 사람에게 아동 양육에 대한 구체적 교육을 하여야 한다. 그리고 아동 양육에 필요한 자원을 제공하는 것이 필요하다.

DSM-IV-TR의 애착장애 진단기준

A. 5세 이전에 시작되어 대부분의 상황에서 현저한 장애가 있고 나이에 부적절한 사회적 유대관계가 다음의 (1) 혹은 (2)로 나타난다.

(1) 대부분의 사회적 상호교류에서 나이에 적절한 방식으로 시작하고 반응하지 못하여 지나치게 억제하거나, 과도하게 경계하거나, 혹은 고도로 양가 감정적이거나 상반된 반응으로 나타나다(예: 소아는 돌보는 사람이 편안하게 해준 것에 대하여 접근, 회피, 달래도 듣지 않고 저항하는 방식으로 반응하거나 혹은 냉담하게 경계하는 태도를 보인다).

(2) 광범위하게 애착을 나타내어 무분별한 사회성과 더불어 적절하고 선택적인 애착을 보이는데 현저한 지장을 나타낸다(예: 비교적 낯선 사람에게 극단적 친밀감을 보이거나 혹은 애착대상을 선택하는 것이 결여되다).

B. 기준 A의 장애는 단지 발달지연(정신지체에서처럼)으로 인한 것이 아니며 그리고 전반적 발달장애의 기준에 맞지 않다.

C. 병적 양육은 다음 중 최소 1가지가 나타나다.

(1) 편안함, 자극, 사랑에 대한 소아의 기본적 정서 욕구를 지속적으로 무시하다.

(2) 소아의 기본적 신체적 욕구를 지속적으로 무시하다.

(3) 돌보는 사람을 반복적으로 바꾸므로 확고한 애착이 형성되지 못하다(예: 보육원에서 양부모가 자주 바뀌다).

D. 기준 C의 양육 방식이 A의 장애 행동의 원인으로 가정한다(예: 기준 A의 장애는 기준 C의 병적 양육으로 시작되었다).

아형 분류

억제형 : 임상양상에서 기준 A(1)이 우세하다.

탈억제형 : 임상양상에서 기준 A(2)가 우세하다.

3. 상동적 운동장애

상동적 운동장애는 반복적이고 외관상 충동적인 몸 흔들기, 머리 박기, 자기 깨물기 등의 비기능적 행동을 특징으로 한다. 상동적 운동장애의 유병율은 보고되지 않으나 소아와 청소년에서 자해 행동은 2~3%로 보고되었으며 손톱 물어뜯기는 흔한 증상으로 학령기 아동에서 50% 정도 나타난다. 상동적 운동장애의 원인은 규명되지 않았으나 정신지체와 발달장애에서 빈도가 높아 발달장애의 한 변형으로 추정된다. 환자는 한 가지 이상의 상동적 운동을 나타내며, 손톱 물어뜯기, 머리 박기, 피부 뜯기, 몸 흔들기 등이 있으며 심한 자해 행동도 나타난다.

치료는 적절한 돌봄과 지지로 자극을 주는 것이 도움이 되며 행동 수정을 위한 행동 기법이 효과 있다. 그러나 심한 충동적 행동을 조절하기 위하여 항정신병약물 치료가 필요하다.

DSM-IV-TR 상동적 운동장애 진단기준

A. 반복적이고 외관상 충동적이고 비기능적 운동 행동(예: 손 흔들기나 휘두르기, 몸 흔들기, 머리 부딪치기, 물건 핥기, 자기 깨물기, 피부나 콧구멍 후비기, 자기 몸 때리기)

B. 행동으로 정상 활동에 현저한 지장을 받거나 혹은 자해로 인하여 치료받아야 할 정도의 상처를 입는다(혹은 예방치료를 하지 않아 상처가 생기다).

C. 정신지체가 있으면 상동적 혹은 자해 행동은 치료를 받아야 할 정도로 심하다.

D. 행동은 강박증(강박장애에서처럼), 틱증상(틱장애에서처럼), 전반적 발달장애의 부분 증상인 상동증 혹은 머리카락 뽑기(발모광에서처럼)로 간주되지 않는다.

E. 행동은 약물의 생리적 효과나 일반의학적 상태로 인한 것이 아니다.

F. 행동은 4주 혹은 그 이상 지속된다.

분류

자해행동이 있을 때 : 행동으로 치료가 필요할 정도로 신체 손상이 발생할 때 (혹은 예방 조치를 취하지 않으면 신체손상을 유발할 수 있다.)

제24장

노년기 정신장애

노년기의 과제

세계적으로 생활환경이 향상되면서 인간의 평균 수명이 증가하며 노년기 인구가 급속하게 증가하고 있다. 2005년 인구조사에서 우리나라 사람의 평균 수명은 남자 75.1세 여자 81.8세이었으며, 노년기 인구는 서구나 일본보다 빠르게 증가하고 있다. 또한 통계청 조사는 65세 이상 인구의 비율은 2000년 7.2%로 고령화 사회에 진입하였으며, 2006년 9.5%로 증가하였고, 2018년 14.3%로 고령 사회로, 그리고 2026년에는 20.8%에 이르려 초고령 사회가 될 것으로 예측하였다.

인간은 출생하면서부터 끊임없이 변화의 과정을 거쳐 간다. 연령에 의한 변화는 자연적 현상이며 노년기에 나타나는 변화를 노화로 부른다. 노년기는 신체적, 정신적, 사회경제적 및 영적으로 변화의 시기이며 이에 대한 적응이 중요한 과제이다. 노화는 신체 장기의 생리적 기능이 점차 저하하며, 사고, 감정, 인지, 학습과 같은 정신적 기능이 저하하며, 사회적 역할이 변화하고 경제적 활동의 저하한다. 영적으로 육신의 삶을 초월하여 궁극적으로 다가오는 죽음 앞에서 인생의 의미를 다시 조명하게 된다. 노년기는 이러한 신체적, 정신적 및 사회경제적 변화에 대하여 삶에 대한 새로운 인식으로 대응하는 시기이다. 이러한 변화에 잘 적응하면 신체적, 정신적 및 사회적 변화에도 불구하고 인생의 의미를 찾고 활기 있는 삶을 살 수 있다. 그렇지 못할 때 여러 가지 정신적 및 신체적 장애 뿐 아니라 삶의 의미를 상실하게 된다.

1. 신체적 과제

노년기에 이르면 점진적으로 전반적 체력이 저하되고 신체기관의 기능이 저하되어 다양한 신체 질병이 나타난다. 노화에 따른 변화는 모든 신체 장기에 광범위하게 진행된다. 노화는 먼저 외모로부터 나타나 나이가 들면서 진피가 위축되어 주름이 생기고 탄력이 감소한다. 골밀도가 감소하여 70세경이 되면 청년기에 비하여 키가 5cm 정도 줄어든다. 또한 골절의 위험이 높으며 관절 연골이 변형되어 관절 장애가 나타난다. 치아가 마모되고 충치와 치주염으로 손상되어 저작이 힘들고 저작에 어려움이 있다. 시각, 청각, 후각, 미각 등 감각 기능이 현저하게 저하된다. 시각은 40세경부터 기능이 저하되어 노안으로 변화하고 백내장이나 망막 세포의 감소가 나타난다. 심장의 노화로 심장의 최대 박동수, 심근 수축력과 심박출량이 감소하며, 말초혈관 저항이 증가하여 동맥혈압이 증가하며, 혈관 내벽에 콜레스테롤이 쌓여 혈관이 경화된다. 혈압은 노화에 따라 증가하며 이완기 혈압은 변동이 적으나 수축기 혈압이 크게 증가한다. 호흡기관의 변화는 기도와 세기관지가 좁아져 호흡 기능이 현저하게 저하된다. 남성에서 전립선이 비대하여 배뇨가 어려우며 동시에 방광이 쉽게 긴장되어 소변을 자주 보게 된다. 면역기능이 저하되어 감염이 잘 되고 상처가 잘 치유되지 않으며 자가 면역 질환의 빈도가 높다. 노년기에 뇌 세포가 감소되어 뇌의 무게가 청년기보다 10% 정도 감소되며 감각 기능과 운동 기능이 현저하게 저하된다. 노년기에 노화로 인한 장기의 변화는 여러 가지 질병에 취약하게 되며 수명을 단축시킨다. 노년기는 필연적인 신체적 한계를 받아들이고 단순히 생명의 연장이 아니라 건강을 유지하고 삶의 질을 유지하는 것이 중요하다.

2. 심리적 과제

노년기는 인생을 마무리하는 의미 있고 중요한 시기이다. 노년기는 생산성과 활동성이 감소되면서 관심이 내적으로 옮겨 내면세계에 대한 관심이 증가된다. 신체적 변화에 민감하며, 자기중심적이며, 의존성이 증가되며 그리고 자존심이 강하여 쉽게 손상을 받을 수 있다. 노년기에 이르기까지 인생은 성취하는데 집중하였으나 이제는 얻은 것을 주고 버리는 과정이다. 삶의 과정에서 충분히 얻지 못한 사람은 나누고 버리는 것에 심한 갈등을 경험한다.

발달적 관점에서 인생의 주기는 단계적으로 진행된다. 각 단계마다 수행할 과제가 있으며 단계별 과제를 잘 습득하면 만족한 삶을 살 수 있다. Erikson은 노년기 과제를 통합이라고 하였다. 지난날을 되돌릴 수 없으나 살아온 날을 되돌아보고 의미를 찾고 정리하는 것이 필요하다. 삶은 누구에게나 어렵고 힘들었을 때도 있고 즐겁고 기뻤을 때도 있었다. 삶의 순간순간 경험에 대한 의미는 개인에 따라 차이가 있다. 지난날의 모든 것을 보람 있게 그리고 의미 있게 평가하며 받아들이는 것이 필요하다. 그러나 지난날의 수고와 노력으로부터 긍정적 의미를 찾지 못하고 앞날에 대하여 소망을 갖지 못할 때 절망에 빠지게 된다. Neugarten은 노년기는 권위를 포기하고 자신의 성취를 평가하는 것과 관련하여 갈등을 경험하며 다른 사람과 화합하고 죽은 사람에 대한 상실감을 극복하고 자신의 죽음을 받아들이는 것이 중요한 과제라 하였다.

노년기는 인생의 이전 단계에 비하여 개인 사이의 환경적 차이에도 불구하고 인격 특성, 스트레스에 대한 대응 방법, 정서적 반응 등은 젊었을 때와 비교하여 비교적 안정되게 유지된다. 노년기 인격 특성에 관한 10년에서 50년간 장기 추적한 연구들은 외향성(extrovert), 신경성(neuroticism), 동의성(agreeableness), 개방성(openness to experience), 양심(consciousness) 등 특성은 크게 변화하지 않았다고 한다. 그러나 일부 연구에서 노년기에 들어가면서 외향성과 동의성이 증가하는 경향을 보였다고 한다. 임상적으로 많은 사람들은 늙어가면서 성격이 유연하고 부드러워지는 경향을 보이지만 일부에서 반대로 더욱 고집이 세고 강팍하여지는 사람을 볼 수 있는 것과 일치한다. George Vaillant는 Harvard 대학 졸업생을 장기 추적한 연구에서 개인의 주요 방어기제는 비교적 안정되었으나 노년기에 들면서 성숙한 방어기제가 증가하였다고 한다.

Reichard는 노년기 적응을 성숙형, 방어형, 은둔형, 분노형 그리고 자학형의 다섯 가지 적응유형에 따라 분류하였다. 성숙형은 노년기를 긍정적으로 수용하고 자신의 능력에 따라 적극적으로 종교활동, 취미활동, 사회봉사를 계속하며 만족하게 생활하는 사람들이다. 방어형은 노년기에 대한 두려움으로 노년기 변화를 받아들이지 못하며 성취지향적 활동을 통하여 무기력하고 무가치한 존재로 전략하는 것을 적극적으로 방어하는 사람으로서 어느 정도 삶의 만족을 얻는다. 은둔형은 사회적 활동으로부터 물러나서 자유를 누리며 조용히 내면적 삶에 몰두하는 사람이다. 분노형은 자신의 삶의 목표를 달성하지 못한 것에 대한 불만을 다른 사람이나 시대적 상황에 돌리며 심한 분노를 품고 사는 사람들이다. 자학형은 자신은 인생의 실패자로 무가치하다고 생각하며 자책하는 사람들이다.

노년기는 뇌의 변화로 인지기능이 저하된다. 나이가 들면서 많은 사람들은 기억의 저하를 호소한다. 실제로 노년기에 인지기능은 전반적으로 저하되지만 인지 영역에 따라 차이가 있다. 기억은 저하되며 특히 새로운 것을 학습하고 기억하는 능력이 현저하게 저하되지만,

과거 기억은 비교적 잘 보전되어간다. 언어 기억은 비교적 잘 보전되나 시각-공간-지각 능력은 저하된다.

3. 사회적 과제

노년기는 사회적 역할과 지지에 많은 변화가 일어난다. 직장 생활에서 은퇴하면서 사회적 지위와 역할에 변화가 일어난다. 직장은 경제적 안정을 유지하게 할 뿐 아니라 사회적 역할을 주어 소속감과 정체감을 갖게 된다. 직장으로부터 은퇴는 경제적 능력을 저하시키며 나아가서 사회적 소속을 잃어 고립을 초래하며 자존감의 저하를 초래한다. 은퇴 후 여유 있는 시간은 새로운 관심과 활동을 추구할 수 있는 기회가 되지만 또한 사회적 고립으로 인한 소외를 더 심하게 만들 수 있다.

노년기는 가족 관계에 변화가 있다. 오늘날 핵가족에서 노인의 권위가 축소되고 부부 관계가 더욱 중요하게 되었으며 자녀 양육에서 조부모의 역할은 상대적으로 감소되었다. 노년기에 이르기 까지 남편은 직장에서 아내는 가정에서 서로 역할이 나누어 생활하였으나 남편과 아내는 새로운 관계를 만들어가는 것이 필요하다. 변화하는 상황에서 서로의 역할과 기능을 확립하지 못하면 갈등이 증가하게 된다. 노년기는 주위 사람들과 사별함으로 새로운 관계를 형성하기보다 잃어가는 것이 더욱 많다. 계속되는 상실을 극복하고 적절한 사회적 지지망을 형성하기 위하여 취미활동, 종교활동에 적극적으로 참여하는 것이 필요하다.

오늘 우리 사회는 산업사회에서 정보화 사회로 급격하게 변화하면서 사회적 규범과 개인의 역할이 바뀌고 있다. 노인은 빠른 사회적 변화에 적응하는 것이 어려우며 사회 주류로부터 소외되면서 노인의 사회적 역할과 대우가 저하되고 있으며 가정과 사회에서 노인에 대한 차별과 학대가 사회적 문제로 대두되고 있다.

4. 영적 과제

인생에서 영적 과제는 인간적 한계를 초월하여 절대자와 관계를 갖고 인생의 의미를 찾는 것을 말한다. 인간은 살아가면서 인간적 한계를 경험하며 초월적 존재에 대하여 관심을 갖는다. 영적이라고 하여 반드시 종교를 갖는다는 것은 아니지만 종교를 가진 사람은 영적인 것에 관심을 가진 사람이라 할 수 있다. 종교는 영적 삶의 중요한 부분이다. 한국갤럽이 2004년도 조사한 한국인의 종교와 종교의식에 의하면 우리나라 사람의 53.5%는 종교를 갖고 있으며 종교를 가진 사람의 비율은 40대에서 57.3% 그리고 50대에서 62%로 나이가 들수록 증가하였다. 외국에서 연구에 의하면 종교를 가진 사람은 종교를 갖지 않은 사람보다 육체적으로 그리고 정신적으로 건강하게 산다고 한다.

노년기의 영적 과제는 자신의 생애를 돌아보고 의미 있는 것을 찾으며 나아가서 남은 생애를 어떻게 의미 있게 살 것인가를 정리하는 것이다. 자신에게 의미 있는 것이 무엇인가를 알고 그것을 추구하는 것이다. 그것이 환경이나 문화와 같은 사회적 문제일 수 있고, 사람이나 절대자와의 친밀한 관계일 수 있다. 인간은 결코 자기 스스로 모든 것을 이룩할 수 없는 것을 알게 된다. 그러므로 자신이 찾은 의미 있는 삶이 이 세상에서 죽음으로 끝나는 것이 아니고 죽음 이후에도 영원히 계속될 수 있다면 죽음을 평안하게 맞이할 수 있을 것이다. 그러므로 종교와 절대자와 관계에서 새로운 의미를 갖는 것이 중요하다.

노년기 정신장애

1. 치매

1) 증상과 진단

노년기에 치매 유병율은 10% 정도로 추정되며 연령이 증가하면서 유병율은 급속하게 증가하여 80세 이상에서 유병율은 20% 정도이다. 여자에서 빈도가 높다. 치매는 뇌 신경세포의 손상으로 기억장애, 언어장애, 실행증, 실인증, 시공간능력 장애, 판단 능력, 사고 능력 등 인지기능의 손상을 특징으로 한다. 이로 인하여 일상생활, 가정생활, 직장생활 및 사회적 활동을 계속할 수 없게 된다. 치매는 초기에는 증상이 가벼워 포착하기 힘들지만 진행되어 증상이 악화되면 쉽게 알 수 있게 된다. 일반적으로 기억장애가 가장 먼저 나타나는 증상이다. 초기에는 전화번호를 기억하지 못하거나, 하루 중 있었던 일들 가운데 일부를 기억하지 못하거나, 만났던 사람 이름을 기억하지 못하는 등 최근 기억에 대한 장애가 나타난다. 치매가 진행하여 심하여지면 고향이나 생일을 기억하지 못하며 가까운 친지도 알아보지 못한다. 기억 장애와 함께 시간, 장소, 사람에 대한 지남력도 장애가 나타난다. 언어장애는 표현이 부정확하고 모호하며 지리멸렬하여 이해하기가 어렵다. 사물의 이름을 말하지 못하는 실어증, 사물을 인지하지 못하는 실인증, 어떤 일을 수행하는 동작을 수행하지 못하는 실행증, 과제를 연결하여 수행하는 능력에 손상이 나타난다. 인지기능의 손상과 함께 성격의 변화가 흔히 나타난다. 성격 변화는 이전의 성격 특성이 더욱 강화되어 외향성 사람은 외향성 경향이 증가하며 괴팍한 사람은 괴팍한 성향이 증가되는 경향을 보인다. 정서적 변화가 심하여 우울, 불안, 분노 같은 감정을 조절하지 못하거나 반대로 감정의 표현이 둔마되고 위축되기도 한다. 성격과 감정의 변화는 뇌의 손상 부위와 관련이 있다. 말기에 이르면 환자가 무엇을 생각하며 어떻게 느끼는지를 표현하지 못하며 이해할 수 없는 상태가 된다. 그러나 치매가 심히 악화되어도 의식은 변화가 없다.

2) 원인

치매의 원인은 뇌 신경세포에 손상을 일으키는 모든 의학적 상태이며 크게 알츠하이머 치매, 혈관성 치매, 그리고 기타 신체질병으로 인한 치매로 분류한다. 알츠하이머 치매는 치매 환자의 50% 정도를 점유하며, 65세 이전 비교적 젊은 나이에 발병하여 점진적으로 진행하며 여자에서 빈도가 높다. 유전적 요인이 관계있는 것으로 추정되며 뇌에 특징적 퇴행성 병변이 있어 다른 치매와 감별된다. 알츠하이머 치매 환자의 발병 후 평균 생존기간은 8년으로 보고되었다. 혈관성 치매는 치매 환자의 20~30%로 추정되며, 뇌혈관성 질환과 함께 갑자기 발병하는 것이 알츠하이머 치매와 차이가 있다. 원인이 되는 뇌혈관 질환을 적절하게 치료하면 치매 증상도 호전된다. 이외에 파킨슨병이나 헌팅톤병 같은 뇌의 퇴행성 질환, 뇌종양, 뇌의 감염 질환, 약물 중독, 뇌의 외상 등이 치매를 유발하는 원인이 된다.

3) 치료와 예후

치매의 치료는 일차적으로 원인을 찾아 치료하는 것이다. 혈관성 치매와 뇌 질환에 의한 치매는 그 원인을 찾아 치료하면 상당히 호전될 수 있으므로 원인을 잘 감별하는 것이 중요하다. 혈관성 치매는 뇌혈관장애를 예방하면 예방할 수 있는 치매이므로 예방에 각별히 주의하여야 한다. 알츠하이머 치매는 치료뿐 아니라 예방에 한계가 있다. 알츠하이머 치매는 그 원인과 예방방법이 알려지지 않았으며, 현재 사용되는 약물 치료는 치매의 진행을 어느 정도 완화시킬 수 있으나 회복시키지는 방법은 아직 개발되지 않았다.

치료하여 회복할 수 없는 비가역성 치매는 진행되면서 기억과 인지기능이 점차 악화되어 스스로 돌볼 수 없는 상태에 이르게 됨으로 치매의 정도에 따라 환자들이 적응할 수 있는 환경과 돌봄을 제공하는 것이 필요하다. 치매 환자들의 인지기능을 유지하기 위하여 적절한 환경적 자극이 필요하다. 고립된 환경에서 인지기능의 손상은 더욱 빠르게 악화되지만 적절한 자극을 받으면 인지기능의 손상이 지연된다고 보고되었다. 주위 사람들과 접촉을 유지하며, 과거 경험을 회상하여 기억하게 하고, 중요한 정보를 반복적으로 암기하도록 하고, 게임이나 과제를 재미있게 즐기도록 하며, 규칙적으로 적당한 운동하는 것들을 할 수 있다.

2. 섬망

섬망은 급성으로 발병하는 의식의 혼탁과 인지기능의 장해를 특징으로 한다. 섬망은 여러 가지 요인으로 뇌 기능의 장해를 일으켜 노년기에 빈도가 높다. 착각이나 환각과 같은 지각장애, 피해망상, 지리멸렬한 언어, 수면장애, 시간, 장소 사람에 대한 지남력 장애, 정신운동성 흥분, 기억장애 등을 동반한다. 원인이 되는 신체장애가 해결되면 빨리 회복된다. 치매와 동반하여 나타날 수 있음으로 치매 환자가 급성으로 의식이 혼란스럽고 흥분되면 섬망을 의심하여야 한다. 치료는 항정신병약물 치료로 안정시키는 것이 필요하며, 원인이 되는 신체장애를 치료하는 것이 중요하다.

3. 우울장애

노년기에는 성인기에 나타나는 우울장애, 불안장애, 정신병 장애 등 모든 정신장애를 경험한다. 노년기에 특히 빈도가 높은 치매를 제외한 다른 정신장애는 노년기에 특별히 증가되는 것은 아니다. 그러나 노년기 정신장애는 장년기 정신장애와 그 양상이 다르게 나타날 수 있다.

노년기 우울장애는 신체적 질병, 사회적 지위와 역할의 상실, 인간관계의 상실 등 다양한 상실을 경험하여 우울증에 취약하다. 노년기 우울장애의 유병율은 10~15%로 추정되며 여자에서 빈도가 높다. 노년기 우울장애는 우울한 기분, 의욕의 저하 혹은 상실, 자기 가치감의 저하, 수면장애, 식욕저하 등의 증상으로 성인에서 나타나는 우울장애와 차이가 없으나 기억장애를 호소하는 빈도가 높아 치매와 감별이 필요하다. 또한 신체 증상을 호소하는 빈도가 높아 다른 신체 질병과 감별을 요한다. 노년기에 당뇨병 고혈압, 퇴행성 질환, 뇌혈관 질환 등 만성병 환자에서 우울장애의 빈도가 높다. 노년기 우울장애는 우울장애의 병력, 우울장애의 가족력, 병전 성격, 가족과 사회적 지지 정도, 경제적 상태, 건강상태 등에 의하여 영향을 받는다. 사별이나 이혼으로 독신인 경우에 우울장애의 빈도가 높으며 경제적 빈곤이 우울장애와 관련이 있다. 요양기관에 수용된 노인들에서 우울장애의 빈도가 높다고 보고되었다. 노년기 우울장애 환자의 2/3에서 과거 우울장애의 병력이 있었다는 보고가 있다. 노년기 우울장애의 치료는 약물치료와 함께 정신사회적 치료가 필요하지만 노년기와 관련된 신체적, 정신적 및 사회환경적 요인이 복합적으로 작용함으로 치료는 이들 요인들을 고려하여야 한다.

4. 불안장애

노년기 불안장애는 성인기 불안장애와 크게 차이가 없다. 그러나 노년기는 신체적 건강, 사회경제적 상태, 인간관계 등에서 많은 위협에 직면하면서 불안장애에 취약하다. 그리고 부인할 수 없는 죽음이 다가오고 있는 것을 인식하게 되면서 실존적 불안을 경험한다. 불안장애는 우울장애와 증상이 중복되는 경향이 높지만 발병의 순서와 증상의 정도로 감별한다.

5. 정신분열병과 기타 정신병

정신분열병은 청소년기에 처음 발병하는 빈도가 높으며 노년기에 처음 발병하는 경우는 드물다. 그러나 망상장애는 40대 이후에 처음 발병하는 빈도가 높으며 노년기에 처음 발병하는 경우도 드물지 않다. 배우자에 대한 의심이 주요 증상이다. 노년기에 정신분열병이나 망상장애는 병전 성격이 편집성, 분열성 혹은 회피성 인격장애 그리고 대인관계가 위축되어 사회적으로 소외된 사람들에서 발병 빈도가 높다. 남성보다 여성에서 빈도가 높다. 치료는 일반적 치료 원칙이 적용된다.

6. 수면장애

노년기는 수면이 감소하고 수면장애의 빈도가 높다. 노년기 인구의 절반 정도는 수면 곤란을 경험하며 그 절반 정도는 심한 불면증을 호소한다. 수면장애는 우울장애, 불안장애, 섬망, 치매 등에 동반하여 나타남으로 수면장애가 있을 때 다른 정신장애를 평가하는 것이 중요하다. 불면증으로 인하여 일상생활에 어려움이 있으면 약물치료가 필요하다. 그러나 수면약물을 적절하게 사용하지 않을 때 오히려 수면장애가 악화될 수 있음으로 주의를 요한다.

건강한 노년을 위하여

인간의 수명이 늘어나면서 노년기를 성공적으로 사는 것에 대한 관심이 증가되고 있다. 어떤 일을 하든지 마지막 마무리가 중요한 것과 같이 인생의 노년기를 잘 마무리 하여야 성공적인 삶을 사는 것이다. 전통적으로 복된 삶은 오래 살고(壽), 부유하고(富), 건강하고(康寧), 덕을 베풀고(攸好德), 명대로 살다가 편히 죽는 것(考終命)이라 하였다. 노년기는 죽음을 준비하면서 신체적 및 정신적 건강을 유지하고 만족한 삶을 사는 것이 중요한 과제이다.

신체적 건강을 위하여 적당히 먹고, 적당히 운동하고 그리고 적당히 쉬는 것이 필요하다. 식사 유형은 젊어서부터 습관이 형성되었으나 균형 있는 식사로 정상 체중을 유지하는 것이 중요하다. 식사 종류는 가능한 한 육류를 줄이고 생선을 많이 섭취하며, 식물성 섬유질, 불포화 지방산, 철분, 칼슘 및 무기물을 적절하게 섭취하기 위하여 과일과 야채를 충분히 먹는다. 운동은 신체 상태가 허락하면 일주일에 4회 이상 매번 1시간 정도 걸으면 필요한 운동량이 된다. 젊어서부터 운동이 몸에 베여 있으면 더 없이 좋지만 노년기에서도 걷기는 쉽게 시작할 수 있다. 야외에서 걷는 것이 신체적으로 어려우면 실내에서 손바닥을 치거나 가슴을 펴고 호랑이 모습으로 손과 발로 걷는 운동도 효과가 있다.

노년기에는 신체적 운동과 함께 뇌를 건강하게 유지하는 것이 중요하다. 뇌 기능을 유지하기 위하여 뇌가 운동하도록 자극하는 것이 필요하다. 뇌 기능을 활성화시키는 한 방법은 신체적 운동이다. 규칙적으로 운동하는 노인들은 그렇지 않은 노인들에 비하여 인지 기능의 저하가 적다고 보고되었다. 또 다른 방법은 뇌를 지속적으로 사용하며 활동을 하는 것이다. 그리고 같은 일을 하더라도 새로운 방법으로 하는 것은 뇌가 더 활동하도록 한다. 다른 사람과 함께 지내는 것이 혼자 있는 것보다 뇌가 활발하게 활동하도록 만든다.

정신적 건강은 자신의 상황을 받아들이고 기쁘고 감사하게 사는 것이다. 지난날을 뒤돌아보거나 앞날을 바라보거나 현재를 보아아도 만족하고 감사한 일이 있기도 하고 아쉽고 한스러운 일도 있을 것이다. 좋은 일이 있을 때 기뻐하고 감사한 것은 누구나 할 수 있으나 역경과 고난에서도 기뻐하고 감사하는 마음으로 받아들이는 것이 성숙하고 건강한 삶이다. 노년기를 건강하게 긍정적으로 살아가는 마음의 자세는 어떤 것인가? 늙어가는 것을 저항하지 않고 받아들이며 항상 새로운 것에 호기심과 관심을 갖는다. 자신이 살아온 과거를 자랑스럽게 생각하지만 그것에 집착하지 않는다. 매사에 적극적으로 참여하지만 너무 기대하지 않는다. 그러나 혼자 시간을 즐기는 방법도 찾는다. 자신을 주장하지 않고 다른 사람 특히 젊은 사람들의 의견을 존중한다.

인간은 혼자 생활하는 것이 아니라 함께 어울려 사랑하며 지내도록 창조되었다. 노년기에 자녀들도 떠나가고 자주 만나는 기회가 줄어들며 가까운 사람들도 세상을 떠나게 됨으로 사회적으로 소외되기 쉽다. 그러므로 보다 적극적으로 사람들과 어울리는 기회를 만들어야 한다. 사람은 서로 돕고 도움을 받으며 살아간다. 노년기에 사회적 지지를 받고 있는 노인들은 그렇지 못한 노인들에 비하여 신체적, 정신적 및 인지 기능에서 건강하였다. 그리고 흥미로운 것은 다른 사람으로부터 도움을 받는 것보다 다른 사람을 돕는 것이 건강에 유익하다고 한다. 그러므로 노년기에 자신의 재능을 살려 이웃을 돕는 활동은 자신을 도우는 가장 좋은 삶을 사는 것이다.

노년기에 가장 중요한 과제는 죽음을 준비하는 것이다. 아무도 죽음을 경험하지 못하고 죽음을 맞이함으로 죽음에 대한 불안이 크다. 많은 사람들을 어떻게 준비하여야 하는지 알지 못하여 죽음을 준비하지 않고 죽음을 맞는다. 죽음의 준비는 죽음 이후에 대하여 어떤 생각과 자세를 갖는가에 의하여 영향을 받는다. 많은 사람은 죽음이 임박하면서 죽음 이후를 생각하게 된다. 인생이 죽음으로 끝나는 것인가 혹은 죽음이후에 삶이 계속되는가에 대한 마음의 결정이 요구된다. 이것은 영적 그리고 신앙의 문제이다. 죽음이후에 영원한 삶을 믿으면 두려워하지 않고 죽음을 많이 할 수 있을 것이다. 다음 과제는 이 세상에서 삶을 정리하는 것이다. 지금까지의 삶을 정리하여 보람과 의미를 찾아보고, 이를 가족들 및 친지들과 나누며 것이다. 서로의 사랑을 확인하고, 잘못을 용서받고 용서한다. 가족에게 유산을 정리하고 유언을 남기고, 이별의 아쉬움은 있을 지라도 즐거운 마음으로 죽음 이후를 준비한다. 장례 절차에 대하여 분명하게 자신의 뜻을 전하는 것도 필요하다.

제25장

정신치료

정신치료의 개관

1. 정신치료

사람은 살아가면서 직면하는 많은 문제들을 스스로 해결하지만 그렇지 못할 때 다른 사람의 도움을 받는다. 오늘과 같이 복잡한 사회에서 개인은 모든 문제를 스스로 해결할 수 없으며 여러 분야의 전문가로부터 도움을 받는다. 원시사회로부터 오늘에 이르기까지 사회로부터 그 구성원들의 문제를 해결하는 능력이 있다고 인정되어 그러한 일을 위임받은 집단이 있었다. 원시 사회에서는 인간의 문제는 절대자의 간섭에 의하여 해결될 수 있다고 믿어 샤만 혹은 제사장이 그러한 역할을 담당하였다. 이후 사회가 발전하고 다양화되면서 전문가 집단이 그러한 역할을 분담하게 되었다.

정신치료는 정신적 문제에 대한 전문적 지식을 가진 치료자와 정신적 문제로 고통을 받으며 어려움을 경험하는 내담자(혹은 환자) 사이에 공감적 이해와 대화를 통하여 이루어진다. 정신치료는 인간의 정신 기능과 장애에 대한 이론적 근거에 따라 그리고 이를 해결하는 방법에 따라 그 종류가 다양하다. 현재 그 효과가 경험적으로나 혹은 과학적으로 규명되어 시행되는 정신치료는 크게 세 종류로 분류할 수 있다. Freud와 그 후계자들에 의하여 확립된 정신분석 이론에 근거하는 정신분석적 정신치료, 학습이론에 근거한 행동치료, 그리고 인지이론에 근거하는 인지치료로 나눌 수 있다. 최근 인지치료는 인지이론과 학습이론을 결합하여 인지와 행동의 교정에 초점을 두는 인지행동치료로 통합되었다.

정신적 장애와 문제는 개인이 생활하면서 직면하는 상황에 적절하게 대응하지 못함으로 인하여 경험하는 정신기능의 장애, 즉 생각, 감정 그리고 대인관계의 장애로 나타난다. 개인이 경험하는 정신장애는 사회적 기능과 행동에 영향을 미치며 역으로 개인이 속한 사회의 문화, 가치 및 태도에 의하여 밀접하게 영향을 받는다. 예를 들어 망상은 오늘날 정신장애의 증상으로 간주되지만 중세에는 귀신 들린 현상의 표적으로 평가되었다. 정신치료가 개인이 일상생활에서 경험하는 고통을 완화시키는 역할을 하지만 정신치료가 보편적으로 이용되므로 인하여 일상적으로 경험하는 고통을 정신장애로 간주하여 정신장애를 양산한다는 비판을 받는다. 역설적으로 정신치료가 보편화되므로 인하여 정신치료를 요하는 정신장애가 더욱 증가하게 된다는 것이다.

정신치료는 정신장애뿐 아니라 일상생활의 문제에 대한 효과적인 해결 방법으로 이용되고 있으나 그 정의는 치료자의 배경에 따라 차이가 있다. 전통적으로 정신장애는 의사가 치료하였으나 비교적 심하지 않는 정서적 문제는 성직자, 교사, 임상심리가, 사회사업가 등이 상담하였다. 정신과 의사는 정신치료(psychotherapy)라는 용어를 사용하는데 반하여 심리학자 등 비정신과 전문가들은 상담(counselling)이라는 용어를 선호한다. Wolberg는 정신치료를 포괄적으로 정의하여 “정신치료는 정서적 문제(emotional problems)에 대한 심리적 치료(psychological treatment)이며, 전문가인 치료자와 의도적 관계를 통하여 이루어지며 1) 증상을 제거하거나 완화시키거나 중단시키고, 2) 혼란스러운 행동을 중재하고, 3) 긍정적 성장과 성숙을 지향하는 것을 목적으로 한다.”라고 하였다. 나아가서 Wolberg는 정신치료를 다음과 같이 구체적으로 설명하였다.

(1) 정신치료는 치료의 한 방법이다. 정신치료는 상담, 지도, 재교육, 행동교정 등 다양한 형태로 제공되지만 그 본질은 치료의 과정이다. 약물치료 혹은 다른 치료 방법과 함께 시술하여 최대의 효과를 얻을 수 있다.

(2) 정신치료는 심리적 치료 방법에 대한 총체적 명칭으로 사용되며 치료에 관계되는 이론적 혹은 방법적 특성에 따라 정신분석적 정신치료 대 행동치료, 개인정신치료 대 집단 정신치료, 단기 정신치료 대 장기 정신치료 등 다양한 아군으로 분류할 수 있다.

(3) 정신치료는 정서적 문제를 경험하는 인간을 치료하는 것이다. 정서적 문제는 그 원인, 양상, 경과가 다양하지만, 이러한 인간이 경험하는 정서적 문제는 이 문제를 단순히 제거하는 것이 아니라 문제를 이해하고 대응하는 방법을 찾는 삶의 과정으로 이해하고 받아들이는 것이 필요하다.

(4) 정신치료는 전문가에 의하여 이루어지는 전문적 치료이다. 개인은 삶에서 경험하는 정서적 문제를 다양한 방법으로 해결한다. 자신을 이해하는 사람과 대화를 통하여 도

움을 얻을 수 있으나, 정서적 문제에 대하여 전문적 지식과 훈련을 받은 사람에 의하여 이루어지는 전문적 치료를 정신치료라 한다.

(5) 정신치료는 전문가와 관계, 교육 그리고 훈련을 통하여 이루어진다. 정신치료는 일차적으로 치료자와 관계가 중요하다. 그러나 치료자는 구체적 교육과 훈련을 적절하게 적용하여 치료를 진행한다.

(6) 정신치료는 목적을 분명하게 하여야 한다. 정서적 문제는 다양한 증상과 기능적 장애로 나타남으로 증상을 제거 혹은 완화시키고 기능을 향상시키며 나아가서 삶의 질을 향상시키는 것이 중요하다. 또한 성격적 미숙과 결함이 현저할 때는 이를 교정하고 안정되게 적응할 수 있는 성격으로 성장시키는 것이 필요하다.

2. 정신치료의 분류

인간은 정서적 문제로 고통을 받아왔으며 이를 해결하기 위하여 여러 가지 방법을 추구하였다. 오늘날 인간의 정서적 문제에 대하여 많은 사람들이 다양한 방법을 제시하며 적용하고 있다. 정신치료를 치료의 이론적 근거와 구체적 기법에 근거하여 크게 정신분석적 정신치료(psychoanalytic psychotherapy), 행동치료(behavioral therapy), 인지치료(cognitive therapy), 인지행동치료(cognitive behavioral therapy)로 분류할 수 있다. 정신분석적 정신치료는 인간 심리의 역동적 이해에 근거하여 정서적 문제는 무의식의 갈등으로부터 기인하며 무의식의 갈등을 해소하는 것을 치료의 목표로 한다. 행동치료는 인간 행동은 학습과 반응에 의하여 결정되므로 정서적 문제는 병적으로 학습된 행동이며 적절한 방법으로 행동을 교정하는 것을 치료의 목표로 한다. 인지치료는 개인의 왜곡된 인지를 교정하는 것을 목표로 한다. 인지행동치료는 행동치료와 인지치료의 원리와 기법을 적용하여 인지와 행동의 교정을 치료의 목표로 한다.

정신치료를 치료 목표에 의하여 지지 정신치료(supportive psychotherapy), 재교육 정신치료(reeducative psychotherapy)와 통찰지향 정신치료(insight-oriented psychotherapy)분류할 수 있다. 지지 정신치료는 일차적으로 증상을 완화하고 적응능력을 향상시키는 것을 목표로 하는 정신치료를 포괄적으로 칭한다. 지지 정신치료를 그 이론적 근거에 의하여 한 쪽은 정신분석이론에 근거한 지지치료에서 정서적 카타르시스, 설득, 탈감작, 환경의 조작, 최면요법, 이완요법에 이르기까지 다양한 기법이 이용된다. 재교육 정신치료는 개인의 생각과 행동과 감정에 대한 이해, 삶의 목표를 조정, 자신에 대한 이해를 교육을 통하여 이룩하고자하는 정신분석적 정신치료, 행동치료, 인지치료, 사회기술 훈련 등의 기법을 이용한다. 통찰지향 정신치료는 역동심리학적 인간 이해에 근거하여 무의식의 갈등을 이해하고 해결하여 성격적 결함을 교정하는 것을 목표로 하는 치료이며 다양한 학파의 정신분석치료가 여기에 속한다.

3. 정신치료의 차원

정신치료는 그 이론과 치료기법의 차이에도 불구하고 인간 심리의 여러 차원에서 영향을 미치어 효과를 나타낸다. 첫째 차원은 개인의 생각과 행동의 차원이다. 생각과 행동은 성장과정에서 교육과 경험에 의하여 형성되며, 개인의 행위에서 표면적으로 관찰할 수 있는 부분이다. 부적절한 생각과 행동은 일상생활의 부적응을 일으키고 정서적 불안정을 유발한다. 둘째 차원은 심내적 과정으로 심리적 갈등, 갈등으로 인한 정서적 불안정, 갈등에 대한 개인의 대응과정, 개인의 대인관계에 관련된 것이다. 개인이 경험하는 심내적 갈등이 어떤 기전으로 형성되며 어떻게 해결되는가는 정신치료 학파에 따라 차이가 있다. 셋째 차원은 유기체로서 인간의 행동의 생물학적 근거의 단계이다. 이 단계는 정신치료에 어떻게 반응하는가는 아직 규명되지 않았으나 최근 정신치료가 뇌기능에 변화를 준다는 소견이 밝혀지고 있어 향후 연구가 활발할 것으로 기대된다. 넷째 차원은 영적 차원이다. 영적 차원은 종교 영역으로 간주되어 정신치료에서 취급되지 않고 있으나 최근 이에 대한 관심이 높아지고 있다. 영적 차원은 앞의 세 차원과 같은 방법으로 계량적으로 규명하는데 한계가 있으나 이를 무시할 수 없다. 이 네 차원은 여러 가지 방법으로 변화를 유도할 수 있으며 다양한 정신치료 기법들이 네 차원에 영향을 미치는 정도에는 차이가 있다. 생각과 행동을 점검하고 바꾸는 것은 행동치료와 인지치료의 초점이며, 정신분석적 정신치료와 통찰지향 정신치료는 심내적 갈등의 해소에 초점을 두며, 약물치료는 생물학적 근저의 안정과 변화를 일으키며, 명상과 종교적 체험은 영적 차원에 영향을 미친다. 네 차원은 서로 밀접하게 연관되어 서로 피드백 관계를 유지하고 있어 한 차원의 변화는 다른 차원의 변화를 유도한다.

4. 치유인자

1) 자연 치유 능력

일찌기 Hippocrates는 개인이 자연 치유 능력(vis medicatrix naturae, healing power of nature)의 중요성을 강조하였다. 인간에게는 건강을 유지하고 병으로부터 회복시키는 내적 치유능력을 갖고 있으며 치료는 이러한 내적 치유능력이 활성화되어 이루어진다는 것이 밝혀지고 있다. 내적 치유능력은 생물의학적 현상으로 내적 상태와 외적 스트레스에 의하여 영향을 받는다. 정서적 장애도 심적 상태에 의하여 경과에 영향을 받는다. 낙관적 사고, 친밀감, 희망과 같은 긍정적 사고는 긍정적 영향을 미치는 반면 부정적 사고, 절망감, 고립감은 부정적 영향을 미친다.

2) 위약효과

위약은 "환자에게 도움을 주기보다는 환자를 기쁘게 하기 위하여 처방하는 약에 대한 별명"으로 알려져 왔다. 사실 위약이라는 placebo는 '즐겁게 하다' 라는 뜻을 가졌으며 이 이름은 의사들이 환자를 기쁘게 하고 그리고 의사를 기쁘게 하려는 환자의 욕구를 이용하는 것이라고 생각하여 잘못 지은 이름이다. 위약 효과는 환자가 가진 신뢰의 힘이며 그것은 속이거나 꾀이지 않아도 활성화 될 수 있다. 약물이나 수술 처치나 모든 치료에는 위약 효과가 있으며 그 효과는 낮게는 30% 정도에서 높게는 60% 정도로 추정된다. 최근 위약 효과의 신비가 조금씩 벗겨지면서 위약 효과를 부정적으로만 보지 말고 그 효과를 긍정적으로 이용하는 것이 필요하다는 의견이 제기되고 있다.

위약 효과는 다른 치료와 동등한 효과를 나타낼 수 있으며 그 효과만으로 분별할 수 없다. 위약 효과는 약리 효과가 없는 대치물에서만 나타나는 것이 아니라 모든 약물은 그 고유의 약리적 효과와 함께 위약 효과를 나타낸다. 그러므로 구체적인 효과를 가진 약물에서 위약효과는 약물의 효과를 극대화하는 결과를 나타낸다. 위약효과는 환자의 신념 뿐 아니라 의사의 신념에 의하여 영향을 받는다. 위약과 연관하여 흥미로운 사실은 치료에 대한 의사의 열성이 긍정적 효과를 나타내고 부정적 태도는 부정적 효과를 나타낸다는 것이다. 그러므로 환자가 치료를 받고 있으며 그 치료자를 신뢰할 때 치료 그 자체에 의한 효과보다 더 많은 효과가 나타날 수 있다.

3) 치료관계

모든 치료는 치료자와 치료받는 사람 사이의 특수한 관계에서 일어나며 치료관계 자체가 치료적 효과가 있다. 치료관계가 치료적 효과를 나타내는 기전은 무엇인가? 치료관계는 치료받는 사람이 치료자를 신뢰하고 의존함으로 자신의 어려움을 이해하고 비판하지 않고 수용하는 치료자로부터 마음의 위로를 받고 안정을 얻을 수 있다. 치료자는 치료받는 사람의 문제를 이해할 수 있도록 설명하고 이해하도록 하여 문제를 수용하고 해결할 수 있도록 한다. 치료자는 치료관계를 통하여 치료받는 사람의 문제뿐 아니라 성격, 태도, 가치 등에도 영향을 미칠 수 있음을 알아야 한다.

4) 정서적 카타르시스

사람은 자신의 어려움을 다른 사람에게 이야기함으로 내적 긴장이 완화되고 안정을 얻을 수 있다. 감정을 토로함으로 내적 갈등과 억제를 완화시키며 억압된 불안, 분노, 죄책감을 해소시킬 수 있다.

5) 교육과 충고

인간은 끊임없이 배우며 살아간다. 정신치료는 비적응적 대응 방법을 적응적 방법으로 바꾸는 학습 과정이다.

5. 정신치료의 효과

정신치료는 자신의 정신적 문제에 대하여 전문적 도움을 받고자하는 환자와 환자를 돕고자 하는 치료자 사이에 상호 신뢰할 수 있는 관계를 통하여 이루어진다. 치료자는 환자에게 환자의 문제를 어떻게 평가하며, 정신치료가 이 문제를 어떻게 도울 수 있는가 그리고 예상되는 치료의 결과는 무엇인가를 설명하여 환자가 이해하도록 한다. 그리고 치료과정에 환자의 역할이 무엇인가를 교육한다. 환자의 기본적 역할은 자신의 생각과 감정을 자유롭게 표현하고 치료자와 지속적인 상호작용을 이루어가는 것이다. 치료 초기에 치료자는 환자로 하여금 자신의 심리적 상태를 관찰하는 능력을 키우도록 한다. 일상과 관련된 심리적 경험을 표현하고 이해함으로 내적 심리 과정을 이해하고 나아가서 그 이면에서 심리과정에 영향을 미치는 결정요인, 무의식의 갈등을 파악하여 심리적 구조를 재구성한다. 치료자는 환자의 대화에 귀를 기울여 환자가 자신의 내적 심리 상태를 어떻게 표현하는가를 이해하고 그 의미가 무엇인가를 이해하여 환자로 하여금 이해하도록 돕는다. 이 과정에 환자와 치료자 사이에 특이한 관계가 이루어진다. 치료자는 명료화, 직면, 해석 등의 기법을 이용하여 환자와 치료자 사이에 일어나는 특이한 관계의 의미를 이해하고 심적 갈등을 해결하고 심리적 안정과 성숙을 얻는다.

정신치료가 다양한 정서적 문제의 치료에 응용되면서 정신치료가 얼마나 효과 있는가 하는 것이 중요한 과제로 대두되었다. 경험적으로 정신치료는 효과 있다. 그러나 오늘날 근거중심의학은 보다 객관적 검증을 요구하고 있지만 정신치료의 효과를 객관적으로 연구하는 데 한계가 있다. Eysenck는 1952년 정신치료 문헌을 개관하고 보험회사 자료를 검토하여 어느 학파의 정신치료도 신경증 환자에 효과가 있다는 근거가 없다고 하였다. Merztzoff와 Kornreich는 1950년대와 1960년대 문헌을 개관하여 여러 종류의 정신장애에서 정신치료는 그 종류에 관계없이 대조군에서 단순히 시간이 지나면서 호전되는 정도보다는 더 우수한 효과를 보였다고 하였다. Smith 등은 정신치료의 효과를 대조군과 비교한 연구들을 개관하여 정신치료군은 대조군에 비하여 효과지수가 0.85로 우수하였으며, 이것은 정신치료군은 대조군의 85%보다 우수하다는 것을 뜻한다. 이 연구에서 정신치료군에서 대조군에 비하여 효과가 가장 우수한 분야는 증상의 호전이었으며 가장 효과가 낮은 분야는 사회적 기능이었다고 하였다. Leichsenring은 역동정신치료의 효과에 관한 연구를 개관하여 역동정신치료는 우울장애, 불안장애, 섭식장애, 신체와 장애, 성격장애 등에서 대조군에 비하여 효과가 우수하였으며 장기치료는 단기치료보다 효과가 더 우수하였다고 하였다.

6. 정신치료자

정신치료자는 정신적 문제를 해결하는 도우미이다. 개인이 경험하는 정신적 문제는 그 원인과 양상이 다양한 점을 고려할 때 개인이 경험하는 문제의 특성에 따라 도우미의 자격과 역할에 차이가 있을 것이다. 인간은 서로 섬기며 사랑하며 살아가도록 창조되어 서로 도울 수 있다. 고대 사회에서는 무당이나 제사장이 치유의 기능을 전담하였으나 오늘날 사회가 전문화되면서 그 역할을 분담하고 있다. 정신치료는 정신치료 전문가에 의하여 이루어지는 치료 행위이다. 그러므로 정신치료자는 전문가로서 합당한 교육과 훈련이 필요하다. 전통적으로 정신과 의사는 정신적 문제와 장애에 대하여 포괄적으로 치료할 수 있도록 교육받아 정신치료의 전문가로 역할을 수행하였다. 최근 임상심리가, 사회복지사, 목회자 등도 상담자로서 교육을 받으면 한정된 영역에서 상담을 수행할 수 있다.

정신치료자는 인간의 정신적 기능과 문제에 대하여 전문적 교육을 필요로 한다. 정신과 전문의, 임상심리전문가, 사회복지사, 목회자 교육과정은 그 영역에서 필요한 상담과 관련된 분야를 교육하고 있으나 그 정도에 차이가 많다. 정신치료자의 교육과정과 함께 정신치료에서 정신치료자의 성격이 중요한 영향을 미친다. 정신치료를 효과적으로 수행하는 치료자는 성격이 정직하고 성실하며 다른 사람을 존중하며 자신이 하는 일에 자신감을 가지고 긍정적으로 임하는 사람이라는 것이 정신치료의 연구에서 나타나는 공통적 결론이다. 특히 정신분열병과 같이 심한 정신장애에서 효과적인 치료자와 비효과적인 치료자의 차이는 더욱 현저하다. 정신분열병 환자에서 환자를 효과적으로 치료하는 정신과 의사는 환자의 문제에 초점을 맞추지 않고 환자를 어려움을 경험하는 한 사람으로 보고 환자가 가진 자산을 활용하며 환자를 신뢰하고 수용하지만 환자의 요구를 적절하게 통제하였다. 이에 반하여 환자와 감정적으로 거리를 두고 기계적으로 대하거나 지나치게 허용적인 의사는 효과적으로 치료하지 못하였다. 대부분의 정신치료학파들은 정신치료자가 되기를 원하는 사람은 자신이 치료를 받아 치료에 걸림이 되는 성격요인을 제거하는 것을 요구한다.

정신분석적 정신치료

1. 통찰지향 정신치료와 지지 정신치료

정신분석적 정신치료는 정신분석의 원리와 기법을 이용하는 정신치료 기법으로 무의식의 경험이 치료자와 환자 사이의 인간적 상호관계를 통하여 표현되어 이해하고 교정하는 과정으로 진행된다. 정신분석적 정신치료는 정신분석의 기법을 환자의 상태에 따라 수정하여 적용하지만 전이의 해석을 주된 치료 기법으로 이용한다. 정신분석적 정신치료에서 치료자와 환자 사이에 일어나는 특이한 관계인 전이는 환자가 지난날 의미 있었던 사람에 대한 태도를 치료자에게 전치되어 나타나는 것이다. 역전이는 좁은 뜻으로는 환자의 전이에 대한 치료자의 태도를 말하며 넓은 뜻으로는 환자에 대한 치료자의 태도를 말한다. 전이는 환자가 이전에 자신에게 의미 있고 중요하였던 사람에 대한 감정과 태도를 치료자에게 재현함으로 환자의 무의식의 갈등을 알 수 있는 지름길이다. 정신분석에서는 치료자는 중립성을 유지하여 환자가 강한 전이를 경험할 수 있도록 하여 전이를 분석하는 것을 치료의 핵심으로 사용하는 반면에 정신분석적 정신치료에서는 전이의 강도가 완화된다.

정신분석적 정신치료는 크게 통찰지향 혹은 표현 정신치료(insight-oriented, expressive psychotherapy, 이 책에서는 통찰지향 정신치료로 통일하여 사용함)와 지지 정신치료(supportive psychotherapy)로 나눌 수 있다. 통찰지향 정신치료와 지지 정신치료는 치료 전략과 기법에서 차이가 있음으로 나누어 검토한다. 통찰지향 정신치료와 지지 정신치료는 상이한 치료 목표를 갖고 있으며 이를 이루기 위한 전략에서 차이가 있다.

Dewald는 통찰지향 정신치료와 지지정신치료 차이를 다음과 같이 설명하였다.

(1) **치료 환경과 구조** : 정신치료에서 치료의 대상이 어떤 환자이며 치료 상황을 어떻게 구성하는가에 따라 치료자와 환자사이에 상호관계가 영향을 받는다. 정신치료를 시작하면서 치료자와 환자는 치료를 어떻게 구성하여 진행할 것인가를 합의한다. 치료 시간의 길이, 치료의 빈도, 치료비 지불 방법 등은 중요한 이슈이다. 통찰지향 정신치료에서는 치료를 규칙적으로 주 2~5회로 빈번하게 면담하여 전이신경증이 일어날 수 있도록 한다. 그러나 지지 정신치료에서는 환자의 상태와 필요에 따라 그 빈도와 면담시간을 조정하여 강한 전이가 형성되는 것을 방지한다.

(2) **치료관계** : 정신치료는 치료자와 환자의 관계를 통하여 이루어진다. 환자를 치료하고자하는 치료자의 현실적 열망과 치료받아 건강하고자 하는 환자의 건전한 부분이 결합하여 치료가 진행되게 하며 이를 치료동맹(therapeutic alliance)이라고 한다. 통찰지향 정신치료와 지지 정신치료에서 모두 환자와 치료자 사이에 건강한 치료동맹을 이루는 것이 필요하지만 보다 세부적 관계에서 두 치료 사이에 차이가 있다. 통찰지향 정신치료에서는 환자와 치료자 사이의 관계 자체가 치료의 초점이 되어 환자와 치료자 사이의 현실적 관계는 가능한 한 영향을 미치지 않도록 하여 특이한 전이의 관계로 발전시켜 환자의 정신적 갈등을 이해하고 해결하는 매체로 이용된다. 그러나 지지 정신치료에서는 치료자는 자신의 현실적 측면을 환자에게 바르게 인식하도록 하며 환자가 필요한 지지를 받을 수 있도록 한다.

(3) **환자의 불안에 대한 대응** : 환자의 신경증 증상이나 비적응적 성격 특성은 불안을 대응하는 방법이며 이들 대응 방법이 불안전하여 환자들은 불안을 경험한다. 불안에 대하여 치료적 대응 방법은 여러 가지가 있을 수 있다. 지지 정신치료는 불안에 대한 정신적 방어를 강화시킴으로 불안이 완화되어 경험하지 않도록 한다. 약물을 복용하여 불안을 완화시키는 방법도 있으며 또한 현실 검증 능력을 향상시키어 불안을 극복하게 할 수 있다. 그러나 통찰지향 정신치료에서는 불안을 완화시키기보다 불안에 동반한 정신적 갈등을 인식하고 극복할 수 있도록 하기 위하여 불안을 경험하도록 한다. 치료자는 환자가 견딜 수 있는 불안의 정도를 평가하여 조정하는 것이 필요하다. 이런 과정을 반복함으로 불안에 대하여 신경증적으로 혹은 비적응적으로 대응하는 것을 완화시키는 것이 치료의 목적이다.

(4) **무의식의 충동에 대한 대응** : 억압된 무의식의 충동과 그 파생물은 끊임없이 발현되기를 추구한다. 환자의 충동이 발현되어 만족을 얻으면 일시적으로 그 강도가 저하되

어 의식화되지 않지만 충동이 발현되지 않고 좌절될수록 더욱 강하게 발현되려고 하는 동인을 갖게 되어 의식화하게 된다. 그러므로 통찰지향 정신치료에서는 의존성이나 공격성 충동의 발현을 억제하여 의식화되도록 하는 반면에 지지 정신치료에서는 의존성이나 공격성 충동이 적절하게 발현되어 의식화되지 않도록 한다.

(5) **방어기제** : 개인이 경험하는 신경증과 비적응적 성격은 방어기제에 의하여 결정된다. 정신치료는 비적응적 방어기제를 보다 성숙한 적응적 방어기제로 대치하든지 혹은 기존의 방어기제를 강화시키는 것이다. 통찰지향 정신치료에서는 성숙한 방어기제로 대치하는 것을 목표로 하고 지지 정신치료에서는 기존의 방어기제를 강화시키어 증상을 완화시키는 것을 목표로 한다.

(6) **동일화** : 치료자는 환자가 본볼 수 있는 대상이 된다. 정신치료에서 환자는 치료자를 자신의 문제를 해결하여 줄 수 있는 사람으로 인식하거나 실제로 도움을 주는 사람으로 혹은 치료자로부터 직접 도움을 얻기보다는 치료자를 본받아 자신의 문제를 해결하게 된다. 지지 정신치료에서 치료자는 환자의 필요를 파악하고 도움을 제공할 수 있다. 그러나 통찰지향 정신치료에서 치료자는 실제로 도움을 제공하기보다 치료자가 환자의 문제를 객관적으로 파악하는 것을 통하여 환자는 자신의 문제를 이해하는 본으로 삼도록 한다.

(7) **퇴행에 대한 대응** : 정신장애에서 정신적 퇴행은 여러 가지 형태로 그리고 그 정도에서도 다양하게 나타난다. 통찰지향 정신치료에서는 전이를 통하여 퇴행이 나타나며 치료 시간 중 어느 정도의 퇴행을 조장하지만 치료 시간이 끝나면 현실로 돌아오도록 하여야 한다. 그러나 지지 정신치료에서는 치료자는 가능한 한 환자에게 현실 감각을 유지하도록 함으로 퇴행하는 것을 방지한다.

(8) **감정의 카타르시스에 대한 대응** : 고통스러운 경험에 동반한 감정을 경험하고 표현하는 것은 치료적 효과가 있으며 여러 정신치료에서 이용된다. 억압된 기억을 회상하고 그에 동반한 감정을 경험하는 것은 더 이상 그 기억을 억압할 필요 없게 함으로 감정적으로 성숙하는 단계이다. 이것은 통찰지향 정신치료와 지지 정신치료에서 필요한 과정이다. 그러나 통찰지향 정신치료에서는 단계적으로 무의식의 깊은 곳에 억압된 감정을 재경험 하도록 하지만 지지 정신치료에서는 가능한 한 고통스러운 기억을 억압하여 정서적으로 안정을 얻도록 하는 것이다.

(9) **행동 강화** : 정신치료는 궁극적으로 비적응적인 생각과 감정과 행동을 보다 적응적으로 바꾸어 가는 과정이다. 이를 위하여 치료자는 환자의 행동을 강화시키기도 하고

소멸시키기도 한다. 통찰지향 정신치료는 환자의 자율적인 선택과 행동을 강조함으로 치료자는 가능한 한 환자의 행동을 직접 강화하는 것을 회피한다. 그러나 지지 정신치료는 환자가 적응적 행동을 하도록 여러 가지 강화의 방법을 사용한다.

(10) **정신구조 변화에 대하여** : 정신치료가 얼마나 인간의 정신 구조를 변화시킬 수 있는가에 대하여 많은 논란이 있다. 정신치료가 사람의 생각과 감정과 행동에 변화를 일으킨다면 그에 상응하는 정신 구조의 변화가 있을 것으로 생각할 수 있다. 통찰지향 정신치료는 정신구조의 변화를 통하여 보다 성숙하게 삶을 살도록 하고자 정신구조의 변화를 지향한다. 지지 정신치료는 정신구조의 근본적 변화를 추구하기보다 증상의 완화를 목표로 하지만 증상변화에 동반하는 정신구조의 변화가 있을 것이다. 그러므로 통찰지향 정신치료와 지지 정신치료에서 정신구조의 변화는 상대적 차이라고 할 수 있다.

(11) **치료 기법** : 통찰지향 정신치료는 전이를 촉진하여 저항을 완화시키기 위하여 대면(confrontation), 명료화(clarification), 해석(interpretation) 등의 기법을 이용하는 반면 지지 정신치료는 긍정적 관계를 유지하여 암시(suggestion), 안심시키기(reassurance), 충고(advice), 칭찬(praise) 혹은 필요하면 환경에 개입하여 조작할 수 있다.

2. 환자의 선정

정신치료는 환자와 치료자가 열성을 갖고 함께 노력하여야 효과를 얻을 수 있음으로 대상을 적절하게 선별하는 것이 필요하다. 대상 환자를 선정하기 위하여 장애의 특성, 임상적 진단, 자아의 강도, 대상관계, 방어기제, 동기 부여, 심리적 이해 능력, 지능, 현실 여건, 과거의 치료 등을 평가하는 것이 필요하다.

통찰지향 정신치료는 무의식의 신념, 욕구, 갈등을 들어내어 해결하는 방법으로 상대적으로 기능적 장애가 현저하지 않는 신경성 장애와 성격장애의 치료에 적응된다. 또한 자아기능이 비교적 성숙하여 신뢰할 수 있는 의존적 관계를 지속할 수 있으며, 자신의 심리적 상태를 관찰할 수 있으며 충동을 자제할 수 있으며, 언어적으로 표현할 수 있는 능력이 있으며, 현실 판단 능력에 장애가 없으며, 그리고 치료에 대한 동기를 가진 사람에게 적용할 수 있다.

지지 정신치료는 정신적 혼란 상태에 대한 방어기전을 강화시키어 안정을 얻도록 하는 것을 목표로 하여 통찰지향 정신치료와는 달리 정신분열병과 같은 심한 정신적 혼란 상태에도 적용할 수 있는 치료 기법이다. 지지 정신치료는 자아의 기능은 부분적으로 결함이 있어 일상생활에서 스트레스에 취약하며, 상당한 정신장애를 경험하며, 자신의 심리적 상태에 대한 통찰이 부족하여 경험을 통하여 학습하는 능력에 한계가 있으며, 비적응적 방어기전을 반복적으로 사용하는 사람에게 적용할 수 있다.

이러한 분류는 경험적으로 얻은 자료이며 통찰지향 정신치료에서도 지지적 요소를 포함할 수 있으며 지지 정신치료에서도 통찰적 요소가 포함된다. 그러므로 치료자는 통찰지향 정신치료와 지지 정신치료는 정신분석적 정신치료에서 연속선상에서 이해하는 것이 필요하다. 정신분석적 정신치료를 통찰-지지 연속선상에서 개념화하는 것은 환자에게 필요한 치료를 선별하여 치료 목표를 설정하고 치료를 집행하는 것을 촉진시키기 위한 것이다. 정신치료의 기법은 환자의 필요에 따라 통찰적 중재와 지지적 중재의 균형을 잡는 것이 필요하다.

3. 치료자의 역할

정신분석적 정신치료는 논리적이며 이지적이면서 동시에 직관적이고 예술적이다. 정신치료자는 환자의 문제를 논리적으로 이해하여야 하지만 동시에 공감적으로 이해하여야 한다. 치료자의 역할은 치료전략과 치료목표에 의하여 구체화되어야 한다. 치료자는 조용히 환자의 이야기를 듣는 경우에서 적극적으로 개입하여 통제하는 경우의 연속선상에서 다양하게 행동한다. 정신치료에서 경청(listening), 명료화(clarification), 직면(confrontation), 해석(interpretation), 제안(suggestion), 충고(advice) 등이 중요한 치료적 활동이다.

1) 경청

치료자의 가장 중요한 과제는 환자와 치료적 관계를 이룩하여 환자로 하여금 자유롭게 자신의 생각과 감정을 이야기 하도록 하는 것이다. 경청하기는 치료자가 가장 소극적으로 개입하는 것이다. 치료자가 환자의 이야기를 경청함으로 환자가 치료자의 관심과 사랑을 받고 있다고 느끼는 분위기가 이루어질 때 환자는 자신의 마음을 열고 자유롭게 자신의 문제를 이야기 할 수 있다. 환자에 대한 관심과 이해는 언어적 뿐 아니라 비언어적 활동을 통하여 언어적 표현 이면에 있는 의미를 파악하는 것이 필요하다. 또한 환자가 표현하는 자료 뿐 아니라 표현하지 않는 것도 중요하다. 치료자는 환자를 경청하면서 치료자 자신이 경험하는 생각과 감정을 관찰하는 것이 필요하다. 환자가 치료자에게 유발하는 반응은 환자가 다른 사람과 관계에서도 일어날 가능성이 있는 것으로 환자를 이해하는데 중요한 정보를 제공한다. 치료자는 자신을 환자를 이해하고 탐색하는 도구로 사용하기 위하여 치료자가 환자를 공감하는 능력이 중요하다. 치료자는 환자가 유발하는 반응이 정신분석의 일반적 이론이나 환자의 특정한 이해에 근거하여 자신의 공감적 이해가 정확한지 혹은 왜곡되었는지를 평가하여야 한다.

2) 명료화

명료화는 경청보다 치료자가 적극적으로 개입하는 것으로 환자로 하여금 경험과 생각과 감정을 자세히 밝히도록 하는 것으로 의식과 전의식의 과정이다. 명료화할 수 있는 자료들은 환자가 스스로 깨닫지 못하거나 경험하지 못하거나 혹은 치료자도 분명하게 알지 못하는 것으로 치료자가 이해하기 위하여 적절하게 질문함으로 환자로 하여금 이해할 수 있도록 한다.

3) 직면

다음 단계로 적극적인 개입은 직면하기로 환자의 관심을 돌리는 것이다. 환자는 의식적이나 혹은 무의식적으로 특정한 사건, 생각, 혹은 감정을 회피하여 경험하지 않으려 한다. 이런 경우 환자의 관심을 그곳으로 돌려 그 의미를 이해하게 하는 것이다.

4) 해석

해석은 환자가 의식하지 못하는 무의식적으로 방어하고 있는 정신세계의 의미를 이해하도록 하는 치료자의 개입이다. 해석은 정신분석적 정신치료에서 고도의 세련된 기법으로 치료전략에 치밀하게 행하여야 효과를 볼 수 있다. 해석은 일차적으로 환자가 방어하는 무의식의 내용과 이를 방어하는 기제를 다룬다. 해석의 시점과 해석의 정도를 잘 고려하여 적절하게 집행하여야 효과를 얻을 수 있다. Freud는 초기 지형학적 이론에 근거하여 무의식을 의식하는 것을 치료의 과제로 생각하여 적극적으로 무의식의 내용을 해석하였다. 그러나 이 방법의 한계를 경험하고 구조적 가설을 제안하면서 무의식에 숨겨진 내용을 해석하기 전에 무의식의 저항을 해석하여 완화시키는 것이 필요하다는 것을 알았다.

원칙적으로 해석은 마음의 표면으로부터 점차 깊이 들어가는 것으로 현재 의식하고 있는 정신 과정으로부터 시작하여 의식에 가까이 있는 부분을 거쳐 무의식으로 진행한다. 해석은 환자가 받아들일 수 있는 적절한 시점이 중요하다. 환자가 받아들일 준비가 되지 않은 상태에서 이루어지면 소 귀에 경 읽는 것으로 효과가 없을 뿐 아니라 오히려 불안과 갈등을 증폭시킨다. 그리고 오히려 너무 늦게 해석하면 치료적 효과가 없다. 해석의 또 다른 면은 해석의 양을 어떻게 조절하는가 하는 것이다. 해석은 당면한 충동파생물과 그에 대한 방어기제 그리고 이들의 발생기전에 관한 것을 포함한다. 그러나 환자가 해석에 의하여 압도당하거나 심히 불안하게 되어 감당하지 못하는 상태를 유발하지 않도록 조절하여야 한다.

올바른 해석에 대하여 환자는 몇 가지 예측할 수 있는 반응을 보인다. 저항을 적절하게 해석하면 환자는 일시적으로 불안이 증가되는 것을 경험하며, 억압된 갈등을 해석하였을 때 불안은 감소된다. 환자의 행동에 변화가 나타나며, 면담 중 해석의 내용을 확인할 수 있는 더 많은 자료가 나타난다. 때로는 해석에 대하여 강하게 반발하고 부정하는 것을 볼 수 있다. 치료자는 해석에 대하여 환자가 어떻게 반응할 것인가는 미리 예측하여 대응하는 것이 필요하다.

5) 제안과 충고

치료자는 환자 행동의 변화를 직접 유도할 수 있는 것으로 제안과 충고가 있다. 이와 같은 직접적인 기법은 치료자와 환자가 적절한 치료관계를 형성되어 환자가 치료자를 신뢰할 수 있을 때 시행하여야 효과가 있다. 직접적인 개입은 지지 정신치료에서 흔히 사용되지만 통찰지향 정신치료에서도 환자를 움직이기 위하여 사용할 수 있다.

4. 통찰지향 정신치료

1) 치료 목표

통찰지향 정신치료는 무의식 갈등을 표현하고 정서적으로 재경험하여 자신의 무의식 갈등에 대한 통찰을 얻고 갈등으로부터 자유로워지며 성숙하게 되는 것을 치료 목표로 한다. 무의식의 갈등이 의식화되면 갈등을 무의식에 억압하거나 방어기제를 통하여 비적응적으로 대응할 필요가 없으며 보다 합리적으로 적응적으로 해결함으로 증상을 유발하지 않는다. 통찰지향 정신치료는 환자가 경험하는 증상은 무의식의 갈등을 반영하고 있음으로 증상을 제거하는 것이 아니라 그 근원에 있는 갈등을 해결하면 증상은 자연히 사라지게 됨으로 증상에 대하여 적극적으로 개입하여 중재하는 것을 자제한다. 환자가 자신이 무의식의 갈등을 의식하지 않고 숨기기 위하여 사용하는 비적응적인 방어기제로 인하여 고통스러운 증상을 경험한다는 것을 이해하고 보다 적응적이고 현실적 방법으로 갈등을 해결하는 방법을 찾으면 고통스러운 병적 증상은 완화될 것이다.

통찰지향 정신치료는 무의식 갈등을 이해하고 해결하는 것을 목표로 하지만 무의식 갈등과 이에 대한 방어기제를 치료적으로 풀어가는 과정을 얼마나 깊이 들어가느냐에 따라 몇 단계로 나눌 수 있다. 첫째 단계는 환자가 나타내는 표면적 상황과 행동에 대한 통찰의 단계로 현재 자신이 처한 상황과 대인관계에서 자신의 대응이 얼마나 이성적인지 혹은 감정적인지를 이해하는 것이다. 다음 단계는 환자가 현재 경험하는 문제에 치료의 초점을 두고 문제로 인식하지 않은 부분은 취급하지 않는 선택적이고 부분적으로 접근하는 치료이다. 셋째 단계는 치료 목표를 현재 직면하는 문제에 국한하지 않고 보다 광범위하게 전인적 행동 양식에 대한 통찰을 얻는 것을 목표로 하는 것이다. 치료 목표를 선정하는 것은 치료자가 환자의 심리적 상태와 현실적 여건을 고려하여 환자와 협의하여 결정한다.

2) 치료과정

치료자는 일차적으로 치료관계를 이룩하여 환자로 하여금 치료의 과정을 이해하도록 한다. 치료과정은 환자로 하여금 자신의 내면 심리상태를 나타낼 수 있도록 하기 위하여 치료 상황에서 현실적 요소가 환자의 심리상태를 표현하는데 장애가 되지 않도록 한다. 환자가 감당할 수 있는 한도에서 환자의 무의식의 갈등을 활성화시켜 나타나도록 함으로 환자의 무의식을 의식화시킨다. 순간 순간 환경에 대한 개인의 대응은 이전의 경험에 의하여 영향을 받으며 특히 초기 부모와 형성된 관계가 이후 관계의 원형으로 작용한다. 치료자는 환자의 무의식의 갈등을 얼마나 그리고 어떻게 의식화 할 것인가를 점검하며 치료를 진행한다. 환자가 치료자에게 경험하는 감정과 행동은 환자의 무의식의 갈등을 반영하는 것이며 환자가 갈등을 직면하고 이해하고 해결하는 과정을 통하여 갈등을 합리적으로 해결하는 방법을 습득하며 치료자와 긍정적 경험을 통하여 일상생활에서 갈등을 해결할 수 있는 능력을 함양하게 된다. 통찰지향 정신치료에서 적절한 전이의 수준은 환자가 치료자와 정서적 갈등과 불편을 경험하지만 그 정도가 치료를 중단하지 않는 정도여야 한다. 그러나 환자에게는 치료적 과업과 변화에 반대하는 무의식적인 내적 힘이 있으며 이를 저항이라 한다. 전이와 저항은 정신분석적 치료에서 중요한 개념이다.

전이는 개인의 초기 성장과정에 경험하였던 충동, 방어, 태도, 감정, 반응 등이 무의식적으로 현재의 대상에게 전치되어 나타나는 현상이다. 전치 현상은 일상생활에서 나타나지만 전이는 치료 과정에 환자와 치료자 사이에 나타나는 특이한 현상이다. 전이를 바로 이해하고 대응하는 것이 치료의 중요한 수단이다. 전이는 다양한 형태로 나타나며 일반적으로 긍정적 전이와 부정적 전이로 나눌 수 있다. 긍정적 전이는 리비도와 그 파생물로 나타나며 수동성, 의존성, 보호 등의 구강기 욕구, 칭찬, 복종 등의 항문기 욕구, 성욕, 과시벽, 임신 등 남근기 욕구의 표현으로 나타난다. 부정적 전이는 공격성 충동과 파생물을 지칭하며 불신, 배척감의 구강기 욕구, 가학성, 고집, 도전의 항문기 욕구, 경쟁, 지배, 거세 등 남근기 욕구의 표현으로 나타난다. 일반적으로 전이는 접촉의 빈도가 빈번하고 기간이 길수록 강하게 나타난다. 긍정적 전이는 직접적으로 치료자에 대한 성적 소망으로 나타나기도 하고 혹은 치료자의 일상에 깊은 관심과 칭찬으로 나타날 수 있다. 부정적 전이는 치료자와 치료에 대한 불만이나 분노로 나타난다. 전이를 통하여 환자가 평소 회피하였던 갈등이 치료자와의 관계에서 재현되는 것이다. 환자는 치료자의 도움을 받아 반복적인 갈등에 대하여 해결책을 찾아가며 이 해결책을 치료 상황 밖에서 적용함으로 갈등을 해결한다.

치료자는 적절한 수준의 전이를 유지하기 위하여 세심한 주의를 요한다. 적절한 수준의 전이가 일어나지 않으면 갈등을 해결하고 심리적 통찰을 얻을 수 없으며, 전이의 수준이 지나치게 강하면 환자는 치료를 계속할 수 없게 된다. 치료자는 치료 목표와 환자의 상태에 따라 전이에 의한 퇴행의 정도를 조절하는 것이 필요하다. 치료자가 치료 상황의 구성을 비교적 안정되고 일관성 있게 유지하여 환자의 반응이 일정수준에 유지되도록 할 수 있다. 치료자는 전이를 증진시키기 위하여 참여-관찰자의 자세를 취하고 개인 신상이나 생각을 밝히지 않는 중립적이고 무명의 자세를 취한다. 그러나 치료자가 환자에게 특이한 전이를 유발하기 위하여 충동하거나 조작하는 것은 바람직하지 않다. 전이의 강도를 조절하는 가장 강력한 방법은 효과적인 해석이다. 전이가 발생하면서 환자는 갈등과 관련된 불안을 경험하며 이러한 갈등과 불안은 전이에 대한 지각을 방어하여 전이의 강도를 약화시키고자한다. 이러한 저항이 나타날 때 저항에 대한 해석을 통하여 갈등에 대한 의식적 지각을 강화할 수 있다. 또한 전이관계를 유지하려는 무의식 소망은 치유를 방해할 수 있으며 이를 전이 저항이라고 한다.

통찰지향 정신치료는 무의식의 충동과 갈등을 표현하고 이해함으로 지적으로 이해하고 감정적으로 경험함으로 무의식이 현실에 미치는 영향에 대한 통찰을 얻게 된다. 치료의 과정은 한 번의 해석으로 이루지는 것이 아니라 반복적인 과정을 통하여 이루어진다. 통찰의 정도는 이전에 희미하게 지각하던 것을 더욱 명료하게 깨닫는 것으로부터 전혀 알지 못하던 것을 알게 되는 것까지 다양한 스펙트럼으로 이루어진다. 통찰은 의식의 표면에서 시작하여 점차 무의식의 심층으로 진행되고 현재의 갈등에서 발달기의 갈등으로 순차적으로 진행되는 것이 효과적이다. 무의식에 대한 의식적 통찰은 무의식 욕구와 갈등에 대한 통제와 방어를 불필요하게 만들어 증상을 호전시킨다. 통찰지향 정신치료는 무의식에 대한 통찰을 통하여 행동과 적응에 대한 변화를 일으킨다. 새로운 통찰은 자아의 통합적 기능으로 하여금 행동의 변화를 유도한다.

통찰이 반복적인 과정을 통하여 얻어지는 것과 같이 통찰에 근거하여 반복적인 훈련을 통하여 행동의 변화가 일어난다. 훈련을 통하여 보다 적응적인 새로운 행동을 습득하는 과정을 정신치료에서 실행(working through)이라고 한다. 통찰과 실행을 통하여 행동의 변화가 일어나고 문제가 개선되면 치료를 종결한다. 정신치료에서 치료가 성공적으로 이루어 졌을 때 뿐 아니라 치료가 성공하지 못하고 끝날 때도 있다. 치료를 종결할 때 환자로 하여금 치료를 정리하도록 도와주어야 한다. 기대하였던 결과를 얻었을 때 만족과 기쁨을 경험하며 치료가 제한적으로 이루어 졌을 때 실망과 불만을 나타낼 것이다. 또한 그 동안 강하게 밀착된 관계를 유지한 치료자와 이별이 중요한 과제가 된다. 치료자는 이러한 문제를 해결하기에 충분한 시간을 갖고 종결 시점을 환자와 협의하여 결정한다.

5. 지지 정신치료

1) 치료목표

지지 정신치료는 일차적으로 환자가 경험하는 정신적 증상 즉 환자의 고통을 제거하거나 완화시키는 것을 목표로 한다. 때로는 정신증상을 제거하거나 완화시키는 것이 어려우면 적어도 악화되는 것을 방지하는 것을 목표로 할 수 있다. 그러나 증상을 유발하는 원인을 제거하는 것이 바람직하지만 지지 정신치료는 원인에 대한 근본적 해결을 추구하지 않는다. 지지 정신치료는 심한 정신병에서 경한 우울 및 불안 장애에 대한 일차적 치료로 이용된다.

지지 정신치료는 환자가 갈등을 해결할 수 있는 능력이 충분하지 못할 때 무의식의 갈등을 해결하기보다 통제함으로 증상을 완화하는 것을 목표로 한다. 환자의 심리적 상태나 물리적 상황으로 인하여 치료에 참여하는 것이 제한적일 때 심리적 갈등의 근본적 해결보다 갈등을 통제함으로 증상을 완화시키는 방법을 선택한다. 환자의 적응 능력에 한계가 있어 현실적 어려움이 있을지라도 근본적 변화가 오히려 지금까지 불완전한 심리적 균형을 깨뜨려 적응이 더욱 어렵게 될 수 있을 때 지지 정신치료가 적용된다.

2) 치료과정

원칙적으로 지지 정신치료는 환자에게 의식화된 부분만 취급하며 무의식 갈등을 의식화시키지 않는다. 치료자는 환자가 무의식의 갈등을 경험하거나 불안을 경험하지 않도록 환자가 사용하는 방어기제를 강화시키어 정신적 역동의 균형을 유지하게 한다. 지지 정신치료에서도 전이는 나타나며 치료자는 환자의 전이 욕구를 충족시켜 환자가 치료자에게 긍정적 전이를 갖도록 하는 것이 필요하다. 치료자는 환자의 문제에 대하여 자신의 의견을 적극적으로 밝히고 충고하여 환자가 치료자를 본받아 충동을 조절하고 현실적 해결 방안을 배울 수 있도록 한다. 동시에 환경적 요인을 파악하고 조정하여 환자가 적응하기에 양호한 환경을 만들어갈 수 있게 한다.

지지 정신치료에서도 통찰지향 정신치료에서와 같은 강한 전이가 나타날 수 있으나 전략적으로 긍정적 전이를 함양하고 유지한다. 보다 깊은 무의식의 갈등이 전이로 나타날 수 있으나 직접 해석하거나 강화시키지 않고 억압되어 무의식에 있도록 하기 위하여 방어를 강화시켜 갈등이 활성화되는 것을 예방한다. 치료자는 환자의 무의식의 잠재적 전이를 잘 파악하여 치료자가 어떤 중재를 할 것인가를 결정한다. 치료자는 중재적 활동을 잘 선택하여 환자가 치료자의 현실적 행동에 반응할 수 있도록 한다. 예를 들어 환자가 권위적 존재에 의존하고자 소망하면 치료자는 권위적으로 행동하여 그 욕구를 충족시키도록 한다. 지지 정신치료는 무의식 욕구로부터 나타나는 전이를 현실적으로 만족시키어 욕구를 완화시키어 자아의 갈등을 최소화하여 잘 적응할 수 있도록 한다. 이것은 마치 배고픈 사람이 참고 기다리면 기다릴수록 배가 더욱 고파 참기 어려움으로 약간의 간식을 조금씩 주면 배고픔이 완화되고 식욕이 저하되는 것과 같다. 치료자는 전이를 통하여 무의식의 욕구를 충족시킴으로 환자에게 유아기 부모와 같이 필요를 충족시키는 대상으로 의미를 갖게 된다.

환자와 치료자 사이의 긍정적 전이 관계는 환자로 하여금 치료자를 동일화하여 보다 성숙한 자아와 방어기제로 적응할 수 있도록 한다. 치료자는 무의식의 방어기제를 유지하도록 하며 가능한 한 저항도 해석하지 않는다. 환자가 사용하는 방어기제를 강화하고 유지하도록 하여 불안을 완화시킨다. 치료자는 적절한 전이 충족을 제공하여 환자가 보다 안정된 적응 수준을 회복하고 유지하도록 한다. 이와 같은 행동 강화를 지지적으로 적용하기 위하여 치료자는 정신 역동을 정확하게 이해하는 것이 중요하다. 치료자는 치료 상황에서 긍정적 전이를 적절하게 유지하기 위하여 환자를 조정할 수 있다. 예를 들어 환자가 지나치게 치료자에게 의존할 가능성이 있으면 치료 빈도와 시간을 줄여 전이를 완화시킬 수 있다. 그러나 이러한 전략은 환자의 전이를 미리 잘 예측하여 환자가 지나치게 의존하는 행동을 보이기 전에 이루어져야 한다. 그렇지 않고 환자가 치료자에게 지나치게 의존한 후에 치료 빈도와 시간을 줄이면 환자는 거절당한 것으로 받아들일 수 있다. 전이를 적절하게 유지하는 다른 방법은 환자가 전이 감정을 의식하기 전에 해석하여 전이를 완화시키는 것이다. 치료자는 전이 형성을 최소화하기 위하여 환자에게 개인 정보를 가능한 제공하여 현실의 실존 인물로 인식하도록 한다. 분노와 같은 부정적 전이에 대하여 현실 상황에 대한 반응에 초점을 맞추어 전이의 발달을 방지한다. 치료자는 환자의 필요에 따라 적극적으로 충고하여 환자의 판단과 활동을 도와 현실적으로 대응할 수 있도록 한다.

치료 종결은 환자에게 중요한 상실로 경험하게 함으로 환자의 반응을 잘 파악하여 대응하는 것이 필요하다. 치료 종결이 단순한 치료 관계의 종결이 아니라 환자의 상태가 호전되었음을 강조한다. 가능한 한 환자가 갖고 있는 치료자에 대한 긍정적 전이를 강화시켜 언제든지 필요한 도움을 받을 수 있음을 확신하게 한다.

행동치료

1. 개관

행동치료는 학습이론을 임상적으로 적용하여 관찰할 수 있는 병적 행동을 수정하는 치료이다. 행동치료는 적응적이든 혹은 부적응적이든 모든 행동은 그 행동을 습득하고 유지하는 원칙에 의하여 결정되며 학습된 행동은 동일한 원리로 재학습하여 바꿀 수 있음에 근거한다. 행동치료는 부적응 행동을 교정하여 합리적이고 적응적 행동을 학습시키기 위하여 변화가 필요한 행동을 선택하기 위한 행동 분석과 행동을 변화시키기 위한 구체적 기법의 두 단계로 나눌 수 있다. 행동분석은 환자에서 나타나는 비적응적 행동을 객관적으로 구체적으로 계량화 할 수 있도록 분석하는 것이다. 행동분석은 환자의 비적응적 행동이 발생하고 강화되고 유지되는 것에 대한 가설을 제공하며 이에 근거하여 수정하는 기술을 적용할 수 있다. 행동을 수정하는 구체적 치료 방법으로 이완치료, 탈감작 치료, 노출 치료법, 양성강화와 소멸, 사회적 기술훈련 등이 있다.

2. 이완요법

이완요법은 다양한 긴장상태를 이완시키는 요법으로 자체적으로 사용되기도 하지만 탈감작 치료의 주요한 요소이다. 인간의 신체는 내적 및 외적 스트레스에 의하여 크게 이완상태와 긴장상태 사이를 왕복한다. 이완 상태에서 심박의 감소, 혈압의 저하, 호흡의 저하, 근육의 이완 등 생리적으로 안정된 상태를 나타내며 긴장상태는 이와 반대로 심박과 호흡이 증가하며 근육이 긴장되는 신체적 변화가 나타난다. 이완상태에서 일련의 신체적 변화와 함께 주의집중에 대한 통제는 증가되며 마음은 판단하지 않고 거리를 두고 볼 수 있는 안정된 상태가 된다. 신체적 긴장상태는 정신적 불안을 동반하며 정신적 불안상태에서 신체적 긴장상태를 동반한다. 정신적 불안상태에서 의도적으로 신체를 이완시키면 정신적 불안이 완화된다. 이완요법은 이 원리를 이용하여 정신적 불안상태에서 신체적 이완을 유도하여 불안을 완화시키는 치료이다. 현재 사용되는 이완요법은 호흡훈련법, 점진적 근육이완법, 요가, 참선 등 여러 가지가 있으며 이들 다양한 이완방법은 적절하게 시행할 때 유사한 신체적 및 정신적 효과를 보인다. 그러나 정신병 환자에게 이완치료를 적용할 때 현실 판단능력의 장애를 악화시킬 수 있음으로 특별한 주의를 요한다.

호흡훈련법은 불안상태에서 호흡이 증가되며 호흡을 조절하여 신체적 안정을 얻을 수 있다는 단순한 원리를 이용한다. 치료적 호흡법에서는 복식 호흡을 사용하며 숨을 들어 쉬는 시간보다 내쉬는 시간을 길게 한다. 호흡 수를 분당 8회 정도로 줄이면 스트레스에 대한 심장의 반응이 저하되며, 심장 박출이 감소되며, 말초 저항도 감소된다. 점진적 근육이완법은 Jacobson이 과학적으로 안정을 취하는 방법으로 개발하였으며 이후 많은 사람들에 의하여 조정되어 사용되고 있다. 점진적 근육이완법은 먼저 순차적으로 몸의 근육을 긴장시키고 이완시키는 것을 반복하여 긴장상태와 이완상태를 경험도록 한다. 긴장상태와 이완상태의 차이를 분별하여 점차적으로 이완상태에 이르는 것을 학습하여 습득하게 한다. 이완 요법은 단독으로 사용되기도 하지만 생체피드백과 함께 사용하면 더욱 효과적이다.

3. 체계적 탈감작

Wolpe가 Hull의 억제이론을 임상적으로 적용하여 발달시켰다. 불안과 이완은 서로 대립상태로 함께 존재하지 못하며 억제한다는 상호억제(reciprocal inhibition)이론에 근거한다. 이완상태에서 불안을 유발하는 대상을 단계적으로 접근하여 극복하게 할 수 있다. 임상적으로 체계적 탈감작은 공포장애, 강박장애, 성장애 등에 유용하다. 체계적 탈감작은 이완훈련, 불안 위계구성, 자극의 탈감작의 단계로 이루어진다. 1) 환자는 호흡법, 점진적 근육이완법, 요가, 참선 등 다양한 방법으로 이완훈련을 습득하여 충분히 이완할 수 있도록 훈련한다. 2) 불안은 한 번에 극복하는 것은 어려우므로 이를 단계적으로 극복하기 위하여 불안의 위계를 형성한다. 즉 가장 낮은 상태의 불안을 일으키는 상황에서부터 가장 심한 불안을 경험하는 상황을 단계적으로 설정한다. 예를 들어 고공공포증이 있는 경우에 고층으로 올라갈 때 불안의 정도가 증가한다. 각 층에서 경험하는 불안의 정도에 따라 몇 단계로 나누어 불안의 위계를 정한다. 3) 마지막 단계는 탈감작 단계로 환자는 이완 상태에서 가장 낮은 불안 단계에서 점차 심한 불안의 단계로 옮겨 불안을 극복하는 것을 훈련한다. 이 훈련은 환자로 하여금 불안의 상황을 상상하게 하여 진행하지만 실제 상황에서 시행할 수 있다.

4. 노출치료

노출치료는 실제 상황이나 상상에서 심한 불안의 상황에 노출하여 극복하게 하는 치료법이다. 실황 노출치료는 단번에 노출하는가 혹은 단계적으로 노출시키는가에 따라 홍수치료(flooding)와 단계적 실황 노출치료(in-vivo exposure treatment)로 분류한다. 홍수치료는 불안 상황에 단번에 노출하여 극복하게 하는 방법이다. 홍수치료는 이론적으로 불안을 유발하는 상황으로부터 도피하는 것은 불안을 조건화시켜 악화시킴으로 불안으로부터 도피할 수 없도록 하면 불안은 소멸되고 조건화가 일어나지 않는다는 전제에 근거한다. 환자를 불안 유발 상황에 노출하여 불안을 극복하고 안정을 회복할 때 까지 노출시켜야 성공적 치료가 이루어진다. 이 치료법은 구체적 대상이나 상황에 한정된 불안에 효과적이지만 많은 환자들은 이 치료법이 심한 불안을 유발하여 불편을 경험하여야 함으로 기피한다. 최근 컴퓨터 기술이 향상되어 불안 유발 대상에 직접 노출하게 하지 않고 가상현실에서 체험하게 할 수 있는 가상현실 노출치료(exposure therapy to virtual reality)가 개발되었다. 여러 가지 공포증 치료에 효과적이라고 보고되었다.

5. 안구운동 탈감작

사람이 불안을 자극하는 생각이나 상상을 하면서 안구의 단속성 운동이 일어나면 생각과 상상이 긍정적으로 되어 불안이 완화된다고 보고되었다. 이 원리를 이용하여 외상 후 스트레스장애 환자에서 외상을 재경험하게 하면서 치료자가 안구의 단속성 운동을 유발하여 불안을 완하시키는 치료법이다. 치료자는 환자가 불안을 유발하는 생각이나 상상을 30초 정도 하게하고 환자의 눈앞 45cm에 손가락을 위치하여 1분간 30~60회 움직이면서 환자는 눈으로 손가락을 따라 가도록하면 안구의 단속성 운동이 일어난다. 안구의 단속성 운동은 환자에게 불안을 유발하는 모든 생각이나 감정에 대하여 반복적으로 시행한다.

6. 참여 모형

환자가 다른 사람의 행동을 관찰하고 모방하여 불안을 극복하는 치료법이다. 이 치료법은 어린이에게 유효하여 공포를 경험하는 어린이가 공포를 경험하지 않고 상황에 임하는 어린이를 관찰하고 모방하여 불안을 극복하도록 한다.

7. 혐오치료

특이한 행동 반응에 동반하여 전기 자극, 구토를 유발하는 약물, 사회적 거부와 같은 혐오자극을 가하면 이 행동 반응이 억제되고 사라진다. 혐오치료는 알코올남용, 성적 변태 등에 사용하여 효과가 있다고 보고되었다.

인지행동치료

1. 기본개념

인지행동치료는 Beck이 우울장애 치료에 처음으로 적용하여 효과가 있음을 보고하며 시작하였다. 이후 불안장애, 물질관련장애, 섭식장애, 인격장애, 정신분열병, 양극성장애 등 다양한 정신장애 치료에 적용하여 효과가 있다고 보고되었다. 인지행동치료는 개인이 자신의 경험을 어떻게 지각하고 이해하느냐가 감정과 행동에 중요한 영향을 미치며 이를 교정하는 것이 치료 효과가 있다는 인지이론에 근거한다. 예를 들어 개인이 사건을 자신에 대한 위협으로 지각하면 불안을 경험하며 도피하고자 할 것이며, 개인이 사건을 감당할 수 없고 무력하게 생각하면 포기하여 우울증을 경험한다. 인지행동치료는 개인의 경험에서 사고와 감정의 관계를 이해하고 보다 비적응적 사고를 파악하여 적응적으로 행동하도록 하는 것을 목표로 한다. 불안, 우울, 음주와 같은 비적응적 감정과 행동은 왜곡된 사고에 의하여 유발된 결과로 이해하고 왜곡된 사고를 파악하고 교정하는 것을 목표로 한다. 왜곡된 사고는 현실과 일치하지 않으며 표면에 자동적으로 나타남으로 자동사고(automatic thought)라 불린다. 자동사고는 그 아래 숨겨진 왜곡된 가정 혹은 신념에 근거하고 있음으로 이를 파악하여 교정하면 현실에 근거하여 사고한다는 것이 치료의 이론적 근거이다. 자동사고 아래 숨겨진 가정은 정신분석에서 무의식의 갈등에 상응하는 것이다. 정신장애에서 흔히 볼 수 있는 숨겨진 가정은 무력감, 위험, 사랑의 결핍, 사회적 고립, 불신감, 타고난 권리, 지나치게 높은 기준 등과 관련이 있다. 자동사고는 다양하게 나타나며 정신장애에서 자주 관찰되는 사고들과 그 특징은 것은 다음과 같다.

(1) **전부 혹은 전무**(all or nothing) : 모든 것을 이분법으로 나누어 배운 자와 배우지 못한 자, 성공자와 실패자, 가진 자와 갖지 못한 자와 같이 양극단으로 평가하는 것.

(2) **지나친 일반화**(overgeneralization) : 한 번의 부정적 경험을 일반화시켜 확대하는 것.

(3) **정신적 필터**(mental filter) : 색안경으로 보듯이 여과하여 왜곡되게 보는 것.

(4) **쉽게 결론 짖기**(jumping to conclusions) : 근거 없이 사람의 마음을 읽는 듯 추정하여 결론 맺는 것이나 역술인 같이 앞날의 일에 대하여 근거 없이 예측하는 것.

(5) **과대화/과소화**(magnification/minimization) : 근거 없이 한 부분을 과대화하거나 혹은 과소화하여 평가하는 것.

(6) **감정적 결론**(emotional reasoning) : 현실에 입각하지 않고 감정에 의하여 결론 내는 것.

(7) **'하여야 한다'**(should statement) : '하여야 한다, 하지 않아야 한다.' 고 단정적이고 비판적으로 평가하는 것.

(8) **이름붙이기**(labeling) : 실수나 결점을 일반화하여 병신, 패배자 등으로 부르는 것.

(9) **자책과 비난**(blaming) : 자기 혹은 다른 사람의 책임으로 돌리고 비난하는 것.

2. 치료과정

인지행동치료는 왜곡된 자동사고와 이로 인한 비적응적 행동을 교정하기 위하여 인지 기법과 행동 기법을 사용한다. 치료 과정은 현재의 문제에 초점을 맞추어 구조화된 면담으로 정신장애에 나타나는 특이한 인지 왜곡을 파악한다.

1) 치료관계의 형성

모든 치료에서 환자와 치료자 사이에 좋은 치료관계가 성공적 치료에 중요하다. 모든 치료가 성공적으로 이루어지기 위하여 환자는 치료자를 신뢰하고 도움을 받고자 하는 열망을 갖고 치료에 임하며, 치료자는 환자의 어려움을 공감하며 돕고자하는 마음을 갖는 것이 필요하다. 치료자는 환자의 문제를 직접 해결하는 것이 아니라 환자로 하여금 해결할 수 있는 능력을 갖도록 하는 것이다. 치료자는 환자가 자신의 문제를 바로 이해하고 해결할 수 있는 기술을 습득하는데 인도자가 된다. 인지행동치료에서 치료자는 환자가 자신의 문제를 이해하고 나아가서 인지왜곡을 파악할 수 있도록 끊임없이 질문을 한다. 매 치료 회기마다 치료자는 환자와 협의하여 치료의 주제를 정하고 환자로 하여금 필요한 과제를 주어 제출하는 등 적극적으로 치료를 진행한다.

2) 인지 기법

치료과정은 환자로 하여금 일상적으로 나타나는 자동사고를 파악하고 나아가서 그 아래에 숨겨진 왜곡된 가정 혹은 신념을 파악하고 교정하도록 하는 것이다. 환자가 경험하는 부정적이고 비적응적 감정과 행동으로부터 이를 유발하는 자동사고를 파악하고 자동사고 아래에 숨겨진 비적응적이고 왜곡된 신념은 그 정도에 따라 중간신념과 핵심신념을 단계적으로 파악하여 교정하도록 한다. 치료자는 환자가 생각할 수 있도록 적절한 질문을 하는 것이 주된 기법이다. 환자가 부정적 감정을 경험할 때 "무슨 생각이 들었는가?"라고 질문하여 부정적 감정에 동반한 자동사고를 파악하도록 한다. 환자가 자동사고를 파악하면 자동사고를 검증하고 현실적으로 평가하여 보다 적응적으로 대응하는 방법을 찾도록 다음의 순서로 가상의 질문을 한다. 1) 그 상황을 현실적으로 파악할 수 있는 다른 방법은 무엇인가? 2) 나의 자동사고를 지지하거나 혹은 그에 반하는 사실은 무엇인가? 3) 이 상황에서 일어날 수 있는 최악의 결과는 무엇인가? 4) 이 상황에 대응하기 위하여 내가 할 수 있는 건설적 방안은 무엇인가? 5) 내가 자동사고를 유지하였을 때 이익과 손실은 무엇인가? 6) 나의 친구가 비슷한 상황에 직면하였을 때 내가 현실적으로 어떤 충고할 수 있는가?

환자가 고통스러운 상황에서 이상의 일련의 질문을 함으로 현실적 대응 방안을 찾을 수 있으면 고통은 감소될 것이다. 환자가 이러한 작업을 스스로 할 수 있도록 과제를 주어 매일 매일의 감정과 그에 동반한 왜곡된 사고를 검증하고 교정하도록 한다. 인지기법은 궁극적으로 단계적으로 보다 깊이 존재하는 핵심신념을 파악하고 교정하는 것으로 진행한다.

3) 행동기법

행동기법은 환자의 기저 행동을 파악하고 새로운 적응 행동을 습득하도록 하는데 중요하다. 환자의 기저 행동을 파악하기 위하여 일일활동 점검표를 작성하게 한다. 환자가 24시간 동안 시간대 별로 무슨 활동을 하는가를 기록하게 한다. 일일활동 점검표를 기록하여 환자와 치료자는 환자의 활동을 정확하게 파악하여 새로운 활동을 목표로 작성한다. 초기에는 환자가 활동하는데 초점을 두지만 점차 환자가 즐기는 활동을 찾아 계획하도록 한다. 다른 유용한 행동기법으로 역할수행, 자기주장, 숙달의 즐거움 평가 등이 사용된다.

3. 치료효과

인지행동치료는 환자가 스스로 자신의 치료자가 되어 자신의 문제를 해결할 수 있는 능력을 함양하는 것을 목표로 한다. 원칙적으로 환자 개개인의 필요에 따라 치료의 내용과 기간을 조절하지만 일반적으로 15~20회 면담을 표준으로 한다. 인지행동치료는 주요우울장애, 양극성장애, 범불안장애, 공황장애 등에서 무작위로 통제된 연구에서 효과가 있다고 보고되었다.

대인관계 정신치료

1. 기본개념

대인관계 정신치료는 1970년대 Gerald L. Klerman과 Myrna M. Weissman이 우울장애 환자의 치료를 위하여 개발한 정신치료 기법이다. 대인관계 정신치료는 Freud의 애도와 맬랑콜리아, John Bowlby의 애착이론 그리고 Harry S. Sullivan의 대인관계 정신의학에 이론적 근거를 두고 있다. 대인관계 정신치료는 치료 기법을 숙지할 수 있도록 편람화한 단기 정신치료 기법이다. 대인관계 정신치료는 우울장애의 발병과 경과에 대인관계 측면에 초점을 맞추었다. 대인관계가 우울증에 미치는 영향에 관한 연구들은 애착의 결핍이 우울증의 발병과 관계가 있으며 사회적 친밀감이 우울증의 발병을 예방하는 효과가 있다고 한다. 대인관계 정신치료에서 우울증을 발병하는 대인관계 문제를 1) 애도(grief), 2) 역할 갈등(role dispute), 3) 역할 이동(role transition), 4) 역할 결핍(role deficits)으로 분류한다.

애도는 사랑하는 사람의 사망에 대한 정상적 정서 반응이다. 그러나 비정상적으로 진행되면 우울증으로 나타날 수 있다. 정상적 애도반응에서 사랑하는 사람의 죽음과 그에 대한 생각으로 슬픔을 경험하며 불면증, 식욕의 저하, 의욕의 저하 등을 경험하지만 어느 정도 일상생활은 유지할 수 있으며 이러한 증상은 점차 호전되어 3~6개월 정도 지나면 일상생활에 큰 어려움이 없다. 그러나 병적 애도반응에서는 증상의 정도가 심하며 기간이 길어지고 일상생활에서 장애가 심하다. 애도에 의한 우울증 치료는 새로운 관계에 흥미를 갖도록 하여 애도반응을 빨리 극복하도록 하는 것이다. 치료자는 환자로 하여금 사랑하는 사람의 상실에 대한 현실적 평가를 통하여 죽은 사람과 병적 애착을 끊고, 자신을 해방하여 새로운 관계에 흥미를 갖도록 한다.

대인관계 역할 갈등은 의미 있는 관계에 있는 두 사람 사이에 상호 기대를 충족시키지 못하는 관계에서 일어난다. 모든 대인관계에서 역할 갈등은 피할 수 없는 것으로 일시적으로 나타나지만 지속적으로 문제가 되어 증상으로 나타날 때 중재가 필요하다. 역할 갈등이 지속될 때 당사자는 사기를 잃고 대화를 지속하기 어려워 돌이킬 수 없는 상태가 된다. 환자 자신이 자신의 역할 갈등의 본질과 이에 동반하는 비적응적 의사소통을 파악하여 교정하도록 한다. 주어진 상황에서 자신이 취할 수 있는 행동을 검증하여 선택하고 집행하는 방법을 찾도록 한다. 우울증 환자에서 역할 갈등이 우울증으로 기인한 것인지 혹은 선행하는 것인지를 분별하는 것이 필요하다. 우울증 환자는 심한 자책감으로 문제를 객관적으로 인지하지 못하는 경향이 있다. 치료자는 환자로 하여금 자신이 어떤 행동을 선택할 것인가를 결정하기 위하여 다음의 질문을 생각하고 해답을 찾도록 인도한다. 1) 갈등의 본질은 무엇인가? 2) 두 사람이 가진 기대와 가치 사이에 차이는 무엇인가? 3) 환자가 기대하는 것이 무엇인가? 4) 환자가 취할 수 있는 다른 선택은 무엇인가? 5) 환자가 관계를 변화시키기 위하여 사용할 수 있는 자원은 무엇인가?

역할 이동의 문제는 가족 혹은 사회적 관계에서 변화로 인하여 새로운 관계를 이룩하는데 관련되는 어려움으로 나타난다. 개인은 사회생활에서 다양한 사회적 역할을 수행하며 이들 역할들은 서로 밀접하게 관계한다. 개인이 가진 사회적 지위와 그에 동반하는 역할은 개인의 사회적 행동과 대인관계에 영향을 미친다. 개인 사이에 역할 이동에 따른 취약성에는 차이가 있으며, 역할 이동과 관련되어 경험하는 문제들은 1) 친밀한 사회적 지지의 상실, 2) 사회적 지지 상실에 동반하는 정서적 반응, 3) 새로운 사회적 기술의 요구 등과 관련이 있다. 역할 이동 자체가 문제가 아니라 개인이 이러한 변화에 어떤 의미를 부여하는가에 의하여 문제가 나타날 수 있다. 그러므로 치료는 역할 이동을 보다 긍정적으로 성장의 기회로 만들며 나아가서 새로운 역할을 원만하게 습득하여 자존감을 고양시키는 기회로 만드는 것을 목표로 한다. 치료자는 환자가 자신의 이전의 역할과 새로운 역할의 차이를 이해하고 수용하며 새로운 역할에 대한 두려움을 극복하도록 한다.

역할 결핍은 친밀하고 지속적인 대인관계를 이룩하지 못하여 사회적으로 소외된 생활을 하는 것으로 나타난다. 치료는 가족관계, 친지관계 그리고 직업적 관계에서 친밀하고 지속적인 관계를 이루어 가도록 하는 것을 목표로 한다. 환자는 만족한 대인관계를 이루기 위하여 사회적 기술과 의사소통 기술을 습득하는 것이 중요하다.

2. 치료과정

대인관계 정신치료는 면담회수가 12~20회로 진행하는 단기 정신치료이며 크게 초기, 중기, 종결기의 세 단계로 진행된다. 초기는 일반적으로 처음 5회 정도 기간으로 환자의 정신장애와 역기능적 대인관계를 평가하여 환자와 협의하여 치료 목표를 결정하는 기간이다. 초기 단계에서 치료자는 환자의 정신장애를 진단하고, 대인관계의 문제를 평가하고, 현재 정신장애와 관계있는 문제 영역을 찾아내고, 환자에게 적절한 환자 역할을 하도록 한다. 환자 역할을 하는 것은 환자로 하여금 일정기간 일상의 책임을 면제받고 병의 치료에 전념하게 하기 위한 것이다. 정신장애가 애도, 역할갈등, 역할이동, 역할결핍의 네 가지 대인관계 문제 중 어떤 문제와 관계가 있는가를 파악하여 치료 목표를 설정하고 구체적 계획을 고안해 낸다.

중기는 치료 작업이 일어나는 기간으로 8~10회 지속된다. 치료자와 환자가 문제를 파악하고 치료목표를 설정하고 치료 계획을 수립하면 중기가 시작되며, 대인관계의 애도, 역할갈등, 역할이동, 역할결핍의 네 가지 문제 영역에 대하여 치료 전략을 수립한다. 애도 문제는 사랑하는 사람과 사별뿐 아니라 이별이 원활하게 이루어지지 않고 병적 합병증을 일으키는 것이다. 상실의 감정을 정화시키고 상실한 대상과의 관계를 재구성하여 상실한 대상을 대치할 수 있는 대상이나 활동을 찾을 수 있도록 한다. 역할갈등 문제는 대인관계에서 상호 기대의 차이에 기인한다. 역할갈등의 본질을 파악하여 해결방안을 모색한다. 그러나 갈등이 되돌릴 수 없는 상황에 이르렀다고 평가되면 관계를 정리할 때 따르는 애도의 문제를 준비하도록 한다. 역할이동의 문제는 가정에서 결혼, 이혼, 자녀의 출산이나 직장에서 취업, 승진, 해고 다른 중요한 관계에서 나타날 수 있다. 지난 역할과 새로운 역할에 대한 긍정적 및 부정적 면을 평가하여 새로운 역할에 대한 자신감을 갖는 것이 중요하다. 역할결핍의 문제는 대인관계 기술의 부족이나 다른 장애로 사회적으로 소외되어 나타나며 문제를 정확하게 파악하는 것이 중요하며, 대인관계 기술을 훈련하는 것이 필요하다.

종결기는 환자가 원활하게 치료를 종결할 수 있도록 하는 것이 목표이다. 환자로 하여금 치료 과정에 일어난 변화를 점검하고 대인관계 문제를 지속적으로 향상시킬 수 있도록 한다.

3. 치료효과

대인관계 정신치료는 일차적으로 우울장애 치료로 개발되었으며 주요우울장애에서 항우울 약물 치료와 대등한 효과가 있다고 보고되었다. 최근 사회불안장애, 외상 후 스트레스장애, 신경성 대식증, 신경성 식욕부진 등에서도 효과가 보고되었다.

제26장

기독교와 정신치료

개관

기독교인은 기독교적 원리에 따라 삶의 문제를 이해하고 해결하고자 하지만, 성경이 삶의 일반적 원칙을 제시하지만 정신적 문제를 해결하는 구체적 방법을 제시하지 않아 정신치료의 역할이 있다. 정신치료는 인간의 행동과 그에 수반하는 문제를 설명하는 이론과 그것을 해결하는 구체적 기법을 제시하며 현재 시행되는 정신치료의 이론과 기법은 다양하다. 기독교 치료자는 자신이 시행하는 정신치료의 이론과 기법이 기독교 원리와 일치하는가를 분별할 수 있어야 한다. 치료자가 내담자의 신앙을 이해하면 정신치료가 신앙 성장과 조화를 이룰 수 있다.

기독교는 인간의 구원과 함께 인간이 어떻게 행복하고 건강하게 사는가에 관심을 갖고 있으며 위대한 심리학적 유산을 갖고 있다. 오랜 기독교 역사에서 많은 기독교 신앙인들은 성경에 근거한 삶에 대하여 많은 저술을 남겼으며 이들 저술에는 오늘날 심리학적 개념과 실체를 찾을 수 있다. 1960년대에 이르러 일부 복음주의 신학자들이 기독교인의 생활을 변화시키기 위하여 심리학의 원리를 적용하면서 심리학과 정신치료에 대한 관심이 증가되었다. 일부 정신치료는 인간에 대한 비기독교적 견해를 갖고 있어 기독교 생활에 파괴적 영향을 미치고, 하나님 나라를 세속적 삶과 바꾸게 하며, 예수 그리스도에 대한 헌신을 약화시키는 현상이 나타날 수 있어 주의를 요한다. 기독교 치료자들은 기독교 인간관에 근거하여 정신치료를 시행하기 위하여 성경 교리와 정신치료 원리를 통합하는데 관심을 갖게 되었으나 정신치료 이론과 실제가 성경 교리와 일치하지 않는 점이 있어 혼란스럽다.

최근 기독교 치료자의 정신치료에 대한 접근은 크게 몇 갈래로 나누어진다. 한편은 성경이 인간의 삶과 문제에 대한 모든 해답을 갖고 있음으로 다른 치료 이론이 필요하지 않다는 입장으로 Jay Adams, David A. Powlison, Edward T. Welch 등이 대표적 논자들이다. 다른 편은 인간에 대한 성경의 절대적 권위는 인정하지만 성경은 인간을 이해하고 인간이 직면한 개별 문제에 대한 구체적 해답을 제시하지 않음으로 심리학 이론이 성경의 계시를 보완할 수 있다는 입장이다. 후자의 입장에 있는 기독교 치료자들은 기독교와 심리학을 통합하는 것이 필요하다고 생각하지만 그 방법에 차이가 있어 다시 몇 몇 갈래로 나누어진다. 첫째는 심리학 이론들 중 기독교와 일치하지 않는 것은 배제하고 일치하는 것만 수용하여 통합하는 것을 주장하는 입장으로 Larry J. Crabb, Gary R. Collins 등이 있으며, 둘째는 기독교와 심리학은 전혀 다른 차원의 학문임으로 서로의 차이를 존중하고 상호 보완하는 것이 바람직하다는 입장이며 David G. Myers, Malcomb A. Jeeves가 있고, 셋째는 성경 뿐 아니라 기독교 전통에서 뛰어난 신앙인이 저술한 기독교 문헌으로부터 심리학적 관점을 파악하여 적용하자는 입장으로 Robert C. Roberts가 있다.

기독교인에게 건강하고 복된 삶은 예수 그리스도 안에서 새 사람이 되는 것이다. 바울 사도는 인간이 예수 그리스도를 만나기 전과 후에 나타나는 두 가지 성품을 대조하고 있다. 예수 그리스도의 성육신, 십자가의 죽음 그리고 부활을 믿는 사람은 새 사람이 되어 새로운 성품에 도달한다고 하였다. 바울 사도는 "너희는 이 세대를 본받지 말고 오직 마음을 새롭게 함으로 변화를 받아 하나님의 선하시고 기뻐하시고 온전하신 뜻이 무엇인지 분별하도록 하라."(롬12:2)고 하였다. 예수 그리스도를 알기 전 옛 사람은 자기중심적이고, 탐욕스럽고 무정하고, 분노하고, 호색하는 등 역기능적 속성을 갖고 있으나 예수 그리스도안에서 새 사람은 사랑, 희락, 화평, 인내, 충성, 온유, 절제와 같은 일련의 미덕으로 나타난다. 이런 특성이 하나님이 예수 그리스도의 성육신과 죽음과 부활을 통하여 믿는 사람들에게 주시는 새 사람의 특징이다. 믿는 사람이 새 사람을 되었을 지라도 실생활에서 행동과 감정으로 바로 나타나지 않는다. 그리스도인은 옛 사람에 대하여 새 사람이 우세하기 위하여 끊임없이 투쟁하고 훈련하여야 한다. 그리스도인에서 새 사람으로 변화는 오직 성령님의 역사에 의하여 이루어질 수 있다. 기독교 정신치료는 성령님의 보조자로 개인이 스스로 취하여야 할 변화를 촉진시키는 역할을 할 수 있다. 여기서 기독교 상담의 모든 것을 검토하기에는 한계가 있음으로 기독교 상담에서 대표적인 성경적 상담, 기독교 심리학, 심리학 재건모형 그리고 단계별 설명 모형의 입장을 검토하고자 한다.

성경적 상담

1. 기본전제

성경적 상담(Biblical counseling)은 Jay Adams가 개발한 기독교 상담이다. 그는 심리학 이론을 반기독교적으로 보아 거부하고 오직 성경에 근거하여 상담할 것을 주장한다. Adams는 그의 상담을 권면적 상담(nouthetic counseling)이라 하여 성경에 근거하여 권면하고 가르치고 훈계하여 내담자의 문제를 해결하는 것이라 하였다. David Powlison, Edward Welch 등 그의 계승자들이 권면적 상담은 성경의 원리를 따르고 있기 때문에 성경적 상담이라는 것이 더욱 적절하다고 하여 바꾸었다. 성경적 상담은 성경의 독점적 권위를 인정하고 인간은 하나님 말씀에 순종하여 살아야 하며, 모든 문제는 하나님의 말씀 안에서 해결 방법을 찾도록 권면하고 가르치는 것이다. 하나님의 말씀인 성경은 인간의 문제를 해결하는데 필요한 모든 것을 갖고 있음으로 일반 심리학은 기독교 믿음과 생활에 방해가 된다고 주장한다. 그러나 성경과 일치하는 심리학 원리는 부분적으로 받아들이지만 성경의 권위아래 둔다.

2. 정신병리

성경적 상담은 인간의 모든 문제와 정신병리는 죄로부터 시작되었다고 본다. 하나님이 흙으로 인간을 지으시고 생기를 불어넣어 사람이 생령이 되게 하였다. 인간은 물질적인 몸과 비물질적인 영혼을 가진 존재이다. 인간의 몸과 영은 두 가지의 다른 실체이지만 하나로 통합되어 있다. 인간은 몸의 요구를 충족하여야 하며 동시에 영으로 하나님과 깊은 관계를 갖고 살도록 창조되었다. 아담은 아무 수고하지 않았으나 하나님은 아담의 필요를 채워주셨다. 아담은 하나님과 교제하면서 하나님으로부터 이 세상 만물을 관리하는 것을 위임받았다. 인간은 피조물을 돌보는 귀중한 사명을 위임받았음으로 피조물을 자기 유익을 위하여 마음대로 사용하는 것이 아니라 보호하고 관리하여 유지하여야 한다. 인간은 전적으로 하나님께 의존하며 스스로 자율적으로 행동할 수 없는 존재이다. 그러나 인간의 죄가 이 모든 것을 바꾸었다. 하나님 말씀에 순종하지 않고 선악과를 따먹은 아담은 하나님 보기를 두려워하여 피하였다. 죄로 타락한 인간은 창조 당시의 모습을 잃었고 변형되었다. 죄로 타락한 인간은 하나님과 관계가 단절되었으며 고통가운데 살아가고 있다.

Adams는 죄의 다양한 측면을 신약과 구약에 나타난 죄의 용어를 통하여 설명하였다. 죄를 기술하는 히브리어 'avah'는 하나님 말씀을 왜곡하는 뜻으로, 'ra'는 다른 사람을 무너뜨리고 황폐하게 하는 뜻으로, 'pasha'는 하나님 권위에 도전하는 뜻으로, 'rasha'는 정체성을 잃고 혼란스러운 상태를 나타내며, 'maal'은 배신하여 신뢰를 잃는 뜻으로, 'aven'은 헛되이 노력하는 뜻으로, 'asham'은 다른 사람을 돌보는 것을 태만하게 하는 뜻으로, 'chata'는 표적에 벗어나는 뜻으로, 'amal'은 슬픔과 노동의 뜻으로, 'aval'은 불의를 행하는 뜻으로 죄를 기술하였다. 신약에서 그리스어 'hamartia'는 표적에서 벗어났다는 뜻으로, 'parabasis'는 경계선을 넘었다는 뜻으로, 'anmia'는 법이 없다는 뜻으로, 'parokoe'는 불순종의 뜻으로, 'paraptoma'는 반드시 서있어야 할 곳에서 넘어진다는 뜻으로 'agnoema'는 알아야 할 것을 무시한다는 뜻으로, 'hettema'는 부족하다는 뜻으로 사용되었다. 죄는 인간이 자신의 본분을 잃고 인간이 있어야 할 곳에 있지 아니하고 경계를 넘어 헛되이 노력하며, 나아가서 인간이 하나님의 권위에 도전하여 하나님과 바른 관계를 갖지 못하는 상태이다.

인간은 죄의 속성을 갖고 있으며 죄인으로 행동을 한다. 죄는 인간의 인격에 깊이 뿌리박고 있으며 인간이 생각하는 것, 느끼는 것, 행동하는 것이 모두 죄의 산물이다. 인간은 죄로 인하여 하나님과 관계가 단절되었으며, 인간관계가 파괴되었으며, 피조물과 관계가 훼손되었으며, 나아가서 개인을 심적으로 신체적으로 훼손시킨다. 성경은 죄로 인하여 하나님과 관계가 단절되어 상실한 마음대로 버림받아 합당치 못한 일 즉 불의하고 악독한 행위를 하게 된다고 하였다. 인간이 자신의 욕망대로 자기의 방법대로 살아감으로 다른 사람과 관계가 파괴되어 불화하며 고립되어 살아간다. 하나님은 피조물을 잘 관리하며 함께 살아갈 것을 명하셨으나 인간의 욕심으로 남용하여 자연환경이 훼손되어 인간에게 부메랑으로 되돌아오는 것을 볼 수 있다. 인간은 개인적 차원에서 자신의 욕망을 추구하면서 지나친 스트레스를 받으며 정신과 육체가 손상되어 정서장애, 사고장애, 행동장애, 물질중독과 같은 정신장애와 여러 가지 신체질병을 앓게 된다. 환경 문제, 사회계층간의 갈등, 민족과 국가 사이의 갈등과 전쟁도 그 근본은 인간의 죄의 문제이다. 인류의 역사를 되돌아 볼 때 인간의 죄는 악순환을 거듭하면서 더욱 악화되어 왔다. 문명이 발달되어 인간의 삶을 편리하고 풍성하게 한 많은 것들이 결과적으로 인간에게 재앙을 갖고 되돌아오는 것을 본다. 곧 인간의 탐욕이 더 큰 고통을 불러오는 악순환을 가고 있는 것이다. 언젠가 인간이 탐욕을 제어할 수 있을까?

성경적 상담자 Welch는 인간이 가진 죄 문제는 1) 하나님의 역사, 2) 사탄의 활동, 3) 아담의 죄, 4) 다른 사람의 죄, 5) 자신의 죄로 인하여 나타나는 것이라 하였다. 첫째, 이 세상의 모든 것은 하나님의 주권적 통치아래 있으며 하나님의 직접 간섭에 의하여 일어난다는 것에 근거하여 욥의 고난에서 보는 것과 같이 인간의 모든 문제는 하나님이 허락하여 일어나는 것이다. 이것은 믿는 사람에게도 받아들이기 어렵다. 둘째, 사탄이 인간에게 고통과 문제를 일으키는 것은 성경에 일관되게 기술되었다. 사탄은 인간의 마음을 교란하여 근심하게 하고, 불안하게 하며, 의심하게 하며, 번민하게 한다. 사탄은 적극적으로 악한 생각, 음탕한 생각을 주어 행동하게 한다. 셋째, 로마서 5장 12절에는 "한 사람으로 인하여 죄가 세상에 들어오고"라고 하여 아담의 원죄로 인하여 인류에게 죄가 들어왔다고 하였다. 넷째, 자신의 잘못이 없이도 다른 사람의 죄로 인하여 고통 받는 일을 자주 볼 수 있다. 부모의 부적절한 양육으로 문제 자녀로 성장하며, 남편의 불륜으로 아내가 우울증을 앓게 되는 경우이다. 다섯째, 자신의 죄로 인하여 고통을 당한다. 다른 사람을 미워하면 그 사람에게 나쁜 일이 나타나는 것이 아니라 자신의 마음이 편하지 않다.

3. 상담기법

성경적 상담은 하나님의 속성을 본받아 변화시키는 것이다. 이것은 하나님의 은혜를 체험하여 성령의 역사하심으로 이루어지며 상담자는 단지 이를 위한 조력자이다. 그러나 성경적 상담은 성경에 대한 깊은 지식이 필요하며 목회자의 자격 요건을 갖춘 전문가만이 할 수 있다. 하나님의 말씀에 직면하여 자신의 삶을 돌아보고 변화시키도록 권면하고 지시하는 것이다. 상담자는 내담자가 자신의 삶, 행동, 습관을 바꾸어 새로운 그리스도인의 삶을 살도록 도와준다. 상담자는 허용적 분위기에서 내담자를 있는 그대로 비판하지 받고 받아주고 인정하는 것이 중요하다. 내담자의 문제를 정확하게 파악하는 것이 필요하다.

성경적 상담은 소망, 기도, 화해, 훈련의 요소를 강조한다. 첫째, 내담자로 하여금 예수 그리스도 안에 소망을 갖고 미래에 대하여 확신을 갖게 한다. 내일에 소망이 있으면 오늘의 어려움을 감당할 수 있다. 둘째, 기도는 상담의 필수 요소이다. 상담자는 기도로 준비하고 내담자로 하여금 기도를 권면한다. 셋째, 성경적 상담은 자신이 알고 지은 죄 알지 못하고 지은 죄를 고백하고 회개할 것을 요구한다. 상담자는 내담자로 하여금 자신의 문제를 이해하고 직면하도록 하여 자신의 문제가 내재한 죄로 인한 것임을 깨닫도록 한다. 내담자는 자신의 죄를 깨닫고 회개한 후 하나님과의 관계를 회복하고 나아가서 다른 사람과의 관계를 회복하여 화해할 수 있다. 넷째, 내담자는 예수 그리스도 안에서 새 사람의 삶을 살기 위하여 성화의 훈련이 필요하다.

기독교 심리학

1. 기본전제

기독교 심리학(Christian psychology)은 기독교의·오랜 심리학 전통을 무시하고 지나치게 현대 심리학에 의존하는 것이나 반대로 심리학을 배격하는 것은 적절하지 않다고 하며, 기독교의 심리학 전통을 탐구하여 현대인에서 적절한 모형을 찾는 운동으로 시작하였다. 기독교 심리학자들은 기독교 전통에서 심리학을 찾기 위하여 성경과 이전의 역사상 중요한 기독교 사상가들의 저술을 탐색하여 그들로부터 인간의 중요한 문제들에 대한 그들이 제시한 대응 방법을 연구하여 적용하고자 하였다. 이들은 중세 수도승들, Augustine of Hippo, Thomas Aquinas, Joseph Baxter, Fyodor Dostoyevsky, Søren Kierkegaard 등의 저술로 부터 기독교 심리학의 중요한 개념을 찾고 하였다. Roberts는 심리학의 이론과 체계를 기독교 신학에 맞추어 새로운 심리학 체계를 만들어내는 것이 기독교와 심리학을 통합하는 과제로 보았다. 심리학의 요소들은 성경에 비추어 검증을 받아야 한다는 것이다. 그는 예수님과 바울 사도의 사역에서 심리학의 많은 개념들을 찾았다. 그는 산상수훈에서 인간의 본성, 사고, 행동의 개념을 찾았으며, 바울 서신에서 새로운 자기와 옛 자기의 특성과 변화의 모형을 찾았다. 예배, 기도, 명상, 봉사 등을 치료적으로 사용하는 것이 중요하다고 하였다. 오늘날 기독교 심리학은 완성된 상태가 아니라 발달 중에 있는 것으로 끈임 없이 변화하는 것이라 하였다.

2. 정신병리

기독교 심리학은 일반 심리학 이론을 철학적, 이론적, 임상적 관점에서 비판적으로 받아들인다. Paul Vitz는 심리학을 기독교 심리학으로 받아들이기 위하여 기독교 신관을 갖고 있는지, 인간을 통합적이고 전인적으로 보는지 혹은 부분적으로 환원적으로 보는지, 인간의 자유를 인정하는지, 인간의 상호의존적 관계를 중시하는지, 인간을 도덕적으로 자기중심적으로 보는지 혹은 타인 중심적으로 보는지, 인간이 세계를 주관에 의하여 인식하는지 혹은 현실에 의하여 인식하는지를 평가하는 것이 필요하다고 하였다. 기독교 심리학은 하나님을 전인적 존재로 인간과 교류하는 하나님으로 믿으며, 인간을 부분으로 아니고 전인적으로 기능하는 존재로 이해하며, 인간의 자유의지를 존중하며 그에 따른 책임도 강조한다. 인간은 하나님의 자녀로서 하나님과 교류할 뿐 아니라 서로 사랑하며 교류하며 살아간다는 것이다.

Robert C. Roberts는 기독교 관점에서 인간의 특성을 다음과 같이 요약하였다. 첫째, 인간은 언어를 사용하여 의사소통을 할 수 있다. 둘째, 인간은 제한적 자유를 가진 대리자이다. 인간은 스스로 결정할 수 없으나 하나님으로부터 피조물을 관리할 것을 위임받았다, 인간은 스스로 모든 것을 자유로이 할 수 없으나 죄의 종으로 살 것인지 혹은 하나님의 자녀로 살 것인지를 선택할 수 있다. 셋째, 인간은 내적으로 생각하고 계획하고 느끼며, 외적으로 행동하는 존재라는 것이다. 넷째, 인간은 대상에 애착하는 성향이 있다. 인간은 하나님과 애착되었으며 다른 사람과도 애착관계를 이룬다. 다섯째, 인간은 자기 연합과 자기 분리를 하며 다른 사람에게 침투하는 성향이 있다. 예수님은 "내가 네 안에 너희가 내 안에 있다"고 하였다. 성경은 남자와 여자가 연합하여 한 몸을 이룬다고 하였다. 연합한다는 것은 서로의 가치와 삶을 공유한다는 것이다. 인간은 예수님과 연합하여 예수님의 삶과 가치를 공유하여 그리스도인으로 살아간다. 인간은 하나님과 관계 안에서 성숙한 그리스도인으로 성장한다. 그는 예수님의 산상 수훈에서 성숙한 그리스도인의 모형을 찾았다. 성숙한 그리스도인은 가난한 심령, 애통하는 마음, 온유한 마음, 의에 주림, 긍휼한 마음, 청결한 마음, 대인관계에서 화평으로 나타나며 이들 성품은 하나님을 섬기며 이웃을 사랑하며 살아가는데 필요한 것이다. 반대로 분노, 탐욕, 교만, 걱정하는 것, 판단하고 정죄하는 것은 병적 성향으로 버려야 할 것이다.

3. 상담기법

기독교 심리학은 하나님이 인간을 구원하는 과정을 상담의 모델로 삼는다. 하나님은 인간을 사랑하시어 인간을 구원하기 위하여 인간의 몸으로 이 땅에 오셔서 인간으로 사셨으며 죄 없는 몸으로 십자가에서 죽으심으로 인간으로 하여금 하나님과 화해하여 관계를 회복하도록 하셨다. 죄인을 의인으로 인정하시어 새 사람이 되게 하셨다. 상담자는 내담자를 이해하기 위하여 내담자와 같은 위치로 내려간다. 또한 상담자는 내담자의 짐을 함께 지고 내담자가 회복할 수 있도록 돕는다. 기독교 심리학의 상담은 상담을 통한 전도와 상담을 통한 성화의 두 단계로 구분한다. 상담자는 내담자의 신앙을 평가하여 믿지 않는 사람에게는 기독교를 전도하고 교육하는 것이 필요하며, 이미 기독교를 믿는 신앙인에게는 성화로 안내하는 것이 중요하다.

기독교 심리학에서 상담자는 기독교 문헌과 성경에서 상담의 모형을 찾아 적용한다. 상담자는 내담자의 문제와 성격 특성을 성경이나 문헌에서 사례를 찾아 적절하게 적용한다. 상담자는 내담자가 성경에 나타난 사례를 어떻게 이해하고 적용할 것인가를 도와준다. 상담은 내담자를 기독교 믿음 안에서 삶의 방향을 바꾸도록 안내하는 활동이다. 내담자의 삶에서 치료가 필요한 요소를 찾아내어 해결하도록 하며, 나아가서 내담자의 성격이 성숙하도록 하는 것을 목표로 한다. 기독교 심리학은 성경과 문헌으로부터 상담의 모델을 찾지만 일반 심리학의 상담 기법이 기독교 원리와 상반되지 않는 한 상담 기법을 적용한다.

심리학 재건모형

1. 기본전제

Gary Collins는 심리학을 기독교 원리에 조명하여 기독교 기본원리에 근거하여 심리학을 재건하여야 한다고 하여 그의 심리학과 기독교의 통합 입장을 심리학 재건모형(rebuilding psychology)이라 한다. 그는 일반 심리학은 기독교에서 적용하기에 충분하지 않다고 지적하며, 기독교 가치와 원리에 근거하여 심리학을 변형시키어 재건하는 것이 필요하다고 하였다. 성경은 인간의 문제들을 다루고 있으나 모든 구체적 상황에 대하여 구체적 해결을 제시하지 않는다. 또한 심리학은 하나님의 일반계시로 인간을 이해하는 학문으로 충분하지 않음으로 심리학을 성경의 계시에 맞추어 보완하는 것이 필요하다는 것이다. 성경은 인간의 문제에 대하여 영적 원리를 제시하고 있으나, 인간은 성경에 제시되지 않은 영역은 과학적 방법으로 탐구하여 그 원리를 찾아 실용화하는 것이다. 과학과 학문은 성경의 원리를 경험적으로 증명하지만 때로는 성경의 원리와 맞지 않는 경우도 있어 갈등한다. 지금까지 심리학은 인간을 이해하고 그 문제를 해결하는데 상당히 유용하였으나 기독교 원리를 충분히 반영하지 못하였다. 그러므로 심리학을 기독교 원리에 비추어 검토하고 수정하는 것이 필요하다는 것이다.

Collins는 오늘날 심리학은 경험주의, 상대주의, 환원주의, 무신론적 자연주의 가정에 근거하고 있어 기독교 원리와 일치하지 않는 점이 있다고 하였다. 그는 심리학은 실험적으로 그리고 임상적으로 관찰한 것에 근거하며, 행동을 그 원인과 결과의 관계에서 평가하며, 인간의 행동은 절대적 가치보다 상대적 가치에 의하여 결정된다고 보았다. 또한 심리학은 인간의 행동을 분석하여 이해하고자 하며, 인간은 자연법칙에 따라 그 행동이 결정된다는 무신론적 자연주의에 근거한다는 것이다. 이러한 가정들은 기독교 원리와 상충되어 조정이 필요하다는 것이다. 인간은 죄로 인하여 인간을 정확하게 있는 그대로 이해하는데 한계가 있으며 인간적 학문의 방법으로 인간을 정확하게 알 수 없어 많은 부분에서 왜곡된다고 한다. 성경은 오랜 세월동안 많은 사람들에 의하여 저술되었으나 그 내용이 일관성이 있다는 것은 성경이 비록 인간이 기술하였으나 하나님의 감동으로 된 것임을 증명한다. 그러므로 성경이 하나님에 의하여 기록된 하나님의 진리임으로 최종적 권위를 갖는다. 인간에 대한 연구는 성경만이 절대적 진리이며 다른 것은 성경에 비추어 평가되어야 하며, 실험과 경험만이 아니라 직관을 포함하여야 한다고 하였다. 인간은 제한된 자유와 책임을 갖고 있으며, 인간을 이해하기 위하여 부분으로 분석하는 것도 필요하지만 전체적으로 보아야 하며, 눈에 보이는 자연계 위에 하나님의 세계가 존재하는 것을 믿어야 한다.

심리학 재건모형에서 하나님과 관계에서 인간을 이해하고자 인간의 타락, 회복 그리고 상황의 특성을 강조한다. 인간은 하나님의 형상을 따라 창조된 존재이며 하나님의 형상이 인간에게 존재한다는 것이다. Collins는 하나님의 형상을 내재한 인간은 관계적 존재, 성적 존재, 도덕적 존재 그리고 책임 있는 존재라 하였다. 인간은 하나님과의 관계에서 하나님의 사랑을 받으며 하나님을 의지하고 살도록 창조되었다. 또한 인간은 서로 사랑하며 사랑받는 존재로 창조되었다. 인간이 성적 존재라는 것은 하나님이 인간을 남자와 여자로 창조하시고 서로 관계가운데 하나가 되도록 하셨다는 것이다. 인간이 하나님의 창조의 섭리에 따라 순종하는 것, 즉 인간이 하여야 할 것과 하지 말아야 할 것을 분별하여 행하는 것이 도덕적 존재로서 인간이다. 인간은 선악과를 따먹든지 혹은 따먹지 않을 수 있는 선택의 자유를 부여받았으며 자신의 행동의 결과에 대하여 책임을 져야 하였다. 하나님은 피조물을 다스리는 사명을 우리에게 주셨으며, 이 사명을 잘 감당하는지 지금도 그 책임을 인간에게 묻고 계신다. 인간은 죄로 인하여 인간의 근본적 존재가 왜곡되어 현실에 많은 문제를 경험한다.

인간은 죄짓고 타락하였으나 하나님은 인간을 사랑하시어 구원으로 회복할 수 있는 기회를 주셨다. 하나님은 예수 그리스도를 인간의 모습으로 보내시어 인간과 화해하시기를 원하셨다. 인간이 예수 그리스도를 구주로 영접하면 인간은 구원받을 수 있다. 하나님은 구원받은 인간을 의롭다고 인정하시어 의롭게 살아가게 인도하신다. 나아가서 성령님을 보내주시어 인간이 하나님을 본받아 변화된 삶을 살아가게 인도하시었다. 예수 그리스도 안에서 변화되어 새로운 자기로 태어난 사람은 성령님의 능력으로 사랑, 희락, 화평, 오래 참음, 자비, 양성, 충성, 온유, 절제와 같은 열매 맺는 삶을 살 수 있다.

2. 정신병리

심리학 재건모형에서도 성경적 상담이나 기독교 심리학에서와 같이 인간의 문제는 모두 죄로부터 기원한다고 한다. Collins는 죄를 인간의 개인적 행위, 태도, 상태, 힘으로 정의하였다. 인간은 하나님에 대한 반항적 행위로 죄를 지으나, 그 행위 이전에 성품과 태도에 죄가 이미 존재하였으며, 인간은 죄지을 수 밖에 없는 마음을 갖고 있었다는 것이다. 그러므로 죄는 심내적 상태이다. 죄는 악을 조장하는 사탄의 힘이며, 개인의 영역을 넘어 사회전반에 광범위하게 작용한다. 그리스도인은 성령의 능력으로 이 사탄의 힘에 대항하여야 한다.

3. 상담기법

심리학 재건모형에서 상담은 예수 그리스도를 전제로 하여 이루어진다. 상담자는 기독교적 세계관과 인간관에 확신을 가져야한다. 그러므로 상담자는 헌신된 그리스도인이어야 하며 기독교 신학과 심리학에서 필요한 교육과 훈련을 받아야 한다. 상담자는 심리적으로 안정되어 내담자를 공감하고 이해할 수 있어야 하며 영적으로 거듭나서 신앙에 굳게 서야 한다. 상담자는 자신을 이해하고 자신의 신앙과 가치관을 확립하여야 하며, 그렇지 못하면 내담자를 상담할 수 없을 것이다. 상담자는 인간의 창조, 타락, 구원의 과정을 교육하여 예수 그리스도를 구주로 영접하고 기독교 세계관을 갖도록 한다. 즉 상담자는 먼저 전도자가 되어야 한다. 심리학 재건모형에서 상담은 관계 형성, 경청, 관찰, 질문, 반응 등 일반적 심리학 기법을 사용한다. 또한 예배, 기도, 성경과 같은 영적 자원을 활용한다. Collins는 내담자의 필요에 따라 상담을 지지상담, 직면상담, 심층상담, 교육상담, 예방상담, 영적상담 등 다양한 종류를 제시하였다.

설명수준 모형

1. 기본전제

David Myers와 Malcolm Jeeves는 기독교 상담은 과학적 관점에서 심리학과 종교적 관점에서 기독교 원리를 근거로 하며, 이 두 관점은 각각 인간의 다른 차원에 관한 것임으로 단순히 통합할 수 없으며 서로 받아들여야 한다고 하였으며, 이들의 입장을 설명수준 모형(the level of explanation model)이라 부른다. 모든 진리는 하나님으로부터 온 것으로 성경으로부터 찾을 수 있을 뿐 아니라 이성적 탐구를 통하여 심리학이 발견한 것이 아무리 불안전하여도 받아들여야 한다는 것이다. 심리학 연구들은 하나님의 섭리를 보다 잘 이해할 수 있게 한다고 주장한다. 인간이 가진 가치는 과학적 연구로 검증받아야 하며 과학적 연구는 하나님의 말씀에 의하여 통제되어야 한다는 것이다. 심리학과 기독교는 동일한 수준에 있지 않으며 서로 다른 수준에서 보완하는 역할을 할 수 있다. 하나님의 진리는 다양한 측면과 차원을 가진 현상으로 나타나며, 심리학과 기독교는 서로 보완하여 하나님의 진리에 기여할 수 있다는 것이다. 심리학은 인간의 마음이라는 수준에 관여하며 기독교는 영적 수준에 관여한다. 기독교는 심리학이 인간을 보는 차원을 전혀 다른 차원에서 볼 수 있도록 한다. 예를 들어 기독교 심리학자와 비기독교 심리학자는 동일한 현상에 대하여 상이한 의미로 해석할 수 있다. 기독교는 과학을 안내하는 원리로서 독특한 역할을 한다는 것이다.

심리학과 기독교를 평행하는 진리 탐구의 방법으로 보는 입장에서 인간은 생물학적, 심리적, 사회적 그리고 영적 차원을 가진 전인적 존재로 본다. 즉 인간은 몸과 마음과 영이 하나인 일원론적 존재이지만, 몸과 마음과 영은 서로 분리될 수 없는 실체이며 그 본성은 동일하다는 것이다. 인간 본성의 심리적 표현이 마음이고 물리적 표현이 몸이다. 영은 몸이나 마음과 같이 인간 속에 내재하는 실체이며 다른 수준에서 표현되는 것이다. 인간의 행동은 생물학적, 심리적 및 사회적 수준에서 설명할 수 있다. 생물학적 수준에서 분자생물학적 현상으로, 심리적 수준에서 기억, 사고, 감정 등 심리적 현상으로, 그리고 사회적 수준에서 다른 사람과 관계 수준에서 설명할 수 있다. 인간은 이들 다른 수준에서 자신을 나타낼 수 있는 능력을 가진 점에 독특하다.

2. 정신병리

설명수준 모형은 인간의 정신병리를 사회심리학적 관점에서 이해한다. Myers는 미국에서 1960년대에서 1990년대 사이에 이혼율이 증가하였고 자살율, 범죄율, 우울증 등이 급속하게 증가하였으며 이러한 증가는 자신을 실제보다 더 부풀려 생각하는 현상에 기인한다고 하였다. 다른 사람과 비교하여 자신을 실제보다 부풀려 생각함으로 상대적 박탈감이 증가하고 비적응적 행동이 증가하게 되었다고 한다. 이와 함께 자기에게 유익하게 편견을 갖고 행동하는 것이 사회병리의 요인으로 작용하며 이기심과 탐욕은 개인의 병리에 기여한다고 하였다.

3. 상담기법

설명수준 모형에서 상담은 태도가 행동에 미치는 영향과 행동이 태도에 미치는 영향을 이해함으로 태도와 행동을 교정하고자 한다. Myers는 행복한 사람들을 조사하여 건강한 몸, 현실적 목표, 긍정적 자아상, 낙관주의 외향성, 지지관계, 종교적 믿음, 도전적 일, 적절한 휴식이 행복한 삶을 위하여 중요하다는 것을 알았다. 그는 사람들이 행복한 삶을 알지 못하고 배우지 못하여 행복을 누리지 못한다고 주장하며, 행복한 삶의 태도를 배우고 실천함으로써 행복한 삶을 살게 할 수 있다고 하였다. 이러한 원리는 인지행동치료와 유사하다. 반대로 행동을 바꾸어서 태도를 바꿀 수 있다. 예를 들어 수줍고 외로운 사람에게 사람들과 어울리는 사회기술을 훈련시켜 사람들과 어울리도록 하면 정서적으로 안정되는 것을 본다.

참고문헌

정신의학 교과서

대한신경정신의학회 편저. 신경정신의학. 제2개정판. 서울: 중앙문화사: 2005.

민성길 편저. 최신정신의학. 제5개정판. 서울: 일조각: 2006.

이정균 편저. 정신의학. 제4판. 서울: 일조각: 2003.

Hales RE, Yudofsky SC. editors. The American Psychiatric Publishing Textbook of Clinical Psychiatry, 4th Edition. Washington D.C.: The American Psychiatric Publishing, Inc.; 2002.

Sadock BJ. Sadock VA. editors. Kaplan & Sadock's comprehensive textbook of psychiatry, 8th ed. Philadelphia: Lippincott Williams & Wilkins: 2005.

Sadock BJ. Sadock VA. Kaplan & Sadock's synopsis of psychiatry: behavior science, clinical psychiatry. 9th ed. Philadelphia: Lippincott Williams & Wilkins; 2003.

제1장 인간 행동의 이해 I : 정신, 신체 그리고 영

Beck JR, The human person in theology and psychology: A biblical anthropology for the twenty first century. Grand Rapid: Krager Publications; 2005.

Dunn JDG. The theology of the Apostle Paul. Grand Rapid: Eerdmans; 1998.

Green JB, Palmer SL. editors. In search of the soul: Four views of the mind-body problem. Downers Grove: InterVarsity Press; 2005.

McDonald HD. The christian view of man. Westchester: Crossway; 1981.

Murphy N. Bodies and souls, or spirited bodies. Cambridge: Cambridge University Press; 2006.

Nee W. The spiritual man. Anaheim: Living Stream Ministry; 1998.

Sperry RW. Mind-brain interaction: Mentalism, yes; dualism, no. Neuroscience 1980;5:195-206.

제2장 인간 행동의 이해 II : 정신분석

Brenner C. An elementary textbook of psychoanalysis. New York: International Universities Press; 1973

Jones SL. Butman RE. Modern psychotherapies. Downers Grove: InterVarsity Press; 1991.

Meissner WW. Classical psychoanalysis. In: Sadock BJ. Sadock VA, editors. Kaplan & Sadock's comprehensive textbook of psychiatry, 8th ed. Philadelphia: Lippincott Williams & Wilkins: 2005. p.701-45.

McWilliams N. Psychoanalytic diagnosis: Understanding personality structure in the clinical process. New York: The Guilford Press; 1994.

제3장 인간 행동의 이해 III : 학습이론과 인지이론

Agras S. Wilson T. Learning theory. In: Sadock BJ. Sadock VA, editors. Kaplan & Sadock's comprehensive textbook of psychiatry, 8th ed. Philadelphia: Lippincott Williams & Wilkins: 2005. pp541-53.

Dobson KS, editor. Cognitive behavioral therapies. 2nd ed. New York: The Guilford

Press; 2001.

Pervin LA. The science of personality. 2nd ed. New York: Oxford University Press; 2003.

Sadock BJ. Sadock VA. Kaplan & Sadock's synopsis of psychiatry: behavior science, clinical psychiatry. 9th ed. Philadelphia: Lippincott Williams & Wilkins; 2003. p.143-49.

제4장 인간 행동의 이해 Ⅳ : 사회문화적 관점

서미경, 김정남. 정신장애인에 대한 일반인의 스티그마와 정신장애인이 지각하는 스티그마의 비교연구. 신경정신의학 2005;44:371-75.

이정균, 곽영숙, 이희, 김용식, 한진희, 최진욱, 이영호. 한국정신장애의 역학적 조사연구. 대한의학협회지 1985;28:1223-45.

조맹제, 함봉진, 김장규, 박강규, 정은기, 서동우 등. 한국 정신장애의 역학 조사 연구(I): 각 정신장애의 유병율. 신경정신의학 2004;43:470-80.

Brackbill RM, Thorpe LE, DiGrande L, Perrin M, Sapp JH, Wu D, et al. Surveillance for world trade center disaster health effects among survivors of collapsed and damaged buildings. MMWR Surveillance Summaries 2006;55 (ss02):1-10.

Kessler RC, McGonagle KA, Zhao S, Nelson CB, Hughes M, Eshleman S, et al. Lifetime and 12-month prevalence of DSM-III-R psychiatric disorders in the United States. Arch Gen Psychiatry 1994;51:8-19.

Robins LN, Helzer JE, Weissman M, Orvaschel H, Gruenberg E, Burkes JD, et al. Lifetime prevalence of specific psychiatric disorders in three sites. Arch Gen Psychiatry 1984;41:949-58.

The WHO World Mental Health Survey Consortium. Prevalence, severity and unmet need for treatment of mental disorders in world health organization world mental health surveys. JAMA 2004;291:2581-90.

WHO International Consortium in Psychiatric Epidemiology. Cross-national comparisons of the prevalences and correlates of mental disorders. Bull World Health Organ 2000;78:413-26.

제5장 인간 행동의 이해 V : 생물학적 관점

Kandel ER, Schwartz JH, Jessell TM. Essentials of neural science and behavior. Norwalk: Appleton & Lange; 1995.

Lane RD, Reiman EM, Ahen GL, Schwartz GE, Davidson RJ. Neuroanatomical correlates of happiness, sadness, and disgust. Am J Psychiatry 1997;154:926-34.

Plomin R, DeFries JC, McClearn GE, Rutter M. Behavioral genetics. New York: WH Freeman & Co; 1997.

Sadock BJ. Sadock VA. Kaplan & Sadock's synopsis of psychiatry: behavior science, clinical psychiatry. 9th ed. Philadelphia: Lippincott Williams & Wilkins; 2003. p.66-135.

제6장 정신건강

Diener E, Suh EM, Lucas RE, Smith HL. Subjective wellbeing: Three decade of progress. Psychol Bull 1999;125:276-302.

Keyes CL. Promoting and protecting mental health as flourishing: a complementary strategy for improving national mental health. Am Psychol 2007;62:95-108.

Salovey P, Mayer, JD, Caruso D. The positive psychology of emotional intelligence. In: Snyder CR, Lopez SJ, editors. Handbook of positive psychology. New York: Oxford University Press; 2002. p159-71.

U. S. Public health Service. Mental Health: A report of surgeon general. Rockville, Md. 1999.

Vaillant GE, Vaillant CO. Normality and mental health. In: Sadock BJ. Sadock VA, editors. Kaplan & Sadock's comprehensive textbook of psychiatry, 8th ed. Philadelphia: Lippincott Williams & Wilkins; 2005. p583-97.

World Health Organization. World Health Organization constitution. In Basic documents. Geneva. 1948.

World Health Organization. Promoting mental health: concept, emerging evidence, practice(summary report). Geneva. 2004.

제7장 정신장애의 발병

Chrousos G, Gold P. The concept of stress and stress system disorders. JAMA 1992;167:1244-52.

Cousins N. Anatomy Illness as perceived by the patient. New York: WW Norton & Company Inc.; 1979. pp 56-7.

Justice B. Who gets sick: how beliefs, moods and thoughts affect your health. Revised Edition. Houston: Peak Press; 2000.

Moos RH. editor. Coping with physical illness 2: New perspective. New York: Plenum Medical Publishing Co; 1984.

Simons RC. editor. Understanding human behavior in health and illness. 3rd ed. Baltimore: Williams & Wilkins; 1985.

제8장 정신장애의 증상과 분류

미국정신의학회. 정신장애의 진단 및 통계 편람: DSM-IV. 제4판. 서울: 하나의학사: 1997.

APA. Diagnostic statistical manual of mental disorders. 4th ed. text revision. Washington, DC: APA; 2000.

Hamilton M. editor. Fish's Clinical psychopathology: Signs and symptoms in psychiatry. Bristol: John Wright & Sons Ltd; 1974.

WHO. The ICD-10 classification of mental and behavioral disorders: Clinical descriptions and diagnostic guidelines. Geneva: WHO; 1992.

제9장 인격장애

Beck JS, Complex cognitive therapy of personality disorder patients. Bull Menninger Clin 1998;62:170-94.

Beck AT, Freeman A, Davis DD, and Associates. Cognitive therapy of personality disorder. New York: Guilford Press; 2007.

Depue RA, Collins PF. Neurobiology of the structure of personality: Dopamine, facilitation of incentive motivation, and extraversion. Behav Brain Sci 1999;22: 491-569.

Liebowitz MR, Stone MH, Turkat D. Treatment of personality disorder. APA Annual Rewiew 1986;5:356-93.

Millon T, Grossman S, Millon C, Meagher S, Ramnath R. Personality disorder in modern life. 2nd ed. Hoboken: John Willey & Son Inc; 2004.

Reich J. Prevalence of DSM-III-R self-defeating (masochistic) personality disorder in normal and outpatient populations. J Nerv Ment Disor 1987;175:52-54.

Robinson DJ. Disordered personalities. 2nd. ed. Port Huron: Rapid cycler press; 1999.

제10장 정신분열병과 기타 정신병 장애

대한신경정신의학회역. 정신분열병: 세계정신의학회 교육자료. 대한신경정신의학회. 1995.

박영남. 정신분열병에서 이세대 항정신병약물의 효과. 생물치료정신의학 2004;10:113-125.

한국형 정신분열병 약물치료 알고리즘 실무위원회. 한국형 정신분열병 약물치료지침서 2006.

Crow TJ. Molecular pathology of schizophrenia: more than one disease process? BMJ 1980;280:66-8.

Hoenig J. The concept of schizophrenia: Kreapelin-Bleuler-Schneider. Br J Psychiatry 1983;142:547-56.

Jablensky A, Sartorius N, Emberg G, Anker M, Korten A, Cooper JE, et al. Schizophrenia: manifestation, incidence, and course in different culture. A World Health Organization ten-country study. Psychol Med Monograph Suppl 1992;20:1-97.

Leff J, Sartorius N, Jablensky A, Korten A, Emberg G, The international pilot study of schizophrenia. Psychol Med 1992;22:131-45.

Mellor CS. First rank symptoms of schizophrenia. Br J Psychiatry 1970;117:15-23.

Niznikiewicz MA, Kubicki A, Shenton ME. Recent structural and functional imaging findings in schizophrenia. Current Opinion in Psychiatry 2003, 16:123?47

Pao PN. Schizophrenic disorder: theory and treatment from a psychodynamic point of view. New York: International Universities Press, Inc.; 1979.

Whitehorn JC, Betz BJ. A study of psychotherapeutic relationships between physician and schizophrenic patients. Am J Psychiatry 1954;321-31.

제11장 기분장애

박영남. 우울장애와 불안장애의 공유 특성. 생물치료정신의학 2003;9:118-128

이준영, 김장규, 함봉진, 홍진표, 김선욱, 김제훈, 박종익, 정인원, 조맹제. 우울장애의 유병율과 관련요인들. 사회정신의학 2004;9:48-55

조맹제, 김계희. 주요우울증환자 예비평가에서 the center for epidemiologic studies depression scale(CESD)의 진단적 타당성 연구. 신경정신의학 1993;32:381-397

조맹제, 김장규, 함봉진, 박강규, 정은기, 서동우, 등. 한국 정신장애의 역학 조사 연구(I): 각 정신장애의 유병율. 신경정신의학 2004;43:470-480.

한국형 주요우울장애 약물치료 알고리듬 개발실무위원회. 한국형 주요우울장애 약물치료 알고리듬. 대한우울조울병학회. 2003.
한국형 양극성장애 약물치료 알고리듬 개발실무위원회. 한국형 양극성장애 약물치료 지침서. 2006.
Akiskal HS. Dysthymia and cyclothymia in psychiatric practice: A century after Kraepelin. J Affect Disord 2001;62:17-31.
Angst J. Bipolarity from ancient to modern times: conception, birth and rebirth. J Affect Disord 2001;67:3-19.
Himmelhoch J, Levine J, Gershon S. Historical overview of the relationship between anxiety disorders and affective disorders. Depress Anxiety 2001;14:53-66.
Kendler KS, Karkowski-Shuman L. Stressful life events and genetic liability to major depression: genetic control of exposure to the environment? Psychol Med 1997;27:539-547
Klein DN, Schwartz JE, Rose S, Leader JB. Five-year course and outcome of dysthymic disorder: A prospective, naturalistic follow-up study. Am J Psychiatry 2000;157:931-9.
McGuffin P, Katz R, Babbington P. The Camberwell collaborative depressive study: III. Depression and adversity in the relatives of depressed probands. Br J Psychiatry 1988;152:775-782.
Nemeroff CB, Vale WW. The neurobiology of depression: inroads to treatment and new drug discovery. J Clin Psychiatry. 2005;66(Suppl 7):5-13.
Rush AJ. editor. Short-term psychotherapies of depression.; Behavioral, interpersonal, cognitive and psychodynamic approaches. New York; The Guilford Press: 1982.

제12장 불안장애

박영남. 우울장애와 불안장애의 공유 특성. 생물치료정신의학 2003;9:118-128
조맹제, 김장규, 함봉진, 박강규, 정은기, 서동우, 등. 한국 정신장애의 역학 조사 연구(I): 각 정신장애의 유병율. 신경정신의학 2004;43:470-480.

Charney DS. Neuroanatomical circuits modulating fear and anxiety behaviors. Acta Psychiatr Scand Suppl. 2003;417:38-50.

Clark DM, Wells A. Cognitive therapy for anxiety, In: Dickstein LJ, Riba M, Oldham JM. editors. American Psychiatric Press Review of Psychiatry, Volume 16.Washington, DC: American Psychiatric Press; 1997. pp 5-43.

Keller MB. Social anxiety disorder clinical course and outcome: review of Harvard/Brown anxiety research project findings. J Clin Psychiatry 2006: 67(suppl 12):14-9.

Kessler RC, McGonagle KA, Zhao S, Nelson CB, Hughes M, Eshleman S, et al. Lifetime and 12 month prevalence of DSM-III-R psychiatric disorders in United States: results from the national comorbidity survey. Arch Gen Psychaitry 1994;51:8-19.

May R. The meaning of anxiety. New York: WW Norton & Co; 1977.

Phelps EA, LeDoux JE. Contributions of amygdala to emotion processing: from animal model to behavior. Neuron 2005;48:175-87.

Ressler KJ, Nemeroff CR. Role of serotonergic and noradrenergic systems in the pathophysiology of depression and anxiety disorders. Depression and Anxiety 2000 12(suppl 1):2-19.

The WHO World Mental Health Survey Consortium. Prevalence, severity and unmet need for treatment of mental disorders in world health organization world mental health surveys. JAMA 2004;291:2581-90.

제13장 신체형장애

이경규. 심리적 요인과 관련된 통증장애. 정신신체의학 2002;10:166-175.

Baker R, Shaw EJ. Diagnosis and management of chronic fatigue syndrome or myalgic encephalomyelitis (or encephalopathy): summary of NICE guidance. BMJ 2007;335:446-8.

Hollifield MA. Somatoform disorder. In: Sadock BJ. Sadock VA, editors. Kaplan & Sadock's comprehensive textbook of psychiatry, 8th ed. Philadelphia: Lippincott Williams & Wilkins: 2005. p.1800-28.

제14장 해리장애

Kihlstrom JF. Dissociative disorders. Ann Rew Clin Psychol 2005:1;227-53.

Loewenstein RJ, Putnam FW. In: Sadock BJ. Sadock VA, editors. Kaplan & Sadock's comprehensive textbook of psychiatry, 8th ed. Philadelphia: Lippincott Williams & Wilkins: 2005. p.1844-901.

Putnam FW, Guroff JJ, Silverman EK, Barban L, Post RM. The clinical phenomenology of multiple personality disorder: review of 100 recent cases. J Clin Psychol 1986;47:285-93.

Ross CA, Miller SD, Bjorns Fraser GA, Anderson G. Structured interview data from 102 cases of multiple personality disorder from four centers. Am J Psychiatry 1990:14:596-601.

제15장 성기능과 성주체성 장애

Sadock VA. Normal sexuality and sexual dysfunctions. In: Sadock BJ. Sadock VA, editors. Kaplan & Sadock's comprehensive textbook of psychiatry, 8th ed. Philadelphia: Lippincott Williams & Wilkins: 2005. p.1902-35.

Sadock BJ. Sadock VA. Kaplan & Sadock's synopsis of psychiatry: behavior science, clinical psychiatry. 9th ed. Philadelphia: Lippincott Williams & Wilkins; 2003. p692-738.

제16장 식사장애

보건복지부. 국민건강영양조사. 2005

Andersen AE, Jager J. Eating disorders. In: Sadock BJ. Sadock VA, editors. Kaplan & Sadock's comprehensive textbook of psychiatry, 8th ed. Philadelphia: Lippincott Williams & Wilkins: 2005. p.2002-21.

Fabricatore AN, Wadden TA. Obesity. Annu Rev Clin Psychol. 2006;2:357-77.

제17장 수면장애

조용원. 한국 성인 남녀에서 야간 수면장애 유병율. 미발표 자료 2007, 10,11

Kryger MH, Roth T, Dement WC. Principles and practices of sleep medicine. 3rd ed. Philadelphia; W.B. Sounders Company: 2000.

Mendelson W. Sleep disorders. In: Sadock BJ. Sadock VA, editors. Kaplan & Sadock's comprehensive textbook of psychiatry, 8th ed. Philadelphia: Lippincott Williams & Wilkins: 2005. p.2022-34.

Üstün TB, Privett M, Lecrubier Y, Weiller E, Simon G, Korten A, Bassett SS, Maier W, Sartorius N. Form, frequency and burden of sleep problems in general health care: a report from the WHO Collaborative Study on Psychological Problems in General Health Care. Eur Psychiatry 1996;11(suppl 1):5s-10s.

제18장 충동조절장애

김동희, 조진석, 조현기, 이덕기, 변원탄, 정순민. 고등학생들의 인터넷 중독 하위유형별 심리적 특성 차이. 사회정신의학 2006;11:93-99.

김영훈, 최삼욱, 신영철. 병적 도박자의 스트레스, 대처방식 및 우울증에 대한 연구. 신경정신의학 2007;46:171-78

안영균, 신영철, 고복자, 심진현, 김범조, 이승민, 등. 인터넷 중독 청소년들의 정신병리 및 대처방식. 중독정신의학 2005;9:23-32.

윤재희. 인터넷 중독과 우울증, 충동성, 감각추구성향 및 대인관계연관성[석사학위논문], 고려대학교. 1998.

이문수, 홍성도, 정유숙. 인터넷 중독 성향을 보이는 청소년들에서의 기질성격 특성. 신경정신의학 2007;46:65-70.

Black DW. Compulsive buying disorder: a review of the evidence. CNS Spectr. 2007 ;12:124-32.

Black DW, Kehrberg LL, Flumerfelt DL, Schlosser SS. Characteristics of 36 subjects reporting compulsive sexual behavior. Am J Psychiatry. 1997;154:243-9.

Goldberg I. Internet addiction: electronic message posted research list: 1995. available from URL:http://www.rider.edu/~suler/psycyber/supportgp.html

Greenberg HR. Impulse control disorders not elsewhere classified. In: Sadock BJ. Sadock VA, editors. Kaplan & Sadock's comprehensive textbook of psychiatry, 8th ed. Philadelphia: Lippincott Williams & Wilkins: 2005. p.2035-54.

Holden C. Behavioral addictions: do they exist? Science 2001;294:980-982.

Kim KH, Lee PH, Kwon SJ. Epidemiologic study of pathological gambling in South korea: A comparison of the KNODS, KMAGS and KSOGS. Korean Journal of Health Psychology 2005;10:227-242.

Lejoyeux M, Adès J, Tassain V, Solomon J. Phenomenology and psychopathology of uncontrolled buying. Am J Psychiatry. 1996;153:1524-9.

Suler J. Why this thing eating my life? Computer and cyberspace addiction at the palace world wide web:1996. Available from URL:http://www.rider.edu/users/suler/psycyber/eatlife.html

Young KS. Internet addiction test. Available from URL: http://neaddiction.com/internet_addiction_test.htm

제19장 기질성 정신장애

Sadock BJ. Sadock VA. Kaplan & Sadock's synopsis of psychiatry: behavior science, clinical psychiatry. 9th ed. Philadelphia: Lippincott Williams & Wilkins; 2003. p.319-70.

제20장 물질관련장애

조맹제, 함봉진, 김장규, 박강규, 정은기, 서동우 등. 한국 정신장애의 역학 조사 연구(1): 각 정신장애의 유병율. 신경정신의학 2004;43:470-480.

이충경. 정신질환실태 역학조사. 보건복지부용역연구보고서. 2001, pp189-232.

Eng MY, Luczak SE, Wall TL. ALDH2, ADH1B, and ADH1C genotypes in Asians: a literature review. Alcohol Res Health. 2007;30:22-7.

Galanter M, Kleber HD (Editors). The American Psychiatric Publishing Textbook of Substance Abuse Treatment. Washington DC: The American Psychiatric Publishing, Inc; 2004.

Pattison EM, Kaufman E(editors). Encyclopedic handbook of alcoholism. New York: Gardner Press; 1982.

Ritchie K, Carrière I, de Mendonsa A, Portet F, Dartigues JF, Rouaud O, et al. The neuroprotective effects of caffeine; A prospective population study (the Three City Study). Neurology 2007;69:536-545.

제21장 적응장애

Andreasen NC, Hoenk PR, The predictive value of adjustment disorder: a follow up study. Am J Psychiatry 1982;139:584-90

Kendler KS, Neale M, Kessler R, Heath A, Eaves L. A twin study of recent life events and difficulties. Arch Gen Psychiatry 1993;50:789-96.

Sadock BJ. Sadock VA. Kaplan & Sadock's synopsis of psychiatry: behavior science, clinical psychiatry. 9th ed. Philadelphia: Lippincott Williams & Wilkins; 2003. p.795-99.

제22장 귀신들림

오성춘역. 귀신들림과 상담. 서울: 도서출판 두란노: 1995.

허철. 영적전쟁에서 승리하는 비결. 서울: 은혜출판사: 2000.

Dickason CF. Angels: Elect & Evil, revised. Chicago. Moody Publishers: 1995

Murphy E. The Handbook for Spiritual Warfare (Revised & Updated). Thomas Nelson: 2003.

제23장 소아 청소년 정신장애

Bittner A, Egger HL, Erkanli A, Jane Costello E, Foley DL, Angold A. What do childhood anxiety disorders predict? J Child Psychol Psychiatry. 2007;48:1174-83.

Brieber S, Neufang S, Bruning N, Kamp-Becker I, Remschmidt H, et al. Structural brain abnormalities in adolescents with autism spectrum disorder and patients with attention deficit/hyperactivity disorder. J Child Psychol Psychiatry 2007;48:1251-8.

Carr JE, LeBlanc LA. Autism spectrum disorders in early childhood: an overview for practicing physicians. Prim Care 2007;34:343-59.

Fombonne E. Epidemiological surveys of autism and other pervasive developmental disorders: an update. J Autism Dev Disord 2003;33:365-82.

Greenhill LL, Posner K, Vaughan BS, Kratochvil CJ. Attention deficit hyperactivity disorder in preschool children. Child Adolesc Psychiatr Clin N Am. 2008; 17:347-66.

Miller G. Getting a read on Rett Syndrome. Science 2006;314:1536-1537.

Mouridsen SE. Childhood disintegrative disorder. Brain Dev 2003;25:225-8.

Treffert DA (1988). "The idiot savant: a review of the syndrome". Am J Psychiatry 1988;145:563-72.

Wiener JM, Dulcan MK. editors. Textbook of child and adolescent psychiatry. 3rd ed. Washington DC: The American Psychiatric Publishing, Inc.; 2003.

제24장 노년기 정신장애

대한노인정신의학회 편. 노인정신의학. 서울: 중앙문화사; 2004.

대한노인정신의학회 편. 한국형 치매 평가 검사. 서울: 학지사; 2003.

Blazer DG, Steffens DC, Busse EW.editors. The American Psychiatric Publishing Textbook of geriatric psychiatry. 2nd ed. Washington DC: The American Psychiatric Publishing, Inc.; 2004.

Brown SL, Nesse RM, Vinokur AD, Smith DM. Providing social support may be more beneficial than receiving it: Results from a prospective study of mortality. Psychol Sci 2003:14;320-27.

MacKinlay EB, Trevitt C. Spiritual care and ageing in a secular society. MJA 2007;186:S74?S76.

Seeman T, Chen X. Risk and protective factors for physical functioning in older adults with and without chronic conditions: MacArthur Studies of Successful Aging. J Gerontol B Psychol Sci Soc Sci. 2002;57:S135-44.

Seeman TE, Lusignolo TM, Albert M, Berkman L. Social relationships, social support, and patterns of cognitive aging in healthy, high-functioning older adults: MacArthur studies of successful aging. Health Psychol 2001;20:243-55.

Vaillant GE. Aging well. Boston: Little Brown and Co.; 2002

제25장 정신치료

APA Commission on Psychotherapies. Psychotherapy: Methodological and efficacy issues. American Psychiatric Association, 1982.

Beck AT, Rush AJ, Shaw BF, Emery G. Cognitive therapy of depression. The Guilford Press, New York. 1979.

Karasu TB. Psychoanalysis and psychoanalytic psychotherapy. In: Sadock BJ, Sadock VA. editors. Comprehensive texbook of psychiatry, 8th ed. Philadelphia: Lippincott Williams & Wilkins; 2005. p.2472-97

Kay J, Kay RL. Individual psychotherapy. In Tasman A, Kay J, Lieberman JA. editors. Psychiatry, 2nd ed. London: John Wiley & Son, LTD; 1699-1719.

Klerman GL, Weissman MM, Rounsaville BJ, Chevron ES. Interpersonal psychotherapy of depression. New York: Basic Books; 1984.

Leichsenring F. Are psychodynamic and psychoanalytic therapies effective?: A review of empirical data. Int J Psychoanal. 2005;86(Pt 3):841-68.

Strupp HH, Binder JL. Psychotherapy in a new key: A guide to time-limited dynamic psychotherapy. New York: Basic Books; 1984.

Strupp HH. The nonspecific hypothesis of therapeutic effectiveness; A current assessment. Am J Orhopsychiatr 1986;56:513-552.

Wolberg LR. The technique of psychotherapy. vol 1. New York: Grune & Stratton. Inc.; 1977. p 3-67.

제26장 기독교와 정신치료

Collins G. Christian counselling: A comprehensive guide. Revised ed. Dallas: Word; 1988.

Jeeve M. Human nature at the millenium: Reflection on the integration of psychology and christianity. Grand Rapid: Baker; 1998.

Johnson EL, Jones S. editors. Psychology and christianity. Downers Grove:

InterVarsity Press;2000.

McMinn MR, Phillips TR. Care of the soul: exploring the intersection of psychology and theology. Downers Grove: InterVarsity Press;2001.

McMinn MR, Campbell CD. Integrative psychotherapy. Downers Grove: InterVarsity Preess;2007.

Myers DG. The pursuit of happiness. New York: Williams Morrow;1992.

찾아보기

한 글

[ㅇ]

영 문

저 자 약 력

▲ **박 영 남**

- 경북대학교 의과대학 졸업
- 경북대학교 대학원(의학박사)
- 미국 시카고 Rush-Presbyterian St-Luke's Medical Center 정신과 레지던트
  정신과 전문의(대한민국, 미국)
- 계명대학교 의과대학 교수
- (전) 계명대학교 의과대학장
- (전) 계명대학교 동산의료원장
- (전) 대한신경정신의학회 대의원회 의장
- (전) 대한생물정신의학회 회장
- 대구평강교회 장로

목회자를 위한 **정신의학**

초판인쇄일	2008년 6월 20일
초판발행일	2008년 6월 30일
저 자	박 영 남
펴 낸 이	오 무 근
펴 낸 곳	도서출판 **하나의학사**
출판등록	1988년 4월 1일 제 2-541호
주 소	서울시 종로구 홍파동 13-4
전 화	02) 730-2555, 2556
팩 스	02) 730-2557

정가 30,000원

저자와 합의로 인지 생략

ISBN 978-89-92141-30-7-93510

※ 잘못된 책은 구입처에서 교환해 드립니다.